中医名家名师讲稿丛书
第二辑

颜正华中药学讲稿

颜正华　著
张济中　整理

人民卫生出版社

图书在版编目（CIP）数据

颜正华中药学讲稿／颜正华著. —北京：
人民卫生出版社，2009.1
（中医名家名师讲稿丛书·第二辑）
ISBN 978-7-117-10998-7

Ⅰ. 颜… Ⅱ. 颜… Ⅲ. 中药学—研究 Ⅳ. R28

中国版本图书馆 CIP 数据核字（2008）第 188577 号

门户网：**www. pmph. com**	出版物查询、网上书店
卫人网：**www. ipmph. com**	护士、医师、药师、中医
	师、卫生资格考试培训

中医名家名师讲稿丛书·第二辑

颜正华中药学讲稿

著　者：颜正华
出版发行：人民卫生出版社（中继线 010 – 59780011）
地　址：北京市朝阳区潘家园南里 19 号
邮　编：100021
E - mail：pmph@ pmph. com
购书热线：010 – 59787592　010 – 59787584　010 – 65264830
印　刷：三河市博文印刷有限公司
经　销：新华书店
开　本：705×1000　1/16　　印张：34. 25　　插页：2
字　数：615 千字
版　次：2009 年 1 月第 1 版　2023 年 11 月第 1 版第 10 次印刷
标准书号：ISBN 978-7-117-10998-7/R · 10999
定　价：58. 00 元

打击盗版举报电话：010-59787491　E-mail：WQ @ pmph. com
（凡属印装质量问题请与本社市场营销中心联系退换）

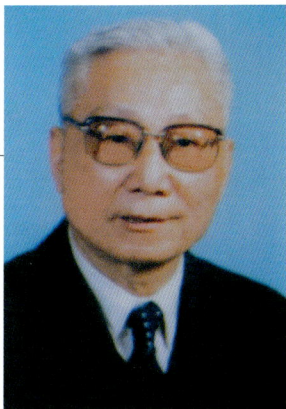

颜正华简介

颜正华教授，江苏丹阳人，生于1920年2月。童年拜师习读医经典籍，后再拜师学医，20余岁满师归里，悬壶应诊，誉满乡里。新中国成立后，任丹阳县导士区联合诊所所长兼区卫生工作者协会主任。1955年考入南京中医进修学校师资班，毕业后留校任教。1956年，南京中医学院成立，任中药学教研组组长。1957年调入初建的北京中医学院，历任中医系中药教研组第一任组长、中药教研室主任、中药学院名誉院长、校学术委员会副主任委员等职。现为北京中医药大学终身教授、中华中医药学会终身理事、国家级非物质文化遗产代表性传承人。曾任国务院第二届学位评定委员会医学药学组成员、国家教委科技委员会医药组成员、中国药典委员会委员、卫生部新药审评委员会委员、卫生部医学科学委员会委员暨药学专题委员会委员、全国高等医药院校中医药专业教材编审委员会委员等。

颜正华教授从事中医药教育工作60多年，是著名的中医学家、中药学家、中医教育家。先后在南京与北京两所中医高等院校主持中药教学和研究工作，是新中国中医药高等教育中药学科主要创始人和奠基人。主持编写了大量教材，自1956年编写南京中医学院第一本《中药学》讲义，到1991年主编《全国高等中医院校教学参考丛书·中药学》，从而确立了当代高等中医药院校中药学教学的基本内容。1986年出版的《临床实用中药学》则是总结古今本草著作，深入研究药性理论和临床应用的一部现代临床中药学专著。1978年受聘为硕士生导师，1983年受聘为博士生导师，1990年受聘为继承全国名老中医药专家学术经验指导老师（师带徒），为国家培养了大批中医药人才，获得国务院颁发的"对中医药事业有突出贡献"证书和特殊津贴，以及国家中医药管理局颁发的"全国老中医药专家经验继承工作优秀指导老师"、"全国优秀中医临床人才研修项目优秀指导老师"等荣誉证书。

他在长期的执教过程中,笔耕不辍,仅已出版的著作就达 500 万字以上,同时从未间断过临床工作,具有丰富的临床经验,擅长治疗多种内科及妇科、儿科疾病,出版有《颜正华临证验案精选》、《颜正华临证论治》等。其临床经验及学术思想,已列入"十一五"国家科技支撑计划"名老中医临床经验、学术思想传承研究"项目。现年近 9 旬,仍坚持每周出诊,带学生见习、实习,至今未辍。

2

出版者的话

自 20 世纪 50 年代始，我国高等中医药院校相继成立，与之相适应的高等中医教育事业蓬勃发展，中医发展史也掀开了崭新的一页，一批造诣精湛、颇孚众望的中医药学专家满怀振兴中医事业的豪情登上讲坛，承担起传道、授业、解惑的历史重任。他们钻研学术，治学严谨；提携后学，不遗余力，围绕中医药各学科的建设和发展，充分展示自己的专业所长，又能结合学生的认识水平和理解能力，深入研究中医教学规律和教学手段，在数十年的教学生涯中，逐渐形成了自己独特的风格，同时，在不断的教学相长的过程中，他们学养日深，影响日广，声誉日隆，成为中医各学科的学术带头人，中医教育能有今日之盛，他们居功甚伟，而能够得到各位著名专家的教诲，也成为莘莘学子的渴望，他们当年讲课的课堂笔记，也被后学者视为圭臬，受用无穷。

随着中医事业日新月异的发展，中医教育又上升到新台阶。当今的中医院校中，又涌现出一大批优秀教师。他们继承了老一辈中医学家的丰富经验，又具有现代的中医知识，成为当今中医教学的领军人物。他们的讲稿有着时代的气息和鲜明的特点，沉淀了他们多年的学术思想和研究成果。

由于地域等原因的限制，能够亲耳聆听名家、名师授课的学生毕竟是少数。为了惠及更多的中医人，我们策划了"中医名家名师讲稿丛书"，分辑陆续出版，旨在使后人学有所宗。

第一辑（共 13 种）：

《任应秋中医各家学说讲稿》　　　《任应秋内经研习拓导讲稿》

《刘渡舟伤寒论讲稿》　　　　　　《李今庸金匮要略讲稿》

《凌耀星内经讲稿》　　　　　　　《印会河中医学基础讲稿》

《程士德中医学基础讲稿》　　　　《王绵之方剂学讲稿》

《王洪图内经讲稿》　　　　　　　《李德新中医基础理论讲稿》

《刘景源温病学讲稿》　　　　　　《郝万山伤寒论讲稿》

《连建伟金匮要略方论讲稿》

第二辑（共 8 种）：

《孟澍江温病学讲稿》　　　　　　《颜正华中药学讲稿》

《周仲瑛内科学讲稿》　　　　　　《李鼎针灸文献讲稿》

《张家礼金匮要略讲稿》　　　　　《费兆馥中医诊断学讲稿》
《邓中甲方剂学讲稿》　　　　　　《张之文温病学讲稿》

　　丛书突出以下特点：一是权威性。入选名家均是中医各学科的创始人或重要的奠基者，在中医界享有盛誉；同时又具有多年丰富的教学经验，讲稿也是其数十载教学生涯的积淀。入选名师均是全国中医药院校知名的优秀教师，具有丰富的教学经验，是本学科的学术带头人，有较高知名度。二是完整性。课程自始至终，均由专家们一人讲授。三是思想性。讲稿围绕教材又高于教材，专家的学术理论一以贯之，在一定程度上可视为充分反映其独特思想的专著。四是实践性。各位专家都有丰富的临床经验，理论与实践的完美结合能给读者以学以致用的动力。五是可读性。讲稿是讲课实录的再提高，最大限度地体现了专家们的授课思路和语言风格，使读者有一种亲切感。同时对于课程的重点和难点阐述深透，对读者加深理解颇有裨益。

　　在组稿过程中，我们得到了来自各方面的大力支持，许多专家虽年事已高，但均能躬身参与，稿凡数易；相关高校领导也极为重视，提供了必要的条件。在此，对老专家们的亲临指导、对整理者所付出的艰辛努力以及各校领导的大力支持，深表钦佩，并致以诚挚的谢意。

人民卫生出版社
2008 年 12 月

前言

　　自汉代《神农本草经》起，迄至今日，本草文献汗牛充栋，各家学说纷纭繁杂。古人常用阴阳、五行、生成禀受、象数及运气学说等来解释药性。从今天看来，以阴阳学说和五行学说对药性的解释是可以肯定的，但其理论与实践渐行渐远。尤其是进入民国时期，当局对中医药采取歧视和排斥态度，使其得不到应有的发展。直至新中国成立后，中药的药性与实用的研究才被重新重视。

　　本人早年学医，攻读医典，师从名医，研习医案，满师归里，悬壶应诊，从此与中医药结下不解之缘。新中国成立后，本人参与创建新中国高等教育中药学学科，先后在南京与北京两所中医药高等院校主持中药学教研工作，重点钻研古今中药著作，深入研究中药的药性理论和临床应用，将临床中药学作为终身耕耘的沃土，并坚持带学生见实、实习，至今未辍。

　　学习中药，必须紧紧抓住药效这一点，熟练掌握中药的性能与主治，不但要深入了解中医如何用气、味、升降浮沉、归经、有毒无毒等学说概括解释药物的效能，而且要掌握中药的产地、采集、贮存、炮制、配伍、宜忌、用法、用量及人体体质等对药物性能的影响，打下扎实的理论功底。

　　学习中药，还要坚持理论联系实践，如果只会背条文，忽视临床实践，就不能正确遣药组方、合理用药。这就要求做到知药善用，灵活有验，在谙熟药性理论同时，掌握在不同外界条件和配伍应用时的性效变化。所以学习中药理论和反复实践是治学的两个方面，缺一不可。

　　本书是在本人多年主讲《中药学》的讲稿基础上，并参考全国高等中医药院校《中药学》教参、《临床实用中药学》，以及五版《中药学》等教材编著而成。敬请读者批评、指正。

颜 正 华

2008 年 7 月于北京

编写说明

本书是在颜正华教授的《中药学》讲稿基础上，并参考《全国高等中医药院校教学参考丛书·中药学》、《临床实用中药学》，以及五版《中药学》等教材编写而成。

本书主要以中医药理论阐述药性，紧密结合实践，以中药的性能概要、功效主治及配伍应用等项内容，准确反映药性与实用的关系，使每味药的性能功效与临床实效相印证。所选择的中药品种、代表方剂、主要配伍、用法用量、使用注意，以及本草文摘、现代研究等，都力求切合实用，满足临床需要。

本书可供临床医疗和科研参考，也可作为中医药院校学生、教师，以及中医药人员学习参考用书，希望对提高中医药临床技能和疗效有所帮助。

全书分总论和各论两部分：总论部分分为 6 章，简要介绍中药的起源、历代有代表性的本草著作及其主要学术成就，以及建国后中药事业的发展概况；阐明四气、五味、升降浮沉、归经、有毒无毒、配伍、禁忌等药性理论；简要介绍中药采集、贮藏、炮制、制剂、剂量、服法，以及中草药化学成分简介等基本知识。

各论部分选用临床常用中药 492 味（包括附药 68 味），按药物的主要功效分为 20 章，有些分章根据实际需要再分成若干节，每章、节均有概说，以说明其用途和使用注意。每味药物在品名之下，说明其首先记载该药的本草书名，再按下列栏目，分别叙述：

【来源】说明其科属、药用部位、主要产地、采收季节、加工炮制方法及入药等。

【处方用名】临床常用名称。

【性能概要】根据中医药理论阐明该药的性能与应用，并对作用相近的药物进行比较，以便临床选择用药。

【功效主治简表】以图表表示，在功效项下列主治，使功效与主治对应，简明、直观、易记，便于掌握。

【配伍应用】该药在应用中的主要配伍，一般只列 1~5 味药，尽量选用名方，并记载出处，以便查阅。对其他确有实效的临床配伍，也予列出，以供验证。

【用量用法】介绍成人一日汤剂用量，有的也注明丸、散等不同剂型的使用量。根据需要，还介绍生用与炮制品的各自使用特点，以及先煎、后下、兑入等使用要求。对名贵药材和毒、烈药，说明其特殊用量和服法等。

【使用注意】说明该药的证候禁忌、配伍禁忌、妊娠禁忌等。

【**本草摘要**】选录历代本草有关与该药功能主治相印证的最早记载,和有研究价值的不同观点或较精当的药论。摘要内容力求简洁,避免繁琐,并用小字排印,以供参考。

【**现代研究**】包括主要化学成分、药理作用、临床报道三部分,内容高度概括,资料有实用价值,用小字排印,以供参考。

附药:附药品名列在相应主药品名之下,用小字排印。来源、处方用名,分别列在主药的"来源"、"处方用名"之后。性能概要、配伍应用、用量用法及使用说明,统列在主药的"性能概要"之下,以便完整了解。除极个别外,不列功效主治简表。

药名索引:按笔画排列,注明页数,附后以便索引。

张济中

2008 年 7 月

上篇 总 论

下篇 各 论

3

4

5

7

9

13

第十九章　止血药 ························ 472

15

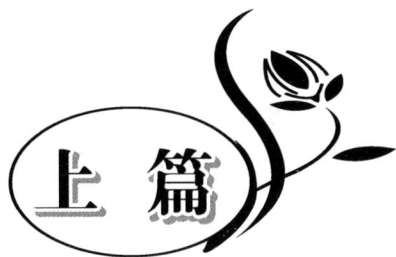

上 篇

总 论

第一章
中药的起源与中药学的发展

　　我国历史悠久,地大物博,药材资源十分丰富。自古以来,我国人民便利用这些药材作为防治疾病的主要武器,逐步积累了宝贵的经验和理论知识,对保障中华民族的繁衍昌盛起着重要作用,也为世界医药学的发展作出了很大贡献。

　　在我国,传统药物中包括植物、动物、矿物等,因以植物药为主,所以数千年来,一直把专门记载药物的书籍称为"本草"。由于医药的关系不可分割,我国已形成了一个完整的中医药理论体系。因此,在中医药理论指导下,用于防治疾病的药物,便称为"中药"。研究中药的基本理论和各种中药的来源、采制、功效、主治以及使用方法等知识的学科,便称为"中药学",也就是"本草学"。它是我国医学的重要组成部分,为学习中医药必修的基础课程之一。

　　中药的发现与应用有着悠久的历史。原始时代,人们在寻找食物的过程中,有时误食了一些毒物,而致发生吐、泻、昏迷等中毒现象,从而促使人们不得不主动去辨认这些毒物,以免中毒事件的继续发生。同时为了与疾病作斗争,人们又逐步将一些毒物加以利用。如当人体发生疾病的时候,便利用毒物的催吐、导泻等作用进行治疗。这就形成了早期的药物疗法。可见,中药起源于我国人民长期生活实践和医疗实践。汉代《淮南子·修务训》记载:"神农尝百草之滋味……一日而遇七十毒。"正说明了这一实践过程的艰难性。

　　随着社会的进步,生产力的发展,人们对药物的认识和需要都在不断增加。药物的来源逐渐由自然生长,发展到人工栽培和驯养。而传播这些知识的方式,也由"识识相因"发展到文字记载。

　　中药学的发展一般分为以下几个阶段:

一、夏商周先秦时期

　　我国人民在生产活动与医疗实践中,对药物知识的积累不断丰富,特别是酒和汤剂的发明与应用更加促进了医学的发展。

　　在甲骨文里有"鬯其酒"的记载。据汉代班固解释:"鬯者,以百草之香,郁金合而酿之为鬯"。可见"鬯其酒"是指芳香的药酒。这说明在当时已能运用药酒来防治疾病了。后世还有"酒为百药之长"的说法,以及"醫"字从酉(酒)等,都说明酒与医药的密切关系。用酒治病是医学上的一个进步。

　　夏、商时期,人们已广泛使用陶器,当时对食物加工的知识也不断丰富与提高,为汤剂的发明创造了条件。传说商代伊尹始创汤液,他是精于烹调技术的人,这说明汤剂的发明与食物加工有密切关系。由于汤剂疗效显著,服用方便,并可减低药物的毒副作用,因此后来便渐渐成为一种常用的中药剂型,使中药得到广泛应用。

周代在一些非医学的著作中,有不少关于药物的资料。《周礼》有"五药"的记载,汉代郑玄注:"五药,草、木、虫、石、谷也"。《诗经》中也记载了多种植物名称,如葛、苓、芍药、蒿、芩等,都作为药物应用。《山海经》中记载的药物达100多种,其中包括植物、动物、矿物等,其防治疾病的范围达数十种之多。可见当时的药物知识已经相当丰富了。

先秦时期,我国医学典籍《黄帝内经》已经出现,不仅奠定了医学理论体系,而且总结了四气、五味等药性理论,为后世中医药学的发展提供了重要条件。

二、秦汉三国时期

当时我国药学已经具备相当的规模。如《刘护传》(《汉书》)称:"护少诵医经、本草、方术数十万言"。可见,当时已有不少有关本草的著作。

我国第一部专门记载药物的书籍,当推《神农本草经》。据医史学家考证,它的成书年代大约在东汉末年(约公元200年),是当时医家总结了公元2世纪以前古代人民用药经验的集体创作,"神农"二字不过是托名而已。本书记载药物365种,根据药物的功用分为上品、中品、下品三类。当时认为有补益作用、无毒、可以久服的药物120种列为上品;能治病补虚、有毒或无毒、当斟酌使用的药物120种列为中品;专主治病、多毒、不可久服的药物125种列为下品。这是药物按功用分类的创始。关于所载药效大都是正确的,如麻黄治喘,常山截疟,黄连治痢,海藻疗瘿等等,都是确有实效的。而且还把当时用药经验上升到理论阶段,和医学理论体系结成了一个整体。例如四气、五味在临床方面的应用规律,书中已有系统的记述;而对药物的产地、采收、炮制、制剂、配伍、禁忌、服法等用药原则问题,也都有了简要的说明。因此,《神农本草经》的成书,奠定了我国中药学的基础,成为我国中医学经典著作之一,后世医家在这一基础上不断补充和发展。

中国汉代已与波斯等国发生了外交关系,药品也已对外交流。根据文献记载,公元前125年(汉武帝元朔四年)张骞出使西域,带回苜蓿、葡萄、胡桃、安石榴等可供药用的植物,从此在中药中逐步增加了外来药品。

三、两晋南北朝时期

此期间,中医药学术有了新的发展,而《神农本草经》经过魏、晋的战争破坏与多次传抄,内容混乱且多错误,已不能满足当时的临床需要。于是梁代陶弘景对《神农本草经》加以整理注释,并增加当时名医常用的药物 365 种,共 730 种,定名为《本草经集注》。本书分类方法,除三品之外,又按照药物的自然属性重新划分为玉石、草木、虫兽、果、菜、米食、有名未用等七类,这是药物分类的一个进步。又创诸病通用药,如治风通用药有防风、防己、秦艽、川芎等;治黄疸通用药有茵陈、栀子、紫草等,以便临床用药寻检。其他在药物的采制、鉴别、配伍、用量、服法等方面都有新的贡献。这是我国本草书籍的第一次整理,也是在公元 6 世纪时总结了我国古代药学的伟大名著。

南朝刘宋时(公元 420 ~ 479 年),雷敩总结了当时药物炮制的经验,撰成《雷公炮炙论》。这是专门论述药物炮制的著作,收载药物约 300 余种,炮制方法归纳起来有蒸、煮、炒、焙、炙、炮、煅、浸、酒浸、醋浸、水飞等。原书虽已散佚,其内容多为后世本草著作和有关书籍所引述而得以保存。由于药物经过炮制可以减低毒性、加强疗效、易于保存等,对我国中药学的发展作出了贡献。

四、隋唐五代时期

隋唐时期由于南北统一,经济、文化日渐繁荣,对外交通与贸易也较发达,从而使中医药学术得到迅速发展。据《隋书经籍志》载,出自隋人的本草著作即近 20 种,并出现采药、种药等专著,可惜均已亡佚。

唐显庆四年(公元 659 年),唐政府组织苏敬等 22 人集体编撰了《新修本草》,即《唐本草》。它是以《本草经集注》为基础加以增订而成的,共计收载药物 850 种(新增 120 种),其中有不少外来药物,如安息香、诃黎勒、底野迦、血竭、胡椒、龙脑香等。在分类方面也较前进步,计分玉石、草、木、禽兽、虫鱼、果、菜、米谷、有名未用等九部,并附有药图及图经,这是我国本草附图的创始。本书内容丰富,取材精要,因此当时在国内外医学领域里起到了很大作用。由于它是以国家的权力来编订和推行的,所以是我国也是世界上最早的"药典",比公元 1542 年欧洲纽伦堡药典要早 800 余年。成书之后,很快就流传至国外,如公元 731 年即传入日本,日本曾把它列为医学必修课程之一,可见本书在国外也很受重视。

唐代除《新修本草》外,还有不少私人著作,其中甄权的《药性本草》论述药物的性味、有毒、无毒、功能、主治、配伍等,在药性理论方面颇有发挥;孟诜的《食疗本草》为食物疗法之专著,可以反映出当时饮食营养知识的进步;陈藏器的《本草拾遗》(公元 739 年)收集了不少《新修本草》所遗漏的民间药物,充实了本草学的内容,并根据药效提出宣、通、补、泄、轻、重、滑、涩、燥、湿等十种药物分类方法,较三品分类又进了一大步,对后世方药的分类,都有很大影响;李珣的《海药本草》专门记载外来的药物。直至今日,这些都是比较有名的本草书籍。

唐代已经开始使用动物脏器及激素剂。如《千金方》记载了羊肝能补肝明目,羊靥(羊的甲状腺)、鹿靥治甲状腺病;《本草拾遗》记载用人胞作强壮剂等。

酵母剂在唐代也已普遍用于医药,如《千金方》、《药性本草》都记载了神曲。

公元624年(唐高祖武德七年),国家设立了药学专校,称为"药园"。园内辟有良田300亩,培植药物850种以供处方应用和鲜药之需。在每年春天招收16岁以上、20岁以下的学生称为"药园生",教授内容是药物栽培、采制方法和鉴别品种与认识有毒无毒等知识。毕业后成绩好的选拔为教师,称为"药园师"。这就可以想见当时药学之盛了。

由于唐代与国外往来日益频繁,药物的对外交流也逐渐增多。尤其值得提出的是唐代精通药学的扬州僧人鉴真,应日本留学生的邀请,携带许多药材,于公元743～753年,经过六次渡海,最后一次终于抵达日本,传授药学知识,对当时日本药学的发展作出了很大贡献,日本人尊之为"药王",在其去世后立庙纪念。

《新修本草》成书后300多年,至五代时期(公元907～960年),图经已亡佚,而许多内容又需补充修订,因此蜀主孟昶命学士韩保昇等编撰《蜀本草》(原名《重广英公本草》)。它以《新修本草》为蓝本进行校订补注,并配上了图经。本书对药物的性味、形态、产地等都增加了不少新内容,对本草学的发展起到了一定的作用。

五、宋金元时期

到了宋代,由于木版印刷术开始盛行,促进了科学文化的发展。随着医药知识的进步,本草书籍又进行了多次修订。开宝六年(公元973年),刘翰、马志等奉命将《新修本草》、《蜀本草》等为基础加以修订,名为《开宝新详定本草》。成书之后发现尚有遗漏,翌年又进行了第二次增订,名为《开宝重定本草》,药物数目较《新修本草》增加133种。至嘉祐二年(公元1057年),掌禹锡、林亿、苏颂等又奉命进行第三次增订,于嘉祐五年成书(1060年),名为《嘉祐补注神农本草》,又增药99种,合计1082种。《嘉祐补注神农本草》成书后1年,又由苏颂搜集全国各地所产药物的药图及说明,共1000余幅,编成《图经本草》。但当时《嘉祐补注神农本草》与《图经本草》各自刊行,使用不便,因此四川医生陈承又将两书合并,并增加古今论说及个人见解,名为《重广补注神农本草图经》。

公元1086～1093年间,四川名医唐慎微以《嘉祐补注神农本草》与《图经本草》为基础,并广泛搜集古今单方及经史百家有关药物资料,编成《经史证类备急本草》(简称《证类本草》),内容非常丰富,载药1558种,较前增加476种(若按《重修政和经史证类备用本草》计算,药品总数为1746种,新增628种)。每药均有药图,并附方3000余首。这种图文并重、方药兼收的编写体例,较前代本草又进了一大步。本书不仅切合实用,而且为后世保存了古代的文献资料,所以唐慎微对我国药学作出了重大贡献。以后大观二年(公元1108年)出版的《经史证类大观本草》(简称《大观本草》)、政和六年(公元1116年)出版的《政和新修证类备用本草》(简称《政和本草》),以及南宋绍兴二十九年(公元1159年)出版的《绍兴本草》,都是《证类本草》稍加增订而成的"官修"著作。这些著作不断复刻重刊,一直沿用了500多年,至《本草纲目》出版以后才逐渐被替代,但到现在仍为研究古代本草的重要参考书。

此外,宋金元时期有名的本草书籍还有寇宗奭的《本草衍义》,成书于政和六年(公元1116年)。作者根据自己的经验和古代文献,补正了《嘉祐补注神农本草》和《图经本草》的不足,载药460种,在药性理论方面多有发挥,是总结北宋药性理论的重要著作。其次是张洁古的《珍珠囊》,载药100种,专门论述药物的性味、阴阳、升降浮沉、归经、主治等,开创了后世以讨论药性为主体的本草体例。以后李东垣的《用药法象》、王好古的《汤液本草》,都是在《珍珠囊》的基础上加以补充和发展,使药性理论的内容大加充实,为后世药性理论的发展准备了条件。

六、明代

明代医药知识进一步发展和提高,沿用已久的《证类本草》已显得不足,因此又需要整理和总结。公元1552~1578年,我国伟大的医药学家李时珍以《政类本草》为蓝本,并参考了800多部有关书籍,边采访资料,边临床实践,经过27年的长期努力,稿凡三易,终于完成了200万字的药学巨著《本草纲目》的编写工作。本书收载药物1892种,李时珍新增的即有374种,分为16部(水、火、土、金石、草、谷、菜、果、木、服器、虫、鳞、介、禽、兽、人),62类。每味药物再分释名、集解、修治、气味、主治、发明、附方等项。在编写体例上,纲目分明,具有高度的科学性,正文之前还有药图、序例、百病主治药等内容,共计附方11000余首,附图1160幅。而对药物记载和分析尽量用实物和实际经验证明,不但搜集了各家的精华,对错误的地方也作了纠正和批判。该书论述范围极为广泛,除药物的治疗应用外,还包括中药的炮制法、方剂的配合法、药物鉴定法及栽培法等,因此既可作为医疗方面的工具书,也可作为研究动、植、矿物的参考书。它不仅总结了16世纪以前我国药学的经验和理论,而且为明代以后本草学的研究和发展提供了必要的条件。正由于本书具有这样重大的历史作用和科学价值,所以自1596年刊行之后很快即风行全国,并于17世纪初期流传到国外,目前有拉丁、日、法、德、英、俄等文字的译本。

明代有名的本草还有朱橚的《救荒本草》(公元1406年),记载可以食用的植物药414种,绘图解说,图像逼真,记述真实,对食物疗法和研究植物药都有相当大的贡献。陈嘉谟的《本草蒙筌》(公元1565年),收载药物742种,对药物的气味、疗效、产地、采集、贮藏、鉴别、炮制、配伍、禁忌、七方、十剂、服药方法等论

7

述较详,且多发挥,所以是《本草纲目》以前的一部重要本草著作。缪希雍的《本草经疏》(公元 1625 年),根据《神农本草经》、《名医别录》等条文,结合自己的经验加以注解,阐明药理,也为学者所重视。

七、清代

清代医家对中药的研究也很重视,各家的本草著作很多,其中以赵学敏的《本草纲目拾遗》和吴其濬的《植物名实图考》为《本草纲目》之后最杰出的药学著作,代表了清代本草学的最高成就。

《本草纲目拾遗》成书于清乾隆三十年(公元 1765 年)。赵学敏在《本草纲目》之外,又收集医药著作和民间药物,全书共载药 921 种,新增药 716 种,并对《本草纲目》错简之处作了重要的补充和修正,有很大的实用价值和研究价值。这是继李时珍之后,再一次对药学成就作了总结,至此中药已增至 2608 种。

《植物名实图考》出版于清道光二十九年(公元 1849 年),收载植物 1922 种。它虽然不是专门研究药物的书籍,但内容和编写体例仍是继承本草学而来,并且其中载有很多药用植物,因此成为研究中药的重要参考资料之一。

此外,汪昂的《本草备要》(公元 1694 年)载药 460 种。吴仪洛在《本草备要》的基础上增订而成的《本草从新》(公元 1757 年)载药 720 种。两书编写体例均简明扼要,切合实用,所以流传很广。黄宫绣的《本草求真》(公元 1772 年)载药 520 种,论述药物的形、色、气、味、归经、功用、禁忌、制法等,并有药效的互相对比,易于理解,切合实际,也是一部较好的药性理论著作。

八、民国时期

清宣统三年(公元 1911 年),清政府宣布退位,进入民国时期。由于受西方文化的影响,当局对中医中药采取歧视和排斥态度,使其得不到应有的发展。但中医药有卓著的临床疗效和丰富的科学内涵以及深厚的群众基础,在有志于中医药事业的专家学者努力下,中药学的发展取得一定的成就。

上海陈存仁组织大批中药专家,编写了《中国药学大辞典》(公元 1935 年)。此书汇集古今有关论述和科研成果,资料丰富,查阅方便,虽有不少错讹,仍不失为一部具有重要影响的大型中药辞书。

随着各地私立中医学校的建立,涌现了一批适应教学和临床需要的中药学讲义。其中有浙江兰溪中医学校张山雷的《本草正义》、浙江中医专门学校何炳元的《实验药物学》、上海中医专门学校秦伯未的《药物学》、天津国医函授学校张锡纯的《药物讲义》等。这些中药讲义对各药功效主治的论述大为充实,对指导临床实践起到了重要作用。

中药的现代研究也开始起步,一些学者对单味中药的来源、生药学、化学成分、药理作用等进行研究,做了不少工作,开创了中药现代研究的先河。

九、新中国成立以后

中华人民共和国成立以后,党和政府特别重视中医药工作,并制订了有关政策,使中医药事业得到史无前例的发展。全国普遍建立了中医中药研究、教学、医疗机构,培养了大批中医中药科技人才,为发掘祖国医药遗产、振兴中医药事业打下了良好基础。全国各地先后对中药资源进行了多次普查,摸清了我国极为丰富的药用资源;重视中药种植和驯养的研究,对一些药源比较少的中药进行大量引种和驯化工作,不少药已能就地生产、就地供应。同时,也十分重视应用现代科学技术和方法,对常用中草药进行有效成分分析、药理实验和临床应用等综合性研究,并取得了可喜的成果。

为适应中医中药事业迅速发展的需要,不但整理重印了许多古代本草,而且还编写并出版了有关中药教学、科研、生产、临床应用等各种著作和刊物。其种类之繁多、范围之广阔、内容之丰富是历史上从未有过的。其中有代表性的著作有《中药大辞典》(共收载中药 5767 种)、《中华本草》(共收载中药 8980 种)、《中药志》、《中国药物植物志》、《全国中草药汇编》、《药材学》等。特别值得提出的是我国于 1963 年开始,多次修订颁布的《中华人民共和国药典》收载了大量中药,以法典的形式确定了中药在当代医药卫生事业中的地位,并为中药生产、供应、检验和使用提供依据。2000 年《中国本草全书》出版,共 403 卷,24 万余页,约 2 亿 5 千万字。全书收录了我国本草专著 800 余部(近百部为流散于海外的孤本珍本),相关本草文献 10000 余种。其中,医籍类本草文献 6000 余种、中国地方志中本草文献 8000 余种。此外,还收录了中国少数民族、宗教领域以及古代外国学者撰写的本草文献。本书共收集全世界 130 个图书馆的相关资料编辑制作而成,内容弥足珍贵,不仅保存了我国本草文献资源,使其免遭湮没,而且为中药的研究、开发与应用提供了丰富资料。

目前我国医药学的发展已进入一个崭新阶段,使用中药已达 12800 余种,使用形式丰富多样,正在为全世界人民健康作出新的贡献。

第二章

药性理论

所谓药性，即药物与疗效有关的性质和性能的统称。它包括药物治疗效能的物质基础和药物治疗过程中所体现的作用。药性理论是研究药物的性质、性能及其运用规律的理论，也就是中药的药理。

药物是防治疾病的主要工具之一。一切疾病的发生及其发展变化过程，都意味着人体阴阳邪正的相互消长，即脏腑功能失常后反映出来的偏胜、偏衰的状态。而药物治病的基本作用也就在于恢复脏腑功能的协调，消除偏胜、偏衰的病理现象。所以，各种药物都具有不同的偏性。要很好地运用药物的偏性以防治疾病，就必须掌握药性的理论。药性理论的范围较广，但以其主要内容来说，有四气、五味、升降浮沉、归经、有毒无毒、配伍、禁忌等，兹分述于下。

第一节 四气五味

《神农本草经·序例》说："药有酸、咸、甘、苦、辛五味，又有寒、热、温、凉四气。"此即指出药有四气、五味的不同，作用也就有了差异。这是古人在长期医疗实践中总结出来的用药规律，也是药性理论的基本内容之一。

四气，又称四性，就是寒、热、温、凉四种不同的药性（狭义的）。这四种不同的药性，都是古人从药物作用于机体所发生的反应和对于疾病所产生的治疗效果而作出的概括性归纳。例如，能够治疗热性证候的药物便认为是寒性或凉性；能够治疗寒性证候的药物便认为是温性或热性。所以一般说来，热性、温性的药物具有温里散寒的作用；寒性、凉性的药物具有清热泻火的作用。

药物的寒、热、温、凉四气，可归属于阴、阳两个方面。寒凉为阴，温热为阳，两者作用相反。温与热之间、凉与寒之间仅是程度上的差别，所以本草上常有微寒（凉）、大温（热）的记载。此外，还有平性的药物性质比较平和，但实际也有偏温、偏凉的不同，因此一般仍称四气，而不称五气。

《素问·至真要大论》说："寒者热之，热者寒之"，《神农本草经·序例》说："疗寒以热药，疗热以寒药"。这是治病的方法，也是用药的原则。因此，运用中药必须掌握寒、热、温、凉四气，然后才能针对病情的阴阳寒热来正确地选用寒凉药或温热药进行治疗。例如，病人表现为大热烦渴、面红目赤、脉洪数等阳盛的症状,便当用石膏、知母、黄连等寒性药物来治疗;若表现为畏寒肢冷、面色苍白、脉微弱等阴盛的症状,便当用附子、干姜、肉桂等热性药来治疗。至于寒热错杂的病证,也可寒药、热药同用。如果违反了这一规律,治疗阳性的热病用热药,治疗阴性的寒病用寒药,便要产生不良的后果。

五味,就是酸、苦、甘、辛、咸五种不同的药味。此外,还有一些药物,其味不显著,称为淡味。一般认为"淡附于甘",而往往甘淡并称,所以习惯上仍称五味,不称六味。五味是可以用舌感觉出来的。古人在长期尝试药物的过程中,发现不同味道的药物对疾病产生不同的治疗作用,从而加以总结。《素问·脏气法时论》说:"辛散、酸收、甘缓、苦坚、咸软",就是将五味的作用进行了归纳。后世医家在这一基础上又作了补充。具体说来,辛味具有能散、能行的作用,如生姜散寒,木香行气,红花活血;酸味具有能收、能涩的作用,如五味子收敛止汗,五倍子涩肠止泻;甘味具有能补、能和、能缓的作用,如人参补气,熟地补血,甘草和中、缓急止痛,又能缓和药性、缓解毒性;苦味具有能泄(包括降与泻)、能燥、能坚的作用,如大黄泻闭,杏仁降气,黄连泻火,苍术燥湿,知母、黄柏坚阴;咸味具有能下、能软的作用,如芒硝泻下、通大便燥结,牡蛎软坚、消瘰疬痰核;淡味具有能渗、能利的作用,如茯苓、薏苡仁渗湿利水。

五味及淡味的作用,除上述外,其中有些还具有一定程度的通性,故可分成阴阳两类。如《素问·至真要大论》说:"辛甘发散为阳,酸苦涌泄为阴,咸味涌泄为阴,淡味渗泄为阳"。说明辛、甘、淡为阳,具有发散渗利的作用;酸、苦、咸为阴,具有涌吐、泄降的作用。

五味又可与五行配合而与五脏联系起来,如《素问·宣明五气》说:"酸入肝(木),辛入肺(金),苦入心(火),咸入肾(水),甘入脾(土)",即作了概括的说明。但这仅是一般的规律,并不是固定不变的,如黄柏味苦,作用是泻肾火,而不是泻心火;枸杞子味甘,作用是补肝肾,而不是补脾土,等等。因此,不能机械地看待这一问题。

五味自归纳药物作用之后,便渐渐成为说理工具,人们往往根据药物的作用而确定其味。如凡有发表作用的药物,便认为有辛味;有补益作用的药物,便认为有甘味,等等。这样就出现了本草所载药物的味与实际味道不符合的情况。例如葛根味辛、石膏味甘、玄参味咸等,均与口尝不符。所以药物的味,已不能完全用舌感所能辨别,它已包括药物作用的含义了。

四气、五味为论述药性的主要依据。一药之中,有气也有味,所以气与味有着密切的联系。药物的气味相同,则常具有类似的作用;气味不同,则作用亦异。如同一温性,有麻黄的辛温发汗,大枣的甘温补脾,杏仁的苦温降气,乌梅的酸温收敛,蛤蚧的咸温补肾;同一辛味,有薄荷的辛凉解表,石膏的辛寒除热,砂仁的辛温行气,附子的辛热助阳。且有一药有数味者,其作用范围也就相应地扩大,如当归辛甘温,可以补血活血,行气散寒;天冬甘苦大寒,既能补阴,又能清火。此外,还有些药物,气味相同,而气与味之间又有主次之别,如黄芪、锁阳,气味均为甘温,然黄芪偏于补气,锁阳偏于助阳。

由此可见,药物的气味所表示的药物作用比较复杂。因此,既要熟悉四气、五味的一般规律,又要掌握每一药物气味的特殊治疗作用,才能很好地分辨药性,用于临床。

第二节　升降浮沉

升、降、浮、沉是指药物作用的趋向而言。升是上升,降是下降,浮是上行发散的意思,沉是下行泄利的意思。所以升浮属阳,沉降属阴。升与浮、沉与降的趋向相类似,不易严格区分,故通常以"升浮"、"沉降"合称。升浮药主上行而向外,有升阳、发表、散寒、催吐等作用;沉降药主下行而向内,有潜阳、降逆、清热、渗湿、泻下等作用。凡病变部位在上、在表的宜升浮不宜沉降,如伤寒初起之表证,就用麻黄、桂枝等升浮药来散寒解表;在下、在里的宜沉降不宜升浮,如肠燥便秘之里实证,当用大黄、芒硝等药来泻下攻里。再有病势有上逆下陷的不同,病势上逆的宜降不宜升,如肝阳上升之头痛眩晕,当用石决明、牡蛎等药以潜阳降逆;病势下陷者,宜升不宜降,如久泻脱肛或妇女子宫下垂,就用黄芪、升麻等药来益气升阳。一般说来,治病用药是不能违反这一规律的。

引起药性升、降、浮、沉的主要因素,有四气、五味、气味厚薄以及质地轻重等诸多方面。

第一,药物的四气、五味即具有升降浮沉的含义。凡气温热、味辛甘的药物属阳性、主升浮,气寒凉、味酸苦咸的药物属阴性、主沉降。如李时珍说:"酸咸无升,辛甘无降,寒无浮,热无沉",便是对四气、五味的升降浮沉作了概括的说明。

第二,药物的气味厚薄与药性的升降浮沉也有密切关系。如李东垣说:"气味薄者轻清成象,本乎天者亲上也;气味厚者重浊成形,本乎地者亲下也",这便对气味厚薄的作用,作了一般的说明。具体说来,如薄荷、连翘等气味俱薄的药物主升浮,熟地、大黄等气味俱厚的药物主沉降。

第三,药物质地的轻重,也是药性升降浮沉的重要依据之一。例如植物的花、叶及质轻的药物,大都能升浮,如辛夷、荷叶、马勃等;种子、果实及质重的药物,大都能沉降,如苏子、枳实、代赭石、石决明等。不过也有例外的,如"诸花皆散,旋覆独降"。

但是一药之中,有气有味,气味又有厚薄的不同,质地也有轻重的差异,其中极为错综复杂,因此药性的升降浮沉便不能一途而取了。例如柴胡味苦性平,气味俱薄,主升浮,不主沉降;苏子辛温,沉香辛微温,一是果实,一是质重,主沉降不主升浮。这就可以看出药性的升降浮沉当根据上述各项因素,并结合临床实际疗效进行全面分析,才能得出正确的结论。

此外,药性的升降浮沉,还每随炮制或配伍转化。如李时珍说:"升者引之以咸寒,则沉而直达下焦,沉者引之以酒,则浮而上至巅顶"。有些药酒炒则升,姜汁炒则散,醋炒则收敛,盐水炒则下行,就是这个意思。又如升浮药在大队的沉降药中,便随之下降;沉降药在大队的升浮药中,也能随之上升。还有少数药物可以引导其他药物上升或下降,如张元素说:"桔梗为舟楫之剂,能载药上浮",朱丹溪说:"牛膝能引药下行"。可见药性的升、降、浮、沉并不是一成不变的。所以在临床用药时,除掌握一般原则外,还要知道影响升、降、浮、沉变化的因素,才能很好地运用中药。

第三节　归　经

归经,是说明某种药物对某些脏腑经络的病变起主要治疗作用。它对临床用药有很大方便,所以也是药性理论的重要内容。

药性的归经理论,是以"藏象"、"经络"等学说为基础的。人体的脏腑各有特殊的生理功能和病理变化,经络把人体内外各部联系起来,构成一个整体。经络分足厥阴(肝经)、足少阳(胆经)、手少阴(心经)、手太阳(小肠经)、足阳明(胃经)、足太阴(脾经)、手太阴(肺经)、手阳明(大肠经)、足少阴(肾经)、足太阳(膀胱经)、手少阳(三焦经)、手厥阴(心包经)等十二经(此外还有冲、任、督、带、阳维、阴维、阳跷、阴跷奇经八脉),各与内脏相连属,体表的外邪可以循经络内传脏腑,脏腑的病变也可由经络反映到体表。在临床用药时,首先应根据各经所表现的症状进行诊断,然后再选用相应的药物治疗。例如症见咳嗽、气喘的肺经病,便可选用杏仁、苏子等能平喘止咳的肺经药来治疗;症见两胁胀痛的肝经病,便可选用柴胡、香附等能疏肝理气的肝经药来治疗;症见心悸失眠的心经病,便可选用朱砂、茯神等能镇心安神的心经药来治疗;症见食少便溏的脾经病,便可选用党参、白术等健脾补中药来治疗;症见腰酸遗精的肾经病,便可选用熟地、菟丝子等补肾固精的肾经药来治疗,等等。由此可以看出,归经理论是具体指出药效的所在,是从疗效观察中总结出来的规律。

至于一药有归数经者,即是其治疗范围的扩大,对数经的病变都能发挥作用。例如杏仁归肺及大肠经,是说它既能平喘止咳,又能润肠通便;石膏归肺经与胃经,是说它既能清肺火,又能清胃火。

由于脏腑经络的病变是互相影响的,所以在治病用药时,往往不是单纯使用某一经的药物。例如肺病而见脾虚的,可以选用脾经药以"补脾益肺";肝阳上亢而见肾阴不足的,可以选用肾经药以"滋肾养肝"等。因此,我们不但要了解每一药物的归经,而且还要掌握脏腑经络之间的相互关系,才能更好地指导临床用药。

此外,还必须明确,在应用药物时,如果只掌握药物的归经,而忽视了四气、五味、升降浮沉等性能,是不够全面的。因为同一脏腑经络的病变,有属寒、属热、属虚、属实以及上逆、下陷等不同,不可只注意归经,而将该经的药物不加区分地应用。同归一经的药物,其作用也有温、清、补、泻、上升、下降的区别,例如:同一归肺经药,黄芩主要是清肺热,干姜则温肺寒,百合能补肺虚,葶苈子则泻肺实;同为归肝经药,香附味辛能疏肝理气,龙胆草味苦能清肝泻火,山萸肉味酸能收敛补肝,阿胶味甘能补养肝血,鳖甲味咸能散结消癥等。所以虽然同归一经,由于性味不同作用就不一样,在应用时当根据病情选择使用。又如治疗气喘咳嗽,当选用肺经药,但又必须区分病势情况,如外邪犯肺,肺气不宣,当选用升浮发散、开宣肺气的麻黄、杏仁、桔梗等肺经药来治疗;如果是邪热犯肺,肺失肃降,则当选用沉降下行、清肃肺气的黄芩、桑白皮、葶苈子等肺经药来治疗了。由此可知,中药的多种性能必须结合起来,全面分析,灵活掌握,才能得心应手,运用自如。

第四节 有毒无毒

本草书籍中,常标明药物"有毒"或"无毒",这是掌握药性必须注意的问题。

所谓有毒与无毒,是指药物有无毒性而言。凡有毒的药物,大都性质强烈,或者有副作用,用之不当,可以导致中毒;无毒的药物,性质比较和平,一般无副作用,不会引起中毒。古人很重视药物的毒性,如《周礼》说:"医师掌医之政令,聚毒药以供医事",而《尚书·说命》中有"若药弗瞑眩,厥疾勿瘳"的记载,可见古代医家多应用毒药以治疗疾病。随着用药经验的不断积累,《神农本草经》便以药物的毒性作为分类的依据,大体上把攻病愈疾的药物称为有毒,而可以久服补虚的药物看作无毒。《素问·五常政大论》更明确地指出了"大毒治病,十去其六,常毒治病,十去其七,小毒治病,十去其八,无毒治病,十去其九,谷肉果菜,食养尽之,无使过之,伤其正也。"这便成为使用有毒或无毒药物的指导思想。

在本草书籍中所记载药物的有毒、无毒以及大毒、小毒等,可以帮助我们认识其实际有无毒性、毒性的大小以及作用的强烈与缓和,以便在应用时利用炮制或配伍等方法来抑制或减低其毒性,并可根据病体的虚实、疾病的浅深,适当地选用有毒药物和确定用量。因此理解药物的有毒与无毒,对掌握药性来说也是很重要的。

古人还往往把药物的偏性看作是"毒",而将"毒药"一词作为一切药物的总称。如张景岳说:"药以治病,因毒为能,所谓毒者,因气味之有偏也。盖气味之正者,谷食之属是也,所以养人之正气,气味之偏者,药饵之属是也,所以去人之邪气,其为故也,正以人之为病,病在阴阳偏胜耳……大凡可辟邪安正者,均可称为毒药,故曰毒药攻邪也。"这里所说的毒药,即是泛指一切药物,与上述药物有毒、无毒,不能等同视之。

第五节 配 伍

人体疾病是复杂多变的,往往数病相兼,或表里同病,或虚实互见,或寒热错杂,所以在治疗时,就必须适当选用多种药物配合来应用,才能适应复杂多变的病情,收到很好的治疗效果。

古代医家在长期临床实践的过程中,逐步认识到各种药物在配合应用时,能起复杂的变化,如有些能增强或减低疗效,有些能抑制或消除毒性和烈性,有些能产生有害的副作用,等等,从而加以总结,称为"七情"。这是药性配伍理论的基本内容。

《神农本草经·序例》记载:"有单行者,有相须者,有相使者,有相畏者,有相恶者,有相反者,有相杀者。凡此七情,合和视之,当用相须相使者良,勿用相恶相反者,若有毒宜制,可用相畏相杀者;不尔,合用也。"李时珍解释:"独行(单行)者单方不用辅也,相须者同类不可离也,相使者我之佐使也,相畏者受彼之制也,相杀者制彼之毒也,相恶者夺我之能也,相反者两不相合也。"具体说来,凡不需其他药物辅助,单独应用即能发挥治疗效果的称为"单行",如独参汤单用人参来补气固脱,一味黄芩汤单用黄芩治肺热咳嗽;两种以上功用相同的药物合用后能互相促进疗效的称为"相须",如知母与黄柏同用能增强滋阴降火的功效;两药同用,以一药为主,一药为辅,辅药能增强主药的作用称为"相使",如黄芪使茯苓,同用后能增强补气利尿的作用;一种药物的毒性、烈性受到另一种药物的抑制称为"相畏",如半夏畏生姜,生姜能抑制半夏的毒性和烈性;一种药物能消除另一种药物的中毒反应称为"相杀",如绿豆杀巴豆毒,服巴豆中毒时,用绿豆可解除;一种药物能破坏另一种药物的功效称为"相恶",如人参恶莱菔子,莱菔子能破坏人参补气的药效;两药同用能产生有害的副作用称为"相反",如乌头反半夏,甘草反甘遂等。以上可以看出相须、相使是常用的配伍方法,相畏、相杀是应用毒药时的配伍方法,相恶、相反基本属于配伍禁忌。

15

在配伍用药中,应特别重视的是"十八反"与"十九畏"。

十八反实际为十九个药,相反的药物是:贝母、半夏、白及、白蔹、瓜蒌反乌头;细辛、芍药(赤芍、白芍)、人参、沙参、丹参、苦参、玄参(《本草纲目》藜芦条引徐之才有紫参无元参)反藜芦;大戟、芫花、甘遂、海藻反甘草。

十九畏的药物是:硫黄畏朴硝,水银畏砒霜,狼毒畏密陀僧,巴豆畏牵牛,丁香畏郁金,牙硝畏荆三棱,川乌、草乌畏犀角,人参畏五灵脂,官桂畏赤石脂。

十八反、十九畏,目前均作为用药禁忌,但是古代及近世都有不少十八反、十九畏同用的方剂,可能起到相反相成的作用。十八反、十九畏到底能否同用,还必须通过科学实验进行研究,才能得出科学的结论。

第六节　禁　忌

在服药时,为了保证安全,保证疗效,必须重视禁忌问题。用药禁忌,除了上述配伍中的"十八反"、"十九畏"等药物外,还有证候用药禁忌,妊娠用药禁忌和服药禁忌三方面。

一、证候用药禁忌

由于药物的药性不同,其作用各有专长和一定的适用范围,因此临床用药也都有所禁忌。例如麻黄辛温发汗,表散风寒,又能宣肺平喘,但必须是外感风寒表实无汗或肺气不宣的喘咳方可应用,若肺虚多汗或肺虚喘咳就要忌用。所以除药性极为平和的无需禁忌外,一般药物都有证候用药禁忌,详见各论中各种药物的"使用注意"部分。

二、妊娠用药禁忌

由于某些药物具有堕胎的副作用,所以在妇女妊娠期间,用药上也有禁忌。一般依据药物副作用的大小不同,临床上可分为禁用、慎用两类。禁用的大都是毒性较强或药性猛烈的药物,如巴豆、牵牛、大戟、斑蝥、商陆、麝香、三棱、莪术、虻虫、水蛭等;慎用的包括祛瘀通经、行气破滞,以及辛热、滑利的等药物,如桃仁、红花、大黄、枳实、附子、干姜、肉桂、冬葵子等。禁用的药物,不可使用;慎用的药物,可以根据病情斟酌使用,但没有必要时,应尽量避免,以防发生事故。

三、服药禁忌

服药禁忌是指服药期间对某些食物的禁忌,也就是通常所说的忌口。一般服药期间应忌食生冷、油腻、辛辣等不易消化及有特殊刺激性的食物。如寒性病不宜食生冷食物,热性病宜忌食辛辣和油腻食物,疮疡及皮肤病应忌食鱼虾蟹等物品及刺激性食物,经常头目眩晕、烦躁易怒的患者忌食胡椒、辣椒、葱、蒜及酒等。此外,古代文献记载:甘草、黄连、桔梗、乌梅忌猪肉,薄荷忌鳖肉,丹参、茯苓、茯神忌醋,鳖甲忌苋菜,常山忌葱,地黄、何首乌忌葱、蒜、萝卜,土茯苓、使君子忌茶,以及蜜反生葱,柿反蟹,等等。虽然其中亦有偶然发生反应而被列为禁忌的,但仍当引起注意,并应进一步加以研究,以资证实。

第三章
采集和贮藏

在我国辽阔的国土上,蕴藏着丰富的中草药资源,为了充分发挥中草药的积极作用,保证其产量大、质量好、疗效高,还必须严格掌握采集季节,注意科学的贮藏方法。

第一节 采收时节和方法

中药的采收季节、时间和方法,对药材的品质好坏有着密切的关系。因动植物在其生长发育的不同阶段,药用部分所含的有效成分或有害成分的含量各不相同,药质的强弱、疗效和毒副作用都可能会有很大的差异。正如《千金方》序中指出:"早则药势未成,晚则盛势已歇。"李杲也说过:"失其地,则性味少异,失其时,则气味不全。又况新陈之不同,精粗之不等。尚不择而用之,其效果不著者,医之过也。"这些都说明了按季节、时间,精细采收中药的重要性。一般的原则是,在药用部分有效成分含量最高的季节采收。具体分述如下:

根和根茎:多在秋末春初采集。秋末在地上秧苗未枯萎到土地封冻以前采挖为好,过早浆水不足,质地松泡;过晚则不易寻找,也不易采挖,如丹参、沙参、天南星等。春初在开冻到刚发芽时采挖较好,过晚则养分消耗,影响质量。在采挖过程中必须深挖,尽量将根全部挖出,不要挖到半截弄断。注意做到挖大留小,以利来年生长。

全草:多在枝叶茂盛,花朵初开时采集。茎较粗或较高的可用镰刀从地面割取,如益母草。茎细或较矮的可连根拔起,如鹅不食草、地丁等。也有些在花未开前采割,如薄荷、青蒿等。个别的如茵陈则采取幼苗。采集时,应将生长苗壮的植株留下一些,以利繁殖。

树皮:多在春夏之间采剥。根皮以春秋采剥为好。这时皮内液质充足,也易于剥下,如地骨皮、白鲜皮等。有些可结合林业部门,在采伐木材时剥皮,如黄柏、秦皮等。

叶:以在叶片茂盛,色青绿时采集为好,如荷叶、大青叶,但桑叶应在秋季经霜后采收。

果实、种子:多在果实成熟后采摘,如杏仁、五味子。也有些应在果实成熟前采集,如青葙子、急性子等,避免成熟后果实破裂影响质量,或种子散落不便收集。

花:多在花朵将开未开时采集,如金银花、款冬花等。有的须在花开放时采摘,如旋覆花、菊花等。过早花不成形,气味不足;过迟则花残瓣落,气味散失。应抓紧花期及时采摘。采摘时间以晴天、清晨为好,以便保持花朵完整和迅速干燥。

动物昆虫类:应根据生长和活动季节捕捉,如全蝎、蝉蜕宜在春夏秋三季,土鳖、地龙宜在夏秋季捕捉。这时捕捉容易,质量也好,产量也大。斑蝥须在夏秋清晨露水重时捕捉,否则飞起,不易捕捉。桑螵蛸须在秋末至春初采集,否则卵化成虫。

第二节 贮藏保管

中草药在采集以后,都应进行一定的加工处理,以便贮藏。植物类药材,采集后应先除去泥土杂质和非药用部分,洗净切片。各类药材除鲜用外,都应根据药物的性质及时干燥,妥善保管。常用保管方法如下:

一、干燥

干燥是保存药材的最基本条件,许多化学变化就不会发生,微生物也不易生长。干燥方法有以下四种:

1. 晒干法:把药材摊开放在席子上在阳光下曝晒。如有条件搭架子,把席子放在架子上则干燥得更快,这是最经济简便的方法。凡是不怕光的药材,均可应用此法。含水分或淀粉较多的药物,如延胡索、贝母、百合等不宜晒干的药物,要用开水烫煮或蒸后才能晒干。

2. 阴干法:将药物放在通风的室内或遮阴的棚下,避免阳光直射,利用空气流通,使药材中的水分自然蒸发而达到干燥的目的。凡高温、日晒易失效的药物,如花类及其他芳香性药材均可应用此法。

3. 烘干法:利用火炕低温烘烤,使药材干燥,特别适用于阴湿多雨的季节。烘烤芳香性药材和含有油性的果实、种子等药材,温度宜低一些,一般不超过40℃。有些药材,如生地等,则用炕或焙的方法处理。

4. 石灰干燥法:易生虫、发霉的少量高价药材如人参、虎骨等,放入石灰缸内贮藏干燥。

二、低温

低温不仅可以防止药材有效成分变化或散失,还可以防止菌类孢子和虫卵的繁殖。一般温度低于 10℃,霉菌和虫卵就不易生长。因此,药材最好存放在背光、阴凉干燥处。

三、避光

凡易受光线作用而起变化的药材,应贮藏在暗处或陶、瓷容器,或有色玻璃瓶中。有些易氧化变质的药材,应放在密闭容器中。

四、化学药物熏杀

这是较常用的有效防虫、灭虫方法,但只适用于储存大量药材的仓库。最常用的是用氯化苦或硫黄来熏蒸。

此外,芒硝易风化,冰片易挥发,均应密闭保存。种子类药材,如白扁豆、麦芽等要注意防鼠。鲜药材应常洒水以防干燥,冬季要注意防冻。

剧毒药材应写明"剧毒药"标签,设置专人、专处妥善保管,严格规章制度,提高警惕,杜绝事故发生。

第四章
炮制与制剂

第一节　炮　制

一、炮制的概念和目的

中药炮制是指原药材(包括植物、动物、矿物药材)根据医疗、调剂、制剂的需要而进行的加工处理过程,包括对药材的整形、去除杂质、加热处理、加入辅料(附加盐、酒、醋、蜜等成分)和精制等。

中药炮制的目的是多方面的,往往一种炮制方法或者炮制一种药物,同时具有几方面目的。现仅就论述方便,将其归纳如下:

1. 降低或消除药物的毒性或副作用:如大戟、甘遂醋制后可降低毒性,柏子仁去油后可不致滑肠,何首乌酒蒸后可去除致泻作用等。

2. 转变药物的性能:如地黄生用清热凉血,制成熟地黄后则滋阴补血;蒲黄生用行血破瘀,炒炭后可以止血。

3. 增强药物的疗效:如延胡索醋制后能增强止痛作用,马兜铃蜜制后可增强润肺止嗽功效,淫羊藿用羊脂油制后能增强助阳作用。

4. 引药归经:如知母、黄柏盐制以后可增强入肾经作用,柴胡、青皮醋制以后可增强入肝经作用。

5. 便于调剂和制剂:原药材加工成一定规格的"饮片",而便于调剂和制剂。矿质类药材经过"煅"、"淬"炮制加工,而使质地变为酥碎,有效成分便于煎出。

6. 利于贮藏保存药效:药材经过加热处理通常可使进一步干燥,使酶类成分失去活性,而使之久存不变质。特别是具有活性的药材,如种子类槐实、莱菔子等。药材的酒制品、醋制品皆具有防腐作用。

7. 矫味、矫嗅:动物类或其他具有特殊不良嗅味的药物,经麸炒、酒制后能起到矫味和矫嗅作用,如酒制蛇蜕、酒制胎盘、麸炒椿根皮等。

8. 去除杂质非药用部位:一般药材皆通过挑拣修治,水洗清洁,尽可能地去除非药用部分,如杏仁去皮,远志去心等。

二、中药炮制方法

(一)修治

1. 纯净:借助一定工具,以手工或机械方法,如挑、筛、簸、刷、刮、挖、撞等去掉非药用部分或药效作用不一致部分,以及杂质等。如黄芩蒸后刮去糟黑皮,枇杷叶刷去绒毛,川椒筛去内核等。

2. 粉碎:以捣、碾、研、磨、镑等方法,使药材粉碎达到一定粉碎度。如贝母、砂仁、郁李仁等用铜药缸捣碎,犀角、羚羊角等用镑刀镑成碎屑,或以锉刀锉成碎屑。一般药材则大都以药碾或粉碎机粉碎为一定粉碎度的粉末,以供制剂使用。

3. 切片:用刀具将药材切成段、片、块、咀、丝等规格的"饮片",而便于调剂和制剂。如陈皮切丝,槟榔切片,桂枝切咀,荆芥切段等。

(二)水制

这是用水或其他液体辅料处理药材的方法,其目的主要是清洁药物,润湿软化药物和减低药物毒性等。

1. 漂洗:用清水暂短接触药物,主要为清洁药材,随后干燥。

2. 闷润:用清水湿润药物,使水分徐徐渗入药物组织内部,使药材软化,而便于切制操作。

3. 浸泡:用清水或加辅料较长时间浸泡药材,使药材减低毒性。如以清水浸泡生半夏、生南星、生附子等。

4. 水飞:是研磨极细药粉的一种方法。将不溶于水的药物置研钵内合水研磨,细粉悬浮于水中,倾出沉淀,即得极细粉末。如水飞朱砂、滑石、炉甘石等。

(三)火制

火制是将药材经火加热处理,或加入一定的辅料的方法。

1. 炒:将药物置锅中加热,不断翻动,炒至一定程度取出。不加辅料为清炒,根据炒的时间和火力大小,可分为炒黄、炒焦、炒炭。种子类药材多炒黄,如炒牛蒡子、炒苏子等。有些药材经过炒焦可增加健脾助消化作用,如焦麦芽、焦山楂等。大部分止血药物炒炭后可增强其止血作用,如地榆炭、艾叶炭等。

2. 炙(制):将药物与辅料共置锅中加热炒炙,使辅料渗入药物内部或附着于药物表面。常用辅料有蜂蜜、醋、酒、盐水、姜水、米泔水、麸、灶心土等。

3. 烫:先在锅中加热中间物体(砂土、滑石粉、蛤粉等),再烫制药物,可使药物受热均匀酥脆。如蛤粉烫阿胶,砂烫狗脊,滑石粉烫制猬皮等。

4. 煅:将药物用强火煅烧,使质地改变性质,便于煎出成分,发挥疗效。矿物药或贝壳类药多以直接火煅烧,以煅至红透为度,如紫石英、海蛤壳等。间接煅烧,是将药物密闭在耐火容器中煅烧。部分炭制品可用此法,如棕榈炭、血余炭等。

5. 煨：将药物裹上湿纸或面糊，放在近火处受热，可去除药物之烈性或脱去油脂，如煨木香、煨肉豆蔻、煨姜等。

6. 炮：将药物置于火上，或埋于热炭灰中受热，以焦黄爆烈为度，但不炭化，如附子、干姜、马钱子等。药物炮后可降低毒性或烈性。

（四）水火制

本法是既用水又用火的加工方法。

1. 煮：是将药物与水或辅料同煮的方法，可使药物去除毒性或附加成分。如醋煮商陆、狼毒，姜矾水煮半夏等。

2. 蒸：是以水蒸气将药物蒸熟的方法，分为清蒸与加辅料蒸。如清蒸桑螵蛸、元参等，或酒蒸山茱萸、醋蒸五味子等。

3. 炖：是蒸法的发展，即将药物并加辅料密闭于搪瓷或铜制容器中，置水锅内炖一定时间。如酒炖黄精、地黄等。

4. 抄（潬）：将药物投入沸水中，翻动片刻捞出。如杏仁、扁豆水抄去皮。

5. 淬：将药物煅红后迅速投入冷水或醋液中，反复多次，使其改变质地与性质。如青礞石、自然铜、炉甘石等。

（五）其他制法

上述四种制法以外的加工方法还有以下几种：

1. 法制：是如法炮制的意思，一般为加较多种辅料的炮制方法。如法半夏、法制豆豉等。

2. 制霜：有的霜制品为药物榨去油质后的残渣，如巴豆霜、千金子霜等；有的为药物经煮提后所剩的残渣经研细，如鹿角霜；有的为多种成分药液渗出的结晶体，如西瓜霜。

3. 药拌：为药物中加入其他辅料拌制。如朱茯神、鳖血柴胡等。

4. 精制：为水溶性天然结晶药物，经水溶过滤去除杂质，再经浓缩结晶，以达到精制目的。如芒硝、紫硇砂等。

5. 发酵：在一定条件下，使药物发酵，而改变原来药物的性质，如六神曲、半夏曲、胆南星等。

第二节 制 剂

根据药物不同的性质和临床治疗、诊断与预防疾病的需要，把原药材加工成为一定的形式即是制剂。我国古代相传至今的制剂是丰富多样的，现就常用中药制剂介绍如下：

一、汤剂、煎剂、饮剂

本类制剂一般是以水为溶剂,加热浸取药物而成。个别方剂也有加酒或醋煎煮的。本类制剂有可灵活更变处方、操作方便、可由患者自理等优点,但也有杂质较多,容易变质霉坏而不易久存的缺点。

1. 汤剂:是将药物加水煎煮后,去渣取汁而成,为不经过精滤的混悬液体。药物在煎煮前应先以冷水浸泡,然后再以文火煎煮 2~3 次。每煎煮一次,粗取滤液一次,最后合并,再分次服用即可。煎煮时间约 20 分钟一煎为宜,解表药可稍缩短,滋补药可稍延长。矿质、贝壳药物应先煎 15 分钟,再与其他药物合煎。一些质地轻薄芳香性质药物(如薄荷)又应后下少煎。贵重药物(如人参)应另煎,后与汤液合并服用。某些贵重细料粉末药物(如羚羊角粉、犀角粉、三七粉等)不入汤煎,可以汤液分次冲服。胶质药物(如阿胶、鹿角胶)应另外炖蒸烊化,再以汤液分次冲服。汤液容易吸收,奏效较快,适用于新病、急病。汤剂除供作内服外,有的还可外用熏洗。

2. 煎剂:是以汤剂浓缩而成,浓度约高于汤剂一倍以上,有用量小、药力强之优点。

3. 饮剂:为质地轻薄的药物(如花、叶、茎、种子等)或一般药物的粗粉,供沸水温浸,而不需要煎煮的制剂。饮剂服用,如代茶频频饮用。

二、酒剂和酊剂

本类制剂是以乙醇为溶剂浸取药物而成,一般含药浓度为 20%~50%。

1. 酒剂:是用白酒或黄酒,浸出药材中可溶性成分而成的澄明液体制剂。滋补、活血、祛风湿类药物常制成酒剂。

2. 酊剂:是用不同浓度的乙醇,浸出药材中可溶性成分而成的澄明液体制剂。

三、露剂

本类制剂为芳香挥发性药物经水蒸气蒸馏而得到的澄明液体。露剂多作为清凉解毒剂,或健胃矫味。

四、蜜膏剂(膏滋)

本类制剂以水为溶剂,将药材中有效成分浸出后,经蒸发浓缩,加炼蜜或炒糖约一倍量以上,加热到沸,后用细筛过滤,冷却装瓶。

蜜膏剂浓度稠厚,具有防腐作用,一般多含补益成分,适于长期调养服用。

五、散剂

本类制剂为一种或多种药物细粉,混合均匀而成的固体制剂,可供内服,也可供外用。其优点为制作简便,成分可随处方灵活调整,贮藏、携带方便等;缺点为服用不方便,芳香挥发性成分易挥散,含油性药材易酸败及遇空气易吸湿潮解等。

内服散剂一般用开水调服或以黄酒送服。其吸收比丸剂快,但又比汤剂缓。外用散剂可撒布患处,或吹在喉部、鼻腔等。古代有煮散剂,专供煎汤服用而具备汤剂性质。现代用的冲散剂(颗粒剂、甘糖剂),实际为经过提取的浸膏粉的加工品,沸水冲调后也具有一定的汤剂性质。

六、丸剂

本类制剂为散剂的发展。是将药物细粉加适量黏合剂,制成球丸形固体制剂。中药丸剂目前有水丸、蜜丸、糊丸、浓缩丸几种。丸剂具有在体内缓慢崩解,缓慢吸收的特点,但制备工艺较为复杂。

1. 水丸(水泛丸):将药物细粉与水或药液等,经过用药篮或水丸罐操作,制成小圆球状固体制剂。其外部还可用适当药物包衣,以掩盖药物的不良味道和防止潮解。

2. 蜜丸:是将药物细粉与炼蜜,以手工或经模具塑制成为柔润的圆球形半固体制剂。蜜丸含多量蜂蜜,作用营养滋润和缓,更适用于慢性病或需滋补疾患。

3. 糊丸:是将药物细粉与糯米糊,用手工方法塑制成为小圆球状固体制剂。糊丸坚硬,在体内崩解缓慢,吸收缓慢,多用制含毒性药物,或制备供口含之丸剂。

4. 浓缩丸:是将部分药物经煎煮,去渣取汁,作为黏合剂,再与部分药物细粉依法制成水丸或蜜丸。其特点是浓缩了体积,增加了含量,相应减少了用量,并具有一定的清洁因素。古代的"煎丸",即是今日的蜜丸型浓缩丸。

七、锭剂

本类制剂是将药物细粉与糯米糊,用模具压制成为方锭形的固体剂型。锭剂坚硬如同糊丸,内服后,在体内崩解缓慢,吸收缓慢,也多用制含毒性药物,或供口中含服剂。锭剂也可调水研磨成汁供外敷。

八、丹剂

古代原始丹剂为矿质药材经提炼加工,如升华、化合、分解、混合等而成,可供内服或外用。但后世为宣扬某些药剂疗效，多以"丹"命名，而使丹剂名称泛化。现有丹剂实际包括散剂、丸剂、锭剂等。

九、片剂

中药片剂与锭剂相似，为原药材细粉或其提取物，包括水溶性、醇溶性成分及挥发油等，加适量黏合剂、崩解剂、润滑剂等，经制粒、压片或加挂糖衣等工序，制成片形固体制剂。片剂具有含量、剂量较准确，质量较稳定，服用和携带方便等优点，但也有用量较大，制法不当，保存不良有易潮解变质等缺点。

十、软膏剂

中药软膏剂一般供外用，可将药物研粉与动物油脂、矿质油质混合调匀制成膏状制剂；也可用中药饮片先入麻油炸取成分，过滤取油，再与适量蜂蜡调合成油膏。

十一、黑膏药

本类制剂为中药与铅性油质皂化物熔合而成的硬膏剂。先以麻油炸取中药饮片成分，滤过取油，加热熬炼至滴水成珠程度，再加入铅丹，不断搅拌使之皂化，放冷水中溶去残余铅化物，再以文火融化，加入细料不耐高温药物与挥发性药物，如法摊成黑膏药。黑膏药外贴，有外治内治之效。

十二、注射剂

本类制剂为经提取、精制、灭菌，供注射使用的中药液体制剂。中药经提得有效成分精制后，按处方要求配制。中药注射剂内也常加入附加剂，如稳定剂、酸碱度调整剂等。本制剂具有使用方便，用量小，奏效快等优点，尤适用于急救和服药有困难患者。目前中药注射剂尚无统一标准，但使用与制作，必须以有效、安全、稳定为前提。

第五章
剂量和服法

第一节 剂 量

剂量:指药物在临床应用时的分量。一般包括重量(如市制:两、钱、分、厘;公制:克、毫克)、数量(如大枣二枚、生姜三片、蜈蚣二条)、容量(如匙、毫升)等。中药的重量计算单位,长期以来除个别地区采用公制外,大都沿用 16 进位市制,即 1 市斤 = 16 两 = 160 钱。现在全国已经统一采用公制,即 1 公斤 = 1000 克 = 1000000 毫克。为处方和配药的简便,按规定可采用 1 市两 = 30 克,1 钱 = 3 克,1 分 = 0.3 克,1 厘 = 0.03 克的近似值进行市制到公制重量单位的换算。同时附市制与公制计量单位换算表(精确值)于下:

十六进位市制单位	公 制（克）	十六进位市制单位	公 制（克）	十六进位市制单位	公 制（克）	十六进制市制单位	公 制（克）
1 厘	0.03125	3 分	0.9375	3 钱	9.3750	8 钱	25.000
2 厘	0.06250	4 分	1.2500	3.5 钱	10.9375	9 钱	28.125
3 厘	0.09375	5 分	1.5625	4 钱	12.5000	1 两	31.250
4 厘	0.1250	1 钱	3.1250	4.5 钱	14.0625	2 两	62.500
5 厘	0.15625	1.5 钱	4.6875	5 钱	15.6250	3 两	93.750
1 分	0.3125	2 钱	6.2500	6 钱	18.7500	4 两	125.000
2 分	0.6250	2.5 钱	7.8125	7 钱	21.8750	5 两	156.250

中药剂量,首先是指每味药的成人一日量(按:本书各味药物所标注的用量一般指其干品作汤剂时的一日量);其次指方剂中每味药之间的比较分量,即相对剂量。一般地说,药物单味应用时用量可较大,复方中的用量应略小。有些药物作用强烈或具有毒性,若不注意控制剂量,容易出现不良反应或发生中毒危险。因此,必须根据不同剂型、配伍关系及患者体质强弱、年龄大小、疾病轻重缓急等情况,掌握用药剂量,才能得到预期的疗效。

一、配伍、剂型与用量的关系

一味药单用,用量宜重;复方配伍,用量宜轻。如单用一味蒲公英治疮痈,可用至50克,若与其他药配伍,只需10～15克。汤剂用量,应比丸剂为重。同一处方中,主药用量,一般比辅助药量重。因主药是治疗主证,起主要作用的药物,辅药是配合主药发挥作用或治疗兼证的,故一般主药用量比例较重,辅药用量轻。

二、药物性质与剂量的关系

性质平和的药物用量稍多,反应不大。毒性、剧烈性的药物,用量过多,易产生副作用,甚至中毒,应严格控制用量。金石贝壳类质重而无毒性、烈性的药物,一般用量宜大,如龙骨、牡蛎、石决明、石膏之类。花叶类质轻的药物,一般用量宜轻,如通草、白茅根、蝉蜕之类。味厚滋腻的药物,用量宜稍重,如熟地、肉苁蓉之类。芳香走散的药物,用量宜轻,如木香、砂仁之类。

三、体质、年龄与剂量的关系

体质强弱不同,年龄老幼不同,对药物的耐受程度是有差异的。使用祛邪(如发汗、泻下、逐水、清热、消导、破气、祛瘀)药时,病人平素体质强的用量宜稍重,体质弱的用量宜轻;老年和儿童用量应少于壮年人;小儿五岁以下通常用成人量的四分之一,五六岁以上可按成人量减半用;体弱者不宜用较大剂量;久病者应低于新病者的剂量。老人及身体极度衰弱者用补药时,一般剂量可较重,但开始时剂量宜轻,逐渐增加,防止药力过猛而病者虚不受补,反致委顿。若属峻补药物,用量尤不宜重。

四、疾病轻重与剂量的关系

凡病势重剧而药力弱、药量轻,则效果不佳;病势轻浅而药力猛、药量过大,则易损耗正气。因此,药物剂量适宜,是提高治疗效果的重要方面。

我国历史悠久,古今中医药书籍甚多,由于各个朝代度量衡制度不同,如汉代一两约相当于现今市秤三钱,宋元时期一两约合现今市秤一两二钱,在参阅古医籍药物剂量时注意这个问题。

第二节 服 法

服法,即服药方法。汤剂一般都宜温服;发散风寒药最好是热服;呕吐或药物中毒,宜小量频服;用从治法时,有热药冷服或凉药热服。丸、散等固体药剂,除特别规定外,一般都用温开水吞服。

服药时间,也必须根据病情和药性而定。一般说来,滋补药宜在饭前服;驱虫药和泻下药大多在空腹时服;健胃药和对胃肠刺激性较大的药物宜于饭后服;其他药物一般也宜饭后服;安眠药物应于睡前服。无论饭前、饭后服药都应略有间隔,如饭前后 1~2 小时,以免影响疗效。

一剂中药,一日通常服三次;病缓可服二次;病重病急的可隔四小时左右服药一次,昼夜不停,使药力持续,利于顿挫病势。在应用发汗、泻下药时,若药力较强,要注意病者个体差异,一般以得汗、泻下为度,适可而止,不必尽剂,以免汗下太过损伤正气。

第六章
中草药化学成分简介

　　中草药的化学成分极为复杂。有些成分是一般高等植物普遍共存的，如糖类、油脂、脂类、蛋白质、色素、树脂、无机盐类等；另一些则是存在于某些植物的某种器官中比较特殊的化合物，如生物碱类、黄酮类、蒽醌类、强心苷、皂苷、挥发油、有机酸等，而且大多具有显著的生理活性。每一种中药往往含有多种化学成分，但并不是所有化学成分都能起到防治疾病的效用。为了便于说明问题，通常将中草药中含有的化学成分分为有效成分和无效成分。所谓有效成分，是指具有医疗效用或生物活性的物质，如麻黄碱、小檗碱、黄芩素、薄荷醇等。有效成分都能用一定的分子式或结构式表示，并具有一定的熔点、沸点、旋光度、溶解度等理化常数，所以又称有效单体。如果尚未提纯成单体而是混合物，一般就称它为有效部分或有效部位。它们能够代表或部分代表原来中草药的疗效。有效部分是寻找有效成分及制备各种药物剂型的必由途径。所谓无效成分是指与有效成分共存的其他化学成分，通常是指糖类、酶、油脂、蛋白质、树脂、色素、无机盐等。但有效成分和无效成分的划分不是固定不变的。对待中草药中的化学成分，我们必须用一分为二的观点来加以分析，而不能静止地、孤立地去看。过去许多认为是无效成分，随着医疗科研实践发现是有效成分。如黄酮类化合物，过去只认为是无用的色素，后来认识到它能治疗一些疾病，如降血压；又如叶绿素能促进肉芽生长；菠萝蛋白酶有驱虫、消炎及抗水肿作用；最近又发现多糖类成分中具有抗癌作用等。另外，如鞣质在麻黄中为无效成分，而在五倍子中则是有效成分，具有收敛、止血、止泻作用。总之，中草药中存在的化学成分，不论是有效成分还是无效成分，我们对它们的性质都应有比较全面的了解，才能提取有效成分，去除无效成分，以及对提取过程中所产生的现象和遇到的问题，具有分析问题和解决问题的能力。

　　为了对各种化学成分的性质有一初步了解，以便更好地运用于炮制、制剂及临床应用中去，下面对各种化学成分在植物体内的分布情况及理化性质作一简单介绍。

一、植物细胞的组成和化学成分在植物体的分布

　　植物体是由各种细胞组成的。一般植物生活细胞的组成：

原生质体 {
　细胞质:细胞质膜、中质、液泡膜
　细胞核:核膜、核液、核仁、染色质
　质体:白色体、叶绿体、有色体
　线粒体:常带有酶等
}

内含物 {
　生理活性物质:酶、维生素、植物激素、抗菌素、植物杀菌素
　贮藏的营养物质:淀粉、蛋白质、脂肪
　细胞液及其内含物:为生活细胞代谢作用的中间产物和最终产物,
　包括糖类、无机盐、氨基酸、生物碱、苷、鞣质、有机酸、挥发油、
　树脂、色素、树胶、乳汁、晶体等
}

细胞壁:由纤维素和原果胶构成

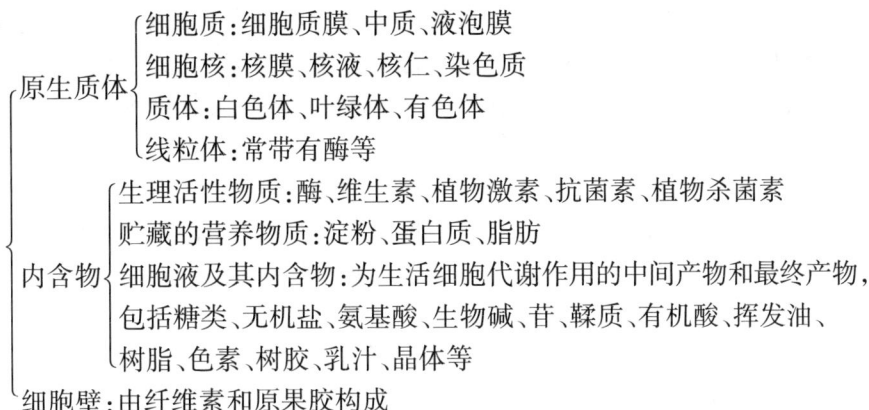

　　构成原生质体的主要物质是原生质。原生质是一种无色黏稠液体,具有胶体的特性。原生质是生命物质的基础,它的主要成分是蛋白质。而在细胞核中则除了蛋白质外尚含有核糖核酸(RNA)和脱氧核糖核酸(DNA)。

　　细胞中除含有有生命的物质外,细胞在生命活动的过程中还产生各种非生命的物质—细胞内含物。包括植物贮藏的营养物质、生命活动过程中物质代谢的中间产物及最终产物。它们正是许多药用植物的有效成分。

　　细胞表面被一层细胞膜(细胞壁)所包裹。细胞壁是原生质的分泌物,也是没有生命的部分。细胞壁是由纤维素、原果胶质所构成,随着植物的生长,细胞壁可以发生不同的变化,如木质化、角质化、黏液化、矿物质化等等。由于细胞壁是由不溶于水、醇等一般溶剂的纤维素等组成,在提取过程中溶剂透入细胞壁内部很慢,因此在提取以前往往要预先将植物原料粉碎,在提取时要用溶剂浸泡一定的时间。我们在煎汤药前最好先用水浸泡一些时间,也就是这个道理。

　　植物各不同器官由不同的细胞组成,常常具有不同的化学成分,因此不同的药用部分也就具有不同的功用和治疗范围。如苏叶发表散寒,苏子下气平喘;麻黄枝发汗平喘,麻黄根收敛止汗等。因此我们今后学习中药的时候,对于中药的药用部分应予必要的重视。

二、中草药各类化学成分

(一)生物碱类

　　生物碱是一类含氮有机化合物,一般具有碱性,多数为含氮杂环结构,氮原子多在环内;只有少数为有机胺类衍生物(如麻黄碱),并具有强烈的或特殊的生理作用,如黄连素的抗菌消炎作用,喜树碱、长春新碱有抗肿瘤作用,利血平有降压作用等。除个别得自动物体之外,大多数得自植物体,故也称为"植物碱",是中草药化学成分中极为重要的一类。

　　生物碱主要存在于植物细胞的细胞液中,多数与各种有机酸结合成盐。例

如吗啡与罂粟酸结合,当细胞失去活性之后,细胞膜能将生物碱吸收。大多数生物碱得自双子叶植物,在单子叶植物中除百合科、石蒜科外很少见到,裸子植物除麻黄科、水松科则更少。含生物碱较多的科有豆科、夹竹桃科、罂粟科、防己科、茄科、芸香科、茜草科、马钱科等。

一般植物中往往含有多种结构类似的生物碱,如阿片中有 20 多种生物碱。生物碱常常集中在植物的不同部位,例如古柯的生物碱集中在种子,石蒜的生物碱集中在鳞茎,百部的生物碱集中在根部。同一植物的不同部位所含的生物碱,不仅含量有出入,有时也有质的区别。

植物的不同生长阶段所含生物碱的种类和含量都可能有差别。有些多年生的植物,在幼小时生物碱均匀分布于各部位,但随年龄的增长,某部位的含量逐渐增加,如小檗根中的生物碱随年龄的增长而增加。

生物碱的一般性质:大多数生物碱味苦,为无色、无臭结晶,只有少数在常温为液体,有强烈臭气(如烟碱、毒芹碱等)或有颜色(如黄连素)。天然生物碱多为左旋。游离生物碱大部分不溶或难溶于水,能溶于乙醇、乙醚、氯仿等有机溶剂中,在稀酸中则形成盐而溶解。生物碱的盐类易溶于水和乙醇,不溶或难溶于氯仿、乙醚等有机溶剂中。但也有例外,如麻黄碱、秋水仙碱、咖啡因碱等可溶于水,而小檗碱的盐酸盐却不易溶于水。某些季胺结构的生物碱(如筒箭毒碱),由于碱性较强,一般在水中溶解度较大,而几乎不溶于有机溶剂。

(二)苷类

苷又名甙、配糖物或糖杂体,其结构虽比较复杂,但当它受到稀酸或药材中共存的酶的作用,容易水解成糖和非糖物质两部分。非糖物质称苷元或配糖基,糖的部分一般是单糖,如葡萄糖、鼠李糖、半乳糖等,但也有双糖(如苦杏仁苷)或多分子低聚糖(如毛地黄叶中的苷)。苷元部分通常是芳香族的醇、醛、酸、酚、蒽醌或甾醇等化合物的衍生物。苷类也是中草药中的一类重要的有效成分。

苷多数为无色、无臭结晶体,味苦,并呈中性或酸性反应,易溶于水,可溶于醇。某些苷(如毛地黄苷类)易溶于氯仿、乙酸乙酯,但都难溶于醚和苯。

天然产苷类通常呈左旋性,无还原作用,但水解后,因产生单糖则具较强还原作用,其溶液也由左旋性而变为右旋性,这是识别苷类常用的简便方法。同时苷水解成苷元以后,在水中的溶解度和疗效往往都要降低,或者发生疗效上的改变。苷类与碱式醋酸铅、氢氧化钡、鞣酸等生成沉淀,但与多数生物碱沉淀剂则无作用。

含苷植物体中往往在相异的细胞里同时存在酶,这种酶能促使共存的苷类水解,但易为乙醇等破坏。因此存放或提取含苷类的中草药过程时,应注意酶的水解作用。防止的方法可用蒸的方法或用热酒精破坏酶后再进行粉碎提取。苷被酸或酶水解后所得的苷元一般不溶于水,而易溶于有机溶剂。

1. 黄酮苷:黄酮苷是2-苯基色原酮衍生物,大部分与葡萄糖和鼠李糖结合成苷的形式存在,也有呈游离状态的。因分子中含有一个碱性氧原子,它的羟基衍生物呈黄色,故称黄酮或黄碱素。

黄酮苷在植物界中分布很广,芸香科(如橘皮、橙皮)、唇形科(如黄芩)、豆科(如槐花、甘草)、蓼科(如荞麦)、菊科(如紫菀)、伞形科(如柴胡)、茄科(如烟草)等植物中均有发现,一般以叶及花中含量较多。

大多数黄酮化合物为淡黄色结晶性粉末,熔点较高。黄酮苷极微溶于冷水,可溶于热水和热乙醇。黄酮类化合物易溶于碱性溶液而颜色加深,加酸后又析出沉淀。

在植物体中,黄酮苷多和游离的苷元共存。许多中草药中都含有这类成分,如黄芩、槐花、野菊花、金银花、芫花、橘皮、毛冬青、银杏叶、葛根、桑皮等。

黄酮类的药理作用是多方面的,例如:①维生素 P 样作用,能维持血管正常的渗透压,防止毛细血管变脆、出血,可用于高血压的辅助治疗,如芸香苷、陈皮苷、槲皮素。②抗辐射作用,如桑色素、橙皮素等能防止紫外线、X 射线等辐射损伤,在国防上有重要意义。③增强肾上腺素作用,桑色素、槲皮素、棉子皮素等黄酮类能形成金属络合物以抑制肾上腺素的氧化,保护肾上腺素,从而增强其作用。④抗氧作用,如槲皮素、鼠李素、棉子皮素。⑤利尿作用,如槲皮苷、木犀草素、水蓼素、芫花苷等。⑥抗菌消炎作用,如黄芩素、忍冬苷、桑色素等。⑦雌性激素样作用,异黄酮衍生物往往有此作用,如大豆黄酮。此外,近年研究表明,某些黄酮具有扩张冠状动脉、抗癌、保肝、解痉以及祛痰、止咳、平喘等多种作用,受到越来越多的注意。

2. 强心苷:强心苷是指自然界中存在的一类对心脏具有显著生理活性的甾体苷类。强心苷由甾体母核与各种不同的糖结合而成。强心苷对心脏有强烈的作用,应用适当剂量,能使衰弱的心脏功能改善,临床上多用于治疗心功能不全及原发性心动过速等症。大剂量容易发生中毒,小剂量则不起作用,因此含强心苷的中草药制剂应进行生物测定,严格控制剂量,以保证安全有效。

强心苷苷元的强心作用比苷弱得多,所以在提取贮藏过程中,要避免苷的水解。强心苷主要分布在玄参科、夹竹桃科、萝藦科、百合科、毛茛科和十字花科等植物中。现已发现含有强心苷的植物有一百多种,如洋地黄、羊角拗、夹竹桃、罗布麻、杠柳、福寿草、铃兰、万年青、糖芥等。动物蟾蜍的皮腺分泌物中,也含有甾体结构的强心成分,但分子中不结合糖,故不是苷类。

强心苷多是白色结晶体,也有无定形粉末者,有旋光性,具有苷的通性,例如能被酶、酸及碱水解而生成苷元及糖。强心苷都溶于水、醇、丙酮等极性溶剂,略溶于乙酸乙酯、含水氯仿,但不溶于乙醚、苯等非极性溶剂。其溶解度随分子中所结合糖的多少以及苷元部分所含羟基的多少而有所不同。糖体多,含羟基多,则增加在极性溶剂中的溶解度,反之则增加在非极性溶剂中的溶解度。

3. 皂苷:是皂苷元和糖(如葡萄糖、半乳糖、阿拉伯胶糖等,也有为葡萄糖醛酸)结合而成,易溶于水,振摇时能产生持久性的泡沫,加热时泡沫不消失(与蛋白质引起的泡沫区别),因类似肥皂泡沫,故得名"皂苷"。

皂苷广泛地存在于蔷薇科(如枇杷)、石竹科(如石竹、瞿麦)、桔梗科(如桔梗、党参)、百合科(如知母)、薯蓣科(如穿山龙)、五加科(如人参)、远志科(如远志)、龙舌兰科(如龙舌兰)等植物中。

皂苷多为无定形粉末,不易提纯,易溶于水及乙醇,难溶于无水醇,不溶于醚、苯、氯仿等有机溶剂。其苷元则常易溶于醇、丙酮、醚、氯仿,而不溶于水。皂苷与血接触时,因表面张力降低,能引起血细胞破裂而产生溶血现象,故一般不做注射剂,内服则无此毒性。有些皂苷有刺激黏膜增加腺体分泌的能力,内服有祛痰止咳的作用。

4. 蒽醌苷:是蒽醌类和葡萄糖、鼠李糖等缩合而成的一类苷。

含蒽醌苷较多的科有:蓼科(如大黄)、鼠李科(如鼠李)、百合科(如芦荟)、豆科(如番泻叶、决明子)、茜草科(如茜草),有时还在昆虫体中见到(如胭脂虫)。

蒽醌苷一般呈黄色,由于其苷元具有酚性羟基,故呈弱酸性,能溶于水、乙醇、碳酸氢钠溶液,但在氯仿、醚等有机溶剂中的溶解度则较小。游离的苷元则较易溶于有机溶剂而不溶于水,自植物原料中提取分离羟基蒽醌衍生物可利用此种性质。其具有升华性,在常压下加热即可升华而不被破坏。蒽醌苷有致泻和苦味健胃作用。水解后泻下作用就大大减弱。游离蒽醌无泻下作用而有抗菌作用。近年来研究表明,某些蒽醌有止血、镇咳、松弛肌肉等作用。

5. 香豆精:香豆精是一类邻位羟基桂皮酸分子内部失水而成的内酯。香豆精类与糖结合成的苷叫香豆精苷。

香豆精类在植物界分布很广,在豆科(如补骨脂、黄香草木犀)、伞形科(如白芷、独活)、茄科(如颠茄)、菊科(如泽兰)、木犀科(如秦皮)等植物中都有发现,多存在于花、叶、茎、果中,通常以幼嫩的叶芽中含量较多。

游离的香豆精大多具有香气,能随水蒸气挥发,亦能升华,不溶或难溶于水,可溶于乙醇、醚等有机溶剂。它们具有内酯类通性,如果和苛性碱溶液共热,内酯环破裂生成盐而溶于水中,遇酸又环合而生成沉淀。香豆精苷类则可溶于乙醇和沸水,并具有苷类性质。

香豆精衍生物多具有荧光(在紫外光下观察),在碱性溶液中荧光更为显著,如羟基香豆精的水溶液具有蓝色荧光,加氨水后变为黄色荧光。呋喃香豆精的水溶液显蓝色或黄棕色的荧光。

某些香豆精苷,如马粟苷有类似维生素 D 作用;羟基香豆精类有防御紫外线烧伤作用,如补骨脂素、佛手内酯、瑞香内酯等;补骨脂和邪蒿香豆精有抗真菌作用;双香豆精有抗凝血和抗菌作用,如黄香草木犀;欧芹和佛手柑呋喃香豆精能治白斑病;前胡呋喃香豆精对动物试验肿瘤有抑制作用。此外,香豆精苷还可能有抗病毒作用,有的对于动物有麻醉、催眠、利尿和箭毒样作用;蒿属内酯有平喘作用;岩白菜内酯有镇咳作用等。

(三)鞣质

鞣质是植物界中分布极广的一类复杂的高分子化合物。其分子通常具有数个苯核,至少一个苯核上有两个羟基处于邻上位(与儿茶酚相似),或三个羟基处于相邻的位置上(与没食子酚相似)。因此,鞣质均是多羟基酚的衍生物,即多元酚衍生物。

鞣质含于植物的皮、根、茎、叶和果实中,木材中亦含有,但很少出现于花中。

鞣质很难提纯,一般都为无定形的淡黄棕色粉末,可溶于水或乙醇生成胶状溶液,不溶于无水醚、氯仿、苯、石油醚或二硫化碳,但可溶于醚和醇的混合液或醋酸乙酯中。鞣质能与蛋白质、明胶溶液、重金属盐、生物碱及其他碱性有机化合物结合而生成不溶性的物质。因此,如欲从中草药提取液中除去鞣质,可加适量明胶溶液石灰水或醋酸铅溶液使鞣质沉淀而过滤除掉。鞣质遇三氯化铁溶液产生蓝黑色或绿色反应或沉淀(酚的反应),所以在制备药剂时应避免使用铁质器皿,以防药液变色。鞣质露置空气及日光中,特别是在碱性溶液中容易氧化变色。

由于鞣质具有使蛋白质沉淀的作用,所以可用为收敛药。鞣质水溶液涂在创面上,能减少分泌物,促进创面结痂,并有止血和抗菌消炎作用;内服能止泻和治疗肠炎、痢疾。鞣质内服后不被吸收,所以对血液没有影响;但注射剂不能含有鞣质,否则会使血液中的蛋白质沉淀,有形成血栓的危险,这是我们制作中草药注射剂时应该注意到的。

(四)挥发油

挥发油也称精油,是一类具有芳香气味的油状液体。因其在常温下能够挥发,更容易随水蒸气蒸馏,所以称为挥发油。

一般挥发油多以游离形态存在于植物体中,分布在下列各科植物中:芸香科(橙、橘、柠檬、花椒等)、唇形科(薄荷、紫苏、荆芥、藿香、地椒等)、桃金娘科(丁香、桉树等)、樟科(桂树、樟树等)、伞形科(小茴香、当归等)、蔷薇科(玫瑰)、菊科(菊花、茵陈、苍术、白术、木香等)、木兰科(八角茴香、厚朴)、松柏科(松、侧柏)、姜科(生姜、砂仁)、胡椒科(胡椒)、禾本科(香茅)、鸢尾科(鸢尾)、肉豆蔻科(肉豆蔻)等。

挥发油的化学组成较复杂,且多为混合物,可能含有醇、酮、酚、醛、酸、酯及不饱和的环状碳氢化合物(萜烯类)。

挥发油可以认为是植物体在生长过程中的新陈代谢产物。有些植物(如丁香)在幼苗时已开始有挥发油的生成,并随着植物的生长而加快,同时逐渐由茎叶移到花序,到植物花朵含苞待放时挥发油含量最高,到受粉期间花序中的挥发油又渐减少,这就是为什么花类生药需要在含苞时采集的原因之一。同一植物不同部位也不全一样,如桂皮中含桂皮醛、桂叶含丁香酚、根中含樟脑萜。

挥发油在植物中常成游离的油滴存在于组织中。

挥发油多半是无色或者微显淡黄色的透明液体,也有些挥发油中溶有色素,因而具有特别的颜色。大多数挥发油比水轻。具有旋光性和较强的折光性。它们的折光率是鉴别的重要依据。

挥发油易溶于多种有机溶剂以及脂肪油中,并能溶解在冰醋酸及水合氯醛水溶液中,在30%以上浓度的乙醇中可全溶,在浓度较低的乙醇中则只能溶解一定的数量,在水中的溶解度极小。

多数挥发油对黏膜有一定刺激作用,能促进血液循环,具有发汗解表、理气止痛、祛痰止咳、抗菌消炎、芳香矫味等作用。有些挥发油具有强心、利尿、镇痛、驱虫等功效。

(五)有机酸

有机酸是含有羧基的酸性有机化合物,广泛存在于植物细胞液中,酸味的果实中含量较多。植物体中常见的有机酸有草酸、琥珀酸、酒石酸、枸橼酸及抗坏血酸(维生素C)等。有机酸在植物体中有的呈游离状态,有的与钾、钙、镁等阳离子或生物碱结合成盐而存在,有的则以酯的形式而存在。

有机酸大多能溶于水和乙醇。其溶液中加入钙或铅离子能形成不溶性钙盐或铅盐而沉淀出去;加入硝酸银试剂时,也可产生银盐而析出。

大多数有机酸对人及动物的生理有重要作用。某些特殊的有机酸,如水杨酸、缬草酸、抗坏血酸等都具有很好的医疗价值。

含有机酸的提取液呈酸性,对金属有一定的腐蚀性,所以在处理含有机酸较多的中草药时,不宜采用金属容器,以防容器被腐蚀和药液变色、变味等现象。

(六)内酯类

中草药中属于内酯类的成分很广,如强心苷、地衣内酯、香豆精、香豆精苷类都属于内酯类。内酯类的形成可以看成是同一分子中的羟基和羧酸处于适当的位置,经分子脱水而形成环状内酯。

内酯易溶于甲醇、乙醇、氯仿、苯等有机溶剂,某些脂肪族内酯能溶于水。在氢氧化钠等碱性溶液中,尤其在加温的情况下,内酯可开环生成羟基羧酸的盐类而溶于碱性溶液中,如酸化又能重新环合生成原来的内酯,从酸性溶液中析出。

具有抗菌作用的内酯多为不饱和内酯类,如分子中的共轭双键氢化为饱和内酯,或者内酯开环后,将失去抗菌作用。此外内酯还有驱虫、抗血凝作用。

(七) 树脂

树脂是一类复杂的混合物,往往混有挥发油、树胶等物质。树脂常与挥发油共存于一些植物细胞中,有时大量存在于树木心材部分的树脂道或树脂腔中。一般可分为酸性树脂(树脂酸类)和中性树脂(树脂醇类、树脂酯类、树脂烃类)。

树脂多为无定形固体,质脆,受热变软,然后熔融成液体,不溶于水,可溶于乙醇或氯仿等有机溶剂中。区别酸性树脂和中性树脂的方法是:能溶解于碱性溶液中,但当加酸酸化后又会沉淀出来的,则可能为树脂酸;如在碱性下加热,溶液仍浑浊时,则可能含有树脂烃、树脂醇、树脂酯。

中草药的乙醇提取液,经回收醇后,残留物用酸性水溶液处理,树脂不能溶解,可以过滤除去。如欲除去水浸液中少量的树脂,则可加醋酸铅溶液使树脂沉淀出去,或者在酸性溶液中用醚、氯仿萃取,树脂可溶于溶剂中除去。

树脂在医药上可用为硬膏的原料。不少树脂有杀虫、消毒、止血、镇痛及抗菌作用。

(八) 油脂和蜡

油脂是高级脂肪酸的甘油酯,常温呈液体状态的称油,呈固体状态的则称为脂肪。植物体中的油脂绝大多数都贮存于种子中,作为发芽时的营养料。

油脂不溶于水,而能溶于醚、石油醚、四氯化碳和氯仿等亲脂性大的溶剂中,一般在乙醇中也不溶解;没有挥发性,比重在 $0.91 \sim 0.94$($25℃$),有强折光性。因此含油脂量多的药材可用冷压法或热压法榨取油脂,含油脂量低的药材则应用石油醚、醚等溶剂提取,除尽油脂后,再提取其他成分。

蜡是高级脂肪酸和高级一元醇结合的脂类,常温下都为固体,比重比水小,主要存在于果实、幼枝和叶的表面,起保护作用。它的理化性质和油脂相似,也不溶于水和冷醇,但热醇和其他有机溶剂则能溶解,性质较为稳定。

油脂和蜡常用为制造软膏、硬膏、栓剂和注射用油等的原料。有些油脂还有特殊的疗效,如蓖麻油可以致泻,大风子油可以治疗麻风,鱼肝油可以预防维生素 A、D 缺乏症,薏苡仁酯有抗癌作用等。含多量油脂的中草药如郁李仁、火麻仁等,大都有缓和的通便作用。但一般中草药中所含的少量油脂和蜡大多没有显著的医疗作用而被视为无效成分。

(九) 氨基酸、蛋白质和酶

蛋白质是一类高分子的胶体物质,由许多氨基酸结合而成,分子中既含有氨基又有羧基,所以呈酸碱两性反应。

但也有些动植物中的蛋白质和多肽有独特的药理作用,如从鲜天花粉中提出的蛋白质可用于人工引产,治疗绒毛膜上皮癌、恶性葡萄胎等。

含氨基酸的中草药很多,而且一种中草药往往同时含有多种氨基酸。氨基酸有营养价值,但由于它含量低,通常视为无效成分。也有的氨基酸具有特殊的生理活性,如南瓜子氨基酸能抑制血吸虫、绦虫、蛲虫的生长,蔓荆子、槲寄生中所含的 γ-氨基丁酸有降压作用,某些豆类含有的左旋多巴有治疗震颤麻痹的作用,值得重视。

酶是有机体内具有催化能力的蛋白质。它的催化作用具有专一性,通常一种酶只能催化某一种特定的反应。如蛋白酶只能催化蛋白质分解成氨基酸,脂肪酶只能水解脂肪成为脂肪酸和甘油。酶也属蛋白质,与蛋白质具有相似的性质,能溶于水,在加热或用强酸、强碱、乙醇等处理时则失去活性。

(十)糖类(碳水化合物)

中草药中所含的糖类有下列几种:

1. 单糖:如葡萄糖、果糖、甘露糖等,易溶于水,有甜味,广泛存在于植物中,特别是集中在含有甜味的果实、根和根茎中为多。

2. 寡糖(低聚糖):由 2~9 个单糖分子缩合而成,分子量较小,可溶于水也有甜味。

3. 多糖(高聚糖):由 10 个以上的单糖分子缩合而成,如菊糖(菊淀粉)、淀粉、纤维素等。

菊糖:是由果糖缩合而成的多糖,主要存在于菊科、桔梗科的植物中,易溶于热水,不溶于醇。

淀粉:是由许多葡萄糖分子缩合而成的多糖类化合物,分子量很大。它是植物贮存的养料,广泛存在于植物的种子、地下茎和块根中。淀粉不溶于冷水及乙醇、醚等有机溶剂。但在水中加热到 60℃ 以上,淀粉粒就开始膨胀,糊化而成黏稠的胶体溶液,称为淀粉糊或糊精,很难过滤,所以含淀粉的中草药不宜加水煮提。药液中的糊化淀粉可用酒精沉淀法除去。淀粉糊遇碘液呈蓝紫色,加热时颜色消退,放冷后又呈蓝紫色,这是检查淀粉的简易方法。

黏液质:是复杂的多糖类衍生物,它们的分子中含有糖醛酸。黏液质一般存在于植物细胞内,可用热水浸出,加浓酒精则沉淀出来。含黏液质较多的中草药有白及、知母、车前子等。由于干燥的黏液质有强大的吸水膨胀作用,内服不被吸收,所以含黏液质的中草药捣敷往往对局部炎症有消肿作用,内服有机械性通便作用,并能保护黏膜的溃疡面,对消化道溃疡有一定的止血作用。

(十一)植物色素

它们在植物界分布很广,可分为脂溶性和水溶性两大类。

脂溶性色素不溶于水,而能溶于脂肪油、乙醚等有机溶剂中,如叶绿素、叶黄素、胡萝卜素。叶绿素有抗菌、促进肉芽生长和除臭等作用,胡萝卜素是维生素 A 的前体,服后在人体内能变成维生素 A,可用于防治维生素 A 缺乏症。

水溶性色素是指黄酮苷类及花色苷类,能溶于水和酒精,不溶于乙醚、氯仿等有机溶剂,遇碱式醋酸铅能形成沉淀,在水溶液中能被活性炭吸附,常可利用这些性质将这类色素除去。中草药中所含的色素除黄酮苷外,一般均视为无效成分而除去。

(十二) 橡胶

广泛分布在双子叶植物中,尤其是桑科、大戟科、夹竹桃科、萝藦科、菊科植物中更为常见,而在单子叶植物、裸子植物和低等植物中则尚未发现。它们多成微细颗粒混悬于植物乳汁中,但也有单独存在于细胞内的,如杜仲树皮及叶子折断时见到的银白色橡胶丝。橡胶是大分子的烃类化合物,不溶于水、酒精或丙酮,能溶于醚、苯、石油醚或二硫化碳中。它们没有生理作用,属于无效成分。

(十三) 无机成分

植物体中的无机成分主要为钾盐、钙盐、镁盐,大多数和共存的酸类结合成盐而存在于细胞中,例如大黄中的草酸钙、夏枯草中的氯化钾、桑叶中的碳酸钙等。有些药材如木贼含有多量的二氧化硅。植物药材中的无机成分,有些也有一定的药理作用,如夏枯草的利尿作用就和所含的氯化钾有关。

动物药材中如石决明、牡蛎、乌贼骨、虎骨等含的无机成分也较多,主要为碳酸钙和磷酸钙。矿物药材则几乎全部为无机物质。这些无机成分有一定的生理作用,如钙盐,可补充体内钙质的不足,减少毛细血管的渗透性,缓解肠平滑肌的蠕动,可用于由于血钙降低而引起的痉挛,以及荨麻疹、肠绞痛等疾病。

下表说明各类成分在常用的溶剂的溶解性。有"＊"记号的是较重要的成分类别,"＋"号表示溶解,"－"表示不溶,"±"号表示难溶或部分溶解。

成分类别	水	酒　精	乙醚、氯仿
单糖及低聚糖	＋	±	－
淀粉	－（热＋）	－	－
黏液	＋	－	－
水溶性有机酸	＋	＋	＋
油脂和蜡	－	－（热＋）	＋
＊苷	＋	＋	－
＊苷元	－	＋	＋
＊鞣质	＋	＋	－
＊生物碱(盐基)	－（有例外）	＋	＋
＊生物碱盐	＋	＋	－
＊挥发油	极微溶解	＋	＋
树脂	－	＋	＋
氨基酸	＋	±	－
蛋白质	＋（热时凝固）	－	－
脂溶性色素	－	＋	＋

成分类别	水	酒　精	乙醚、氯仿
水溶性色素	+	+	－
橡胶	－	－	+
植物细胞壁成分	－	－	－
无机成分	+ 或 －	－ (稀醇 ±)	－

　　下表按各类成分的溶解性分组排列。符号"⊕"表示可溶于95%乙醇,"＊"表示难溶或仅部分可溶于95%乙醇,有"●"记号的,是较重要的成分类别。植物中各类成分组成:

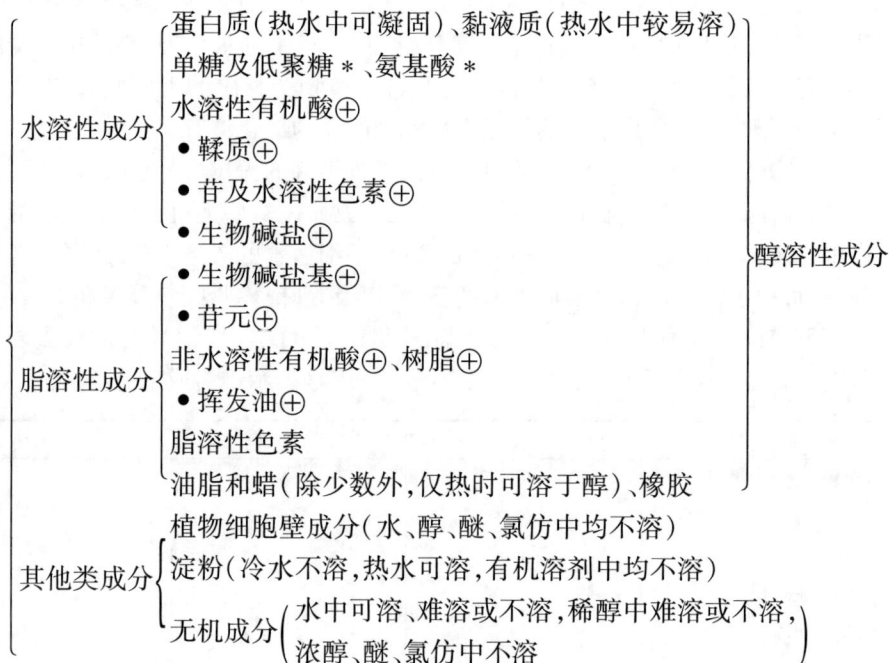

水溶性成分
- 蛋白质(热水中可凝固)、黏液质(热水中较易溶)
- 单糖及低聚糖＊、氨基酸＊
- 水溶性有机酸⊕
- ● 鞣质⊕
- ● 苷及水溶性色素⊕
- ● 生物碱盐⊕

脂溶性成分
- ● 生物碱盐基⊕
- ● 苷元⊕
- 非水溶性有机酸⊕、树脂⊕
- ● 挥发油⊕
- 脂溶性色素
- 油脂和蜡(除少数外,仅热时可溶于醇)、橡胶

醇溶性成分

其他类成分
- 植物细胞壁成分(水、醇、醚、氯仿中均不溶)
- 淀粉(冷水不溶,热水可溶,有机溶剂中均不溶)
- 无机成分(水中可溶、难溶或不溶,稀醇中难溶或不溶,浓醇、醚、氯仿中不溶)

40

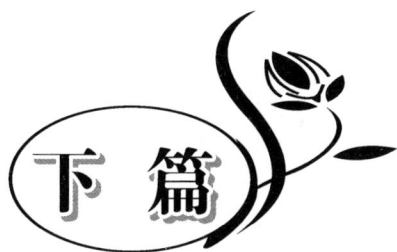

下 篇

各 论

第一章
解 表 药

凡以发散表邪,解除表证为主要作用的药物,称为解表药。

当外界气候发生异常,人体抗病能力不足时,外感病邪便能侵袭人体肌表,则为表邪。由表邪导致的恶寒、发热、头痛、身疼、无汗(或有汗)、脉浮等症,即称为表证。《素问·阴阳应象大论》云:"其在皮者,汗而发之"。解表药多味辛能散,入肺与膀胱经(足太阳经)。肺主皮毛,太阳主一身之表,解表药能使肌表之邪外散或从汗而解,从而解除表证。

解表药除发散表邪,解除表证外,还有以下几方面的作用:

1. 某些解表药能开宣肺气,兼有平喘止咳作用,可用于表邪犯肺,肺气不宣的喘咳。

2. 某些解表药能促使斑疹透发,故适用于斑疹表邪未解,或需要透发者。

3. 解表药通过发汗可以退肿,其中有些药物兼有行水作用,可用于水肿有表证或腰以上肿者。

4. 某些解表药有行痹止痛的作用,故对具有表邪的头痛、身疼,以及风湿痹痛等均可应用。

解表药虽能发汗解除表证,但汗出过多能耗散阳气,损伤津液。因此,在使用这类药物时,应注意以下几方面:

(1)表虚自汗、阴虚盗汗、久病体虚,及失血等证,都应禁用或慎用。

(2)应控制用量,中病即止,如使用过量发汗太多,可导致亡阴或亡阳。

(3)温暖季节容易出汗,用量宜小;寒冷季节不易出汗,用量宜稍增大。

(4)解表药多属辛散轻扬之品,不宜久煎,以免有效成分挥发而降低疗效。

解表药虽有辛散发表的共性,但其性质又有温、凉的不同,所治的表证也就有所区别。因此,解表药又分为发散风寒药与发散风热药两类。

第一节 发散风寒药

发散风寒药,性味多为辛温,发汗之力较强,适用于外感风寒引起的恶寒、发热、头痛、无汗、舌苔薄白、口不渴、脉浮等表证。对咳嗽、气喘、风湿痹痛以及水肿等,初起具有上述表证者,也可应用。

麻　　黄 《本经》

【来源】为麻黄科多年生草本状小灌木草麻黄 *Ephedra sinica* Stapf、木贼麻黄 *Ephedra equisetina* Bge. 及中麻黄 *Ephedra intermedia* Schrenk et C. A. Mey. 的干燥草质茎。主产于河北、山西、陕西及甘肃等地。立秋至霜降期间采收,阴干切段。生用、蜜制或捣绒用。

【处方用名】麻黄　净麻黄　蜜炙麻黄　麻黄绒

【性能概要】味辛、微苦,性温。归肺、膀胱经。本品善能开宣肺气。肺合皮毛,主一身之气,又能通调水道,故有发汗,平喘,利尿之功效;通过宣肺气,开毛窍而发汗解表,用治外感风寒,表实无汗证;又可宣肺以平喘,用于肺气壅遏的喘咳证;并能通调水道,下输膀胱而利水,对水肿兼有表证者尤为适用。此外,由于温散寒邪之力较强,也可适当配伍他药,用于风寒湿痹及消散阴疽。

【功效主治简表】

麻黄 {
发汗解表——外感风寒表实证
宣肺平喘——风寒外束,肺气壅遏喘咳证
利水消肿——水肿兼有表证
温散寒邪——风寒湿痹、阴疽
}

【配伍应用】

1. 用于外感风寒,恶寒、发热、头痛、鼻塞、无汗、脉浮紧的表实证,常与助阳散寒的桂枝同用,以增强发汗解表之力,如《伤寒论》麻黄汤。

2. 用于风寒外束,肺气壅遏的喘咳证,常与苦温润降的杏仁同用,以增强平喘之效,如《和剂局方》三拗汤。若肺有郁热的喘咳,常与清泄肺热的石膏同用,如《伤寒论》麻杏石甘汤。若用于风寒表证,兼内有寒饮者,常配伍半夏、细辛、干姜等,以外散风寒,内化寒饮而平喘咳,如《伤寒论》小青龙汤。

3. 用于水肿兼有表证者,常与健脾行水的白术配伍,如《金匮要略》越婢加术汤。

除上述外,取其温散寒邪之功,配伍杏仁、薏苡仁、甘草,可治风湿痹痛,如《金匮要略》麻杏苡甘汤;配伍肉桂、姜炭、白芥子、熟地等,可以消散阴疽,如《外科全生集》阳和汤。

【用量用法】内服:1.5～10 克。生用发汗力强,蜜炙用可减弱发汗之力,且有润肺之功。故发汗解表多生用,平喘止咳多蜜炙用。麻黄节能止汗,欲发汗者宜去节用,名净麻。《伤寒论》麻黄汤,麻黄先煎去浮沫可减缓其猛烈之性,故入汤剂宜先煎去沫。麻黄绒发汗力弱,多用于儿科。

【使用注意】本品发汗开肺之力较强,故用量不宜过大。体虚多汗忌服。

【本草摘要】

《神农本草经》:"主中风,伤寒头痛,温疟。发表出汗,去邪热气,止咳逆上气,除寒热。"

《名医别录》:"止好唾,通腠理,解肌,泄邪恶气……不可多服,令人虚。"

《本草纲目》:"散赤目肿痛,水肿,风肿。"

《本草正义》:"麻黄轻清上浮,专疏肺郁,宣泄气机。虽曰解表,实为开肺。虽曰散寒,实为泄邪……肺气郁窒,治节无权,即当借其轻扬,以宣痹着。"

【现代研究】

成分:含生物碱,主要为麻黄碱、伪麻黄碱;此外含挥发油,还含鞣质、黄酮苷等。

药理:有发汗、解热、解除支气管痉挛、利尿、升血压等作用;对中枢神经系统有明显兴奋作用,多服有烦躁不安、失眠等现象;对流感病毒有抑制作用。

临床报道:麻黄膏外用治疗小儿风寒咳嗽,用70%麻黄粉、30%白胡椒粉,混合均匀,在每份膏基上放0.1克,烘热后贴于患儿肺俞穴,观察320例,有效率94.1%。治疗小儿腹泻、遗尿也有效。

桂　　枝 《本经》

【来源】为樟科常绿乔木肉桂 Cinnamomum cassia Presl 的嫩枝。主产于广西、广东及云南省。通常于春季割取嫩枝,晒干或阴干,切成薄片或切段。

【处方用名】桂枝　嫩桂枝　桂枝尖

【性能概要】味辛、甘,性温。归心、肺、膀胱经。本品辛温发散,甘温助阳,可以发汗解表,又有温通一身之阳气,以及温经通脉,温中散寒等功效。向上向外,透达营卫,发汗而散风寒,可治风寒外感证和风寒湿痹证;温通心阳,可治胸痹证;温通脾肾之阳,可治痰饮证、蓄水证;温经通脉,可治妇女经寒血滞,月经不调证;温中散寒,可治中焦虚寒证。

麻黄、桂枝均散太阳经风寒,发汗之力麻黄大于桂枝,故麻黄适用于无汗之表实证,而桂枝不论有汗、无汗均可应用。此外,麻黄能开宣肺气,通利小便,尚可用治外邪犯肺,肺气不宣的喘咳证,以及表证兼有水肿的风水证。而桂枝可温经通脉,助阳化气,善治风寒湿痹证;妇女经寒血滞,月经不调证,以及阳气不振或不得流通引起的胸痹、痰饮、蓄水诸证。

【功效主治简表】

```
                ┌ 发汗解表 ┤ 风寒表虚证、表实证
                │          └ 风寒湿痹
                │          ┌ 胸痹证
                │ 温通阳气 ┤ 痰饮证
                │          └ 蓄水证
         桂枝 ┤                          ┌ 月经不调
                │                          │ 痛经
                │ 温经通脉—妇女经寒血滞 ┤ 闭经
                │                          └ 癥瘕
                └ 温中散寒—中焦虚寒腹痛
```

45

【配伍应用】

1. 用于外感风寒,恶寒、发热、头痛等症,无汗、有汗皆可应用。表实无汗,常与麻黄配伍,以增强发汗之力,如《伤寒论》麻黄汤;表虚有汗,则与白芍同用,可以调和营卫,既可解表,又能止汗,如《伤寒论》桂枝汤。用于风寒湿痹,肢体疼痛,常与附子、生姜等配伍,如《金匮要略》桂枝附子汤。

2. 用于胸阳不振的胸痹心痛,常与瓜蒌、薤白配伍,如《金匮要略》枳实薤白桂枝汤。用于脾肾阳虚,水饮内停,心悸、水肿、小便不利等症,常与白术、茯苓等配伍,有温阳利水的功效,如《金匮要略》苓桂术甘汤、《伤寒论》五苓散。

3. 用于妇女经寒血滞所致月经不调、痛经、经闭、癥瘕等症,可与丹皮、赤芍、桃仁等配伍,如《金匮要略》桂枝茯苓丸。

4. 用于中焦虚寒之腹痛,常与白芍、甘草、饴糖等配伍,如《伤寒论》小建中汤。

【用量用法】内服:3～10克。桂枝古方用老枝,去粗皮;今用嫩枝,不用去皮。

【使用注意】桂枝温通助阳散寒,而易伤阴,故风热证、血证、阴虚火旺、孕妇及月经过多者忌服。

【本草摘要】

《神农本草经》:"主上气咳逆结气,喉痹吐吸,利关节。"

《名医别录》:"温筋通脉,止烦,出汗。"

《本经疏证》:"和营、通阳、利水、下气、行瘀、补中,为桂枝六大功效。"

【现代研究】

成分:含桂皮油,其中主要含桂皮醛、乙酸桂皮酯等。

药理:有解热发汗、镇痛、镇静、强心、健胃、利尿、抗惊厥、抗炎、抗过敏、抗菌及抑制病毒等作用。

细　　辛《本经》

【来源】为马兜铃科多年生草本植物北细辛 *Asarum heterotropoides* Fr. Schmidt var. *mandshuricum*（Maxim.）Kitag. 或华细辛 *A. sieboldii* Miq. 的全草。主产于辽宁、吉林及陕西等省。夏季采收,除去泥土,阴干切段。

【处方用名】细辛　北细辛

【性能概要】味辛,性温。归心、肺、肾经。本品芳香走窜,气盛味烈,能散风寒、化寒饮、通鼻窍,且有较好的止痛作用。故凡外感风寒,头痛、身痛、鼻塞;风寒湿痹,关节疼痛;寒饮内停,痰多咳喘;以及阳虚外感,寒犯少阴,发热、脉沉之证,均为适用。对于外感风寒内有寒饮者,更是两得其宜。本品因能通鼻窍,还可治鼻渊,流清涕。此外,外用或经适当配伍,又治牙痛、口舌生疮等。

细辛作用强烈,既能散表寒,又能散少阴经风寒,所以与麻黄、桂枝专散太阳经风寒不同。细辛因能温肺化饮,擅治寒饮喘咳;善止痛,可治头痛及风湿痹痛较重者,用治牙痛、口舌生疮,均有止痛功效;又可通鼻窍、治鼻渊。

【功效主治简表】

細辛
{
散寒解表
{
风寒表证
阳虚外感风寒证
}
温肺化饮——外感风寒,内有寒饮的喘咳证
祛风止痛
{
头痛
牙痛、口舌生疮
风湿痹痛
}
通鼻窍——鼻渊证
}

【配伍应用】

1. 用于外感风寒,头痛、身痛、鼻塞等症,常与防风、羌活等同用,如《此事难知》引张元素方九味羌活汤。用于阳虚外感,寒邪入里,发热、脉沉之证,配伍麻黄、附子同用,如《伤寒论》麻黄附子细辛汤。

2. 用于外感风寒或肺有寒饮所致的咳嗽气喘、痰多清稀等症,常配伍麻黄、干姜、五味子等同用,如《伤寒论》小青龙汤。

3. 用于头痛,常与川芎、白芷、羌活等同用,如《和剂局方》川芎茶调散。用于牙痛,因寒者可单用细辛煎汤含漱;若胃火上攻者,须配石膏、知母等泻火之品煎服,使细辛止痛而不助火。用于口舌生疮,可与黄连同用,研末外掺。用于风湿痹痛,多配伍独活、秦艽、防风等祛风湿药;如兼腰膝痛者,当增加杜仲、牛膝、桑寄生等益肝肾药,如《千金要方》独活寄生汤。

4. 用于鼻渊,鼻塞、流清涕,可与辛夷、白芷、苍耳子等同用。

此外,用本品研末吹鼻,有取嚏通窍之效,古方用治中风卒倒,不省人事。

【用量用法】内服:1.5～3克;研末0.5～2克。外用:适量。

【使用注意】

1. 古有单用细辛研末服用不可过一钱之说,过多则令人闷塞不通致死,故用时宜慎。

2. 反藜芦。

3. 本品能耗散正气,伤阴助火,故凡气虚多汗、阴虚火旺、血虚内热,以及干咳无痰,均应忌用。

【本草摘要】

《神农本草经》:"主咳逆,头痛脑动,百节拘挛,风湿痹痛,死肌。"

《名医别录》:"温中下气,破痰……齆鼻(不闻香臭)……汗不出。"

《本草纲目》:"辛温能散,故诸风寒风湿头痛、痰饮……宜用之。"

《本草别说》:"细辛单用末,不可过半钱匕,多则气闷塞而死。"

【现代研究】

成分:含挥发油,主要成分为甲基丁香油酚及黄樟醚等。

药理:有镇静、镇痛、局部麻醉、解热、抗炎作用;有强心、扩血管、升血糖作用;对革兰阳性菌、枯草杆菌及伤寒杆菌等有抑制作用。

临床报道:用于阿弗他性口炎,细辛3~5钱研细末,用水调成糊剂,加少量甘油(或蜂蜜)调匀,放置纱布上(约7平方厘米),贴于脐部,用胶布密封,至少贴3天,观察106例,有效率93.4%。另对治疗复发性口腔溃疡(外用漱口)、冠心病心绞痛急性发作(气雾喷剂),以及五官科手术的局部麻醉有效。

紫　　苏《别录》

【来源】为唇形科一年生草本植物紫苏 *Perilla frutescens*(L.)Britt. 的茎、叶。我国各地均产。夏天或秋季均可采收。晒干切段或乘鲜切段晒干。

【处方用名】紫苏叶　老苏梗　带叶苏梗

【性能概要】味辛,性温。归肺、脾经。本品能散风寒解表,又善行气宽中,且可安胎。适用于外感风寒,恶寒发热、无汗之表证;又可用于脾肺气滞的咳嗽痰多、胸闷呕恶,对风寒表证而兼见胸闷、呕恶等证,尤为适宜;用于安胎者,全在行气之功,气机通畅则胎气自和。

本品发汗作用不及麻黄、桂枝,温散之力不如细辛,可用于外感风寒之轻证。

苏梗发散风寒力差,主要功效为理气解郁,止痛,安胎,可治气郁食滞,胸膈痞闷、脘腹疼痛,以及胎气不和。因其理气解郁之性和平,体虚者更为适宜。

紫苏能解由中鱼蟹毒引起的腹痛、吐泻。

【功效主治简表】

$$
紫苏\begin{cases}
散寒解表——外感风寒证 \\
行气宽中——脾胃气滞,胸闷不舒、恶心呕吐 \\
安胎——胎动不安 \\
解鱼蟹毒——中鱼蟹毒,腹痛、吐泻
\end{cases}
$$

【配伍应用】

1. 用于外感风寒表证,症见恶寒、发热、头痛、鼻塞,兼见咳嗽者,常配伍杏仁、前胡、桔梗等,如《温病条辨》杏苏散。若治风寒表证兼有气滞,胸闷不畅者,常与陈皮、香附同用,如《和剂局方》香苏散。

2. 用于脾胃气滞,胸闷不舒,恶心呕吐,常配伍半夏、陈皮、藿香等,如《和剂局方》藿香正气散。

3. 用于胎气上逆,妊娠恶阻,胎动不安证,常与砂仁、陈皮等同用,以理气安胎。

4. 用于食鱼蟹后,引起的腹痛、吐泻等症,可单用本品或与生姜配伍,水煎服。

【用量用法】内服:5~10克。

【使用注意】本品辛散耗气,气虚或表虚者不宜用。

【本草摘要】

《名医别录》:"主下气,除寒中。"

《药性本草》:"以生食作羹,杀一切鱼肉毒。"

《本草纲目》:"解肌发表,散风寒,行气宽中,消痰利肺。"

《本草正义》:"紫苏芳香气烈……外开皮毛,泄肺气通腠理;上则通鼻塞,清头目,为风寒外感灵药;中则开胸膈,醒脾胃,宣化痰饮,解郁结而利气滞。"

【现代研究】

成分:含挥发油,主要为紫苏醛、左旋柠檬烯,还含精氨酸、枯酸等。

药理:有发汗解热、镇静、止血与抗凝血作用;能促进消化,增强肠蠕动;能减少支气管分泌,缓解支气管痉挛;有抗炎、抗菌、抗病毒作用;并能升高血糖。

临床报道:治疗寻常疣,将疣及周围消毒,取洗净之鲜苏叶摩擦疣部,每次10~15分钟,敷料包扎,每日1次。治疗20例,连续摩擦2~6次皆愈。

荆　　芥《本经》

【来源】为唇形科一年生草本植物荆芥 Schizonepeta tenuifolia Briq. 的全草或花穗。我国南北各地均产,主要产于江苏、浙江及江西等省。秋季开花后割取全草,晒干切段。生用、炒黄或炒炭用。

【处方用名】荆芥　荆芥穗　炒荆芥　荆芥炭

【性能概要】味辛,性温。归肺、肝经。本品轻扬疏散,辛而不烈,微温不燥,性较和平,善散风邪,既散风寒,又疏风热,并能疏散血中之风热。故适用于外感风寒或风热,症见头痛、发热、目赤、咽喉肿痛等,能疏风解表;对麻疹透发不畅或风疹瘙痒以及疮疡、肿毒初起之证,可以起到疏散血中风热,透邪外出的作用;对妇女产后冒风,口噤发痉,也可起到祛风解痉的功效。本品炒炭可以止血,能治吐血、衄血、便血、尿血以及妇女崩漏。

荆芥、紫苏均能发汗解表。紫苏发散风寒,又能理气宽中,安胎,解鱼蟹毒;荆芥祛风力胜,不论风寒、风热皆可应用,又散血中风热,且可解痉,炒炭止血。

【功效主治简表】

```
        祛风解表—外感风寒或风热表证
                      ┌ 麻疹透发不畅
        祛风透疹 ┤
                      └ 风疹瘙痒
 荆芥 ┤  祛风疗疮—疮疡初起,兼有表证
        祛风解痉—产后冒风发痉
                      ┌ 吐、衄、尿、便诸种出血证
        炒炭止血 ┤
                      └ 崩漏
```

49

【配伍应用】

1. 用于外感风寒表证,恶寒发热、头痛、身痛、无汗者,常与防风、羌活等配伍,如《摄生众妙方》荆防败毒散。用于风热表证,发热、头痛、咽喉肿痛、目赤者,常与薄荷、银花、连翘等同用,如《温病条辨》银翘散。

2. 用于麻疹透发不畅,以及风疹瘙痒等症,常配蝉衣、牛蒡子、薄荷、银花等,如《先醒斋医学广笔记》竹叶柳蒡汤。

3. 用于疮疡初起,恶寒发热,具有表证者,常与防风、银花、连翘、赤芍等配伍。

4. 用于产后冒风发痉,项背强直、口噤等症,可单用为末,温酒调下,如《普济方》愈风散,或与其他息风止痉药配伍使用。

5. 荆芥炒炭常用于吐血、衄血、便血、尿血、崩漏等证,常配合其他止血药同用。

【用量用法】内服:5~10 克。荆芥穗发汗之力大于荆芥。无汗生用,有汗炒用,止血炒炭用。

【使用注意】本品主要作用为发表祛风,故无风邪或表虚有汗者,皆不宜服。

【本草摘要】

《神农本草经》:"主寒热,鼠瘘,瘰疬生疮。"

《本草纲目》:"散风热,清头目,利咽喉,消疮肿。治项强……吐血、衄血、下血、血痢,崩中,痔漏。"

【现代研究】

成分:含挥发油,主要成分为右旋薄荷酮、消旋薄荷酮等。

药理:有解热、镇静、镇痛、止血、祛痰、平喘、抗过敏、抗炎、抗菌、抗病毒作用。

临床报道:①治疗荨麻疹,以净荆芥末 1 两碾为末,过筛后入纱布袋,均匀地撒布患处,然后用手掌反复揉搓至发热为度。治疗急性荨麻疹及一切皮肤瘙痒病,轻者 1~2 次,重者 2~4 次即奏效。②治疗产后血晕,取荆芥穗 31 克,炒至焦黄,研细过筛,每次用 6 克加童便 1 两服。治疗 25 例,有效率 92%。

防　　风《本经》

【来源】为伞形科多年生草本植物防风 Saposhnikovia divaricata（Turcz.）Schischk. 的根。主产于黑龙江、吉林及辽宁等省。春、秋季采挖,除去根头及须根,晒干,润透切片。

【处方用名】防风　青防风　炒防风　防风炭

【性能概要】味甘、辛,性温。归膀胱、肝、脾经。本品辛温散风,甘缓不峻,既善祛风解表,又能祛风胜湿,为治风通用之药。常用于外感风寒或风热,恶寒发热、头痛身疼,或目赤咽痛,以及风寒湿痹,关节酸痛等;因能散风,又有解痉作用,又可用治破伤风证。此外,炒炭兼可止泻、止血,可治泄泻、便血、崩漏。

荆芥、防风均有散风解表作用,但药力和缓,不及麻、桂峻烈,二药常同用以治风邪表证。荆芥发汗之力较防风强;防风又能胜湿,故常用于风湿痹痛。

【功效主治简表】

防风 {
  祛风解表—外感风寒或风热表证
  祛风胜湿 {
    风寒湿痹
    风疹瘙痒
  }
  祛风解痉—破伤风抽搐痉挛
}

【配伍应用】

1. 用于外感风寒,恶寒发热、头痛身疼,常配伍荆芥、紫苏等。用于外感风热,头痛发热、目赤咽痛,常配伍荆芥、薄荷、连翘等。本品既可祛风解表,又能胜湿,故又可用于外感风寒湿邪,恶寒头痛、肢体酸疼,常配荆芥、羌活、独活等,如《摄生众妙方》荆防败毒散。

2. 用于风寒湿痹,关节肌肉疼痛,多与羌活、姜黄、当归等同用,如《百一选方》蠲痹汤。用于皮肤风疹瘙痒,配伍白蒺藜、蝉衣、荆芥等,也可祛风止痒。

3. 用于破伤风,肢体抽搐痉挛,如《本事方》玉真散,即以防风、天南星等份研末敷伤口,并以温酒调服1至2钱。

此外,因本品祛风胜湿,还可以止泻,多与白术、白芍、陈皮同用,治腹痛泄泻,如《丹溪心法》痛泻要方。本品炒炭还可止血,如《经验后方》单用本品炙赤研末,每服2钱,治妇女崩漏。

【用量用法】内服:5~10克。发表宜生用,止血炒炭用。

【使用注意】阴虚火旺、无风寒湿邪者不宜服。

【本草摘要】

《神农本草经》:"主大风头眩痛,恶风,风邪,目盲无所见,风行周身,骨节疼痛。"

《本经集注》:"杀附子毒。"

《千金方》:"解乌头毒","解芫花毒。"

《珍珠囊》:"治上焦风邪,泻肺实,散头目中滞气,经络中留湿。"

【现代研究】

成分:含挥发油、甘露醇、苦味苷等。

药理:有明显解热与降温作用;具有镇痛、镇静和抗惊厥作用;能抗菌、抗皮肤真菌及流感病毒。

临床报道:治疗手术后肠胀气,取防风50克,木香15克,加水煎成60毫升,1次或多次服完。治各类腹部手术肠胀气42例,均获治愈。另对治疗慢性腰背关节痛也有效。

白　　芷《本经》

【来源】为伞形科多年生草本植物白芷 Angelica dahurica (Fisch. ex Hoffm.) Benth. et Hook. f. 或杭白芷 Angelica dahurica (Fisch. ex Hoffm.) Benth. et Hook.

51

f. var. *formosana*（Boiss.）Shan et Yuan 的干燥根。兴安白芷主产于四川、河南、浙江、山西等省；杭白芷主产于浙江、福建、台湾等省；川白芷主产于四川、东北、山东、江西等省区。夏、秋季叶黄时采挖，除去茎基、须根及泥沙，晒干，润透切片，干燥。

【处方用名】白芷　香白芷

【性能概要】味辛，性温。归胃、大肠、肺经。本品辛可散风，温燥除湿，芳香上达，故可通窍，能散胃、大肠、肺三经风湿之邪，而以胃经为主。胃经之脉，上行头面，所以本品善治外感风邪，头目昏痛、眉棱骨痛及牙痛、鼻渊鼻塞流涕等症；因能散风湿，又治皮肤风湿瘙痒或风湿痹痛；且能活血消肿排脓，可治痈疽、疮疡等外症。此外，还可用于妇女寒湿腹痛，赤白带下。

【功效主治简表】

$$白芷\begin{cases}散风燥湿,芳香通窍\begin{cases}风邪头痛、眉棱骨痛、牙痛、鼻渊\\皮肤风湿瘙痒、风湿痹痛\end{cases}\\消肿排脓——痈疽、疮疡\end{cases}$$

【配伍应用】

1. 用于风邪头痛、眉棱骨痛、牙痛、鼻渊等症。如《百一选方》都梁丸，即单用本品研末蜜丸如弹子大，每服 1 丸，荆芥汤下，治风邪头痛；《普济方》白芷、防风等份研末蜜丸，每服 1 钱，治偏正头风，痛不可忍；《丹溪心法》白芷与黄芩同用，治风热眉棱骨痛；本品配伍石膏，可治胃火牙痛；《济生方》苍耳散，即白芷、薄荷、辛夷、苍耳子四药组成，用治鼻渊流浊涕不止。用于皮肤风湿瘙痒或风湿痹痛，可与防风、秦艽、豨莶草等药配伍应用。

2. 用于痈疽、疮疡，常配伍金银花、甘草、花粉、当归、赤芍等同用，如《校注妇人良方》仙方活命饮。

此外，还可用于妇女白带过多，可配乌贼骨、椿根皮等药同用，可起燥湿止带的功效。

【用量用法】内服：3～10 克。外用：适量，研末敷。

【使用注意】本品辛散温燥，能耗血散气，故不宜于阴虚火旺之证。痈疽溃后宜渐减去。

【本草摘要】

《神农本草经》："主女子漏下赤白，血闭阴肿，寒热，头风侵目泪出。"

《日华子本草》："破宿血，补新血，乳痈、发背、瘰疬、肠风、痔瘘，排脓，疮痍、疥癣，止痛，生肌，去面皯疵瘢。"

《珍珠囊》："解利手阳明头痛，中风寒热……头面皮肤风湿瘙痒。"

《本草纲目》："治鼻渊、鼻衄、齿痛、眉棱骨痛……解砒毒、蛇伤、刀箭金疮。"

【现代研究】

成分：含香豆精类、香豆精葡萄糖苷类，另含腺苷。

药理：具有解热、镇痛、抗炎、止血作用；有抗菌、抗真菌、抗病毒作用；有光敏作用，能治疗白癜风及银屑病。

临床报道:白芷 2 两,冰片 2 分,共研末,以少许置于患者鼻前庭,嘱均匀吸入。治疗牙痛 20 例、三叉神经痛 2 例,显效时间最短 1 分钟,最长 10 分钟;治疗头痛 21 例,有效 20 例;治神经衰弱头痛 17 例,有效 14 例,在 2~7 分钟内显效。治疗功能性头痛、白癜风、银屑病也有疗效。

辛 夷 《本经》

【来源】为木兰科落叶灌木望春玉兰 *Magnolia biondii* Pamp. 的花蕾。主产于河南、安徽、四川等地。当花蕾未开时采摘,除去枝梗,置通风干燥处晾干。用时捣碎。

【处方用名】辛夷 辛夷花 木笔花

【性能概要】味辛,性温。归肺、胃经。本品芳香质轻,气味俱薄。其解表之力较差,然可入肺经,善散肺部风邪而通鼻窍;入胃经而能引胃中清阳之气上达头脑以止头痛。故适用鼻渊、鼻塞和风邪所致的头痛等症。

【功效主治简表】

辛夷:散风寒,通鼻窍 { 风寒头痛 / 鼻渊证 }

【配伍应用】

用于风寒头痛、鼻塞,以及鼻渊证,鼻流腥涕,常与苍耳子、白芷、薄荷配伍,如《济生方》苍耳散。若属风热者,也可与黄芩、银花、连翘等同用。

【用量用法】内服:3~10 克。外用:适量,烘干研细粉吹鼻。

【使用注意】阴虚火旺者忌服。

【本草摘要】

《神农本草经》:"主五脏身体寒热,头风脑痛。"

《名医别录》:"利九窍,通鼻塞、涕出。"

《本草纲目》:"鼻渊、鼻衄、鼻窒、鼻疮及痘后鼻疮,并用研末入麝香少许,葱白蘸入数次。"

【现代研究】

成分:含挥发油及黄酮类、生物碱、木脂素类等。

药理:有局部收敛作用;有抗过敏、抗炎、抗菌作用;并有降压、兴奋子宫、局麻等作用。

临床报道:治疗肥大性鼻炎,用辛夷浸膏加凡士林制成软膏作纱布油条填入鼻腔。共治 100 例,痊愈和进步各占 44%,无效 12%。

生 姜 《别录》

附药:生姜皮、生姜汁、煨姜

【来源】为姜科多年生草本植物姜 *Zingiber officinale* Rosc. 的根茎。各地均产。9～11月间采挖,除去须根,洗净泥土。切片生用。

生姜皮:为姜根茎的外皮。生姜汁:将生姜洗净后打烂,压榨绞取其汁入药。煨姜:将鲜生姜洗净,用草纸包裹放在清水中浸湿,再放置近火处煨制,以草纸焦黑,姜熟为度。

【处方用名】生姜　　生姜皮　生姜汁　煨生姜

【性能概要】味辛,性微温。归肺、脾、胃经。本品辛而微温,散风寒解表之力较弱,多用于感冒风寒之轻证。但本品有良好的温中止呕作用,故有"呕家圣药"之称;又能祛痰止咳,可治风寒咳嗽痰多;此外还可除湿开胃,增进食欲,又解中鱼蟹毒及半夏、南星毒。

生姜皮,味辛,性凉,有和中、利水、消肿之功。用治水肿、小便不利,常配伍大腹皮、桑白皮、茯苓皮、陈皮同用,如《中藏经》五皮饮。用量:3～10克。

生姜汁,味辛,性微温,辛散之力较强,有开痰、止呕之功。可用治恶心呕吐不止,及痰迷昏厥的急救。用量:3～10滴,冲服。

煨姜,味辛,性温,辛散之力不及生姜,而温中止呕之效则较生姜为胜。适用于胃寒呕吐及腹痛泄泻等症。用量:3～10克。

【功效主治简表】

生姜 ⎰ 散寒解表—外感风寒表证
　　　⎱ 温中止呕—胃寒呕吐
　　　　祛痰止咳—风寒咳嗽痰多
　　　　解毒—中鱼蟹、半夏、南星毒

【配伍应用】

1. 用于外感风寒,恶寒发热、头痛鼻塞等症,民间常用本品加红糖煎汤,乘热服用(姜糖汤),治疗风寒感冒轻证;也可加入辛温解表剂中,以增强发汗作用。

2. 用于胃寒呕吐,可以单用本品煎汤服,也可配伍半夏,即《金匮要略》小半夏汤。胃热呕吐可配伍橘皮、竹茹等,如《金匮要略》橘皮竹茹汤。

3. 用于风寒咳嗽痰多,可配合糖类服用,如《必用方》生姜与饴糖同用;《外台》方生姜与白蜜同用,均治咳嗽不止;也可与散寒止咳药紫苏、杏仁、紫菀、陈皮等同用,以加强疗效,如《医学心悟》止嗽散、《温病条辨》杏苏散。

4. 用于中鱼蟹毒,吐泻等症,可单用或配紫苏同用。

本品还可解生半夏、生南星毒。如炮制半夏、南星时用,或单用煎汤治疗半夏、南星中毒而引起的喉舌肿痛、麻木等症。

【用量用法】内服:3～10克。

【使用注意】本品伤阴助火,故阴虚火旺及疮疡热毒之证忌服。

【本草摘要】

《名医别录》:"除风邪寒热,伤寒头痛鼻塞,咳逆上气,止呕吐,去痰下气。"

《珍珠囊》:"益脾胃,散风寒。"

《本草纲目》:"生用发散,熟用和中。"

《本草从新》:"行阳分而祛寒发表,宣肺气而解郁调中,畅胃口而开痰下食。"

【现代研究】

成分:含挥发油,主要为姜醇、姜烯、水芹烯、莰烯等,尚含辣味成分姜辣素。

药理:有健胃、助消化、止呕作用;有镇静、抗惊厥、解热、镇痛、止咳、抗炎作用;能升高血压,并有发汗作用;对阴道滴虫有杀灭作用,对堇色毛癣菌有抑制作用。

临床报道:治疗风湿痛、腰腿痛、妊娠恶阻、十二指肠溃疡、重症呕吐、蛔虫病、急性附睾炎、水烫伤及孕妇胎儿臀位等均有效。

葱　白《本经》

【来源】为百合科多年生草本植物葱 *Allium fistulosum* L. 近根部的鳞茎。我国各地均有种植。鲜用。

【处方用名】葱白　葱白头

【性能概要】味辛,性温。归肺、胃经。本品辛散温通,善能透达表里,温通上下阳气。外散风寒以解表,因其发汗力较弱,多用于感冒风寒,发热恶寒之轻证;内通阳气,可用治戴阳于上,格阳于外之寒凝气阻,腹痛、尿闭、下利清谷、里寒外热、厥逆脉微等症。

【功效主治简表】

葱白 { 散寒解表—风寒感冒轻证
　　　温通阳气—阴盛格阳证

【配伍应用】

1. 用于外感风寒,恶寒、发热较轻者,常与豆豉配伍,如《肘后备急方》葱豉汤。

2. 用于阴寒里盛,阳气不振所致的腹痛下利、里寒外热、厥逆脉微等症,常配伍附子、干姜等,主要取姜、附散阴寒以回阳,葱白以通阳气,如《伤寒论》白通汤。又单用本品炒热,外熨脐腹,亦有散寒通阳之效,可治寒凝气阻,腹部冷痛,或膀胱气化失司,小便不通等症。

此外,单用本品捣烂外敷,治疗疮疡肿毒,有解毒散结之效。

【用量用法】内服:10～15克。外用:适量,捣敷。

【使用注意】本品为辛温发散之物,故表虚多汗者忌服。又《本草纲目》有葱忌与蜜、枣、地黄、常山同食的记载,用当注意。

【本草摘要】

《神农本草经》:"主伤寒寒热,出汗中风,面目肿。"

55

《日华子本草》:"治心腹痛。"

《本草纲目》:"除风湿,身痛麻痹,虫积心痛,止大人阳脱……通奶汁,散乳痈,利耳鸣。"

【现代研究】

成分:含挥发油,主要成分为蒜素、二烯丙基硫醚。

药理:有发汗解热、祛痰、利尿、健胃作用;有抗菌、杀灭阴道滴虫等作用。

临床报道:治疗蛔虫性急腹痛,鲜葱白1两捣取汁,用麻油1两调和,空腹一次服下(小儿酌减),每日2次。治疗25例,一般服1~2次后缓解。

淡 豆 豉 《别录》

【来源】为豆科植物大豆 Glycine max(L.) Merr. 的成熟种子加工制成。制法有二:①通常于夏季将黑大豆洗净蒸熟摊席上,用桑叶、鲜青蒿盖面,使发酵成黄色后取出,去桑叶、青蒿,拌以清水,放瓮内,封置露天晒3星期,取出晒干供药用。此法使用较普遍。②每百斤黑大豆,用苏叶、麻黄各4斤,水浸汁,将黑豆煮透,药汁煮干,倒于竹匾内,晒至八成干后,装入大坛内,封口,夏季3天,待其充分发酵,取出晒至将干,再行蒸透,然后晒干收存。

【处方用名】淡豆豉　香豆豉　炒豆豉

【性能概要】味辛,性温。归肺、胃经。本品具有疏散宣透之性,既能透散表邪而解表,又能宣散郁热而除烦,发汗之力颇为平稳,有发汗不伤阴之说。故适用于感冒发热、头痛、无汗之症,又治邪热郁于胸中所致的心胸烦闷。但本品只有宣散作用,而无清热之力。

【功效主治简表】

淡豆豉 { 解表—外感风寒或风热表证
        除烦—胸中烦闷

【配伍应用】

1. 用于外感风寒,发热、恶寒、头痛等症,常配伍葱白,如《肘后备急方》葱豉汤。用于风热感冒,发热、恶风、头痛等症,常与薄荷、银花、连翘等同用,如《温病条辨》银翘散。

2. 用于邪热郁于胸中所致的心胸烦闷,常与清热药栀子同用,如《伤寒论》栀子豉汤。

【用量用法】内服:10~15克。

【使用注意】本品由于加工所用辅料的不同而性质亦有异。用麻黄、紫苏同制,药性偏于辛温,适用于外感风寒之证;用桑叶、青蒿同制,药性偏于寒凉,适用于外感风热或温病初起之证。

【本草摘要】

《名医别录》:"伤寒头痛寒热,瘴气恶毒,烦躁满闷。"

《本草纲目》:"下气,调中,治伤寒温毒发癍,呕逆。"

《本草从新》:"发汗解肌,调中下气,治伤寒寒热头痛,烦躁满闷,懊憹不眠。"

【现代研究】

成分:含脂肪、蛋白及酶等。

药理:发汗力很弱,有健胃助消化作用。

胡　荽 《食疗本草》

【来源】为伞形科一年生草本植物芫荽 *Coriandrum sativum* L. 的带根全草。全国各地均有栽培。春季采收,洗净。晒干入药或鲜用。

【处方用名】胡荽　芫荽　香菜

【性能概要】味辛,性温。入肺、胃经。本品香窜浓烈,善散风寒,功专发汗透疹、消食下气。煎汤熏洗,可治麻疹透发不快;用作食疗,有开胃消食功效。

【功效主治简表】

$$胡荽\begin{cases}发汗透疹—麻疹透发不畅\\消食下气\begin{cases}开胃\\调味\end{cases}\end{cases}$$

【配伍应用】

用于麻疹初期,透发不畅,或因感受风寒,使疹出而又复隐者,可单用煎汤局部熏洗,或乘热擦抹摩涂,亦可加入其他透疹剂中。

此外,本品尚具开胃作用,可供调味。

【用量用法】内服:3~6克。外用:适量,局部熏洗。

【使用注意】麻疹已透,或虽未透而热毒壅滞,非风寒外束者忌服。

【本草摘要】

《本草纲目》:"胡荽,辛温香窜,内通心脾,外达四肢,能辟一切不正之气,故痘疮出不爽快者,能发之。"

【现代研究】

成分:含挥发油、维生素C、芫荽异香豆精等。

柽　柳 《本草图经》

【来源】为柽柳科落叶灌木柽柳 *Tamarix chinensis* Lour. 和华北柽柳 *T. juniperina* Bunge. 的嫩枝及叶。全国各地均产。6~8月花未开放时割取带叶嫩枝,阴干。

【处方用名】柽柳　赤柽柳　西河柳　观音柳

【性能概要】味辛、甘,性温。入心、肺、胃经。本品为开发升散之品,功专发表透疹,适用于麻疹透发不畅。

【功效主治简表】

柽柳:发汗透疹—麻疹透发不畅

【配伍应用】

本品虽有发表功效,但一般不作解表药用,多用于麻疹透发不畅,常与薄荷、蝉蜕、升麻等配伍。

近年用治慢性气管炎咳嗽,也取得一定疗效。

【用量用法】内服:3~10克。外用:适量,局部外洗。

【使用注意】麻疹已透及体虚汗多者忌服。本品用量过大能令人心烦,故内服不宜过量。

【本草摘要】

《本草图经》:"治痧疹热毒。"

《本草经疏》:"近世治痧疹热毒不能出,用为发散之神药。"

【现代研究】

成分:含挥发油、芸香苷、槲皮苷、有机酸等。

药理:有明显止咳作用;对肺炎球菌、甲型链球菌、白色葡萄球菌及流感杆菌有抑制作用;有一定解热作用。

临床报道:①治疗慢性气管炎,用柽柳细嫩枝的煎剂、冲剂、丸剂和注射剂等,治疗1502例,有较好的镇咳、平喘、祛痰、消炎作用。②治鼻咽癌,柽柳、地骨皮各1两,水煎服,每日1剂,有一定疗效。

第二节 发散风热药

发散风热药,性味多辛凉,发汗作用比较缓和,适用于外感风热所致的发热、微恶风寒、口渴、无汗或有汗、舌苔薄白或薄黄、脉浮数等表证。对于风热所致的咳嗽、咽喉肿痛,以及麻疹透发不畅,也可应用。

薄 荷 《新修本草》

【来源】为唇形科多年生草本植物薄荷 Mentha haplocalyx Briq. 的茎叶。主产于江西、江苏、湖南等省,其他地区也有栽培或野生,为我国特产药材之一,产量占世界第一。每年通常可采收2~3次,阴干,润软切段。

【处方用名】薄荷 薄荷叶 薄荷梗 苏薄荷

【性能概要】味辛,性凉。归肺、肝经。本品辛能发散,凉能清热,轻浮上升,芳香通窍,功善疏散上焦风热,清头目,利咽喉,且能透疹,疏肝气,辟秽恶。常用治外感风热,发热咳嗽、头痛目赤、咽痛口疮;麻疹透发不畅或风疹瘙痒;肝郁不舒,胸胁胀满;以及痧胀、腹痛、吐泻等症。

【功效主治简表】

薄荷 ⎰ 散风热,清头目,利咽喉 ⎰ 风热感冒,发热咳嗽
⎱ 风热上攻,头痛、目赤、咽痛、口疮
透疹 ⎰ 麻疹透发不畅
⎱ 皮肤风疹瘙痒
疏肝—肝气不舒,胸胁胀满
辟秽—痧胀、腹痛、吐泻

【配伍应用】

1. 用于风热感冒,发热、咳嗽、头痛、无汗,或温病初起而有表证者,常与荆芥、银花、连翘、桔梗等同用,如《温病条辨》银翘散。也可用于风寒感冒,恶寒无汗,可配伍苏叶、防风、羌活等辛温解表药。用于风热上攻,头痛、目赤、咽喉肿痛、口舌生疮,常与菊花、桔梗、牛蒡子、银花等同用。

2. 用于风热外束肌表,麻疹透发不畅,或风疹皮肤瘙痒等症,常与蝉衣、牛蒡子、荆芥、连翘等配伍。

3. 用于肝气郁结,胸胁不舒,常以少量薄荷配伍柴胡、芍药、当归等,如《和剂局方》逍遥散。

4. 用于暑邪内郁引起的痧胀、腹痛、吐泻,可配伍藿香、白蔻、半夏等应用。

【用量用法】内服:1.5～6克,入煎剂宜后下。其叶长于发汗,梗偏于理气;炒用减少辛散之功,适用于有汗者。

【使用注意】本品芳香辛散,发汗耗气,故体弱汗多者不宜服。

【本草摘要】

《新修本草》:"主贼风伤寒,发汗,恶气心腹胀满。"

《用药法象》:"清头风,除风热。"

《本草备要》:"消散风热,清利头目,头风头痛,失音痰嗽,眼耳咽喉口齿诸病,皮肤瘾疹,瘰疬疮疥。"

《本草求真》:"气味辛凉,功专入肝与肺,故书皆载辛能发散,而于头痛头风,发热恶寒则宜。辛能通气,而于心腹恶气痰结则治;凉能清热,而于咽喉口齿眼耳,瘾疹疮疥,惊热骨蒸衄血则妙。"

【现代研究】

成分:含挥发油,主要成分为薄荷醇,其次为薄荷酮等。

药理:外用皮肤有消炎、止痒、止痛作用;有发汗解热、解痉、祛痰止咳作用;有保肝、利胆、健胃、抗炎、抗菌、抗病毒等作用。

临床报道:①治疗慢性荨麻疹,取薄荷15克,桂圆干6粒,水煎服,每日2次,连服2～4周。治疗40例,显效32例,好转4例,无效4例。②治疗肉瘤,用薄荷油涂擦肉瘤局部,每日2次,疗程最长45日,最短20日。共治疗11例,均获满意效果。

牛 蒡 子 《别录》

【来源】为菊科二年生草本植物牛蒡 *Arctium lappa* L. 的成熟果实。主产于河北、浙江等省。秋季果实成熟时采收,晒干。生用或炒后捣碎用。

【处方用名】牛蒡子 大力子 鼠粘子 炒牛蒡

【性能概要】味辛、苦,性寒。归肺、胃经。本品辛散苦泄,寒能清热,故有疏散风热,宣肺祛痰,透疹,解毒消肿等作用。可用治风热感冒,发热痰嗽、咽喉肿痛,以及斑疹不透、痈肿疮毒等症。且其性偏滑利,兼能通利二便,如有上述症状又二便不利者,更为适用。

牛蒡子、薄荷均能疏散风热,常配合同用。但薄荷辛凉发汗,善散头目风热、发皮肤疮疹,且能理气解郁、芳香辟秽;牛蒡子兼能清热解毒、宣肺祛痰、透疹、消肿。

【功效主治简表】

牛蒡子
- 疏散风热—外感风热,发热咳嗽、咽喉肿痛
- 宣肺祛痰—风热犯肺或肺热咯痰不畅
- 透疹
  - 麻疹透发不畅
  - 风疹瘙痒
- 解毒消肿
  - 咽喉肿痛
  - 痈肿疮毒

【配伍应用】

1. 用于外感风热,发热、咳嗽、咽喉肿痛,常配伍桔梗、银花、连翘等,如《温病条辨》银翘散。如属火毒盛者,可配大黄、黄芩、山豆根等同用。

2. 用于外感风热或肺热咳嗽咯痰不畅,可配伍桔梗、桑叶、贝母、甘草等。

3. 用于麻疹初期,透发不畅,及风疹等症,可与蝉衣、薄荷、葛根等同用,如《先醒斋医学广笔记》竹叶柳蒡汤。

4. 用于咽喉肿痛、痈肿疮毒等症,如《证治准绳》牛蒡汤,即以本品配伍荆芥、防风、薄荷、生甘草、大黄,治伤风咽喉肿痛及丹毒诸疮。

【用量用法】内服:3～10 克,入汤剂宜捣碎。炒用寒性略减。

【使用注意】本品性寒滑利,气虚便溏者慎用。

【本草摘要】

《名医别录》:"明目,补中,除风伤。"

《珍珠囊》:"润肺散气,利咽膈,去皮肤风。"

《本草纲目》:"润肺解热,散结除风,利咽喉,理痰嗽,消斑疹,利二便,散诸肿疮疡之毒。"

【现代研究】

成分:含牛蒡苷、生物碱、脂肪酸等。

药理:对肺炎球菌有显著抗菌作用,并能抑制多种致病性真菌;有轻度利尿、泻下,以及降血糖、抗肿瘤等作用。

临床报道:预防猩红热,用牛蒡子粉剂,小儿每次 1~2 克,成人每次 3 克,每日 3 次。观察 344 例,有效率98%。一般在接触后 3 日内服药效果最佳,连服 2 天。

蝉　　衣《别录》

【来源】为蝉科昆虫黑蚱 *Cryptotympana pustulata* Fabricius 羽化后的蜕壳。主产于山东、河南、河北、江苏、浙江等省。夏、秋采收,去净泥土,晒干。

【处方用名】蝉衣　蝉蜕　蝉退　蝉壳

【性能概要】味甘,性寒。归肺、肝经。本品甘寒清热,轻浮宣散,故为散风除热之药。因能疏肺经风热,所以可治外感风热,发热音哑及麻疹不透、风疹作痒等症,有解热、疗哑、透疹、止痒作用;又能除肝经风热,所以可治小儿惊痫夜啼、破伤风、目赤翳障等症,有祛风解痉、明目退翳功效。

【功效主治简表】

蝉衣
- 疏散风热—外感风热,发热、音哑
- 透疹止痒
  - 麻疹透发不畅
  - 风疹瘙痒
- 祛风解痉
  - 小儿惊痫夜啼
  - 破伤风
- 明目退翳
  - 风热目赤
  - 翳膜遮睛

【配伍应用】

1. 用于外感风热或温病初期有表证者,常与薄荷、连翘、生石膏等配伍,如《衷中参西录》清解汤。用于风热郁肺,肺气失宣,咽痛、音哑等,可配伍胖大海,如海蝉散。

2. 用于麻疹初期,透发不快,常与牛蒡子、薄荷、葛根等配伍,如《先醒斋医学广笔记》竹叶柳蒡汤;如热盛疹出不畅,可配伍紫草、连翘等。用于风疹瘙痒,可配伍荆芥、防风、白蒺藜、蛇蜕等。

3. 用于破伤风轻证,可单用研末以黄酒冲服;重证可配伍天南星、天麻、僵蚕、全蝎等,如五虎追风散(广州中医学院《方剂学》引用)。用于小儿惊风或夜啼见惊惕不安者,可配伍钩藤、薄荷等同用。

4. 用于风热目赤、翳膜遮睛,常与菊花配伍,如《证治准绳》蝉花散。

【用量用法】内服:3~10 克;或研末冲服。

【使用注意】《名医别录》有"主妇人生子不下"的记载,故孕妇当慎用。

61

【本草摘要】

《名医别录》:"主小儿痫。"

《药性本草》:"治小儿浑身壮热惊痫。"

《本草衍义》:"除目昏翳……治小儿出疮疹不快。"

《本草纲目》:"治头风眩晕,皮肤风热,痘疹作痒,破伤风及疔肿毒疮,大人失音,小儿噤风天吊,惊哭夜啼,阴肿。"

【现代研究】

成分:含角蛋白、氨基酸、有机酸等。

药理:有抗惊厥、镇静、镇痛、解热作用;有免疫抑制、抗过敏、抗肿瘤等作用。

临床报道:治疗破伤风,用蝉衣去头足,焙干研末,每次3～5钱,日服3次,黄酒冲服,并配合针灸、镇静剂和抗生素。共观察29例,仅1例死亡。治疗慢性荨麻疹也有效。

浮　萍《本经》

【来源】为浮萍科多年生水生漂浮草本植物紫萍 *Spirodela Polyrrhiza*（L.）Schleid. 或青萍 *Lemna minor* L. 的全草。全国各地均有分布。夏、秋季自水中捞出后,洗净,拣去杂质,晒干。

【处方用名】浮萍　浮萍草　紫背浮萍

【性能概要】味辛,性寒。归肺、膀胱经。本品辛寒泄热,轻浮升散,故能宣肺发汗,解表透疹,又能通调水道,下达膀胱而利尿退肿。适用于外感风热,发热无汗及麻疹不透、风疹瘙痒、小便不利、水肿等症。因药力较强,故前人有"发汗胜于麻黄,利水捷于通草"之说。

麻黄、浮萍皆能宣肺气,开毛窍,通水道而有发汗利水之功,均可用治外感发热无汗、小便不利、水肿等症。但麻黄辛温,适用于外感风寒,恶寒无汗,且兼平喘止咳;浮萍辛寒,适用于外感风热,发热无汗,又能泄热、透疹。

【功效主治简表】

浮萍 {
发汗解表—外感风热,发热无汗
透疹止痒 { 麻疹透发不畅 / 风疹瘙痒 }
利尿退肿—水肿、小便不利兼表证
}

【配伍应用】

1. 用于外感风热,发热无汗,可配伍荆芥、薄荷、连翘等同用。

2. 用于麻疹透发不畅或风疹皮肤瘙痒,可与蝉衣、牛蒡子、薄荷等同用。

3. 用于水肿、小便不利兼有表证,本品既可利尿退肿,又能散风热解表,可单用或配伍大腹皮、陈皮、车前子等。

【用量用法】内服:3～10克。外用:适量,煎水熏洗。

【使用注意】体弱多汗者慎用。

【本草摘要】

《神农本草经》:"主暴热身痒,下水气。"

《本草纲目》:"入肺经,达皮肤,所以能发扬邪汗也。"

《本草求真》:"古人谓其发汗胜于麻黄,下水捷于通草,一语括尽浮萍之功。故凡风湿内淫,瘫痪不举,在外而见肌肤瘙痒,一身暴热,在内而见水肿不消,小便不利,用此疏肌通窍,俾风从外散,湿从下行。"

【现代研究】

成分:含黄酮类、钾盐、碘等。

药理:有强心、利尿及微弱的解热作用,还能收缩血管使血压上升。

桑　　叶《本经》

【来源】为桑科落叶乔木植物桑树 *Morus alba* L. 的叶。全国大部分地区均有生产。深秋下霜后收采,晒干,所以称霜桑叶。生用或制用。

【处方用名】桑叶　冬桑叶　霜桑叶

【性能概要】味苦、甘,性寒。归肺、肝经。本品轻清疏散,善祛风热之邪;甘寒清润,又有清肺润燥,平肝明目凉血的功效。适用于感冒风热,头痛目赤;燥热伤肺,咳嗽口渴;肝阳上升,头眩目昏;以及血分有热的吐血等症。

【功效主治简表】

桑叶 {
疏散风热—外感风热证
清肺润燥—燥热伤肺
平肝—肝阳上升,头眩目昏
明目—风热或肝火引起的目赤肿痛
凉血—血热吐血
}

【配伍应用】

1. 用于外感风热,发热、头痛、咳嗽等症,常配伍菊花、薄荷、连翘等,如《温病条辨》桑菊饮。

2. 用于燥热伤肺,咳嗽、咽干之证,常配伍杏仁、沙参、麦冬等,如《温病条辨》桑杏汤、沙参麦冬汤。

3. 用于肝阳上亢引起的头晕、目眩、头胀、头痛等症,常与菊花、石决明、白芍等药配伍,如《通俗伤寒论》羚羊钩藤汤。

4. 用于风热或肝火所致的目赤肿痛等症,常配伍菊花、决明子等。如用于肝阴不足引起的眼目昏花,可与黑芝麻同用,如《医级》桑麻丸。

5. 用于血热吐血等症,因其力较弱,尚须配伍其他凉血药同用。

【用量用法】内服:5～10 克;或入丸、散。一般生用,如肺热燥咳宜蜜炙用。

【本草摘要】

《神农本草经》:"除寒热,出汗。"

《本草纲目》:"治劳热咳嗽,明目,长发。"

《本草求真》:"清肺泻胃,凉血燥湿,去风明目。"

【现代研究】

成分:含芸香苷、槲皮素、异槲皮苷、胆碱、挥发油等。

药理:有降血糖、降血脂作用;对肠、支气管有解痉作用;有抗广谱菌作用。

临床报道:对治疗结膜炎、角膜炎有效。治疗下肢象皮肿、银屑病、乳糜尿也有效。

菊　花《本经》

【来源】为菊科多年生草本植物菊 *Chrysanthemum morifolium* Ramat. 的头状花序。由于产地、花色及加工方法的不同,可分为白菊花、黄菊花等。主产于浙江、安徽、河南、四川等省。秋末冬初花盛开时割取全株,阴干,摘花再晒干,或直接采摘鲜花,除去枝叶烘干或经硫黄熏过,或蒸后再晒干。野菊花为菊科植物野菊 *Chrysanthemum indicum* L. 的干燥头状花序。

【处方用名】白菊花　黄菊花　滁菊花　杭菊花　野菊花

【性能概要】味甘、苦,性微寒(野菊花味苦性平)。归肺、肝、肾经。本品清芳疏泄,善祛风热之邪,故常用于感冒风热,头痛目赤;甘凉益阴,苦可泄热,所以又有平肝明目的功效,可治肝阳上升,头晕目眩。此外,还有清热解毒作用,用治疗疮肿毒,也有良效。

菊花因品种不同,作用亦稍有差别。在应用上,疏散风热多用黄菊花(杭菊花);平肝明目多用白菊花(滁菊花);解疗疮肿毒多用野菊花。

桑叶、菊花皆入肺、肝二经,同具轻清疏散之性,都能散头目风热,又能平肝明目,常同用以治外感风热,头痛目赤及肝阳上升,头晕目眩。但桑叶疏散之力较菊花为强,又可润肺止咳,兼能凉血止血;菊花平肝明目作用较桑叶为胜,又善解毒,多用治疗疮肿毒。

【功效主治简表】

$$
菊花 \begin{cases} 疏散风热—风热表证 \\ 清热明目 \begin{cases} 肝经风热,目赤肿痛 \\ 肝阴不足,眼目昏花 \end{cases} \\ 平肝—肝阳上升,头晕目眩 \\ 解毒—疗疮肿毒 \end{cases}
$$

【配伍应用】

1. 用于外感风热,发热、头痛等症,可配伍桑叶、薄荷、连翘等,如《温病条辨》桑菊饮。

2. 用于风热引起的目赤肿痛,常与蝉衣、决明子等同用。用于肝阴不足所致的眼目昏花,多与滋阴药地黄、山萸肉、枸杞子等配伍,如《医级》杞菊地黄丸。

3. 用于肝阳上升,头晕目眩,常与桑叶、钩藤、牡蛎等同用。

4. 用于疔疮肿毒,多用野菊花,配伍蒲公英、紫花地丁、金银花、生甘草等,如《外科十法》菊花甘草汤;也可用鲜菊叶捣烂外敷。

【用量用法】内服:10～15 克;或入丸、散或泡茶饮。

【本草摘要】

《神农本草经》:"主诸风头眩,肿痛,目欲脱,泪出,皮肤死肌,恶风湿痹。"

《药性本草》:"治头目风热,风旋倒地,脑骨疼痛,身上一切游风,令消散,利血脉。"

《本草衍义补遗》:"菊花,能补阴,须味甘者,若山野苦者勿用,大伤胃气。"

【现代研究】

成分:含菊苷、黄酮类、挥发油、胆碱、香豆精类化合物及生物碱等。

药理:菊花能扩张冠脉,增加冠流量,并能降低血压,有一定解热作用。野菊花有解热、降压、增加冠流量及抗广谱菌作用。

临床报道:用于冠心病,以菊花冠心片(每日量相当于生药 50 克)口服,2 个月为 1 个疗程,一般 1～2 个疗程。治疗 164 例,对心绞痛症状总有效率86.5%,心电图总有效率45.3%。对治疗高血压有效。治疗偏头痛也有效。

蔓 荆 子 《本经》

【来源】为马鞭草科落叶灌木单叶蔓荆 *Vitex trifolia* L. Var. *simplicifolia* Cham. 或蔓荆 *Vitex trifolia* L. 的果实。主产于山东、江西、福建等省。秋、冬季果实成熟时采收,晒干,炒至焦黄色。

【处方用名】蔓荆子

【性能概要】味辛、苦,性微寒。归膀胱、肝、胃经。本品辛能散风,微寒清热,轻浮上行,主散头面风热之邪。常用于外感风热引起的头痛、眩晕、目赤肿痛、齿龈肿痛等症。此外,还有散风除湿作用,可用于湿痹拘挛。

【功效主治简表】

蔓荆子 { 疏散头面风热—风热头痛、头风、目赤肿痛、齿龈肿痛
　　　　{ 散风除湿—湿痹拘挛

【配伍应用】

1. 用于头痛、眩晕、目赤肿痛、齿龈肿痛、头风作痛。如配伍菊花、白蒺藜、川芎、薄荷等,治风热头痛或头风作痛;配伍菊花、决明子、龙胆草等,治目赤肿痛;配伍生地、生石膏、黄连等,治齿龈肿痛。

2. 用于风湿痹痛,筋脉拘挛,多配羌活、独活、川芎、防风等同用,如《内外伤辨惑论》羌活胜湿汤。

【用量用法】内服:5～10 克。

【本草摘要】

《神农本草经》:"主筋骨间寒热,湿痹拘挛,明目,坚齿。"

65

《本草纲目》:"蔓荆气清味辛,体轻而浮,上行而散,故所主者皆头面风虚之证。"

【现代研究】

成分:含挥发油、生物碱、黄酮等。

药理:有镇静、镇痛、退热、降压、祛痰、平喘、抗菌、抗病毒等作用。

柴　　胡《本经》

【来源】为伞形科多年生草本植物柴胡(北柴胡)*Bupleurum chinense* DC. 或狭叶柴胡(南柴胡)*Bupleurum scorzonerifolium* Willd. 的根。主产于河北、湖北及黑龙江等地。春、秋两季采挖,晒干,切短节。生用、酒炒或醋炒用。

【处方用名】柴胡　北柴胡　春柴胡　软柴胡　醋炒柴胡

【性能概要】味苦,性平。归肝、胆经。本品芳香疏泄,可升可散,善于疏散少阳半表半里之邪,又能升举清阳之气,且可疏泄肝气而解郁结。常用治邪在少阳,寒热往来;阳气下陷,泄泻脱肛;肝气郁结,胸胁胀痛,以及妇女月经不调诸证。

【功效主治简表】

柴胡 { 疏散退热—伤寒少阳证 / 疏肝解郁—肝郁气滞证 / 升举阳气—气虚下陷证

【配伍应用】

1. 用于邪在少阳,寒热往来、口苦咽干、心烦喜呕等症,常与黄芩、半夏等配伍,如《伤寒论》小柴胡汤;又可与常山、草果等配伍,用治疟疾。此外,对于感冒发热,或外感表邪未解,阳明肌热已盛之证,也均可用本品疏散退热,可配伍葛根、黄芩等同用,如《伤寒六书》柴葛解肌汤。

2. 用于肝气郁滞,胁肋胀痛,月经不调等症,常与当归、芍药、薄荷、白术、茯苓等配伍,如《和剂局方》逍遥散。

3. 用于气虚下陷,久泻脱肛、子宫下垂等症,常配伍党参、黄芪、升麻等,如《脾胃论》补中益气汤。

【用量用法】内服:3～10克;或入丸、散。醋炒用减低散性。

【使用注意】本品具有升发之性,故凡虚而气逆不降,或阴虚火旺,虚阳上升者,均宜慎用。

【本草摘要】

《神农本草经》:"主心腹,去肠胃中结气,饮食积聚,寒热邪气,推陈致新。"

《本草纲目》:"治阳气下陷,平肝、胆、三焦、包络相火,及头痛、眩晕、目昏、赤痛障翳,耳聋鸣,诸疟,及肥气寒热,妇人热入血室,经水不调,小儿痘疹余热,五疳羸热。"

《本草正义》:"约而言之,柴胡主治,止有二层:一为邪实,则为外邪之在半表半里者,引而出之,使达于表而外邪自散;一为正虚,则为清气之陷于阳分者,举而升之,返其宅而中气自振。"

【现代研究】

成分:含柴胡醇、柴胡皂苷、挥发油、芸香苷、生物碱等。

药理:有解热、镇痛、镇咳、镇静、抗惊厥、抗炎作用;有保肝、利胆、抑制胃酸分泌、增强免疫功能作用;能降压、降脂、升高血糖作用;能抗菌、抗病毒、抑制致病性真菌,对钩端螺旋体有抑制作用。

临床报道:用于退热,柴胡注射剂对普通感冒、流感、疟疾、肺炎等有较好的退热效果。治疗病毒性肝炎、高脂血症、流行性腮腺炎、多形红斑等均有效。

葛 根 《本经》

【来源】为豆科多年生落叶藤本植物野葛 *Pueraria lobata*(Willd.)Ohwi 的根。分布于我国南北各地。春、秋两季采挖,切片,晒干。生用、煨用或磨粉用。葛花也入药用。

【处方用名】葛根 粉葛根 干葛根 煨葛根

【性能概要】味甘、辛,性平。归脾、胃经。本品轻扬升散,有解肌退热、透发斑疹作用,又有鼓舞胃气上行,生津止渴功效,为治表证,发热无汗、头痛、项强之主药,且可用于斑疹不透、热病口渴,以及消渴等症。煨熟用,可治脾胃虚弱的泄泻,能使清阳之气上升而止泻。葛花能解酒毒。

【功效主治简表】

$$
葛根\begin{cases}解肌退热——外感表证,发热、头痛、项强 \\ 透发麻疹——麻疹透发不畅 \\ 生津止渴\begin{cases}热病口渴 \\ 消渴\end{cases} \\ 升阳止泻\begin{cases}湿热泻痢 \\ 脾虚泄泻\end{cases}\end{cases}
$$

【配伍应用】

1. 用于外感表证,发热、无汗、头痛、项强等症,常与柴胡、黄芩、石膏配伍,如《伤寒六书》柴葛解肌汤,可用于表里证;如感受风寒,症状为恶寒、无汗、项背强者,可与麻黄、桂枝等配伍,如《伤寒论》葛根汤。

2. 用于麻疹初起,透发不畅,常与升麻配伍,如《阎氏小儿方论》升麻葛根汤。

3. 用于热病口渴及消渴等症,可与天花粉、麦冬、芦根等同用。

4. 用于脾虚泄泻,多用煨葛根与党参、白术、木香等配伍,如《小儿药证直诀》七味白术散。若湿热痢疾、泄泻兼有表证发热者,可用生葛根与黄芩、黄连配伍,如《伤寒论》葛根芩连汤。

此外,单用本品(葛根片、愈风宁心片等)治疗高血压头痛、项强、冠心病心绞痛,以及暴发性耳聋,均有一定疗效。

【用量用法】内服:10~15克。退热生津宜生用;止泻宜煨用。葛花 6~12 克。

【本草摘要】

《神农本草经》:"主消渴,身大热,呕吐,诸痹,起阴气,解诸毒。"

《名医别录》:"疗伤寒中风头痛,解肌发表出汗,开腠理。"

《珍珠囊》:"升阳生津,脾虚作渴者,非此不除。"

《本草纲目》:"散郁火。"

《本草图解》:"宣斑发痘,消毒解醒。"

《用药法象》:"其气轻浮,鼓舞胃气上行,生津液,又解肌热。治脾胃虚弱泄泻。"

【现代研究】

成分:含大豆黄酮、葛根素、葛根素木糖苷等。

药理:有解热、解痉、降压、保肝作用;能扩张血管,增加脑及冠脉流量、调节心脏功能、抗动脉粥样硬化、抗心肌缺血,抗心律失常;并有雌激素样作用、避孕、解酒毒及抗癌作用。

临床报道:治疗心肌梗死、心律失常、冠心病心绞痛、椎底动脉供血不足、高血压等心血管疾病有效。治疗偏头痛、突发性耳聋以及酒精中毒、拟菊酯类农药中毒也有效。

升　　麻《本经》

【来源】为毛茛科多年生草本植物升麻 Cimicifuga foetida L.、兴安升麻 C. dahurica (Turcz.) Maxim. 和大三叶升麻 C. heracleifolia Kom. 的根茎。主产于辽宁、黑龙江、湖南及山西等地。夏、秋两季采挖,晒干,除去须根,润透切片。生用或炙用。

【处方用名】升麻　绿升麻　炙升麻

【性能概要】味甘、辛,性微寒。归脾、胃、肺、大肠经。本品轻浮上行,既升散,又清泄,具有升散解表、升举阳气、清热解毒作用。升散解表,可治阳明头痛及肌表风邪;又长于升举清阳之气,善治久泻、久痢、脱肛、子宫下垂等气虚下陷之证;且能泄热透疹解毒,可用治痘毒斑疹不透、疮疡肿毒、咽喉肿痛、口舌生疮等症。

葛根、升麻、柴胡都有发表升阳作用。但葛根为阳明经之主药,既能解肌退热,又能鼓舞胃气上升而生津止渴,煨熟能升阳止泻;升麻能散肌表风邪,去阳明头痛,又善升脾胃之阳气,主治阳气下陷,久泻、脱肛、子宫下垂等症;柴胡主散少阳之邪,善治往来寒热,又能升举阳气,常与升麻同用,治气虚下陷之证,但升提之力不及升麻。又升麻与葛根均能透发斑疹,升麻可解毒,柴胡能疏肝,为其不同之处。

【功效主治简表】

$$
升麻 \begin{cases}
发表透疹 \begin{cases} 外感风热头痛 \\ 麻疹透发不畅 \end{cases} \\
清热解毒 \begin{cases} 咽喉肿痛、口舌生疮 \\ 痈肿、疮毒 \end{cases} \\
升举阳气——气虚下陷,脱肛、子宫下垂等
\end{cases}
$$

【配伍应用】

1. 用于麻疹透发不畅,常与葛根同用,如《阎氏小儿方论》升麻葛根汤。用于阳明风热头痛,可配伍白芷、生石膏等药同用。

2. 用于多种热毒证,如治胃火亢盛的齿龈糜烂、口舌生疮,常配伍黄连、石膏等,如《兰室秘藏》清胃散;用治咽喉肿痛,可与桔梗、牛蒡子、玄参等配伍,如《证治准绳》牛蒡子汤;对热病发斑以及疮疡肿毒,可配伍银花、连翘、大青叶、赤芍等。

3. 用于气虚下陷所致的脱肛、子宫下垂等症,常配伍黄芪、党参、柴胡等,如《脾胃论》补中益气汤。

【用量用法】内服:3~6克。发表透疹解毒宜生用;升举中气宜炙用。

【使用注意】本品升散力强,凡阴虚火旺、麻疹已透、肝阳上亢,以及气逆不降等证,均当忌用。

69

【本草摘要】

《神农本草经》:"辟瘟疾,瘴气邪气,毒蛊,入口皆吐出,中恶腹痛,时气毒疠,头痛寒热,风肿诸毒,喉痛口疮。"

《药性本草》:"治小儿风,惊痫,时气热疾……除心肺风毒热壅闭不通,口疮,烦闷。疗痈肿,豌豆疮,水煎棉沾拭疮上。"

《本草纲目》:"消斑疹,行瘀血,治阳陷眩晕,胸胁虚痛,久泄下痢后重,遗浊,带下,崩中。"

【现代研究】

成分:含升麻碱、水杨酸、咖啡酸、阿魏酸、鞣质等。

药理:有解热、镇静、镇痛、降压、止血作用;抗菌、抗病毒,对结核杆菌和艾滋病毒有抑制作用;能抑制肠管和妊娠子宫,但对膀胱和未孕子宫则呈兴奋状态。人应用大剂量后出现头痛、震颤、四肢强直性收缩、阴茎异常勃起,还可引起胃肠炎,严重时可发生呼吸困难、谵语等中毒症状。

临床报道:治疗子宫脱垂,用升麻4克研末,鸡蛋1枚,将药末放入蛋内搅匀,将蛋孔盖严,蒸熟,去壳内服,每日1次,10日为1个疗程,休息2日,再服第2个疗程。共治疗120例,服1个疗程愈者62例,2个疗程愈者36例,3个疗程愈者8例。服药期间忌重体力劳动及房事。治疗胃下垂、严重脱肛也有效。

木 贼 《嘉祐本草》

【来源】为木贼科多年生草本植物木贼 *Equisetum hiemale* L. 的干燥地上部分。主产于东北、华北及长江流域各省。夏季采收,除去杂质及须根,晒干或阴干,切段入药。

【处方用名】木贼 木贼草

【性能概要】味甘、苦,性平。入肺、肝、胆经。本品长于疏散肺与肝胆经风热之邪,善治因风热引起的目赤、多泪、翳障等症;兼能止血,可治便血、崩漏。

【功效主治简表】

木贼:疏散风热,明目退翳——目疾或兼有风热表证者

【配伍应用】

用于因风热引起的目赤、多泪、翳障等症,可与菊花、谷精草、石决明等配伍应用。

此外,兼有止血功效,可治便血、崩漏,当与地榆、槐花、侧柏叶等清热止血药同用。

【用量用法】内服:3～10 克。

【使用注意】本品一般不作发表药用,而专用于目疾,或兼有风热表证者。血虚目疾不宜用。

【本草摘要】

《嘉祐本草》:"主目疾,退翳膜。又消积块,益肝胆,明目,疗肠风,止痢及妇人月水不断。"

《本经逢原》:"主目病风热暴翳,取其发散肝胆风邪。久翳及血虚者非宜,多服令人目肿。"

《本草求真》:"形质有类麻黄,升散亦颇相似,但此气不辛热,且入足少阳胆、足厥阴肝,能于二经血分驱散风热,使血上通于目,故为去翳明目要剂。"

【现代研究】

成分:含木贼酸、硅酸盐、皂苷等。

药理:有降压、降脂、镇静、消炎、收敛、止血及利尿作用;有抗菌、抗病毒、抗疟等作用。

第二章
清 热 药

凡以清解里热为主要作用的药物,称为清热药。

清热药药性寒凉,按《黄帝内经》"热者寒之"的治疗原则用于热证,通过清热泻火、解毒、凉血等功效,达到热清病愈的目的。主要用于温热性疾病、痈肿疮毒、湿热泻痢,及阴虚发热等症所呈现的里热证。

里热证由于发病因素不一,病情发展变化的阶段不同,以及病者的体质强弱、年龄长幼等多种因素影响,因而有多种类型的临床表现。既有实热与虚热之区分,又有气分与血分的差异;既有局部与整体的区别,又有发病腑脏的不同。治疗时必须选择针对性强的清热药,才能获得理想的效果。

在应用清热药时,除详细察辨里热证的不同类型之外,尚须审明有无兼证,以便配伍应用照顾主次。如果热证兼有表邪者,当配伍解表药,以期表里双解;气分热与血分热同时出现者,宜清气分药与清血分药并用,以求气血双解之效。

清热药各有所长,有的以泻火为主,有的以解毒为主,有的以凉血为主,有的以燥湿为主,等等。为在了解本类药物共性的基础上把握其个性,兹将本类药物分为四类,即:清热泻火药、清热凉血药、清热燥湿药、清热解毒药,分别介绍。

本类药物性寒味苦者居多,易伤脾胃,脾胃虚弱者,应与健运脾胃药同用。

第一节 清热泻火药

清热泻火药以清泄气分邪热为主,主要用于热病邪入气分而见高热、口渴、汗出、烦躁,甚或谵语神昏、脉象洪大等气分实热证。且清热泻火药各有不同的作用部位,分别适用于肺热、胃热、心火等引起的多种实热证。

石 膏 《本经》

【来源】石膏 *Gypsum* 为一种含水硫酸钙的矿石。主产于湖北、山东、山西、四川、贵州等省,以湖北、安徽产者为最佳。采挖后,除去杂质,轧碎。生用或煅用。

【处方用名】石膏 生石膏 煅石膏

【性能概要】味辛、甘,性大寒。归肺、胃经。本品生用功能清热泻火、除烦止渴,内可清肺胃之火,外可解肌表之热,为治肺、胃二经气分实热要药。适用于热病而见高热、汗出、烦躁、口渴、脉象洪大等气分实热证。对于邪热郁肺,气急鼻煽、上气喘咳,及胃火炽盛的头痛、牙龈肿痛、口舌生疮等症,颇为有效。若气血两燔,证见高烧、神昏谵语、发斑发疹者,与凉血清热药同用,有双清气血的功效。煅石膏外敷湿疹疮疡,有收湿敛疮功效。

【功效主治简表】

石膏 { 清热泻火,除烦止渴 { 温病气分实热证 / 肺热喘咳 / 胃火头痛、牙龈肿痛、口舌生疮 } 收湿敛疮—湿疹、疮疡不敛、烧伤 }

【配伍应用】

1. 用于外感热病,邪在气分,高热不退、烦渴引饮、脉象洪大,治宜重用石膏,并配伍知母以增强清泻实热功效,如《伤寒论》白虎汤。若气血两燔,神昏谵语、发斑发疹,当配伍犀角、生地、丹皮等同用,如《疫疹一得》清瘟败毒饮。

2. 用于邪热郁肺,气急鼻煽、喘促咳嗽、口渴欲饮者,常与麻黄、杏仁、甘草等宣肺平喘药配伍使用,如《伤寒论》麻杏石甘汤。

3. 用于胃火炽盛,头痛、牙龈肿痛、口舌生疮等症,多与黄连、升麻、丹皮等同用,如《兰室秘藏》清胃散,胃清火降,诸症悉解。若胃火牙痛,兼有阴虚者,又当配生地、麦冬、牛膝等同用,共奏清胃火,养肾阴,引火下行之效,如《景岳全书》玉女煎。

4. 用于湿疹浸淫、烧伤,或疮疡不敛,宜煅石膏粉,配伍青黛、黄柏粉等外用。

【用量用法】内服:15~60克,大剂量120~240克。内服生用,粉碎先煎,徐徐温服。外用:适量,须煅后研细末掺敷。

【使用注意】胃寒食少者不宜服。

【本草摘要】

《神农本草经》:"主中风寒热……口干舌焦。"

《名医别录》:"除……头痛身热,三焦大热,皮肤热……解肌……止消渴烦逆,腹胀暴气喘息,咽热。"

《药性本草》:"治伤寒头痛如裂,壮热皮如火燥。"

《本草备要》:"治斑之要品。"

【现代研究】

成分:生石膏为含水硫酸钙,煅石膏为无水硫酸钙,二者并含有镁、铁等杂质。

药理:有解热作用,同时能抑制汗腺分泌,故退热而不发汗;并有解渴、镇静、镇痉、消炎、利尿等作用。

临床报道:①治疗外感发热,以大剂生石膏治小儿高热(39℃以上)40例,均热退而愈。24小时内退热者5例,24~48小时内退热者27例,48小时后退热者8例。生石膏用量超过150克者9例,150克以下者31例。②治疗烧伤创面,用煅石膏粉均匀撒布创面上。共治53例,治愈51例,能很快结痂,减少渗出,防止感染,促进创面愈合。

知 母 《本经》

【来源】为百合科多年生草本植物知母 *Anemarrhena asphodeloides* Bge. 的根茎。主产于河北、山西及东北等地。春、秋两季采挖,除去须根及泥沙,晒干,习称"毛知母";除去外皮,晒干,习称"知母肉"。生用或盐水炒用。

【处方用名】知母 肥知母 盐知母

【性能概要】味苦,性寒。归肺、胃、肾经。本品苦寒质润,能上清肺热而泻火,下润肾燥而滋阴,中泻胃火而除烦渴。故可用于热病烦渴、消渴、肺热咳嗽、阴虚燥咳、骨蒸潮热等症。因其滋阴降火、润燥滑肠,所以又可用于阴虚二便不利。

石膏、知母皆有清热泻火,除烦止渴功效,用于肺胃郁火,津伤烦渴、发热等气分热证有协同作用。但两者功效不尽相同,石膏偏重清泻肺胃实火,治疗肺热喘咳及胃火头痛、牙痛;知母重在滋润肺胃之燥,治疗肺燥咳嗽及津伤口渴。且知母更长于滋肾阴而降火,润肠燥而通便,故用于肺肾阴虚之消渴、骨蒸潮热,及阴虚二便不利,尤为相宜。

【功效主治简表】

知母 { 清热泻火—肺胃实热证,高热烦渴
清肺润燥—阴虚燥咳、肺热咳嗽
滋阴降火—阴虚火旺,骨蒸潮热、盗汗、心烦、咳血、消渴
滋阴润燥—阴虚,小便不利、肠燥便秘

【配伍应用】

1. 用于外感热病,肺胃热盛即气分实热证,高热烦渴,多以知母助石膏以清除烦热,如《伤寒论》白虎汤。

2. 用于阴虚肺燥咳嗽,常与川贝同用,如《和剂局方》二母丸;亦可配伍沙参、天冬、麦冬等同用。用于肺热咳嗽、痰黄黏稠,多与黄芩、瓜蒌、浙贝等同用。但本品偏于润肺燥,总以肺热燥咳为宜。

3. 用于阴虚火旺,骨蒸潮热、盗汗、心烦、咳血等症,多与黄柏配伍,加入滋阴药中同用,如《新方八阵》知柏地黄丸、《丹溪心法》大补阴丸。用于消渴证,宜与生地、麦冬、天花粉等养阴生津药同用。

4. 用于阴虚肠燥便秘,可与生何首乌、火麻仁等同用。也可用于阴虚有热,小便不利,当重用知母、黄柏,少佐肉桂,则有滋阴降火、化气利尿功效,如《兰室

秘藏》通关丸。

【用量用法】内服:6～12克。生知母泻火功效较强,宜用于肺胃实热。盐知母微咸入肾,长于滋阴,宜用于肾阴不足,相火浮动及骨蒸劳热等症。

【使用注意】知母滋阴、缓泻,故脾虚便溏者不宜使用。

【本草摘要】

《神农本草经》:"主消渴热中,除邪气。"

《名医别录》:"疗伤寒久疟烦热。"

《日华子本草》:"消痰止嗽,润心肺。"

《用药法象》:"泻无根之肾火,疗有汗之骨蒸,止虚劳之热,滋化源之阴。"

《本草纲目》:"下则润肾燥而滋阴,上则清肺金而泻火。"

【现代研究】

成分:含多种甾体皂苷(水解后生成萨尔萨皂苷元等)、黏液质。

药理:有抗广谱菌活力、抑制致病性真菌作用;有解热、利尿等作用。

栀　　子《本经》

【来源】为茜草科常绿灌木栀子 *Gardenia jasminoides* Ellis 的成熟果实。主产于浙江、江西、湖南、福建等省。秋季果实成熟时采摘,晒干。生用、炒用或炒焦用。

【处方用名】栀子　山栀皮　山栀　炒山栀　黑山栀　焦山栀　山栀仁

【性能概要】味苦,性寒。归心、肺、三焦经。本品生用则苦寒清降,缓缓下行,能清心、肺、三焦之火而利小便,有清热、除烦、利尿之效。用治热病心烦或高热烦躁,可以清心除烦;用治湿热黄疸、热淋、血淋、小便短赤,可令湿热从小便排出体外;且可凉血解毒,故又治血热出血、吐衄下血、痈肿疮毒等症,还可外用治火疮、扭挫伤。

【功效主治简表】

$$
栀子 \begin{cases} 清热除烦 \begin{cases} 热病心烦 \\ 高热烦躁 \end{cases} \\ 清热利尿 \begin{cases} 湿热黄疸 \\ 热淋、血淋、小便短赤 \end{cases} \\ 凉血解毒 \begin{cases} 血热出血 \\ 痈肿疮毒 \\ 外用治火疮、扭挫伤 \end{cases} \end{cases}
$$

【配伍应用】

1. 用于外感热病,邪热内郁胸中,心中懊憹、烦热不眠,常与豆豉同用,共收外散其邪,内清其热的功效,即《伤寒论》栀子豉汤。用于高热,神昏谵语的实火之证,又常与苦寒的黄芩、黄连、黄柏同用,如《外台秘要》引用的黄连解毒汤。

2. 用于湿热郁结所致的黄疸证,多与茵陈、黄柏,或与大黄等同用,如《伤寒论》栀子柏皮汤、茵陈蒿汤。用于热淋,小便不利,多与滑石、木通、车前子等同用,如《和剂局方》八正散。

3. 用于热毒、实火引起的吐血、衄血、热淋尿血、目赤肿痛、疮痛火毒等症,常配伍大黄、黄柏、黄连等,如《宣明论方》栀子金花丸。又如《简易方》治鼻衄,单用本品内服,也可配白茅根、侧柏叶、棕榈炭等同用,如《十药神书》十灰散。《千金方》单用本品外敷治火疮。

此外,外敷扭挫伤,有解毒、消肿、止痛等功效。

【用量用法】内服:3～10克。外热用皮,内热用仁;生用清热,炒黑止血,姜汁炒止呕除烦。外用:适量,研末调敷或鲜品捣敷。

【使用注意】栀子有缓泻功效,故脾虚便溏者不宜服。

【本草摘要】

《神农本草经》:"主五内邪气,胃中热气,面赤……疮疡。"

《名医别录》:"疗心中烦闷。"

《药性本草》:"解五种黄病。"

《本草备要》:"生用泻火,炒黑止血,姜汁炒治烦呕,内热用仁,外热用皮。"

【现代研究】

成分:含栀子素、栀子苷、熊果酸、鞣质、藏红花酸等。

药理:对溶血性链球菌等及多种皮肤真菌有抑制作用,其水煎剂可杀灭钩端螺旋体及血吸虫;并有退热、镇静、利胆、降压、降低血中胆红素等作用。

临床报道:治疗四肢扭挫伤,用栀子研成粗粉,水调成糊状外敷。共407例,经治疗后,疼痛、浮肿、血肿等平均消失时间分别为30小时、60小时、7.8天,功能恢复时间平均为5.1天。治疗肝炎黄疸、急性胰腺炎、鼻衄等也有效。

芦　　根 《本草经集注》

【来源】为禾本科多年生草本植物芦苇 *Phragmites communis* Trin. 的地下茎。我国各地均有分布。春末、夏初或秋季均可采挖,除去泥土、须根、残茎、芽及皮膜,洗净晒干。切段生用或鲜用,以鲜者佳。

【处方用名】芦根　鲜芦根　干芦根　苇根　苇茎

【性能概要】味甘,性寒。归肺、胃、肾经。本品能清肺胃气分之热,因其清淡不腻,生津而无敛邪之弊,故常用于温病初起或热病伤津而有烦热口渴之证;又可清胃热止呕哕,宜用治胃热呕逆;且能清肺热,利小便,导肺部热毒下行,从小便排出,又可治肺热咳嗽、肺痈及热淋、小便频数等症。此外,用于麻疹初起,还有透疹作用。

鲜芦根清热、生津、利尿功效较佳;干芦根的作用则次之。

《千金》苇茎汤中所用的苇茎为芦苇的地上茎,而不是根茎,但一般药店不备,俱以芦根代之,临床沿用已久,说明苇茎与芦根功效基本相同。

【功效主治简表】

$$芦根\begin{cases}清胃生津止呕\begin{cases}热病伤津,烦热口渴\\胃热呕哕\end{cases}\\清肺利尿透疹——肺热咳嗽、肺痈、热淋、麻疹初起\end{cases}$$

【配伍应用】

1. 用于胃热津伤,烦热口渴,常与天花粉、麦冬等同用;若津伤烦渴较甚者,常用本品捣汁,配梨汁、藕汁、麦冬汁、荸荠汁同用,如《温病条辨》五汁饮。用于胃热呕哕,如《肘后方》单用本品,煎浓汁频饮以清胃止呕;《千金方》芦根饮子,则配竹茹、姜汁、粳米同用,效果更佳。

2. 用于外感风热,发热咳嗽,多与菊花、桑叶、杏仁等同用,如《温病条辨》桑菊饮。用于痰稠口干、痰火咳嗽,又常与黄芩、瓜蒌、桑白皮等同用。由于本品可清肺热,又导肺部热毒从小便排出,故可用治肺痈,多与鱼腥草、金银花、桔梗等同用,获得较好的治疗效果。

此外,以本品配伍车前子、萹蓄、白茅根等利尿通淋之品,治热淋,尿少赤涩者,取其利小便之效。又民间常以本品配伍芫荽、柽柳,煎汤内服并浴洗,治麻疹初起,透发不畅,取其透疹作用。

【用量用法】内服:15～30克,鲜品30～60克,如单用捣汁者,宜适当增大剂量。

【本草摘要】

《名医别录》:"主消渴客热。"

《新修本草》:"疗呕逆不下食,胃中热,伤寒患者弥良。"

《本草经疏》:"芦根,味甘寒而无毒……甘能益胃和中,寒能除热降火,热解胃和,则津液流通而渴止矣……火升胃热,则反胃呕逆不下食及噎哕不止……甘寒除热安胃,亦能下气,故悉主之也。"

【现代研究】

成分:含薏苡素、多聚醇、甜菜碱、天门冬酰胺及黄酮类等。

药理:能溶解胆结石;为鱼、蟹、河豚中毒的解毒剂。

临床报道:治疗肺脓肿,用干芦根300克,文火煎2次,取汁约600毫升,分3次服完,疗程1～3个月。治疗8例,有清热止渴、清痰排脓之效,且可益胃增纳。用本品加蜂蜜治疗便秘也有效。

天 花 粉 《本经》

【来源】为葫芦科多年生宿根草质藤本植物栝楼 *Trichosanthes kirilowii* Maxim. 的干燥块根。我国南北各地均产,栽培或野生。秋、冬采挖,洗去泥土,刮去外皮,切成段、块、片,晒干或烘干。

【处方用名】天花粉　花粉　瓜蒌根

【性能概要】味甘、微苦、酸,性微寒。归肺、胃经。本品甘酸生津,苦寒清肺,故能清热生津,清肺润燥,兼可消肿排脓。适用于热病伤津口干烦渴、内热消渴、肺热燥咳,以及痈肿、疮毒等症。

芦根、天花粉均能清热生津,除烦止渴,同可用治热病津伤烦渴,但清热之力芦根为胜,生津之功天花粉为优。芦根还可用治胃热呕吐、肺痈、尿频;而天花粉又可用治肺燥咳嗽、痈肿、疮毒。

【功效主治简表】

$$天花粉\begin{cases}清热生津\begin{cases}热病伤津,口干烦渴\\消渴证\end{cases}\\清肺润燥——肺热燥咳\\消肿排脓——痈肿、疮毒\end{cases}$$

【配伍应用】

1. 用于热病津伤口渴,可与知母、鲜芦根同用。用于内热消渴证,可配伍葛根、山药、五味子等养阴生津药同用,如《衷中参西录》玉液汤。

2. 用于肺热燥咳或肺燥咳血,每与天冬、麦冬、生地同用,有清肺润燥止咳功效,如《沈氏尊生书》滋燥饮。

3. 用于疮痈、肿毒之证,如《医宗金鉴》金黄散,配伍大黄、黄柏等外敷;《妇人良方》仙方活命饮,配伍银花、当归、赤芍、炮山甲等内服,均有消肿排脓之效。

【用量用法】内服:10~15 克。外用:适量。

【使用注意】反乌头。孕妇忌服。

【本草摘要】

《神农本草经》:"主消渴,身热,烦满,大热。"

《日华子本草》:"通小肠,排脓,消肿毒……治热狂时疾,乳痈,发背,痔瘘疮疖。"

《本草衍义补遗》:"主消渴。"

《本草便读》:"天花粉清胸胃之烦热,痰垢均除……甘苦并济,生津止渴……消肿排脓结可散,泽枯润槁性偏寒。"

【现代研究】

成分:含淀粉、皂苷、蛋白质、多种氨基酸等。

药理:有致流产和抗早孕作用;有抗菌、抗病毒、抗癌、抗艾滋病病毒等作用。因其具有较强的抗原性,能引起过敏反应、精神萎靡、食欲减退、白细胞增高等。

临床报道:终止妊娠。天花粉针剂为良好中期引产药,据 2000 例中期妊娠、死胎、过期流产的引产观察,成功率达 95% 左右,其中死胎引产最好。

竹　叶 《别录》

附药：淡竹叶

【来源】为禾本科常绿乔木或灌木淡竹 *Phyllostachys nigra*（Lodd.）Munro var. *henonis*（Mitf.）Stapf ex Rendle 的叶，或卷而未放的幼叶，称竹叶卷心，亦可入药。主产于长江流域各省。鲜叶随时可采。竹叶卷心，通常于清晨采摘为佳。

淡竹叶，为禾本科多年生草本植物淡竹叶 *Lophatherum gracile* Brongn. 的叶。主产于长江流域至南部各省。夏季采收，晒干，切段。

【处方用名】竹叶　竹叶卷心　苦竹叶　淡竹叶

【性能概要】味辛、甘，性寒。归心、肺经。本品清心除烦，且可散上焦风热之邪，适用于温热病初起，心胸烦热，及热病后期，烦热口渴之证。又温热病，烦热神昏可用竹叶卷心。

淡竹叶，味甘淡，性寒，归心、小肠经。功能清热，除烦，利尿，可治心烦、尿赤、小便不利、口舌生疮等症。

竹叶、淡竹叶都有清心除烦的功效。但竹叶长于清心除烦，兼能凉散上焦风热；竹叶卷心则清心除烦更佳；而淡竹叶，则利尿作用较好。故热病初起或热伤气阴，烦热口渴，多用竹叶；热入心包，神昏谵语，多用竹叶卷心；若湿热为患，心烦尿赤、口舌生疮、小便不利，多用淡竹叶。

【功效主治简表】

竹叶 ─ 散热清心除烦 ┬ 外感风热，烦热口渴（用竹叶）
　　　　　　　　　　├ 热病后期，胃热烦渴（用竹叶）
　　　　　　　　　　└ 热入心包，神昏谵语（用竹叶卷心）
　　　─ 清热除烦利尿 ── 心烦、尿赤、口舌生疮、小便不利（用淡竹叶）

【配伍应用】

用于外感风热，烦热口渴，常与银花、连翘、薄荷等同用，如《温病条辨》银翘散。用于热病后期，热伤气阴，胃热烦渴，则又与人参、麦冬、石膏等同用，如《伤寒论》竹叶石膏汤。若热入心包，神昏谵语，则用竹叶卷心，配犀角、元参心、连翘心等同用，如《温病条辨》清宫汤。用于心烦、尿赤、口舌生疮，多用淡竹叶，常与生地、木通配伍，如《小儿药证直诀》导赤散。

【用量用法】内服：3～10 克。

【本草摘要】

《名医别录》："主胸中痰热，咳逆上气。"

《食疗本草》："主咳逆，消渴，痰饮，喉痹，除烦热。"

《药品化义》："竹叶清香透心，微苦凉热，气味俱清……主治暑热消渴，胸中痰热，伤寒虚烦，咳逆喘促，皆用为良剂也。"

【现代研究】

成分:含生物碱、氨基酸、有机酸等。

药理:竹叶有抗肿瘤作用。淡竹叶有解热、利尿、升血糖、抗菌作用。

鸭 跖 草 《本草拾遗》

【来源】为鸭跖草科一年生草本植物鸭跖草 *Commelina communis* L. 的全草。广布全国各地。夏、秋季采挖,洗净,晒干,切段。

【处方用名】鸭跖草

【性能概要】味甘、苦,性寒。归肺、胃、小肠经。本品功能清热,解毒,利尿。适用于感冒发热或温病发热不退、咽喉肿痛,以及疮痈肿毒、水肿尿少、热淋尿涩等症。

【功效主治简表】

$$鸭跖草\begin{cases}清热——感冒发热、咽喉肿痛\\解毒——痈肿、疮毒\\利尿——水肿尿少、热淋\end{cases}$$

【配伍应用】

1. 用于感冒发热,常与荆芥穗、金银花、薄荷等辛凉解表药同用。用于温病发热不退、咽喉肿痛者,多配伍大青叶、金果榄、黄芩等清肺利咽之品。

2. 用于疮痈肿痛,可单用,也可配伍赤芍、牡丹皮、紫花地丁等同用;又可用鲜品捣烂外敷。

3. 用于水肿尿少、热淋尿涩、小便短赤,可用本品大量煎服,也可配伍车前草、猪苓、通草等药,以增强利尿消肿功效。

【用量用法】内服:15~30克,鲜品 30~60克。外用:适量,捣烂敷患处。

【本草摘要】

《本草拾遗》:"主寒热瘴疟,痰饮,疔肿……小儿丹毒,发热狂痫,大腹痞满,身面气肿,热痢,蛇犬咬,痈疽等毒。"

《日华子本草》:"下水气湿痹,利小便。"

【现代研究】

成分:含生物碱、左旋-黑麦草内酯、无羁萜、β-谷甾醇、黄酮苷等。

药理:对金黄色葡萄球菌、大肠杆菌等有抑制作用。

临床报道:治疗急性病毒性肝炎,用全草 30~60克水煎服,每日 2 次,15~20 日为 1 个疗程。治疗 100 例,肝功能恢复正常。

夏 枯 草 《本经》

【来源】为唇形科多年生草本植物夏枯草 *Prunella vulgaris* L. 的果穗或全草。全国多数地区均产,主产于浙江、江苏、安徽、河南等省。夏季当果穗半枯时采收。晒干入药。

【处方用名】夏枯草

【性能概要】味辛、苦,性寒。归肝经。本品辛散结气,苦寒泄热,故有清肝火,散郁结功效。目为肝窍,肝火得清则阴血上荣于目,故又能明目。常用于肝火上升,头痛、眩晕、目赤肿痛,及阴血不足,虚火上冲,目珠作痛等症。用治肝郁化火,炼液为痰,痰火结聚,所致瘰疬、瘿瘤等症,又有清肝散结的作用。此外,还可用于防治高血压。

【功效主治简表】

$$夏枯草\begin{cases}清肝火—肝火上升,头痛、眩晕、目赤肿痛 \\ 散郁结—瘰疬、瘿瘤 \\ 降血压—高血压病\end{cases}$$

【配伍应用】

1. 用于肝火上升,头痛、眩晕、目赤肿痛,可与牛膝、龙胆草、羚羊角等同用。用于肝郁血虚,目珠作痛,至夜尤甚者,宜与香附、生地、枸杞子等养血疏郁药配伍;若阴虚阳亢,头痛眩晕,又可配杜仲、牛膝、石决明等同用。目前还用于防治高血压。

2. 用于瘰疬、瘿瘤,如《外科经验方》治瘰疬,不问已溃未溃,或日久成瘘者,单用夏枯草熬膏内服,并以膏外涂患处,虚者兼以十全大补汤加香附、贝母投之;治瘿瘤,则多与海藻、昆布、玄参等软坚散结之品合用。现试用本品防治淋巴结炎、淋巴结核及淋巴系统肿瘤。

【用量用法】内服:10~15克;或以大量熬膏,内服、外涂。

【本草摘要】

《神农本草经》:"主寒热、瘰疬、鼠瘘、头疮,破癥,散瘿结气,脚肿湿痹。"

《本草经疏》:"为瘰疬鼠瘘之要药","治乳痈、乳岩。"

《本草图解》:"夏枯草苦辛微寒,独入厥阴,消瘰疬,散结气,止目珠痛。"

【现代研究】

成分:含熊果酸、齐墩果酸、芸香苷等。

药理:有降压、降血糖作用;有抗菌、抗病毒、抗细胞毒、抗炎作用;对结核病变有减轻作用。

临床报道:治疗渗出性胸膜炎,用夏枯草水煎剂治疗9例,7例痊愈,2例好转,平均住院35.6天。对治疗肺结核浸润型、慢性纤维空洞型及血型布散型,均有一定效果。

决 明 子 《本经》

【来源】为豆科一年生草本植物小决明 Cassia tora L. 或决明 Cassia obtusifolia L. 的成熟种子。主产于安徽、四川、浙江、广东等省。我国南北各地常有栽培。秋季种子成熟时采收,晒干,打下种子除去杂质。生用或炒用。

【处方用名】决明子　草决明

【性能概要】味甘、苦、咸，性微寒。归肝、肾经。本品功能清泄肝火，兼益肾阴，目为肝窍，瞳子属肾，故为明目之佳品，凡肝经郁火，头痛、目赤，或肝肾阴亏，目暗不明，均可用之；又能润肠通便，用于内热肠燥便秘，功效亦良。

夏枯草、决明子均能清肝明目，同可用治肝热目疾。夏枯草兼养肝血，决明子能益肾阴，若肝肾不足，头痛、眩晕、目暗不明，两药也常同用。然夏枯草善降肝火，散结气，为治瘰疬、瘿瘤之要药；决明子又能滑肠通便，为治疗内热便秘之佳品。

【功效主治简表】

决明子 {
清肝明目 { 肝火上升，目赤、头痛
　　　　　肝肾阴亏，目暗不明
润肠通便—肠燥便秘
}

【配伍应用】

1. 用于肝胆郁热而致目赤头痛、羞明多泪，如《证治准绳》方，单用本品内服，治目赤多泪；也可配伍菊花、黄芩、石决明等同用。用于肝肾阴亏，目暗不明者，常配枸杞子、沙苑子、女贞子等同用。

2. 用于内热肠燥大便秘结，或习惯性便秘，可单用本品煎服。

此外，有降血压、降血脂作用，用治高血压及高脂血症，均有一定疗效。

【用量用法】内服：10～30克。用于通便不宜久煎。通便、降脂均生用。

【本草摘要】

《神农本草经》："主青盲，目淫，肤赤，白膜，眼赤痛，泪出。"

《药性本草》："治肝热风，眼赤泪。"

《本草求真》："除风散热。凡人目泪不收，眼病不止，多属风热内淫……故为治目收泪止痛要药。"

【现代研究】

成分：含大黄酚、大黄素、芦荟大黄素及决明素、决明内脂等。

药理：有降压、降脂、抗血小板聚集、保肝作用；有抗菌、抑制真菌作用；有泻下、利尿等作用。

临床报道：降低血清胆固醇，用决明子煎剂、糖浆、片剂共治疗100例，2周内有82%降至正常水平，4周内有96%降至正常水平，总有效率98%。

密　蒙　花 《开宝本草》

【来源】为马钱科落叶灌木密蒙花树 *Buddleja officinalis* Maxim. 的花蕾及花序。主产于湖北、四川、陕西、河南、广东、广西、云南等省区。春、秋采收。晒干入药。

【处方用名】密蒙花

【性能概要】味甘、性微寒。归肝经。本品甘寒清养,能养血除热,既可清肝热退翳膜,用治肝热目赤、多眵多泪、羞明翳障;又能养肝血明目,用治肝血亏虚,视物昏花。

【功效主治简表】

密蒙花 $\begin{cases} 清肝退翳——肝火上攻,目赤翳障 \\ 养血明目——肝血亏虚,视物昏花 \end{cases}$

【配伍应用】

1、用于肝火上攻,目赤肿痛、多眵多泪、羞明翳障等症,多与木贼、菊花、白蒺藜等同用,如《和剂局方》密蒙花散。

2. 用于肝血亏虚,视物昏花等症,常与枸杞子、菟丝子、桑椹等同用。

【用量用法】内服:3～10克。

【本草摘要】

《开宝本草》:"主青盲肤翳,赤涩多眵泪,消目中赤脉,小儿麸豆及疳气攻眼。"

《本草经疏》:"密蒙花为厥阴肝家正药,所主无非肝虚有热所致,盖肝开窍于目,目得血而能视,肝血虚则为青盲肤翳,肝热甚则为赤肿,眵泪赤脉,及小儿痘疹余毒,疳气攻眼。此药甘以补血,寒以除热,肝血足而诸证无不愈矣。"

【现代研究】

成分:含醉鱼草苷、刺槐素等多种黄酮类。

药理:有抗炎、解痉作用;有轻度的促进胆汁分泌、利尿等作用。

青　葙　子 《本经》

【来源】为苋科一年生草本植物青葙 Celosia argentea L. 的成熟种子。主产于我国中部及南部各省。秋季种子成熟时割下全株或剪下果穗,搓出种子,除去杂质,晒干。

【处方用名】青葙子

【性能概要】味苦,性微寒。归肝经。本品苦寒沉降,功专清肝凉血、明目退翳,主要用于肝火上炎,热毒冲眼所致的目赤肿痛、目生翳膜、视物昏暗等症。

密蒙花、青葙子均能清肝明目退翳,同可用治目赤翳障。然密蒙花兼养肝血,清中有补,还可用治肝虚目盲,故虚实目疾均可选用;青葙子苦寒沉降,清肝明目,唯肝火上攻,热毒冲眼,用之为宜。

【功效主治简表】

青葙子:清肝明目——肝火上攻,目赤肿痛、翳障

【配伍应用】

用于肝热,目赤翳障、视物昏暗,常与决明子、菊花、密蒙花同用。

【用量用法】内服:3～15克。

【使用注意】本品有扩散瞳孔的作用,故青光眼及瞳孔散大者忌用。

【本草摘要】

《神农本草经》：“主邪气，皮肤中热，风瘙身痒，杀三虫……主口唇青。”

《药性本草》：“治肝脏热毒冲眼，赤障、青盲、翳肿。”

《本草正》：“能清肝火血热，故治赤眼，退赤障，消翳肿，镇肝明耳目。”

【现代研究】

成分：含脂肪油、硝酸钾、烟酸等。

药理：有降血压、扩瞳作用。

临床报道：治疗高血压，用青葙子1两水煎。共5例，经1周治疗后，血压从160～230/100～135毫米汞柱降至125～145/78～90毫米汞柱。

谷 精 草 《开宝本草》

【来源】为谷精草科一年生矮小草本植物谷精草 *Eriocaulon buergerianum* Koern. 的干燥全草。主产于浙江、江苏、安徽、江西、湖南、广东、广西等省区。秋季采收，拔取全草或剪下花序，晒干切段。

【处方用名】谷精草 谷精珠

【性能概要】味甘、性平。归肝、胃经。本品善于疏散风热而有明目退翳之效，为眼科常用药。适用于风热目疾，肿痛羞明、目翳遮睛等症；兼散风以止痛，还可用治头风作痛、喉痹、牙痛等症。

谷精草、木贼草均能疏散风热，退翳明目，均可用治肝经风热，目赤翳障。然木贼草疏散风热较强，且能发汗，故目疾兼有表证者用之为宜；而谷精草善除星翳，有移星草之称。

【功效主治简表】

谷精草：疏散风热，明目退翳 { 风热目疾，目赤翳障 / 头风、齿痛

【配伍应用】

用于目赤翳障、头风、齿痛，可与龙胆草、赤芍、生地、牛蒡子、荆芥等散风、清肝、凉血药配伍，如《证治准绳》谷精龙胆散。

【用量用法】内服：4.5～10克。

【本草摘要】

《开宝本草》：“主疗喉痹，齿风痛，及诸疮疥。”

《本草纲目》：“凡治目中诸病，加而用之甚良。明目退翳之功，似在菊花之上也。”

【现代研究】

药理：对多种皮肤真菌有抑制作用，对绿脓杆菌有抗菌作用。

夜 明 砂 《本经》

【来源】为蝙蝠科动物蝙蝠 *Vespertilio superans* Thomas 的多种蝙蝠的干燥粪

便。主产于浙江、江西、江苏、广西、河南、甘肃、辽宁等省区。全年可采,以夏季为宜。到山洞中铲取,除去泥土,拣净杂质,晒干。

【处方用名】夜明砂

【性能概要】味辛,性寒。归肝经。本品为肝经血分药,辛散血瘀,寒清血热,故有清肝明目,散瘀消积功效。主要用于目疾,如肝热目赤、雀目、青盲、内外翳障等症;也可用于疳积及瘀血作痛等症,亦取其散瘀消积功效。

【功效主治简表】

夜明砂:清肝明目,散瘀消积 {肝热目赤、白睛溢血 / 小儿疳积腹痛

【配伍应用】

1. 用于肝热目赤,尤以治白睛溢血功效良好,可单用炒微焦,研细,冲服;也可配伍黄芩、赤芍、白茅根、丹皮等药同用。治雀目、内外障翳,多以本品研末,纳入猪肝内,煮食饮汁,或配伍石决明、猪肝同用,如《玄机启微》决明夜灵散。

2. 用于小儿疳积腹痛,则与陈皮、鸡内金、神曲等行气消积之品同用。

【用量用法】内服:3~10克。

【使用注意】因能散血消积,孕妇慎用。

【本草摘要】

《神农本草经》:"主面痈肿,皮肤洒洒时痛,腹中血气,破寒热积聚,除惊悸。"

《本草衍义》:"治疳有效。"

《本草纲目》:"治目盲,障翳,明目,除疟。"

《本草求真》:"入肝经血分活血,为治目盲障翳之圣药。凡人目生障翳,多缘肝有血积,以致上攻于目,其或见为惊疳疟蛊,血气腹痛,得此辛以散邪,寒以胜热,则血自活,而病无不可愈。"

【现代研究】

成分:含尿素、尿酸、胆固醇等。

临床报道:白睛溢血反复不止,用一般药不见效时,可以本品配入辨证方中,即可达到治疗目的。若制成散剂吞服,疗效较好,可先拣净砂石,再焙干或炒燥研细,每服1.5克,每日1~2次,装入胶囊,用温开水送服。

熊　　胆 《药性本草》

【来源】为熊科动物黑熊 Selenarctos thibetanus G. Cuvier 或棕熊 Ursus arctos L. 的干燥胆汁。主产于黑龙江、云南、吉林等省,以云南产的"云胆"品质最优。一般在冬季捕捉,捕获后,剖腹取胆囊,小心剥去附着的油脂,用木板夹扁,悬挂于通风处阴干。临用时敲碎,从中取干燥胆汁,习称"胆仁"。

【处方用名】熊胆

【性能概要】味苦,性寒。归肝、胆、心经。本品苦寒清降,长于清泄肝、胆、

心经之郁热而明目,止痉,解毒。适用于肝热目赤肿痛、羞明、翳障;火毒疮疡肿痛;以及热盛惊痫、抽搐等症。

【功效主治简表】

熊胆 { 清热明目—目赤肿痛、翳障
解毒—火毒疮疡、痔疮、肿毒
止痉—肝热生风、惊风抽搐、癫痫、子痫

【配伍应用】

1. 用于肝热目赤肿痛、羞明,或生翳障,可单用本品制成滴眼剂外用,亦可与菊花、黄连、草决明等配伍,制丸、散内服。

2. 用于火毒疮肿、痔疾等症。如治痔疮肿痛,《外台秘要》单用本品涂于患处;《寿域方》则配以少许冰片,与熊胆汁调匀涂敷。

3. 用于热盛惊风、癫痫、抽搐等症。如孟诜方治小儿惊癫,以竹沥化服本品;《世事百谈》记载有用本品以温开水化服,治子痫。

【用量用法】内服:0.9~2.4克,多作丸散,不宜入汤剂。外用:适量。

【本草摘要】

《药性本草》:"主小儿五疳,杀虫,治恶疮。"

《本草纲目》:"退热,清心,平肝,明目去翳。"

《本草从新》:"凉心,平肝,明目,杀虫,治惊痫五痔。"

【现代研究】

成分:主含胆汁酸类的碱金属盐,又含胆固醇及胆色素。熊脱氧胆酸为鹅脱氧胆酸的立体异构物,乃熊胆的特殊成分,可与其他兽的胆相区别。

药理:有利胆、溶石、解痉作用,其中对肠管的解痉作用原理与罂粟碱相似;还有解毒、抗惊厥等作用。

第二节 清热凉血药

清热凉血药,具有清解营分、血分热邪的作用,适用于血热妄行,吐血、衄血、便血等多种出血,或发斑发疹,以及舌绛、神烦、神昏谵语等症。

热邪入于营血,往往伤阴耗液,或温热病后期,阴液耗损,口燥咽干、夜热早凉,或骨蒸劳热、潮热盗汗等症,皆为阴虚发热。在清热凉血药中,部分药物兼具养阴作用,故又可用于阴虚内热。

犀 角 《本经》

【来源】为犀科动物犀牛的角,分暹罗角和广角两类。暹罗角的原动物为亚洲产的印度犀 *Rhinoceros unicornis* L. 或爪哇犀 *R. sondaicus* Desmarest,以及苏门

答腊犀 *R. sumatrensis*（Fischer）。广角的原动物为非洲产的黑犀 *R. bicornis* L. 和白犀 *R. simus* Burchell。暹罗角主产于印度、尼泊尔、缅甸、泰国、马来西亚，及印度尼西亚等地。广角主产于非洲东部及东南部。犀角均系进口药材。捕捉后，截取其角，镑片、锉粉或磨汁服用。

【处方用名】犀角　犀角粉　犀角尖　乌犀尖

【性能概要】味咸、苦，性寒。归心、肝、胃经。本品入营入血，善清心、肝、胃三经血分实热而凉血解毒，为解散血分热毒之专药。故凡热病邪盛火炽，高热神昏、谵语惊狂、小儿惊厥抽搐，用之则有清心定惊之功；邪入营血，迫血妄行，吐衄下血、斑疹发黄者，用之则有凉血解毒之效；并可用于热毒壅盛之疮痈肿毒。

犀角、石膏均为清热要药，热病高热不退时多用之。但犀角主清血分实热，石膏则主清气分实热，若热病高热，而气血两燔者，犀角、石膏同用则功效更佳。

由于犀角药原逐渐稀少，必须寻找代用药物。据《名医别录》载，水牛角"治时气寒热头痛"，《日华子本草》说，水牛角"煎汁，治热毒风及壮热"。据现代临床及药理研究认为，水牛角与犀角功效相似而药力稍逊，可为犀角之代用品。

又据《本草纲目》记载，"瑇瑁（玳瑁）解毒清热之功同于犀角"，现代临床上也可作为犀角的代用品，用于血分热毒亢盛之证。

【功效主治简表】

$$犀角\begin{cases}清心定惊——热入营血，神昏谵语、惊厥抽搐\\凉血解毒——斑疹、发黄、吐衄、下血\end{cases}$$

【配伍应用】

1. 用于外感热病，热入营血，高热神昏、心烦不寐、舌绛口干，常与黄连、生地、丹参等同用，如《温病条辨》清营汤。若热盛火炽，内灼心肝，神昏谵语、惊厥抽搐，又常与羚羊角、磁石、石膏、麝香等镇痉开窍、清热解毒之品同用，如《和剂局方》紫雪散。二方均以本品为主药。

2. 用于热入营血，血热伤络，迫血妄行所致的斑疹、发黄、吐衄、下血，均可使用本品配生地黄、牡丹皮、赤芍同用，如《千金方》犀角地黄汤。若气血两燔，高热神昏、斑疹、吐衄，又可配石膏、知母、玄参或大青叶、栀子等同用，如《温病条辨》化斑汤、《伤寒类证活人书括》犀角大青汤。

在临床上，严重感染所引起的中毒性肺炎并发中毒性肝炎，由于火毒亢盛，烈焰内炽，耗营动血，灼肝扰神而致高热、大渴、舌绛、斑疹、黄疸、吐血、衄血、烦躁神昏、动风抽搐、舌卷、肢厥者，常在抢救休克的同时，配合以犀角为重要成分的安宫牛黄丸、紫雪散、至宝丹等，也为取犀角凉血解毒、清心定惊之功。

【用量用法】内服：1.5～6克，磨汁或锉末冲服为佳。水牛角用量一般为犀角的5～10倍。玳瑁用量为10～15克。

【使用注意】"十九畏"有不宜与川、草乌同用之说。非实热证不宜用；孕妇慎用。

【本草摘要】

《神农本草经》:"治百毒,瘴气。"

《名医别录》:"疗伤寒,瘟疫,头痛寒热,诸毒气。"

《本草纲目》:"磨汁治吐血、衄血、下血及伤寒蓄血发狂谵语,发黄发斑……泻肝凉心,清胃解毒。"

【现代研究】

成分:主要成分为角蛋白,还含其他蛋白质、肽类等。

药理:有强心作用;对血压作用先上升、后下降,然后持续上升;对肠管有兴奋作用。

生 地 黄 《本经》

【来源】为玄参科多年生草本植物地黄 *Rehmannia glutinosa* Libosch. 的新鲜或干燥块根。主产于河南、浙江等地。产于河南者称怀地黄,质量较好。秋季采挖,洗净,置火炕上缓缓焙烘,逐渐干燥而颜色变黑,焙至八成干时用手搓捻,使成圆形,即干地黄,习称生地。鲜用者(鲜生地),将鲜地黄贮存于沙土中备用。

【处方用名】生地黄 大生地 细生地 鲜生地

【性能概要】味甘、苦,性寒。归心、肝、肾经。本品甘寒质润,苦以泄热,为滋阴清热凉血之要药。阴亏则火旺,血热则妄行,本品滋阴凉血,血凉则静,所以又有凉血止血的功效。故适用于热病伤阴,舌绛烦渴、便秘尿赤;阴亏血虚、心烦内热、骨蒸、消渴;以及阴虚血热之吐衄下血、发斑发疹等症。

生地黄有干品、鲜品之分。鲜地黄,味甘苦,性大寒,作用与干生地相似,滋阴之力稍逊,而清热凉血,解渴除烦之功过之,故尤宜于热病伤阴,舌绛、烦渴、斑疹及血热妄行的吐衄下血之证。

生地、犀角皆为凉血清热之品,常同用于血分实热证。但犀角以解毒为优,生地则以滋阴为胜,故血热毒盛者宜用犀角,而阴血不足者宜用生地黄。

【功效主治简表】

生地黄 { 滋阴清热 { 热病伤阴,舌绛烦渴 / 津亏便秘 / 消渴证 } 凉血 { 血热吐衄下血 / 发斑、发疹 } }

【配伍应用】

1. 用于外感热病,热入营血,身热、口干、舌红或绛者,多与玄参、金银花等凉血、养阴、散热药配伍,如《温病条辨》清营汤。用于热甚伤阴,津亏便秘者,可与玄参、麦冬合用,以增水行舟,如《温病条辨》增液汤。用于内热消渴,每与天冬、枸杞子、山药等滋阴生津之品配伍。用于热病后期,低热不退及骨蒸劳热,多与青蒿、鳖甲同用,如《温病条辨》青蒿鳖甲汤。

2.用于血热妄行的吐衄、下血等症,常与侧柏叶、茜草等凉血止血药配伍,如《妇人良方》四生丸。用于热入营血,血热毒盛的斑疹紫黑,可与犀角、丹皮、赤芍同用,如《千金方》犀角地黄汤。

【用量用法】内服:15~30克,鲜品加倍。酒炒可减弱寒凉腻滞之性;炒炭用于止血。

【使用注意】脾虚湿盛,腹满便溏者,不宜用。

【本草摘要】

《神农本草经》:"主折跌绝筋,伤中,逐血痹,填骨髓,长肌肉,作汤除寒热积聚,除痹。生者尤良。"

《日华子本草》:"治惊悸劳劣,心肺损,吐血,鼻衄,妇人崩中血晕。"

《珍珠囊》:"凉血,生血,补肾水真阴。"

《本草求真》:"生地黄未经蒸焙,掘起即用,甘苦大寒,故凡吐血、咯血、衄血、蓄血、溺血、崩中带下,审其证果因于热盛者,无不用此调治……洗净捣汁饮,或用酒制,以免伤胃。忌铁。"

【现代研究】

成分:含地黄素、木蜜醇、维生素A类物质。

药理:有抗炎、降血糖作用;有皮质激素样免疫抑制作用;有强心、利尿、降压、保肝、抗真菌、抗肿瘤等作用。

临床报道:治疗月经过多,用生地、熟地各30~50克,黄酒100毫升,加水100~200毫升,煎后早晚分服。治疗68例,有效率88.2%。另对治疗希恩(Shechan)病、脊柱肥大症有效。外用治疗麦粒肿、霰粒肿、急性眼部外伤、耳部疾病也有效。

牡 丹 皮《本经》

【来源】为毛茛科多年生落叶小灌木植物牡丹 Paeonia suffruticosa Andr. 的根皮。分布于河北、河南、山东、四川、陕西、甘肃等地。全国各地均有栽培。秋季或初春采挖3~5年的牡丹,洗净泥土,除去泥土及茎苗,剥去茎皮,晒干。切段生用。

【处方用名】牡丹皮 粉丹皮 丹皮

【性能概要】味苦、辛,性微寒。归心、肝、肾经。本品善入血分,既能清热凉血,又能活血散瘀,具有凉血止血而不瘀滞,散瘀活血而不妄行的特点,凡血热而兼瘀滞之证,均可用之。常用于热病斑疹、血热吐衄、血滞经闭、疮痈肿痛、损伤瘀血等症。本品辛寒,用于阴虚发热、无汗骨蒸,有除蒸退热作用。

牡丹皮、桂枝均可活血通脉,除血脉中瘀阻,但有寒、热之别。正如《本经疏证》云:"桂枝气温,故所通者血脉中寒滞;牡丹气寒,故所通者血脉中结热。"

【功效主治简表】

牡丹皮 { 清热凉血 { 热病斑疹 / 血热吐衄 / 月经先期 / 经前发热 / 阴虚发热 / 活血散瘀 { 瘀血经闭 / 疮痈肿毒 / 癥瘕积聚 / 跌打损伤

【配伍应用】

1. 用于外感热病,邪入营血,高热舌绛、斑疹吐衄,常与犀角、地黄、赤芍同用,如《千金方》犀角地黄汤。用于阴虚发热,夜热早凉、无汗骨蒸,常与青蒿、知母、鳖甲等同用,如《温病条辨》青蒿鳖甲汤。用于妇女血虚,经前发热、月经先期,常与青蒿、地骨皮、黄柏、熟地、白芍等同用,如《傅青主女科》清经散。

2. 用于瘀血经闭、癥瘕积聚,常与桃仁、赤芍、桂枝同用,如《金匮要略》桂枝茯苓丸。用于火毒疮疡,又有清热凉血、散瘀消肿之效,多配大黄、冬瓜仁、桃仁等同用,如《金匮要略》大黄牡丹汤;若治热毒壅盛之肠痈,酌加银花、连翘、蒲公英、红藤、败酱草效果更佳。用于跌打损伤,瘀血肿痛,可配赤芍、乳香、没药等同用,以疗伤散瘀止痛。

【用量用法】内服:6～12克。炒炭用于止血。

【使用注意】能活血通经,孕妇及月经过多者不宜使用。

【本草摘要】

《神农本草经》:"主寒热,中风瘈疭、痉、惊痫邪气,除坚癥瘀血留舍肠胃,安五脏,疗痈疮。"

《药性本草》:"治女子经脉不通,血沥腰疼。"

《珍珠囊》:"治肠胃积血、衄血、吐血、无汗之骨蒸。"

《本草纲目》:"治血中伏火,除烦热。"

【现代研究】

成分:含牡丹酚、牡丹酚苷、芍药苷、挥发油等。

药理:具有镇静、催眠、镇痛、退热作用;有降血压、降低血管通透性、消除足趾浮肿的作用;对多种细菌及皮肤真菌有抑制作用。

临床报道:①治疗高血压,牡丹皮每日1～1.5两,水煎分3次服。治疗20例,一般服5天左右血压即有明显下降,症状改善。②治疗过敏性鼻炎,用10%牡丹皮煎液,每晚服50毫升,10天为1个疗程。治疗31例,痊愈12例。③用于紫癜,重用丹皮组成复方,治疗原发性

89

血小板减少性紫癜32例,效果尚佳。

赤 芍 《本经集注》

【来源】为毛茛科多年生草本植物毛果赤芍(川赤芍)*Paeonia veitchii* Lynch 或芍药 *Paeonia lactiflora* Pall. 的根。主产于内蒙古、四川及东北各地。秋季采挖,除去根茎、须根及支根,洗净泥土晒干(四川省有刮去粗皮再晒干者)。切片生用或炒用。

【处方用名】赤芍 赤芍药 京赤芍

【性能概要】味苦,性寒。归肝经。本品苦寒主入肝经,善走血分,有清热凉血,散瘀止痛,清肝泄火之功。故可用治温热入营,斑疹、吐衄;经闭、癥瘕、跌打损伤、痈肿疮疡;以及肝郁化火,目赤胁痛。总之,凡血热、血瘀、肝火所致诸证,均可用之。

芍药在《本经》无赤白之分,宋代《图经本草》始有金芍药(白芍)、木芍药(赤芍)之名。陈无己曰:"白补而赤泻,白收而赤散",后事医家才分别应用。

丹皮、赤芍均能清热凉血,活血散瘀,均可用治斑疹、吐衄、血滞经闭、跌打损伤、痈肿疮毒等症。但丹皮长于凉血除蒸,既可用于血分实热,又可用于虚热骨蒸;而赤芍只用于血分实热,且以活血止痛见长,兼清肝火,还可用治肝热目赤、肝郁胁痛。

【功效主治简表】

```
        ┌ 清热凉血 ┬ 热病斑疹
        │          └ 血热吐衄
赤芍 ┤ 散瘀止痛 ┬ 血滞经闭、痛经
        │          ├ 跌打损伤
        │          └ 痈肿疮疡
        └ 清肝泄火—肝火上攻,目赤肿痛、胁痛
```

【配伍应用】

1. 用于温邪入营,发热、舌绛、身发斑疹及血热吐衄等症,常与犀角、生地、丹皮同用,如《千金方》犀角地黄汤。

2. 用于血热瘀滞,经闭、痛经,常与丹参、泽兰、益母草等同用。用于跌打损伤,瘀血肿痛,又当配乳香、没药、血竭等散瘀止痛之品同用。用于痈疽疮毒,红肿热痛,配银花、连翘、栀子等清热解毒药同用。

3. 用于肝火上攻,目赤肿痛,常配菊花、夏枯草、决明子等同用。若肝郁气滞血瘀所致胁痛者,本品又常配柴胡、香附、陈皮等同用。

【用量用法】内服:6~15克。

【使用注意】反藜芦。

【本草摘要】

《本草品汇精要》:"利小便,下气,行经,通顺血脉,散恶血,消痈肿,主治血,止痛。"

《滇南本草》:"泻脾火,降气,行血,破瘀,散血块,止腹痛,退血热,攻痈疮。"

《药品化义》:"泻肝火。"

【现代研究】

成分:含芍药苷、芍药碱、芍药醇、挥发油、苯甲酸等。

药理:有解痉、抗惊厥、镇痛、镇静、解热作用;有抗炎、抗菌、抗病毒、抗肿瘤作用;并有降血压、抗血小板聚集、抗血栓形成、抗溃疡和增加冠脉流量、改善微循环等作用。

临床报道:用于治疗冠心病、肺心病、急性脑血栓有效。治疗急性黄疸型病毒性肝炎、血栓性深静脉炎、急性乳腺炎,以及紫癜性苔藓样皮炎也有效。

紫　　草 《本经》

【来源】为紫草科多年生草本植物新疆紫草 *Arnebia euchroma*(Royle)Johnst. 或内蒙紫草 *A. guttata* Bunge 的干燥根。前者习称软紫草,主产于新疆、西藏等地;后者习称蒙紫草,主产于新疆、甘肃、内蒙古等地。春、秋两季采挖,除去泥沙,干燥。

【处方用名】紫草　紫草根　老紫草

【性能概要】味咸、甘,性寒。归心、肝经。本品甘寒清热,咸能入血,功能凉血活血,解毒透疹,兼可利尿滑肠。凡因血热毒盛而斑疹不透者,用之能凉血解毒,尤适用于斑疹紫黑、二便闭涩之证,可使二便通利、血凉疹透。此外,尚可用治痈肿疮疡,毒盛便秘之证。又以本品熬膏外敷,可治湿疮、溃疡、烫伤。

【功效主治简表】

紫草 { 凉血活血、解毒透疹—血热毒盛,斑疹不透
　　　 疗疮—痈肿疮毒、湿疮、溃疡、烫伤

【配伍应用】

1. 用于血热毒盛,痘疹欲出不透,或斑疹因血热毒盛而色不红活等症,可与大青叶、牛蒡子、连翘、黄连、葛根、红花等凉血解毒、活血透疹药配伍,如《麻科活人书》当归红花散。

2. 用于痈肿溃疡、水火烫伤、冻伤等症,可与当归、白芷、血竭等配伍,熬膏外敷,如《外科正宗》生肌玉红膏。

【用量用法】内服:3~10克。外用:适量,熬膏外敷。

【使用注意】本品寒滑,故脾虚便溏者忌服。

【本草摘要】

《神农本草经》:"主心腹邪气,五疸,补中益气,利九窍,通水道。"

《名医别录》:"疗腹肿胀满痛。以合膏,疗小儿疮及面皶。"

《本草纲目》:"其功长于凉血活血,利大小肠,故痘疹欲出未出,血热毒盛,大便闭涩者宜

91

用之,已出而紫黑便闭者也可用。若已出而红活,及白陷大便利者,切宜忌之。"

【现代研究】

成分:含紫草素、去氧紫草素、乙酰紫草素、异戊酰紫草素等。

药理:有解热、镇痛、镇静作用;有强心、护肝、兴奋子宫、抗生育、促进肉芽组织增生及创伤愈合作用;并有抗炎、抗菌、抗肿瘤等作用。

临床报道:①治疗急慢性肝炎,从紫草根中提取紫草红素制成0.2%注射液,肌肉注射每日1~2次,每次2毫升。治疗黄疸型传染性肝炎13例,均治愈;急性无黄疸型传染性肝炎157例,治愈139例;慢性肝炎113例,治愈84例;此外肝硬化4例,也均取得一定疗效。②治疗婴儿皮炎、外阴湿疹、阴道炎及子宫颈炎,采用2%、10%、20%、40%的紫草菜油浸剂外涂,均取得良好疗效。③治疗玫瑰糠疹,用紫草每日0.5~1两水煎服,10日为1个疗程。观察70例,痊愈37例,好转25例,无效8例,平均服药9天,最多不超过2个月。另对外用治疗扁平疣、脓耳等也有效。

地 骨 皮 《本经》

【来源】为茄科落叶灌木植物枸杞 Lycium chinense Mill. 或宁夏枸杞 Lycium barbarum L. 的根皮。全国大部分地区有生产。春初或秋后采挖根部,洗净,剥取根皮,晒干。

【处方用名】地骨皮

【性能概要】味甘、性寒。归肺、肾经。本品清热凉血,降肺火,退肝肾虚热,为退热除蒸佳品。用治肺热咳喘、烦热消渴,有清肺止咳,除烦解渴之功;用治阴虚发热、有汗骨蒸,有除蒸退热之效。此外,用于血热妄行的吐衄、尿血,有凉血止血作用。

地骨皮、牡丹皮均能凉血退蒸,可治阴虚发热,但二者有所区别。《本草求真》曰:"丹皮味辛,能治无汗骨蒸,此(地骨皮)味甘,能治有汗骨蒸。"另外,地骨皮长于清泄肺热;丹皮则长于清泄肝火,且有活血散瘀作用。

【功效主治简表】

地骨皮 —
- 清虚热 — 阴虚发热 / 骨蒸潮热
- 清肺火 — 肺热咳喘 / 烦热消渴
- 凉血止血 — 血热吐衄、尿血

【配伍应用】

1. 用于虚劳发热、有汗骨蒸,可与知母、青蒿、鳖甲、银柴胡配伍,如《证治准绳》清骨散。

2. 用于肺热咳嗽、喘息,可配伍桑白皮、粳米、甘草等同用,如《小儿药证直诀》泻白散,热去肺清喘咳自止。

3. 用于血热吐衄、小便出血,古方有用鲜地骨皮捣汁服或煎服。

此外,本品略有生津作用,还可用治内热消渴,如民间配玉米须同用,治消渴尿多。

【用量用法】内服:6~12克。

【本草摘要】

《食疗本草》:"去骨热消渴。"

《用药法象》:"治传尸有汗之骨蒸。"

《本草纲目》:"去下焦肝肾虚热。"

【现代研究】

成分:含甜菜碱、β-谷甾醇、桂皮酸、亚油醇、亚麻酸等。

药理:有解热、镇痛、降压、降血糖、升高白细胞作用;有兴奋子宫及抗菌作用,对与上呼吸道感染有关的病毒株有抑制细胞病变作用。

临床报道:①治疗高血压,每日鲜根皮或全根2两(干皮1两)水煎分2次服,连服30天为1个疗程。治疗1~3期患者36例,显效20例,有效5例。②治疗疟疾,鲜皮1两,茶叶1钱,煎水后于发作前2~3小时顿服。试用150例,其中145例均抑制发作,有的服1剂即见效。

白　薇 《本经》

【来源】为萝藦科多年生草本植物直立白薇 *Cynanchum atratum* Bge. 或生白薇 *Cynanchum versicolor* Bge. 的根及根茎。主产于山东、辽宁、安徽,另外湖北、江苏、浙江、福建、甘肃、河北等地亦产。早春、晚秋均可采收,秋采者为佳。掘出后除去地上部分,洗净晒干。润透切断入药。

【处方用名】白薇　嫩白薇　香白薇

【性能概要】味苦、咸,性寒。归胃、肝经。本品苦能降泄,咸能入血,寒能清热,故能入营分清血热,而有益阴除烦之功效。常用于温邪入营,久热不退,及阴虚发热、妇人产后阴虚烦热、月经先期等;又有利尿通淋作用,用治因血热阴虚而致热淋、血淋等症。

【功效主治简表】

$$
白薇 \begin{cases} 清热凉血 \begin{cases} 温邪入营,久热不退 \\ 阴虚发热 \\ 月经先期 \end{cases} \\ 利尿通淋——热淋、血淋 \end{cases}
$$

【配伍应用】

1. 用于热病邪入营分,身热经久不退,可与生地黄、赤芍、青蒿等配伍。用于阴虚发热、骨蒸盗汗,多与地骨皮、牡丹皮等同用。用于产后虚烦呕逆者,可配伍竹茹、石膏、甘草等,如《金匮要略》竹皮大丸。

2. 用于热淋、血淋。如《千金方》治胎产前后的热淋、血淋,配白芍等份为末冲服;亦可与淡竹叶、生地、滑石等配伍。

【用量用法】内服:3～10克。

【使用注意】脾胃虚寒,食少便溏者,不宜服。

【本草摘要】

《神农本草经》:"主暴中风,身热肢满……寒热酸痛,温疟洗洗,发作有时。"

《本草纲目》:"治风温灼热多眠,及热淋、遗尿。"

《本草必用》:"凡天行热病后,余热未清,及温疟、瘅疟,久而不解者,必属阴虚……俱宜加入。"

《重庆堂随笔》:"凉降,清血热,为女科要药;湿热证邪入血分者亦宜用之。"

【现代研究】

成分:含白薇素、挥发油、强心苷等。

药理:有退热、抗炎作用;白薇油能直接加强心肌收缩。

临床报道:治疗外感热病,在辨证分型用药基础上加白薇5～15克,煎服。治疗95例,治愈74%,有效21%,无效5%。

银 柴 胡《本草纲目拾遗》

【来源】为石竹科多年生草本植物银柴胡 *Stellaria dichotoma* L. var. *lanceolata* Bge. 的根。分布于陕西、甘肃、内蒙古、宁夏等地。秋季采挖,除去茎、叶及须根,洗净晒干。润透切片。生用。

【处方用名】银柴胡

【性能概要】味甘,性寒。归肝、肾经。本品甘寒益阴,清热凉血,退热而不苦泄,益阴而不升腾,为退虚热、除骨蒸之佳品,兼除小儿疳热。故常用治阴虚发热、骨蒸劳热,及小儿疳热。

银柴胡之名首见《本草纲目》柴胡项下,《本草纲目拾遗》始将柴胡与银柴胡分条论述。银柴胡与柴胡本非一物,功效各异,不得混淆。银柴胡为石竹科植物,功能清热凉血,能退虚热、除疳热,略兼益阴,善治阴虚发热、骨蒸劳热、小儿疳热等证,多以虚热为治;而柴胡为伞形科植物,功能发表退热,善治邪在少阳,往来寒热及疟疾寒热等证,多以实热为治。此外,柴胡又能疏肝解郁,升举阳气,而银柴胡则无此功效。

【功效主治简表】

$$
银柴胡
\begin{cases}
退虚热
\begin{cases}
阴虚发热 \\
骨蒸劳热
\end{cases} \\
除疳热——小儿疳热
\end{cases}
$$

【配伍应用】

1. 用于阴虚发热、骨蒸劳热,可与胡黄连、鳖甲、地骨皮等配伍使用,如《证治准绳》清骨散。

2. 用于小儿疳疾发热、急躁、烦渴等症,可配伍连翘、黄芩、人参等同用,如《证治准绳》柴胡清肝散;也可与胡黄连、鸡内金、党参等清热、消积、健脾药同用。

【用量用法】内服:3～10克。

【本草摘要】

《本草纲目拾遗》:"治虚劳肌热骨蒸,劳疟热从髓出,小儿五疳羸热。"

《本草经疏》:"治劳热骨蒸。"

《本草正义》:"退热而不苦泄,理阴而不升腾,固虚热之良药。"

【现代研究】

成分:含菠菜甾醇、银柴胡环肽、豆甾醇等。

药理:有解热、抗炎、镇痛作用。

白 茅 根 《本经》

附药:白茅花

【来源】为禾本科多年生草本植物白茅 Imperata cylindrica Beauv. var. major (Nees) C. E. Hubb. 的根茎。各地均有分布。春季苗刚出土或秋季苗枯时采挖,洗净、晒干,切成短节。生用或鲜用。

白茅花为白茅的花穗,4～5月花盛开前采收,晒干,备用。

【处方用名】白茅根　鲜茅根　白茅花

【性能概要】味甘、性寒。归心、肺、胃、膀胱经。本品甘寒,入心经走血分,长于清热凉血,止血,可用治血热妄行多种出血证,尤善止尿血;入肺胃经,泄火降逆,生津止渴,可用治热病烦热口渴、胃火哕逆呕吐,以及肺热气逆喘咳;入膀胱经,甘寒渗泄,利尿通淋,泄热结之水肿,利湿热之黄疸。

白茅花,味甘,性平,功能凉血止血,可治吐血、衄血;外敷止创伤出血。内服:10～15克。外用:适量。

芦根、茅根均能生津止渴,清胃止呕,同可用治热病烦渴、胃热呕哕。然芦根偏行气分,长于清热降火,以清透气分邪热;茅根偏走血分,善除血分之热,以清热凉血。

【功效主治简表】

```
        ┌ 凉血止血——吐血、咯血、衄血、尿血
        │              ┌ 热病烦热口渴
白茅根 ┤ 清热生津 ┤ 胃热呕哕
        │              └ 肺热喘咳
        └ 利尿通淋——热淋、血淋、小便不利、湿热黄疸、水肿
```

【配伍应用】

1. 用于血热妄行的吐血、衄血、尿血等症,如《千金方》治吐血,《圣惠方》治鼻衄,《谈野翁方》治尿血,均单以本品取效。临床常用本品配蒲黄、小蓟、旱莲草治尿血;用鲜茅根配鲜小蓟、鲜藕节治咳血;也常配侧柏叶、栀子、丹皮等同用,如《十药神书》十灰散,用治多种血热出血证。

2. 用于热病烦热口渴,常与芦根、天花粉等同用。本品寒不伤胃,甘不腻膈,为清热生津止渴的佳品。

3. 用于湿热壅滞所形成的黄疸、水肿、热淋涩痛。如本品配西瓜皮、玉米须、赤小豆同用,浓煎服,对黄疸、水肿均有效;单用白茅根 250~500 克浓煎服,对水肿(肾炎)有效;又与滑石、瞿麦、石韦等同用,可治湿热小便淋痛。

此外,《小品》茅根汤,以之配葛根,用治热病呕哕;《圣惠方》如神汤,以之配桑白皮同用,治肺热喘咳。目前临床均作辅药使用。

【用量用法】内服:10~16 克,鲜品 30~60 克。

【本草摘要】

《神农本草经》:"主劳伤虚羸,补中益气,除瘀血、血闭寒热,利小便。"

《名医别录》:"下五淋,除客热在肠胃,止渴,坚筋,妇人崩中。"

《本草纲目》:"止吐衄诸血,伤寒哕逆、肺热喘急,水肿,黄疸,解酒毒。"

【现代研究】

成分:含芦竹素、白茅素、苹果酸、草酸、多种糖及柠檬酸等。

药理:有凝血、利尿、镇咳、祛痰作用;对痢疾杆菌有明显抑制作用。白茅花止血作用较明显。

临床报道:治疗急性肾炎,每天用干品 250 克,水煎分 2~3 次服,连服 1~2 周或至痊愈。据数十例观察,服药后通常在 1~5 天内小便明显增多,随之水肿消失,高血压及尿检变化也渐好转而趋正常。证明有较好疗效,可以缩短病程。另对治疗反复发作性鼻衄、流行性出血热也有效。

第三节 清热燥湿药

清热燥湿药能清泄邪热,燥化湿浊,兼具解毒功能。主要用于湿热内蕴或湿邪化热而见胸痞、舌苔黄腻、小便黄少、热泻、热痢等症,亦可用于湿热疮疹、带下诸证。

本类药物苦燥伤阴,一般不适用于津液不足之证,如须用者,当与甘润养阴药物配伍使用,以求两全。

黄 芩《本经》

【来源】为唇形科多年生草本植物黄芩 *Scutellaria baicalensis* Georgi 的根。主

产于河北、山西、内蒙古、河南及陕西等地,春、秋两季采挖,除去残茎、须根,晒干。现多蒸透切片。生用、酒炒或炒炭用。

【处方用名】黄芩　子芩　条芩　枯芩　酒芩　黄芩炭

【性能概要】味苦,性寒。归肺、大肠、小肠、脾、胆经。本品苦能燥湿,寒能清热,善清肺、大肠、小肠、脾、胆诸经之湿热,尤长于清泄肺与大肠之火,具有泻火解毒之效,且可安胎。常用于热病烦热不退、湿热痞满、泻痢腹痛、黄疸;用治肺热咳嗽,以及热积于内而致吐衄下血、痈肿疔疮、目赤肿痛,又有泻火解毒之效;还可用治怀胎蕴热,胎动不安等症。

【功效主治简表】

```
        ┌清热燥湿┬湿温
        │        ├泻痢
        │        └黄疸
黄芩────┤泻火解毒┬肺热咳嗽
        │        └火毒疮疡
        ├止血——血热吐衄下血
        └安胎——胎热不安
```

【配伍应用】

1. 用于湿温或暑温初期,湿热郁阻气机,胸闷腹胀、呕恶尿赤。如湿重于热者,常配滑石、蔻仁、通草等芳化渗利之品同用,如《温病条辨》黄芩滑石汤;热重于湿者,常配茵陈、木通、连翘等清热利湿药同用,如《温热经纬》甘露消毒丹,均取本品善清湿热之功;用于湿热中阻,痞满呕吐,常与黄连、干姜、半夏等同用,如《伤寒论》半夏泻心汤;用于湿热痢疾及泄泻者,常配芍药、甘草、大枣同用,如《伤寒论》黄芩汤。

本品尚清肝胆湿热,还可辅助茵陈、栀子、柴胡等,治湿热黄疸。

2. 用于肺热咳嗽,常与桑白皮、知母、麦冬等同用,如《统旨方》清金化痰汤。用于外感热病,邪郁上焦,高热烦渴,常与薄荷、连翘、栀子、竹叶等同用,如《和剂局方》凉膈散。用于上焦火盛,咽喉肿痛,常与银花、连翘、牛蒡子、玄参等同用。用治血热吐衄,火毒疮疡,可与大黄、黄连同用,如《伤寒论》泻心汤。

3. 用于怀胎蕴热,胎动不安之证,常与当归、白芍、白术等同用,如《金匮要略》当归散。

【用量用法】内服:3～12克。体轻虚者名"枯芩"(片芩),善清肺火;体重实者名"子芩",善清大肠火。清上部热宜酒炒,清肝胆热宜猪胆汁炒。

【使用注意】脾胃虚寒者不宜服。

【本草摘要】

《神农本草经》:"主诸热黄疸,肠澼,泄痢,逐水,下血闭,恶疮,疽蚀,火疡。"

97

《珍珠囊》:"凉心,治肺中湿热,泻肺火上逆……安胎。"

《本草纲目》:"治风热湿热头疼,奔豚热痛,火咳,肺痿喉腥,诸失血。"

【现代研究】

成分:含黄芩苷、黄芩素、汉黄芩苷、汉黄芩素、黄芩新素等。

药理:对过敏性气喘有缓解作用,同时对平滑肌本身也有直接松弛作用;对多种细菌、钩端螺旋体、流感病毒、致病性真菌有抑制效力;并有解热、降压、利尿、镇静以及利胆、缓解肠管痉挛等作用。

临床报道:①治疗小儿急性呼吸道感染,用50%黄芩煎液,1岁内每日6毫升,1岁以上每日8～10毫升,5岁以上酌加,皆分3次服。经治急性上感51例、急性气管炎11例、急性扁桃体炎1例,症状消失者51例,无效11例。体温多在3天内恢复正常,症状消失多为4天。②治疗高血压,用20%黄芩酊剂,每次5～10毫升,日服3次。治疗51例,服药1～12月后血压下降20/10毫米汞柱以上者占70%以上,一般临床症状也随之消失或减轻。另对治疗病毒性肝炎、细菌性肺炎、非淋菌性尿道炎等也有效。

黄　　连 《本经》

【来源】为毛茛科多年生草本植物黄连 *Coptis chinensis* Franch.、三角叶黄连 *Coptis deltoidea* C. Y. Cheng et Hsiao 或云南黄连 *Coptis teeta* Wall. 的根茎。以上三种习称"味连"、"雅连"、"云连"。前两种主产于四川,后一种主产于云南。秋季采挖除去须根及泥土,干燥,撞去残留须根。切片生用或清炒、姜汁炒、酒炒、吴萸水炒用。

【处方用名】黄连　川连　雅连

【性能概要】味苦,性寒。归心、脾、胃、肝、胆、大肠经。本品大苦大寒,燥湿清热,为治湿火郁结之主药。适用于心火亢盛,烦热神昏或心烦不眠;肝胆火升,目赤肿痛;以及湿热蕴结肠胃,痞满呕吐、腹痛泻痢等症。本品又清火解毒,故又治痈肿疔疮、口舌生疮、湿疮瘙痒及胃热消渴、血分有热的吐衄下血等症。

【功效主治简表】

黄连 {
清热燥湿 { 湿热泻痢 / 痞满、呕吐
泻火解毒 { 心火亢盛、烦热神昏或心烦不眠 / 肝火目赤肿痛、耳肿 / 痈肿疮毒 / 口舌生疮 / 胃热消渴
止血—血热吐衄下血
}

【配伍应用】

1. 本品清热燥湿作用强于黄芩,凡湿火郁结之证均宜应用,其中用于湿热

蕴结大肠的泄泻、痢疾疗效最佳。如《千金方》、《肘后方》治泄痢,均单用之;若病情较重,宜与他药配合使用,如泄痢而发热甚者,配伍黄芩、葛根以增强其解毒退热功效,即《伤寒论》葛根芩连汤;若下痢不爽,里急后重者,可配伍木香以调气行滞,后重自除,如《和剂局方》香连丸。

2. 用于热病高热、烦躁、神昏谵语者,常配伍黄芩、山栀、犀角等药,以清泻心经实火。用于阴血不足,水枯火炎,心烦不眠者,多与白芍、阿胶、鸡子黄配伍,以滋养阴血、清心安神,如《伤寒论》黄连阿胶汤。用于心火内炽,迫血妄行,衄血、吐血者,可配合大黄、黄芩泻心火以凉血止血,如《金匮要略》泻心汤。

用于胃火炽盛,消谷善饥者,常与知母、天花粉同用,如《圣惠方》黄连丸;若肝火犯胃,呕吐吞酸者,宜与吴萸配伍,如《丹溪心法》左金丸。

3. 用于火毒疮痈、目赤肿痛等症,内服、外用均有良效。如与黄芩、黄柏、栀子等同用,治疗火毒疮痈疗效更著,如《外台秘要》引用方黄连解毒汤;用黄连煎汁点眼,可治目赤肿痛;配枯矾外用,治耳内疖肿等。

【用量用法】内服:2~9克;研末吞服1~1.5克,一日3次。炒用减低寒性,姜汁炒用于止呕,酒炒治上焦火,猪胆汁炒清肝胆火。

【使用注意】非实火湿热不宜服。应用过量或服用较久,易致"败胃",使食欲减退,甚至恶心呕吐,故用当注意。

【本草摘要】

《神农本草经》:"主热气目痛,眦伤泪出,明目,肠澼腹痛下痢,妇人阴中肿痛。"

《珍珠囊》:"其用有六:泻心脏火,一也;去中焦湿热,二也;诸疮必用,三也;去风湿,四也;治赤眼暴发,五也;止中部见血,六也。"

《本草纲目》:"去心窍恶血,解服药过剂烦闷,及巴豆、轻粉毒。"

【现代研究】

成分:含小檗碱(又称黄连素)以及黄连碱、甲基黄连碱、棕榈碱等多种生物碱。

药理:具有广谱抗菌活性;对钩端螺旋体、阿米巴原虫、流感病毒,以及多种致病性真菌也有抑制作用。小檗碱在体内、外均可加强白细胞的吞噬能力,有良好的利胆、扩张末梢血管、降压、解热、抗利尿、局部麻醉、镇静、镇痛以及抗肿瘤作用。

临床报道:①治疗菌痢及肠炎,用浓缩香连片,每次5片,日3次,7日为1个疗程。结果菌痢显效95.59%,肠炎有效96.67%。②用于化脓性中耳炎,将10%黄连加入3%硼酸水中,浸泡后煮沸过滤两次,每日滴耳3~4次,治愈率为50.8%。③用于妇科疾患,用20%黄连浸渍的阴道用棉拴。治疗49例滴虫性阴道炎,治愈率达95%以上;对子宫颈糜烂及妇科其他炎症亦有效。另对用治浅表性胃炎、幽门螺杆菌感染性慢性胃病、上消化道出血,以及小儿腹泻、肠易激综合征等也有效。

黄　　柏《本经》

【来源】为芸香科落叶乔木植物黄皮树 *Phellodendron chinense* Schneid. 或黄

檗 *Phellodendron amurense* Rupr. 除去栓皮的树皮。前者称川黄柏,主产于四川、贵州等地;后者称关黄柏,主产于东北、华北。清明前后剥下树皮,去除粗皮后晒干压平。切片生用或盐炒用。

【处方用名】黄柏　川黄柏　盐水炒黄柏

【性能概要】味苦,性寒。归肾、膀胱经。本品功能清热燥湿、解毒疗疮,尤长于清泄肾经相火、下焦及膀胱湿热。凡湿热为病,而见黄疸、尿闭、淋浊、白带、热痢、泄泻、便血、痔漏、足膝肿痛,以及阴虚阳亢而见骨蒸劳热、盗汗、遗精和痈肿疮毒、湿疮瘙痒等症,均可应用。

黄芩、黄连、黄柏均可清热燥湿,泻火解毒,同可用治湿热火毒为病。然黄芩善除上焦湿热,主清肺火,并能清热安胎;黄连大苦大寒,为治湿火郁结之主药,主清心火,善解疔毒;黄柏苦寒沉降,能除下焦及膀胱湿热,善泄肾经相火,多用治下焦湿热、疮毒及阴虚阳亢等。

【功效主治简表】

黄柏 {
清热燥湿—湿热泻痢、黄疸、热淋、带下、足膝肿痛
泻相火—阴虚发热、盗汗、遗精
解毒疗疮—痈肿疮毒、湿疮瘙痒
}

【配伍应用】

1. 用于湿热蕴结所致的下痢、黄疸、带下、足膝肿痛等症。治痢疾功效类于黄连,如钱乙黄柏丸,配以赤芍药治热痢下血;《伤寒论》白头翁汤,治热痢下重,与黄连、秦皮等同用;治黄疸可与栀子配伍,如《伤寒论》栀子柏皮汤;《傅青主女科》易黄汤,配伍芡实、车前子、白果等药,治带下色黄;本品配伍车前子、木通等,治热淋小便不利;治足膝肿痛,常与苍术配伍,如《丹溪心法》二妙散。

2. 用于阴虚发热、骨蒸劳热、盗汗、遗精,多与知母同用,共奏滋阴降火之效,如《丹溪心法》大补阴丸、《新方八阵》知柏地黄丸。

3. 用于痈肿疮毒,可服可敷,如配黄芩、黄连、栀子同用,煎汤内服;也可用本品研末,配鸡蛋清或猪胆汁调敷。本品配苦参、白鲜皮、蛇床子同用,治湿疮瘙痒。

【用量用法】内服:5~10克。外用:生者适量,研末敷患处。

【使用注意】脾胃虚寒者忌服。

【本草摘要】

《神农本草经》:"主五脏肠胃中结热,黄疸,肠痔;止泄痢、女子漏下赤白,阴伤蚀疮。"

《珍珠囊》:"黄柏之用有六:泻膀胱龙火,一也;利小便结,二也;除下焦湿肿,三也;痢疾先见血,四也;脐中痛,五也;补肾不足壮骨髓,六也。"

《本经逢原》:"黄柏,生用降实火,酒制治阴火上炎,盐制治下焦之火,姜制治中焦痰火,姜汁炒黑治湿热,盐酒炒黑制虚火,阴虚火盛面赤戴阳,附子汁制。"

《得配本草》:"以黄柏补水,以其能清自下泛上之阴火,火清则水得坚凝,不补而补也。"

【现代研究】

成分:含小檗碱、黄柏碱、药根碱、木兰花碱等,还含黄柏酮、黄柏内酯、白鲜交酯等。

药理:其抗菌谱与黄连相似,而作用稍较弱;对常见致病性真菌有抑制作用;对钩端螺旋体、阴道滴虫也有效;有显著而持久的降压作用,并能抑制中枢神经系统而起镇静作用。

临床报道:①治疗流脑,内服黄柏流浸膏(1:1),小儿3~6毫升,成人6~10毫升,每6小时1次。治疗20例,全部治愈,病程最短1天,最长18天。②治疗菌痢,内服黄柏干浸膏(0.13克=1克生药)每次0.4克,每日3~4次。治疗31例,全部治愈。另对治疗慢性前列腺炎、老年性阴道炎等也有效。

胡 黄 连 《唐本草》

【来源】为玄参科多年生草本植物胡黄连 *Picrorhiza scrophulariiflora* Pennell。产于四川西部、云南西北部、西藏南部。地上部分枯萎时采挖,去净泥杂及地上部分,洗净晒干。切断入药。

【处方用名】胡黄连

【性能概要】味苦,性寒。归肝、胃、大肠经。本品功能清热燥湿,除蒸消疳,常用于湿热下痢及痔疮等症,有类似黄连的解毒,除湿热功效;用于阴虚发热、午后潮热及小儿疳热腹胀,有除蒸退热,消疳的作用。

《本草正义》云:"按胡连之用,悉与川连同功,惟沉降之性尤速,故清导下焦湿热,其力愈专,其效较川连为捷。凡热痢脱肛、痔漏疮疡、血痢血淋、溲血泻血及梅毒疳疮等症,湿火结聚,非此不能直达病所,而小儿疳积臌胀之实证,亦可用之。盖苦降直坠,导热下趋,最为迅疾,且不致久留中州,妨碍脾胃冲和之气耳。"此为川、胡黄连之不同。

【功效主治简表】

$$
胡黄连
\begin{cases}
清热燥湿
\begin{cases}
湿热下痢 \\
痔疮肿痛
\end{cases} \\
除蒸消疳
\begin{cases}
阴虚发热、骨蒸潮热 \\
小儿疳热
\end{cases}
\end{cases}
$$

【配伍应用】

1. 用于湿热下痢,可单用,亦可配伍黄芩、黄柏、赤芍等药。治疗痔疮肿痛,可配伍鹅胆汁等涂敷,如《孙氏集效方》。

2. 用于阴虚发热,如《易简方》单用本品治五心烦热。《证治准绳》清骨散,配伍知母、青蒿、地骨皮、银柴胡等药,治阴虚发热、午后潮热等症。钱乙方胡黄连丸,则以胡黄连配伍芦荟、猪胆、黄连等,治小儿疳热腹胀。

【用量用法】内服:3~10克。

【使用注意】脾胃虚寒者忌服。

101

【本草摘要】

《新修本草》:"主骨蒸劳热,补肝胆,明目。治冷热泄痢……厚肠胃。治妇人胎蒸虚惊,三消五痔、大人五心烦热……解巴豆毒。"

《开宝本草》:"主久痢成疳,伤寒咳嗽,温疟,骨热,理腰肾,去阴汗,小儿惊痫,寒热、不下食,霍乱下痢。"

【现代研究】

成分:含胡黄连素、小檗碱等。

药理:有保肝、利胆、平喘、抗糖尿病、降血脂作用;有抗炎、抗真菌、抗肿瘤等作用。

临床报道:治疗菌痢,将胡黄连烘干研末,成人每日 2~6 克,分 3 次服。治疗 45 例,全部治愈。

龙 胆 草 《本经》

【来源】为龙胆科多年生草本植物条叶龙胆 *Gentiana manshurica* Kitag.、龙胆 *Gentiana scabra* Bge.、三花龙胆 *Gentiana triflora* pall. 或坚龙胆 *Gentiana rigescens* Franch. 的根茎。我国南北各地均有分布。春、秋均可采收,以秋季采收质量为好。采挖后,除去茎叶杂质,洗净晒干。切段生用。

【处方用名】龙胆草

【性能概要】味苦,性寒。归肝、胆、膀胱经。本品苦寒沉降,燥湿清热,主清肝胆实火与下焦湿热。用于目赤头晕、耳聋耳肿、胁痛口苦、咽喉肿痛及惊痫抽搐等肝胆实火上逆之证,疗效颇著;用治湿热疮毒、阴肿阴痒、小便滞涩或尿血等下焦湿热证,功效亦佳。

【功效主治简表】

龙胆草:清湿热,泻肝火 $\begin{cases} 肝火湿热引起的目赤肿痛、耳聋耳肿、胁痛、\\ 口苦、湿热疮毒、阴肿阴痒、热淋、尿血\\ 肝热生风、惊风抽搐 \end{cases}$

【配伍应用】

1. 用于肝经湿热郁火所致的目赤肿痛、胸胁刺痛、阴囊肿痛,或耳聋耳肿,或肝经湿热下注,小便淋浊、阴肿阴痒等症,可与栀子、黄芩、车前子、木通等清利肝经湿热之品配伍,如《和剂局方》龙胆泻肝汤。《世医得效方》以龙胆汁合黄连浸汁,外用点眼,治目赤目肿。

2. 用于肝经热盛生风,高热不退、急惊抽搐,可与黄连、牛黄、钩藤、青黛、麝香、冰片等配伍,如《小儿药证直诀》凉惊丸,及《宣明论方》当归龙荟丸。

【用量用法】内服:3~10 克。

【使用注意】脾胃虚寒者忌服。

【本草摘要】

《神农本草经》:"主骨间寒热,惊痫邪气。"

《珍珠囊》:"去目中黄及睛赤肿胀,瘀肉高起,痛不可忍。"

《用药法象》:"退肝经邪热,除下焦湿热之肿,泻膀胱火。"

《本经逢原》:"专泻肝胆之火……凡属肝经邪热为患,用之神妙……善清下焦湿热,若囊痛便毒下疳,及小便涩滞,男子阳挺肿胀,或光亮出脓,或茎中痒痛,女人阴癫作痛,或发痒生疮,以此入龙胆泻肝汤治之,皆苦寒胜热之力也。"

【现代研究】

成分:含龙胆苦苷、龙胆碱等。

药理:有健胃作用,于食前半小时服用少量,能刺激胃液分泌,若食后服用,反使胃功能减退,分泌减少;对大肠杆菌、枯草杆菌,以及石膏样毛癣菌等皮肤真菌有抑制作用;有降压、保肝、利胆、利尿及抗疟原虫等作用。

临床报道:治疗乙脑,轻症给予20%龙胆糖浆,日服3次,每次10~15毫升;昏迷或呕吐不能食者给予2:1龙胆草注射液,每天3~4次,每次2~4毫升肌注,至退热3天后停药,中、重型者均同时辅以西药常规治疗。共观察23例,结果均痊愈。3天内体温恢复正常18例;15例有抽搐症状者,24小时内控制11例,神志转清醒10例。

苦 参《本经》

【来源】为豆科多年生落叶亚灌木植物苦参 Sophora flavescens Ait. 的根。全国各地均产。春、秋两季采挖,去芦头、须根。切片晒干入药。

【处方用名】苦参 苦参片

【性能概要】味苦、性寒。归心、脾、肾经。本品苦寒纯阴,功能清热燥湿,杀虫止痒,又沉降下行,可通利小便。所以适用于热痢便血、湿热疮毒、疥癣、麻风,以及黄疸、小便不利等症。

苦参清热治痢作用与黄连相似,除下焦湿热与黄柏、龙胆草类同,但又能利尿,杀虫,可治湿疹、瘙痒、疥癣、麻风等症,为其特长。

【功效主治简表】

苦参 { 清热燥湿 { 热痢、便血 / 湿热疮毒 } 杀虫止痒——疥癣、麻风 通利小便 { 小便不利 / 黄疸 } }

【配伍应用】

1. 用于湿热蕴结,痢疾、便血。如《仁存堂方》单用为丸,治热痢下血;《种福堂公选良方》香参丸,以木香、甘草与苦参为丸,治热痢;配地黄同用,即《医宗金鉴》苦参地黄丸,治湿热便血。

2. 用于疮疥、癣疾、麻风、阴痒、带下等症。如《本草纲目》单用苦参为丸,治湿热疮毒、疥、癣、癫疾;苏颂方则以苦参浸酒治麻风,今多与大风子同用。

3. 用于湿热蕴结,小便不利之证,可单用,亦可配伍当归、贝母等药,如《金匮要略》当归贝母苦参丸。本品利尿可使湿热从小便而出,又可用治湿热郁蒸,黄疸尿赤,常与龙胆草、栀子、牛胆汁、元参同用,如虞天民的谷疸丸。

【用量用法】内服:3~12克。

【使用注意】反藜芦。

【本草摘要】

《神农本草经》:"主黄疸,溺有余沥,逐水,除痈肿。"

《名医别录》:"除伏热肠澼。"

《本草纲目》:"治肠风泻血,并热痢。"

《本草汇言》:"姚裴成云,苦参,祛风泻火,燥湿去虫之药也。前人谓苦参补肾补阴,其论甚谬。"

《本草经百种录》:"苦入心,寒除火,故苦参专治心经之火,与黄连功用相近。但黄连以去心脏之火为多,苦参似去心府小肠之火为多。"

【现代研究】

成分:含苦参碱、氧化苦参碱、臭豆碱等,还含黄酮类。

药理:有降压、利尿、镇痛、抗过敏、抗炎、抗菌、抗肿瘤等作用。

临床报道:治疗菌痢,将苦参制成片剂、煎剂及针剂,治疗急性细菌性痢疾258例,其中系统观察129例,结果全部治愈。治疗真菌性肠炎、慢性肠炎有效。对黄疸型病毒性肝炎、慢性乙型肝炎、肝纤维化、中晚期胃癌等也有效。

白 鲜 皮 《本经》

【来源】为芸香科多年生草本植物白鲜 *Dictamnus dasycarpus* Turcz. 的干燥根皮。主产于辽宁、河北、山东等省。春、秋两季采挖,洗净泥土,除去细根及外面的糙皮,纵向切开,抽去木心,晒干。切片生用。

【处方用名】白鲜皮

【性能概要】味苦,性寒。入脾、胃经。本品苦能燥湿,寒能清热,为清热燥湿之品,能使湿热从小便而出。多用于湿热疮毒及风疹、疥、癣等症。因能利湿除热,故李时珍说:"为诸黄风痹之要药"。黄疸本是湿热为病,因能去湿热,故可退黄。而治风痹作痛,必须兼有湿热者方可用之。

白鲜皮、苦参均能清热燥湿,同可用治湿热疮毒、风疹疥癣,以及黄疸尿赤等症。然苦参功胜,兼可利小便,且可杀虫止痒,还可用治麻风,并可代黄连治痢;而白鲜皮又为"诸黄风痹之要药"。

【功效主治简表】

白鲜皮:燥湿清热解毒 $\begin{cases} 湿热疮毒、风疹、疥、癣 \\ 黄疸 \\ 风湿热痹 \end{cases}$

【配伍应用】

用于湿热疮毒,遍身脓窠、黄水淋漓、肌肉破烂,如《疡医大全》以本品配伍何首乌、金银花、荆芥、苦参、连翘、木通等祛风解毒药同用。用于风疹疥癣,多配伍苦参、地肤子等药同用。用于黄疸,可与茵陈同用,如《沈氏尊生书》白鲜皮汤。用于风湿热痹,常与苍术、黄柏、牛膝、薏苡仁等同用。

【用量用法】内服:5～10克。外用:适量,煎汤洗患处。

【本草摘要】

《神农本草经》:"主头风,黄疸,咳逆,淋沥,女子阴中肿痛,湿痹死肌,不可屈伸、起止、步行。"

《药性本草》:"治一切热毒风,恶风、风疮、疥癣赤烂……壮热恶寒;主解热黄、酒黄、气黄、谷黄、劳黄等。"

《本草纲目》:"白鲜皮,气寒善行,味苦性燥,为诸黄风痹要药,世医止施之疮科,浅矣。"

【现代研究】

成分:含白鲜碱、白鲜内酯等。

药理:有解热、抗炎、解痉、止血、抗癌及抑制皮肤真菌等作用。

临床报道:用于化脓性皮肤溃疡,将白鲜皮研细末,外用。治疗33例,结果均获痊愈。

秦　皮《本经》

【来源】为木犀科落叶乔木植物苦枥白蜡树 *Fraxinus rhynchophylla* Hance 或白蜡树 *Fraxinus chinensis* Roxb.、尖叶白蜡树 *Fraxinus szaboana* Lingelsh.、宿柱白蜡树 *Fraxinus stylosa* Lingelsh. 的枝干和干皮。胡桃科植物核桃楸 *Junglans mandshurica* Maxim. 的枝皮亦有作秦皮用。主产于陕西、河北、河南、山西、辽宁、吉林等地。春、秋剥下枝皮或干皮。晒干切片或切段入药。生用。

【处方用名】秦皮　北秦皮　梣皮

【性能概要】味苦、涩,性寒。归肝、胆、大肠经。本品苦寒泻火,涩能收敛,因能清肝热,肝开窍于目,故能明目,善治肝热所致的目赤肿痛、翳膜;因能清火涩肠,所以又可用于热痢后重;兼能收涩止带,可治湿热带下。

【功效主治简表】

$$
秦皮\begin{cases} 清热燥湿,涩肠止带\begin{cases} 湿热下痢 \\ 湿热带下 \end{cases} \\ 清肝明目——目赤肿痛、翳膜 \end{cases}
$$

【配伍应用】

1. 用于湿热下痢,如《伤寒论》白头翁汤,即以秦皮配伍白头翁、黄连、黄柏而成,治热痢后重。用于湿热带下,可与黄柏、椿根白皮、蛇床子等同用,治赤白带下。

2. 用于肝热所致的目赤肿痛、翳膜。如《外台秘要》单用本品煎水洗眼,治目赤生翳;又可与菊花、黄连配伍内服,治目赤肿痛,

【用量用法】内服:3～10克。外用:适量,煎汤洗眼。

105

【本草摘要】

《神农本草经》:"除热,目中青翳白膜。"

《药性本草》:"主明目,去肝中久热,两目赤肿疼痛,风泪不止。"

《汤液本草》:"主热痢下重。"

【现代研究】

成分:含秦皮素、秦皮苷、七叶树素及七叶树苷等。

药理:对金黄色葡萄球菌、痢疾杆菌、大肠杆菌等有抑制作用,对菌痢疗效良好;有止咳、祛痰、平喘作用;对关节炎肿胀有抑制作用、并能促进尿酸排泄。

临床报道:治疗菌痢,煎剂每40毫升含生药6克,3岁内每天8~10毫升,3岁以上每天15毫升,分4次口服。共治疗小儿菌痢50例,体温恢复平均1.9天,大便次数恢复正常平均8.1天;21例粪便培养,至第三天以后均转为阴性。

马 尾 连 《纲目拾遗》

【来源】为毛茛科多年生草本植物多叶唐松草 Thalictrum foliolosum DC.、金丝马尾连 T. glanduoosissimum W. T. Wang et S. H. Wang 等的根。全草亦可入药。主产于云南。夏季采挖,洗净,晒干,切段。生用或鲜用。

【处方用名】马尾连 马尾黄连 唐松草

【性能概要】味苦,性寒。归心、肺、大肠经。本品苦以燥湿,寒以泻火而解毒,用治湿热泻痢、黄疸及热病烦躁、痈疮火毒、目赤肿痛等症,有类似黄连的清热燥湿,泻火解毒功效。临证常用做黄连代用品。

【功效主治简表】

马尾连 {
  清热燥湿 { 泻痢 / 黄疸 }
  泻火解毒 { 热病烦躁 / 痈肿疮毒 / 目赤肿痛 }
}

【配伍应用】

1. 用于泻痢、黄疸。治泻痢多与葛根、黄芩、马齿苋配伍;治黄疸常与茵陈、虎杖、金钱草同用。近年来试用于急性黄疸型肝炎,有一定疗效。

2. 用于热病烦躁不宁,可与竹叶、豆豉、山栀同用。用于痈疮热毒、目赤肿痛,常与蒲公英、野菊、穿心莲配伍,既可内服,亦可研末敷或煎汤洗。

此外,以本品研末可外敷渗出性皮炎,当渗出减少时,改用麻油调敷。

【用量用法】内服:根6~12克;全草15~30克。外用:适量,研末外敷或煎汤洗。

【本草摘要】

《本草纲目拾遗》:"去皮里膜外及筋络之邪热,小儿伤风及痘科用。"

《西藏常用中草药》:"清热解毒,祛风凉血,消炎止痢。治结膜炎,传染性肝炎,痈肿疮疖,痢疾。叶、花治关节炎。"

【现代研究】

成分:含唐松草碱、小檗胺、小檗碱、掌叶防己碱、药根碱等。

药理:有降压、抗菌、抗肿瘤、升高白细胞等作用。

第四节 清热解毒药

本类药物具有清热解毒作用,用于各种热毒证,如疮痈、丹毒、斑疹、咽痛喉痹及毒痢等。其中部分清热解毒药又可用于治疗毒蛇咬伤。

热毒证的范围很广,临床应用本类药物,必须根据热毒的具体表现,有针对性地选择使用。此外,尚须重视配伍,如兼气分实热者,当与清热泻火药合用;兼血分实热者,当与清热凉血药配伍等。

金 银 花《别录》

附药:忍冬藤

【来源】为忍冬科多年生藤本植物忍冬 *Lonicera japonica* Thunb. 的花蕾。全国各地均有分布。山东产量最大,河南产的质量最佳。夏季当花含苞未放时采摘,阴干。生用、炒炭或制为露剂。

忍冬藤为忍冬的茎叶,又名金银藤,秋、冬割取带叶的嫩枝,晒干。生用。

【处方用名】金银花 银花 双花 银花炭 忍冬藤 金银藤

【性能概要】味甘,性寒。归肺、胃、心经。本品甘寒,芳香疏散,善散肺经邪热,又可清解心胃之热毒,故为散热解毒之良药。用治外感风热或温病初起,发热而微恶寒者,取其散热之功;用治疮痈肿毒,取其解毒之效;炒炭则入血分,以治热毒血痢,则能凉血止痢。

金银藤,性味功效与金银花颇似,兼清经络风热而止疼痛,临床除可代金银花散热解毒外,还可用于风湿热痹,关节红、肿、热痛、屈伸不利之症。内服:16～60克。

【功效主治简表】

金银花 { 清热解毒 { 外疡内痈 / 热毒血痢 } 疏散风热 { 外感风热 / 温病初起 }

【配伍应用】

1. 用于热毒疮痈。如《证治准绳》忍冬酒,以银花为主,配以甘草,水酒煎服,治痈疽初起;用于痈肿疗疮,还可与蒲公英、紫花地丁、野菊花等同用,如《医宗金鉴》五味消毒饮;治气血不足的乳痈,与黄芪、当归、甘草同用,如《杂病源流犀烛》金银花散;《辨证录》清肠饮,配伍地榆、黄芩、元参等同用,治肠痈。又《圣惠方》治热毒血痢,金银花浓煎服,有凉血解毒止痢之效。

2. 用于外感风热或温病初起,常与连翘、荆芥、薄荷等宣散风热药同用,如《温病条辨》银翘散。

【用量用法】内服:15～60克。解表宜轻用,解毒宜重用。炒炭用于治血痢及便血。

【本草摘要】

《名医别录》:"治寒热身肿。"

《本草拾遗》:"主热毒血痢、水痢。"

《本草纲目》:"治诸肿毒、痈疽、疥癣,杨梅诸恶疮,散热解毒。"

《重庆堂随笔》:"清络中风火湿热,解温疫秽恶浊邪。"

【现代研究】

成分:含绿原酸、异绿原酸、木犀草素、忍冬苷、肌醇、皂苷等。

药理:有广谱抗菌作用,对钩端螺旋体、皮肤真菌、流感病毒、腺病毒、Ⅰ型疱疹病毒等均有抑制作用;有抗炎、解热、抗肿瘤等作用。

临床报道:①用于感冒,用银翘散按原方用量比例,混合磨成粗末,每服18克,清水煎服,治疗1150例,效果良好。②用于预防上呼吸道感染,以银花、贯众各60克、甘草20克,水煎后浓缩至120毫升,每日上午用喷雾器喷入或滴入咽喉部约1.2毫升,治儿童上感393例,有良效。

<h2 style="text-align:center">连　翘《本经》</h2>

【来源】为木犀科落叶小灌木连翘 *Forsythia suspense*(Thunb.)Vahl 的果实。主产于山西、河南、陕西、山东等地。白露前采初熟果实,蒸熟晒干,色尚绿色,商品称"青翘";寒露前采熟透果实晒干,商品称"老翘";种子称"连翘心"。三者均生用。

【处方用名】连翘　青连翘

【性能概要】味苦,性微寒。归心、小肠经。本品苦能泻火,寒能清热,轻清上浮,善清心火而散上焦之热,常用于外感风热及温病发热。连翘心尤长于清心火,为治邪入心包,烦热神昏之良药。"诸痛疮疡皆属于火"。本品既清心火,又能消散气血结聚,而有泻火解毒、消肿散结之功,可治疮毒痈肿、瘰疬等症。此外,兼有清热利尿作用,可用于热淋,小便不利。

金银花、连翘皆有清热解毒及凉散上焦风热的作用,常同用于火毒疮疡及外感热病。然连翘心专清心除烦热,可用治热入心包,神昏谵语;连翘兼能消肿散结、利尿通淋,还可用治瘰疬结核、癃闭淋痛;而金银花炒炭又能凉血止痢。可见同中有异,各有专长。

【功效主治简表】

连翘
- 清热解毒散热——外感风热或温病初起
- 清痈散结
  - 痈肿疮毒
  - 瘰疬结核
- 清热利尿——热淋,小便不利

【配伍应用】

1. 用于风热感冒或温病初起,可与辛凉解表药合用,如《温病条辨》银翘散,凉散上焦邪热。若邪入心包,烦热神昏,又当用连翘心,配犀角、玄参、麦冬等同用,如《温病条辨》清宫汤。

2. 用于瘰疬结核,可与玄参、夏枯草、贝母等配伍。用于痈肿疮毒,多与黄芩、栀子、玄参、赤芍等清热解毒药配伍,如《医宗金鉴》连翘消毒饮。

3. 用于热结尿赤淋痛,可与车前子、竹叶、木通等药配伍使用。

【用量用法】内服:3～15 克。

【本草摘要】

《神农本草经》:"主寒热,鼠瘘,瘰疬,痈肿恶疮,瘿瘤,结热,蛊毒。"

《药性本草》:"除心家客热。"

《珍珠囊》:"连翘之用有三:泻心经客热,一也;去上焦诸热,二也;为疮家圣药,三也。"

《本草求真》:"连翘味苦微寒,质轻而浮,书虽载泻六经郁火,然其轻清气浮,实为泻心要剂,心为火主,心清则诸脏之火皆清矣……且经有言,诸痛疮疡皆属心火,连翘实为疮家圣药也。"

【现代研究】

成分:含连翘酚、挥发油、三萜皂苷、齐墩果酸、熊果酸、生物碱、皂苷、芦丁等,又含连翘苷、芸香苷。

药理:有广谱抗菌、抗内毒素作用,对流感病毒及某些真菌也有抑制作用;此外还有抗炎、止血、镇吐、解热、强心、利尿等作用。

临床报道:①治疗肾炎,取连翘 6 钱,水煎分 2 次食前服,小儿酌减,视病情连服 5～10 天,同时忌辣物及盐。治疗 8 例,其中 6 例浮肿全部消退,3 例显著好转,血压显著下降,尿检 6 例转阴,2 例好转。②治疗紫癜病,用连翘 6 钱,水煎分 3 次食前服,忌辣物。治疗血小板减少性出血性紫癜 1 例,过敏性紫癜 2 例,经 2～7 天治疗,皮肤紫癜全部消退。

大 青 叶 《别录》

附药:板蓝根

【来源】为十字花科二年生草本植物菘蓝 *Isatis indigotica* Fort. 的叶。主产于华东、中南、西北、东北等地。多为栽培品。秋季采收,阴干。生用。

板蓝根为菘蓝的根。

另有以下几种植物的叶,为部分地区做大青叶习用:

爵床科灌木状草本植物马蓝 *Baphicacanthus cusia*(Nees)Bremek. 的叶,为西南、中南、华南部分地区习用。马鞭草科落叶灌木路边青 *Clerodendron cyrtophyllum* Turcz. 的叶,为西北、中南、西南部分地区习用。蓼科一年生草本植物蓼蓝 *Polygonum tinctorium* Ait. 的叶,为东北、华北大部分地区习用。另外,爵床科马蓝的根,也为西南、中南、华南、台湾等地区作板蓝根入药。

【处方用名】大青叶　大青　板蓝根

【性能概要】味咸、苦,性大寒。归心、胃经。本品咸能入血,苦寒能清热凉血,所以能解心胃二经实热火毒。外感热病,邪入营分,血热毒盛之发斑,用之可以清热解毒,凉血化斑;心胃火毒亢盛,上攻咽喉或外散肌肤,可发为咽喉肿痛、口疮及丹毒、痈肿等症,用之能泻火解毒、利咽消肿。若以鲜品捣汁治咽喉肿痛,外敷治丹毒,功效尤良。

板蓝根,味苦,性寒,归心、肾经,为清热凉血解毒之品,功用与大青叶相似,可代大青叶用。临床主要用于外感风温时毒所引起的高热头痛、头面焮肿的大头瘟疫(颜面丹毒),或咽喉肿痛、烂喉丹痧(猩红热,咽喉红肿溃烂),以及痄腮等症,常与薄荷、牛蒡子、连翘及黄芩、黄连、玄参等同用,共奏疏风透邪,清热解毒之效,如《东垣试效方》普济消毒饮。用量禁忌同大青叶。

【功效主治简表】

大青叶:清热解毒,凉血消斑
- 温邪入营,高热发斑
- 喉痹、口疮
- 丹毒
- 痈肿

板蓝根
- 清热解毒
  - 高热头痛、头面焮肿的大头瘟疫
  - 咽喉肿痛、烂喉丹痧
  - 痄腮
- 代大青叶用

【配伍应用】

用于热毒喉痹、丹毒、痈肿、口疮,常与黄连、栀子、板蓝根、元参等同用。用于外感热病,邪入营血,高热神昏,温毒发斑,常与犀角、栀子、丹皮等同用,如《伤寒活人书括》犀角大青汤。

【用量用法】内服:6～15克,鲜品24～30克。外用:适量,捣敷患处。

【使用注意】非实热火毒证不宜服用。

【本草摘要】

《名医别录》:"疗时气头痛,大热、口疮。"

《药性本草》:"治瘟疫寒热。"

《本草纲目》:"主热毒痢,黄疸,喉痹,丹毒。"又云"大青,能解心胃热毒,不特治伤寒也。"

【现代研究】

成分:含黄酮类、靛蓝、靛蓝苷、靛玉红等。

药理:有抗广谱菌作用,对乙型脑病毒、流感病毒、乙肝表面抗原有抑制作用;还有抗白血病作用。

临床报道:治疗流行性乙型脑炎,煎剂内服,5岁内者1~5钱,6~14岁0.5~1两,每3~4小时服1次,病情减轻后改为4~6小时1次或1日3次,服至体温正常后停药。据数百例观察,治愈率达93%~98%,大多数病例于服药后1~4天内体温降至正常。单味大青叶对轻、重型效果较好;极重型需结合中西疗法处理。另对治疗流行性感冒、流行性腮腺炎,及传染性肝炎等多种病毒感染疾病有一定疗效。

青　黛 《药性本草》

【来源】为十字花科植物菘蓝、爵床科植物马蓝、蓼科植物蓼蓝(以上拉丁名均见大青叶条)、豆科植物野青树 Indigofera suffruticosa Mill. 的叶或茎叶,经加工而制成的蓝色粉末。主产于福建、江苏、云南、安徽等地。制法:将上述植物的茎叶置缸内,加清水浸泡至腐烂、茎脱皮时,捞去茎枝,每10斤叶加入石灰1斤,充分搅拌至浸液由乌绿色转为紫红色时,捞取液面泡沫,晒干即成。

【处方用名】青黛

【性能概要】味咸,性寒。归肝经。本品咸能入血,寒能清热,为清肝,凉血,解毒之品。常用于温毒发斑、吐血咳血、小儿惊痫等症。研末外敷,可治热毒疮疡、喉痹口疮。

大青叶、板蓝根、青黛作用大同小异。大青叶、板蓝根均能清热凉血,解心胃热毒,但大青叶多用于温毒发斑、咽喉肿痛;板蓝根多用于大头瘟疫、痄腮、喉痹;青黛则解毒凉血,清肝泻火,故适用于温毒发斑、咳嗽吐血、小儿惊痫,研末外敷可治热毒疮疡。近年来三药被临床广泛用治肝炎、乙脑、腮腺炎、病毒性肺炎、心肌炎、流感等多种病毒性感染疾患,获得一定疗效。

【功效主治简表】

青黛 { 解毒凉血 { 温毒发斑 / 热毒疮疡 / 喉痹 / 口疮 } 清肝泄火 { 肝火犯肺,咳嗽、吐血 / 小儿惊痫 } }

【配伍应用】

1. 用于火热疮毒,常用本品配黄柏、石膏、滑石(1:1:2:2)共研细末,油调外敷,还可广泛用治多种皮肤病。用于痄腮、咽痛,用本品适量加冰片少许,温水调敷患处,疗效亦佳。又《谈野翁试验方》配黄柏研末,干搽,治耳疳流汁。《明目经验方》配黄连泡汤,外洗,治烂弦风眼。朱肱《活人书》,单以本品二钱,水研服,治伤寒赤斑。临床常用本品配赤芍、丹皮、紫草等清热凉血消斑之品同用,治温毒发斑。本品配生地、茅根、侧柏叶等同用,治血热妄行,吐血衄血。

2. 用于肝火犯肺,痰中带血的咳血证,常与清热化痰的海蛤粉同用,如《丹溪心法》黛蛤散;也可配瓜蒌仁、山栀、海浮石同用,如《丹溪心法》咳血方。用于小儿暑热惊痫,配甘草、滑石同用,如《宣明论方》碧玉散。

【用量用法】内服:1.5～6克。本品难溶于水,故宜作散剂,或调入汤剂中服。外用:适量。

【使用注意】胃寒者慎用。

【本草摘要】

《开宝本草》:"(治)小儿诸热,惊痫发热,天行头痛寒热,煎水研服之。亦磨敷热疮、恶肿。"

《本草纲目》:"去烦热,吐血,咯血。"

《本经逢原》:"治温毒发斑及产后热痢下重。"

【现代研究】

成分:含靛蓝、靛玉红、青黛酮、色胺酮等。

药理:抗肿瘤、抗菌,对金黄色葡萄球菌、炭疽杆菌、志贺氏痢疾杆菌、霍乱弧菌及皮肤真菌等有抑制作用;并有一定保肝作用。

临床报道:用于慢性粒细胞性白血病,单用靛玉红制成靛玉红片口服,成人每日 150～200 毫克,少数可达 300～400 毫克,分 3 次服,连续 1 个月至半年以上。治疗 314 例观察,总有效率为 87.26%。另外用于治疗带状疱疹、急性腮腺炎、真菌性阴道炎以及口腔溃疡等有效。

蒲 公 英 《唐本草》

【来源】为菊科多年生草本植物蒲公英 *Taraxacum mongolicum* Hand.-Mazz.、碱地蒲公英 *Taraxacum sinicum* Kitag. 及其多种同属植物的全草。全国各地均有分布。夏、秋二季采收,洗净晒干,或采集鲜药应用。

【处方用名】蒲公英 黄花地丁

【性能概要】味苦、甘,性寒。归肝、胃经。本品苦散滞气,甘以解毒,寒能清热,有较强的清热解毒,消痈散结功效。常用治乳痈肿痛、痈肿疔毒等症,疗效颇佳;兼可利尿通淋,有"通淋妙品"之称,可治黄疸、热淋。此外,还可用于毒蛇咬伤及食物中毒。

【功效主治简表】

蒲公英 {
　清热解毒 {
　　痈肿疮毒
　　乳痈、肠痈、肺痈
　　目赤肿痛
　　毒蛇咬伤
　}
　利尿通淋 {
　　湿热黄疸
　　热淋
　}
}

【配伍应用】

1. 本品为治疗肝郁气滞,胃热壅络所致乳痈的要药,古方多单用捣汁内服,或捣烂外敷,临床常配瓜蒌仁、牛蒡子、天花粉等同用,如《医宗金鉴》瓜蒌牛蒡汤。用于痈肿疔毒,多与银花、野菊花、紫花地丁等同用,如《医宗金鉴》五味消毒饮。用于热毒壅盛之肠痈,配银花、大黄、桃仁等药同用,如阑尾清化汤。用于肺痈吐脓,配鱼腥草、芦根、桃仁等同用。《衷中参西录》蒲公英汤,重用本品一味,治疗肝胃实火之目赤肿痛。单用捣敷,还可用治蛇虫咬伤。

2. 用于热淋涩痛,常与黄柏、车前子、白茅根等同用。用于湿热黄疸,常配茵陈、板蓝根、柴胡、栀子等同用,又有清热解毒,利胆退黄之效。

【用量用法】内服:10～30克。外用:鲜品适量,捣烂敷患处。

【使用注意】用量过大能致腹泻。

【本草摘要】

《本草备要》:"专治乳痈、疔毒,亦为通淋妙品。"

《本草正义》:"治乳痈乳疖,红肿坚块,尤为捷效。鲜者捣汁温服,干者煎服,一味也可治之,而煎药方中必不可缺此。"

【现代研究】

成分:含蒲公英固醇、蒲公英素、蒲公英苦素、胆碱等。

药理:有抗菌作用,尤对金黄色葡萄球菌和溶血性链球菌有较强杀灭作用;对某些病毒、致病真菌以及幽门螺杆菌也有抑制作用;还有抗肿瘤、保肝、利胆、利尿、通乳等作用。

临床报道:蒲公英注射剂、煎剂、片剂、糖浆等用于多种感染均取得较好疗效,包括上呼吸道感染、慢性气管炎、肺炎、传染性肝炎、泌尿系感染、外科疾患、五官科炎症、皮肤科炎症,以及败血症、伤寒、胆道感染、腮腺炎等。

紫 花 地 丁 《本草纲目》

【来源】为堇菜科多年生草本植物紫花地丁 *Viola yedoensis* Makino 的全草。产于我国长江流域下游至南部各省。夏季果实成熟时采收,洗净晒干;鲜用随时可采。均切段生用。

我国所用紫花地丁,还有豆科多年生草本植物米口袋 *Gueldenstaedtia multiflora* Bunge 的全草,为东北、华北、山东及江苏等地习用;堇菜科一年生草本植物

113

犁头草 *Viola jaoonica* Langsd. 或长萼堇菜 *Viola inconspicua* Bl. 及白花堇菜 *Viola partinii DC.* 的全草,为甘肃、江苏、浙江、广东、陕西等地习用;罂粟科一年或二年生短小草本植物紫堇 *Corydalis bungeana* Turez. 的全草,为长江以北习用;龙胆科一年生草本植物华南龙胆 *Gentiana loureiri* Griseb. 和石龙胆 *Gentiana squarrosa* Ledeb. 的全草,为浙江、云南习用;及远志科多年生常绿草本植物瓜子金 *Polygala japonica* Houtt. 的全草。

【处方用名】紫花地丁　地丁草

【性能概要】味苦、辛,性寒。归心、肝经。本品苦泄辛散,寒以清热,入血分,故有清热解毒,凉血消肿之功效,为治痈肿疔毒通用药,而对疔肿功效尤良,内服外敷均宜;还可用治毒蛇咬伤。

【功效主治简表】

紫花地丁:清热解毒,凉血消肿 { 痈肿疔毒　毒蛇咬伤

【配伍应用】

用于痈疽发背、火毒疔疮,可单用鲜品捣汁内服,渣敷患处即有良效;也可配银花、蒲公英、野菊花等同用,如《医宗金鉴》五味消毒饮。用于毒蛇咬伤,可单用鲜品捣汁内服,其渣少加雄黄外敷患处。

【用量用法】内服:6～15克;单味用30～60克。外用:鲜品适量,捣烂敷患处。

【本草摘要】

《本草纲目》:"治一切痈疽发背,疔肿瘰疬,无名肿毒,恶疮。"

《本草正义》:"地丁,专为痈肿疔毒通用之药……然辛凉散肿,长于退热,惟血热壅滞,红肿焮发之外疡宜之,若谓通作治阴疽发背寒凝之证,殊是不妥。"

【现代研究】

成分:含苷类、黄酮类、蜡(为蜡酸及不饱和酸类的酯类)。

药理:对结核杆菌及钩端螺旋体有抑制作用;并有清热、消肿、消炎等作用。

临床报道:治疗急性皮肤感染,用鲜紫花地丁草20克,加食盐少许捣烂外敷,早晚各换药1次。治疗64例,平均3天治愈。

蚤　休《本经》

【来源】为百合科多年生草本植物蚤休(七叶一枝花)*Paris polyphylla* Smith var. *chinensis*(Franch.)Hara 或云南重楼 *Paris polyphylla* Smith var. *yunnanensis*(Franch.)Hand.-Mazz. 的根茎。我国南北均有,主产长江流域及南方各省。秋末、冬初采挖。除去须根,洗净晒干。切片入药。

【处方用名】蚤休　七叶一枝花　重楼　草河车

【性能概要】味苦,性微寒。归肝经。本品有清热解毒,消肿定痛功效,可用

于痈疽疔疮;且有凉肝定惊之功,适用于小儿惊风抽搐及癫痫等症。此外,民间用治毒蛇咬伤。

《本草纲目》谓:"俗谚云:七叶一枝花,深山是我家,痈疽如遇着,一似手拈拿。"可见其善消疮毒之功。

蒲公英、紫花地丁、蚤休均能清热解毒、消肿定痛,同可用治痈肿疔毒,为解毒要药。但蒲公英又能利尿通淋,用治黄疸、热淋疗效亦佳;紫花地丁长于凉血解毒,为治一切痈肿疔毒通用之品;蚤休又可凉肝定惊,还可用治小儿惊风抽搐,且善解蛇毒。

【功效主治简表】

$$
蚤休
\begin{cases}
清热解毒,消肿定痛
\begin{cases}
痈肿疔毒 \\
毒蛇咬伤
\end{cases} \\
凉肝定惊
\begin{cases}
小儿惊风抽搐 \\
癫痫
\end{cases}
\end{cases}
$$

【配伍应用】

1. 用于痈肿疔毒,可与银花、赤芍、黄连、甘草同用,如《外科全生集》夺命汤。又单用本品或配青木香同用嚼服,或醋研浓汁外敷,可治毒蛇咬伤。

2. 用于小儿惊风抽搐,配伍天花粉、麝香、薄荷等药,如《小儿药证直诀》栝楼汤。

【用量用法】内服:5～10克。外用:适量,研末敷患处。

【本草摘要】
《神农本草经》:"主惊痫,摇头弄舌,热气在腹中,癫疾,痈疮,阴蚀,下三虫,去蛇毒。"
《滇南本草》:"主治一切无名肿毒,攻各种疮毒痈疽,发背最良,利小便。"

【现代研究】
成分:含蚤休苷、薯蓣皂苷等。
药理:具有抗广谱菌,其中对化脓性球菌的抑制能力较强;有止血、平喘、抗肿瘤作用。
临床报道:对治疗流行性腮腺炎、急性扁桃体炎、带状疱疹、静脉炎、隐翅虫皮炎、慢性气管炎、衣原体女性生殖道感染、子宫出血等有效。

【附注】

拳参为蓼科多年生草本植物拳参 Polygonum bistorta L. 的根茎,具有清热解毒、利湿止血等功效,又名重楼、草河车、紫参,与蚤休同名异物,易混用,应加注意。

紫参为唇形科一年生草本植物 Salvia chinensis Benth. 的全草,又名石见穿,临床用治肝炎、肾炎、痈肿、瘰疬等症,亦试用于癌症,有活血止痛功效。

鱼 腥 草 《别录》

【来源】为三白草科多年生草本植物蕺菜 *Houttuynia cordata* Thunb. 的全草。

分布于长江流域以南各省区。夏、秋间采收。洗净鲜用或阴干用。

【处方用名】鱼腥草　蕺菜

【性能概要】味辛,性微寒。归肺经。本品功能清热解毒消痈,适用于热毒痈肿。用于痰热壅滞、肺痈吐脓、肺热喘咳,均获良效,故为治疗肺痈要药;兼有利尿作用,可治热淋小便涩痛。此外还可用于泄泻、痢疾等症。

【功效主治简表】

$$
鱼腥草 \begin{cases} 清热解毒消痈 \begin{cases} 热毒疮痈 \\ 肺痈 \\ 肺热喘咳 \end{cases} \\ 利尿通淋——热淋小便涩痛 \end{cases}
$$

【配伍应用】

1. 用于热毒疮痈,可单用内服或捣敷,亦可配伍赤芍、蒲公英、连翘等凉血、解毒药同用。用于肺痈咳吐脓血者,多与桔梗、生甘草、象贝母、生薏苡仁、芦根、桃仁、冬瓜仁、银花等化痰、解毒、排脓药同用,如加味鱼桔汤。用于肺热喘咳,可与黄芩、知母、贝母等清肺化痰药同用。

2. 用于热淋小便涩痛,多与瞿麦、白茅根、滑石等利尿、通淋药同用。

此外,配伍黄连、黄芩、葛根等,可治湿热泄泻、痢疾。

【用量用法】内服:10～30克,鲜品用量加倍;不宜久煎。外用:适量,捣烂敷患处。

【本草摘要】

《本草纲目》:"散热毒痈肿。"

《本草经疏》:"能治痰热壅肺,发为肺痈吐脓血之要药。"

【现代研究】

成分:主要含鱼腥草素及钾盐,并含少量蕺菜碱等。花穗、果穗及叶含槲皮苷。

药理:对金黄色葡萄球菌、卡他球菌、流感杆菌、肺炎球菌等有明显抑制作用;对流感病毒及致病真菌有抑制作用;还有镇痛、止血、止咳、利尿、抑制分泌,以及促进组织再生等作用;并能增强免疫功能。合成鱼腥草素有一定抗癌作用。

临床报道:①治疗肺脓疡,用干品每天1～2两,先冷水浸泡,然后煎1沸即服(不宜久煎)。治疗5例小儿肺脓疡,最短者用药一周脓疡即吸收,一般均于2周完全吸收;发热于用药后2～8天下降至正常。②用于老慢支,用佛蕺合剂(佛耳草即鼠曲草、蕺菜即鱼腥草、车前草各30克、炙地龙、炙百部各12克,浓煎为50毫升,为1日量,分2次口服。10天1个疗程,连续3个疗程)。治疗587例,总有效率94.1%。

红　　藤 《图经本草》

【来源】为木通科落叶木质藤本植物大血藤 *Sargentodoxa cuneata*（Oliv.）Rehd. et Wils. 的藤茎。主产于江西、湖北、河南、江苏等省。夏、秋季采收藤茎,除去枝叶,砍成短节,趁鲜切片,晒干。

【处方用名】红藤　大血藤

【性能概要】味苦,性平。入胃、大肠经。本品长于清热解毒,散瘀止痛,为治肠痈腹痛之要药,也可用于一般痈肿,有消肿止痛之功。此外,用治跌打肿痛、痛经、风湿关节疼痛,则有活血散瘀作用。

鱼腥草、红藤、败酱均为清热解毒消痈之品。但鱼腥草多用于肺痈,吐脓血;红藤、败酱多用于肠痈。若三者同用于各种内痈,尤可增强治疗效果。此外,鱼腥草尚可用于热淋、泻痢;红藤、败酱兼有活血散瘀功效,又可用于痛经及产后瘀血阻滞,胸腹刺痛等症。

【功效主治简表】

$$
红藤
\begin{cases}
清热解毒
\begin{cases}
肠痈 \\
痈肿
\end{cases} \\
散瘀止痛
\begin{cases}
跌打损伤 \\
妇女经闭腹痛 \\
风湿痹痛
\end{cases}
\end{cases}
$$

【配伍应用】

本品为治热毒血瘀,肠痈腹痛之要药,每与银花、连翘、丹皮等配伍,如《临床经验汇编》红藤煎,治肠痈有良效。单用本品或与蒲公英、银花、连翘等配伍,治一般痈肿,也有散瘀消肿止痛之功。

此外,本品配骨碎补适量,共捣外敷,可治跌打损伤,瘀血肿痛;配伍当归、赤芍、川芎、香附等活血调经药,可治妇女经闭腹痛;配伍防风、防己、秦艽等祛风湿药,可治风湿痹痛。

【用量用法】内服:15～30克。外用:适量。

【本草摘要】

《图经本草》:"攻血,治血块。"

《植物名实图考》:"治筋骨疼痛,追风,健腰膝。"

【现代研究】

成分:含鞣质及大黄素等。

药理:对金黄色葡萄球菌、乙型链球菌、大肠杆菌、绿脓杆菌、卡他球菌等均有抑制作用。

临床报道:①治疗急性阑尾炎,用复方红藤片(每12片含红藤2两、蒲公英1两、生大黄6钱、川朴3两)内服,每次4片,日服3次。首批治疗354例,有效率98%。②治疗胆道蛔虫病,以红藤1两,加黄酒4两,煎至60毫升为1剂,成人日服2次,每次1剂,小儿用量酌减。初步观察5例,分别于服药1～4日后腹痛消失;治疗期间有4例排出蛔虫。

败　　酱 《本经》

【来源】为败酱科多年生草本植物黄花败酱 *Patrinia scabiosaefolia* Fisch. ex

117

Link. 、白花败酱 *Patrinia villosa* Juss. 的全草。两种植物全国各地均有分布。多在夏季采收,将全株拔起,除去泥沙杂质,晒干入药。

我国不同地区所习用的败酱还有以下几种:菊科多年生草本植物苣荬菜 *Sonchus brachyotus* DC. (为华北及西北地区习用);十字花科一年生草本植物菥蓂 *Thlaspi arvense* L. (为华东及中南地区习用)。

【处方用名】败酱草 败酱

【性能概要】味辛、苦,性微寒。归胃、大肠、肝经。本品辛散苦泄,微寒清热,既能清热解毒,又可消痈排脓,并能活血行瘀,故为治肠痈要药;也可用于一般痈肿,以及瘀血阻滞,胸腹疼痛。

【功效主治简表】

$$
败酱
\begin{cases}
清热解毒,消痈排脓
\begin{cases}
肠痈 \\
痈肿
\end{cases} \\
活血行瘀——瘀血阻滞,胸腹疼痛
\end{cases}
$$

【配伍应用】

1. 用于肠痈,如《金匮要略》薏苡附子败酱散,治肠痈已脓,可以解毒排脓;如肠痈未脓,配伍大黄、牡丹皮、桃仁等同用,可以解毒消痈。用本品内服、外敷,也可用于一般痈肿。

2. 用于血滞胸腹疼痛,如《卫生易简方》治产后腹痛如锥刺痛者,独用败酱草水煮服,或配当归、川芎、乳香等活血化瘀药同用。

【用量用法】内服:5~10 克。外用:适量。

【本草摘要】

《神农本草经》:"主暴热火疮、赤气,疥瘙疽痔,马鞍热气。"

《本草纲目》:"败酱,善排脓破血,故仲景治痈,及古方妇人科皆用之。"

《本草从新》:"解毒排脓,治痈肿,破凝血,疗产后诸病。"

【现代研究】

成分:含黄花龙芽精、白花败酱苷、莫诺苷、马钱苷等。

药理:对葡萄球菌、链球菌有抑制作用,并有抗病毒作用;有镇静、保肝、利胆作用。

临床报道:治疗流行性腮腺炎,取黄花败酱鲜品适量,加生石膏 0.5~1 两共捣烂,再用 1 个鸭蛋清调匀,敷于肿痛处,24 小时取下,重症需敷 2 次,有并发症时需加服其煎剂。治疗 200 例,90% 病例在局部敷药后 24 小时内症状消失。

马 齿 苋 《本草经集注》

【来源】为马齿苋科一年生草本植物马齿苋 *Portulaca oleracea* L. 的全草。我国南北各地均产。夏、秋采收。鲜用,亦可略蒸或烫后晒干入药。

【处方用名】马齿苋

【性能概要】味酸,性寒。归心、大肠经。本品酸寒滑利,善能凉血解毒,清肠止痢,兼可止血。主治湿热痢疾或热毒血痢,里急后重;亦可用于热毒疮痈等症。此外,用于妇女崩漏下血,有止血之效。

【功效主治简表】

$$马齿苋\begin{cases}凉血止痢—湿热痢疾\\解毒消肿—痈肿疮毒\\止血—妇女崩漏下血\end{cases}$$

【配伍应用】

1. 如《经效产宝》治产后血痢,《心镜方》治小儿血痢,皆用鲜马齿苋捣汁,煎沸入蜜和服;亦可与赤芍、黄连、车前草等同用,治泄泻痢疾。

2. 用于痈肿疮毒,单用本品,可内服,亦可外敷,如《医宗金鉴》马齿苋膏;亦可配伍其他清热解毒药使用。

近来,单用本品搅汁或制成针剂,对崩漏下血,及产后、流产子宫出血,取得良好止血效果。

【用量用法】内服:10～15克,鲜品30～60克。外用:适量,捣敷患处。

【本草摘要】

《开宝本草》:"杀诸虫……破癥结痈疮。"

《食疗本草》:"作膏,涂湿癣、白秃、杖疮……煮粥止痢及疳痢。"

《本草纲目》:"散血消肿,利肠滑胎,解毒通淋。"

【现代研究】

成分:含大量去甲基肾上腺素和多量钾盐,以及多巴胺、生物碱、黄酮类等。

药理:对各型痢疾杆菌及伤寒杆菌、大肠杆菌、金黄色葡萄球菌有抑制作用,对某些致病性真菌也有不同程度的抑制作用;对子宫有明显兴奋作用等。

临床报道:①治疗急性阑尾炎,干马齿苋及蒲公英各2两,水煎分2次服用。治31例,除1例疗效不佳改手术治疗外,其余均痊愈出院,其中绝大多数在3～8天内恢复正常。②用于子宫收缩,经500例观察,其注射液可以代替麦角新碱,其作用甚至较麦角新碱为强。对产后流血、功能性子宫出血,可肌注2毫升(每毫升相当于0.5～1.0钱生药);对剖宫产、刮宫取胎可直接注射于子宫底两侧或注入宫颈。另对治疗小儿细菌性痢疾、急性肠炎、慢性结肠炎,以及尿路感染等均有效。

白　头　翁 《本经》

【来源】为毛茛科多年生草本植物白头翁 *Pulsatilla chinensis*(Bge.) Regel 的根。分布东北、华北及江苏、安徽、陕西等地。春季开花前或秋末叶黄时均可采收。除去地上部分,保留根头白绒毛,洗净泥土,晒干。切片生用。

【处方用名】白头翁

【性能概要】味苦,性寒。入胃、大肠经。本品苦寒泄降,清热凉血解毒,尤善除肠胃热毒蕴结,而为治热痢下重之良药,对赤痢之功效更佳。

【功效主治简表】

白头翁:清热解毒,凉血止痢 $\left\{\begin{array}{l}湿热痢疾\\赤痢\end{array}\right.$

【配伍应用】

用于热痢下重或赤痢,如《伤寒论》白头翁汤,以之配伍黄连、黄柏、秦皮而成。现代研究证实,白头翁治阿米巴痢疾也有良效。

【用量用法】内服:3~12克。若单用,30克浓煎服;或30~60克制成100毫升煎液,保留灌肠。

【本草摘要】

陶弘景:"疗毒痢。"

《药性本草》:"治腹痛及赤毒痢,治齿痛,主项下瘤疬","主百节骨痛。"

【现代研究】

成分:含皂苷,水解则生三萜苷元、葡萄糖等,另含白头翁素。除去根的全草有强心作用。

药理:大剂量煎剂能抑制阿米巴原虫的生长;能杀灭阴道滴虫,并对金黄色葡萄球菌、枯草杆菌、流感病毒极少数真菌有抑制作用。鲜茎叶的汁液对金黄色葡萄球菌、绿脓杆菌、痢疾杆菌也有抑制作用。

临床报道:治疗原虫性痢疾,成人每天用白头翁根茎15~30克,水煎分3次服,7天为1个疗程;病重者另用30~50克煎水保留灌肠,每日1次。据23例观察,给药后大便次数及黏液明显减少,阿米巴原虫转阴时间平均1.4天,直肠镜检查表明溃疡迅速愈合,全部病例平均7天治愈。另对消化性溃疡、瘰疬也有治疗效果。

鸦 胆 子 《纲目拾遗》

【来源】为苦木科常绿灌木或小乔木植物鸦胆子 *Brucea javanica* (L.) Merr. 的成熟果实,药用其种子。主产于广东及广西等地。秋季果实成熟时采收,去壳取仁。以龙眼肉或胶囊、面皮包裹吞服。

【处方用名】鸦胆子

【性能概要】味苦、性寒。归大肠、肝经。本品功能清热解毒,止痢截疟,外用蚀疣,为治热毒血痢及休息痢之良药。治各型疟疾,有抗疟作用;治赘疣,有腐蚀功效。因味极苦,内服易引起呕吐、胸闷、腹痛、泄泻等反应,用应注意。

鸦胆子、马齿苋、白头翁均能清热解毒止痢,可同用治热毒血痢。然而三药所主不尽相同,马齿苋主治赤痢脓血;鸦胆子主治乍轻乍重,或愈或复发的休息痢;白头翁则无论赤痢或休息痢均为其所治。此外,马齿苋尚可凉血止血,治血热崩漏有良效;鸦胆子兼可截疟,蚀疣。

【功效主治简表】

$$
鸦胆子\begin{cases}解毒止痢\begin{cases}热毒血痢\\休息痢\end{cases}\\截疟——疟疾\\蚀疣\begin{cases}赘疣\\鸡眼\end{cases}\end{cases}
$$

【配伍应用】

1. 用于赤痢、休息痢,可去壳取仁,装胶囊吞服;或用鸦胆子仁浸液保留灌肠。

2. 用于间日疟及三日疟,单用其仁,装胶囊吞服。

3. 用于鸡眼及寻常疣,可将其研烂涂患处,或以凡士林调成90%软膏外涂。

【用量用法】内服:治疟疾,每次7~12粒,每日3次,连服5~7日;治休息痢,每次10~15粒,每日3次,连服7天,均去壳取仁装胶囊吞服。外用:适量,捣烂敷患处。

【使用注意】本品刺激胃肠道并损害肝肾,不宜多用久服。脾胃虚弱、胃肠出血及肝肾病患者均当忌用。

【本草摘要】

《本草纲目拾遗》:"治痢,痔。"

《衷中参西录》:"为凉血解毒之要药,善治热性赤痢,二便因热下血,最能清血分之热及肠中之热","捣烂醋调敷疔毒。善治疣。"

【现代研究】

成分:含有苦木内酯类、鸦胆子苦内酯、鸦胆子苦醇等。

药理:对原虫如阿米巴、草履虫、疟原虫均有杀灭作用;对肠内寄生虫如鞭虫、蛔虫、绦虫等也有驱杀作用;其仁或油对正常皮肤或黏膜面有刺激作用;抗肿瘤,临床治疣及乳头状瘤有效。

临床报道:①治疗阿米巴痢疾,采取口服与灌肠并用,口服成人每次10~20粒,小儿每次1~2粒,日服3次,7~10天为1个疗程,保留灌肠每日1次。据50例和65例观察,近期治愈率分别为72%和64%。②治疗滴虫性及阿米巴原虫性阴道炎,用鸦胆子20粒,加水煎成20毫升,注入阴道内,每日1次。治疗6例滴虫性阴道炎,经2~3次用药即获痊愈;1例阿米巴原虫性阴道炎(用量加倍),经7天后亦获痊愈。对治疗寻常疣、传染性软疣、扁平疣、尖锐湿疣,以及鸡眼、胼胝、手癣等均有效。

射　　干《本经》

【来源】为鸢尾科多年生草本植物射干 *Belamcanda chinensis*(L.)DC. 的根茎。主产于湖北、河南、江苏、安徽等地。全年均可采,以秋季采收为佳。除去苗茎、须根,洗净,晒干。切片生用。

【处方用名】射干　嫩射干

【性能概要】味苦,性寒。入肺经。本品苦能泄降,寒能清热,为散血消肿,解毒利咽之品,常用治咽喉肿痛之证;兼可消痰散结而平喘咳,故又可治痰多咳喘症。

【功效主治简表】

射干 { 清热解毒,消肿利咽—咽喉肿痛、痰热壅盛
消痰散结—痰饮喘咳

【配伍应用】

1. 用于热结血瘀,痰热壅盛、咽喉肿痛,有单用的,如《医方大成论》治喉痹不通方,即以本品捣汁咽之;亦可配伍黄芩、甘草、桔梗等同用,如《便民方》夺命散。

2. 用于痰多咳喘,常与麻黄、紫菀、款冬花等化痰宣肺药配合应用,如《金匮要略》射干麻黄汤。

【用量用法】内服:3～10克。

【使用注意】其性善降,服之易泻,故脾虚者不宜服;孕妇忌服。

【本草摘要】

《神农本草经》:"主咳逆上气,喉痹咽痛,不得消息,散结气,腹中邪逆,食饮大热。"

《本草纲目》:"射干,能降火,故古方治喉痹咽痛为要药。"

《本草正义》:"射干之主治,虽似不一,实则降逆开痰,破结泄热二语,足以概之。"

【现代研究】

成分:含射干苷、鸢尾苷、射干素、鸢尾黄酮、射干酮、射干异黄酮等。

药理:对致病性癣菌有抑制作用,对外感及咽喉疾患中的某些病毒也有抑制作用;有消炎、解热、祛痰、利尿、抗过敏、抗凝血、抗血栓等作用。

临床报道:治疗水田皮炎,用水煎剂,加少量食盐涂洗患部。观察253例,均有显著疗效,轻者涂洗1次痒感即消失;重者翌日再洗1次,丘疹即逐渐缩小,潮红消退。另对治疗化脓性扁桃体炎也有效。

马　勃《别录》

【来源】为灰包科菌类植物脱皮马勃 Lasiosphaera fenzlii Reich.、大马勃 Calvatia gigantea(Batsch ex Pers.)Lloyd 或紫色马勃 Calvatia lilacina(Mont. Et Berk.)Lloyd 的干燥子实体。主产于内蒙古、甘肃、吉林、辽宁等地。秋季采收,除去外层硬皮。切成方块或研粉用。

【处方用名】马勃　轻马勃　净马勃　马勃绒

【性能概要】味辛,性平。归肺经。本品味辛质轻,能散肺经邪热,而有解毒利咽之功效。适用于外感风热,邪热郁肺而致咽喉肿痛、咳嗽、失音等症。外敷创伤出血,有止血敛疮功效。

【功效主治简表】

马勃 { 散热解毒利咽—风热咳嗽、失音、咽喉肿痛
止血 { 吐血、衄血
外伤出血 }}

【配伍应用】

1. 用于外感风热,热郁于肺所致的咽喉肿痛,轻者可单用,重者须与板蓝根、牛蒡子、连翘、薄荷、黄芩等疏散风热、清热解毒药配伍应用,如《东垣试效方》普济消毒饮。用于咳嗽、音哑,当与桔梗、生甘草、蝉衣等同用。

2. 用于外伤出血,可单用研末敷。

【用量用法】内服:2～3克。煎汤宜包煎。外用:适量,研末敷。

【本草摘要】

《名医别录》:"主恶疮、马疥。"

《本草衍义》:"治喉痹咽痛。"

《本草纲目》:"清肺,散血热,解毒。"

《本草备要》:"清肺解热,散血止嗽,治喉痹咽痛,鼻衄,失音,外用敷诸疮。"

【现代研究】

成分:含马勃素、麦角甾醇、亮氨酸、马勃菌酸及磷酸钠。

药理:对口腔及鼻出血有止血效能;对金黄色葡萄球菌、绿脓杆菌、变形杆菌、肺炎双球菌极少数致病真菌有抑制作用。

临床报道:用于手术止血,马勃粉外用,稍加压迫。观察前列腺摘除术 25 例、肝脾破裂出血各 2 例、肾部分切除术 1 例、肝叶切除 3 例、阻塞性黄疸手术中止血 1 例,均达到止血效果,无并发症和不良反应。

山 豆 根 《开宝本草》

【来源】为豆科小灌木植物越南槐(广豆根)*Sophora tonkinensis* Gagnep. 的根及根茎。主产于广西、广东、江西、贵州等地。全年可采,以秋季采挖者为佳。洗净泥土,晒干,焖透切片。生用。

北豆根为防己科多年生藤本植物蝙蝠葛(北豆根)*Menispermum dahuricum* DC. 的根茎,为北方习用。

【处方用名】山豆根　广豆根　南豆根　北豆根

【性能概要】味苦,性寒。归心、肺、胃经。本品清心肺胃之火,而有解毒利咽消肿之功,为治喉症之要药。对肺胃火毒上攻的咽喉肿痛,或齿龈肿痛均有良效。

马勃、山豆根、射干均为治疗咽喉肿痛常用之品。然马勃辛散适用于肺有风热者;山豆根大苦大寒,适用于热毒炽盛者;射干降火散血,消痰散结,适用于热结血瘀,痰热壅盛者。

123

【功效主治简表】

山豆根:清热解毒,利咽消肿 { 咽喉肿痛 齿龈肿痛

【配伍应用】

用于肺胃火毒炽盛的咽喉肿痛,可单用,如《永类钤方》治喉中发痈,山豆根磨醋噙之,追涎即愈;势重不能言者,多与射干、玄参、板蓝根等解毒、利咽的药物同用。用于龈肿齿痛,可单用煎汤漱口,也可配石膏、黄连、丹皮等同用。

【用量用法】内服:3～10 克。

【使用注意】脾虚食少便溏者忌服。不良反应与服药剂量有关,用当注意。

【本草摘要】

《开宝本草》:"消疮肿毒。"

《图经本草》:"含之解咽喉肿毒。"

《本草备要》:"泻热解毒,去肺大肠风热;含之咽汁,止喉痛,龈痛,齿痛。"

【现代研究】

成分:含苦参碱、氧化苦参碱、臭豆碱、甲基金雀花碱等。

药理:有抗心律失常、降压、镇痛、抗炎、抗肿瘤、抗菌、抑制致病性真菌及钩端螺旋体等作用。

临床报道:有报道为预防感冒,煎煮含广豆根的复方(广豆根、贯众、板蓝根、银花各 3 钱),给 81 人服用,服后 15 分钟开始 66 人有毒性反应发生,主症为头痛、头晕、恶心、呕吐、四肢无力,少数人抽搐、腹痛、腹泻、心跳加快。动物实验证明广豆根的毒性大于北豆根。

不良反应与服药剂量有关,如用量 10 克以上不良反应发生率为 52.2% ,9 克为 17% ,6 克为 0.5% 。

土 茯 苓 《滇南本草》

【来源】为百合科多年生常绿藤本植物光叶菝葜 Smilax glabra Roxb. 的块茎。长江流域南部各省均有分布。全年可采,以秋末、冬初采收较好。除去残茎及须根,洗净泥土,晒干,或新鲜时切成薄片,晒干。

【处方用名】土茯苓

【性能概要】味甘、淡,性平。归肝、胃经。本品功能利湿解毒,古时用为治杨梅疮毒之专药,且有解除汞毒作用。故治杨梅疮毒因服汞剂,久而肢体拘挛者效果更佳。近世又常用于湿热疮毒、热淋小便不利。

【功效主治简表】

土茯苓:利湿解毒 { 梅毒 湿热疮毒 热淋

【配伍应用】

用治梅毒,可与金银花、白鲜皮、甘草、威灵仙等配合使用。治梅毒因用轻粉,愈而复发,久则肢体拘挛,变为痈漏者,唯重用土茯苓,或加皂角、牵牛少许,水煎服,如汪机验方。用于湿热疮毒,可与黄连、苦参、龙胆草等配伍。用于热淋,小便不利,多与白茅根、蒲公英、车前子同用。

【用量用法】内服:30~120克。

【使用注意】服药期间忌饮茶,否则易致脱发。

【本草摘要】

《本草纲目》:"祛风湿,利关节,止泄泻。治拘挛骨痛,恶疮痈肿。解汞粉、银朱毒。"

《本草备要》:"治杨梅疮毒,瘰疬疮肿。"

【现代研究】

临床报道:①治梅毒,每日用土茯苓合剂(土茯苓60~120克,苍耳子、白鲜皮各15克,甘草3~9克)1剂,水煎分3次服,30天为1个疗程,治疗400例,疗效满意。②治疗银屑病,用土茯苓60克,研末包煎,日1剂,2次分服,15剂1个疗程,治疗50例,有效率92%。另对防治钩端螺旋体病也有较好疗效。

白　　蔹《本经》

【来源】为葡萄科藤本植物白蔹 Ampelopsis japonica (Thunb.) Makino 的块根。主产于华北、华东及中南地区。春、秋两季采挖,去苗,洗净,斜切成片,晒干。

【处方用名】白蔹　白蔹根

【性能概要】味苦,性微寒。归心、胃经。本品善于清解心胃二经火毒,故为解毒消痈之品,用治疮疡,内服外用均有良效。此外,亦可用于汤火灼伤。

【功效主治简表】

白蔹:解毒消痈 { 痈肿疮毒
水火烫伤

【配伍应用】

用于疮痈火毒证,可单用,如《肘后方》治发背初起,独用白蔹末,水调涂之;甄权用治一切痈肿,配伍赤小豆等为末,鸡子白调涂之;《滇南本草》治疗肿毒红肿不出头者,用白蔹水煮内服,有脓则出头,无脓则消散。此外用于水火烫伤,用本品研末外敷。

【用量用法】内服:3~10克。外用:适量,研末敷。

【使用注意】反乌头。

【本草摘要】

《神农本草经》:"主痈肿疽疮。"

《本草逢原》:"同地肤子治淋浊失精,同白及治金疮失血,同甘草解狼毒之毒。"

【现代研究】

成分:含没食子酸、酒石酸、龙脑酸等。

药理:抗菌,对金黄色葡萄球菌、痢疾杆菌及皮肤真菌有抑制作用;抗癌,能抑制宫颈癌细胞。

临床报道:治疗外科炎症,将其块根去皮研末,取3两,用沸水搅拌成团后,加75%～95%酒精调成糊状,外敷患处,每日1次,以愈为度。对于疖、痈、蜂窝织炎、淋巴结炎,及各种炎性肿块等急性感染的初期,有显著疗效。共治31例,一般经治2～3天可愈。

漏 芦 《本经》

【来源】为菊科多年生草本植物祁州漏芦 *Rhaponticum uniflorum*（L.）DC. 的干燥根。祁州漏芦主产于东北、华北、西北等地。9～10月挖根,除去苗及须根,洗净,切片,晒干。

【处方用名】漏芦

【性能概要】味苦,性寒。入胃经。本品苦寒泄降,而有清热解毒,消痈肿,下乳汁功效。适用于热毒亢盛,疮痈红肿作痛,及邪热壅滞,乳房肿痛、乳汁不下之证。

【功效主治简表】

漏芦:清热解毒,消痈,下乳 { 痈肿疮毒 / 乳痈初起 / 乳汁不下

【配伍应用】

用于痈疮红肿疼痛,多与连翘、大黄、蒲公英配合使用。用于乳房红肿胀痛欲成痈者,可同天花粉、浙贝母、牡丹皮等凉血、解毒、散结药配伍应用。与王不留行配合,还可用于气血郁滞,乳胀乳少,均取本品行血下乳之功。

【用量用法】内服:3～12克。外用:适量,煎水洗或研末调敷。

【使用注意】阴证疮痈不宜。孕妇慎用。

【本草摘要】

《神农本草经》:"主皮肤热,恶疮疽痔,湿痹,下乳汁。"

《名医别录》:"止遗漏,热气疮痒如麻豆,可作汤浴。"

《日华子本草》:"治小儿壮热,通小肠,(治)泄精,尿血,风赤眼,乳痈,发背,瘰疬,肠风,排脓,补血,治扑损,续筋骨,敷金疮,止血长肉,通经脉。"

《本草正义》:"漏芦,滑利泄热,与王不留行功用最近,而苦寒直泄,尤其过之。苟非实热,不可轻用,不独耗阴,尤损正气。"

【现代研究】

成分:含挥发油、黄酮类、酚酸类、蒽醌类、三萜皂苷类、磷脂类等。

药理:有降血脂、抗动脉粥样硬化、抗衰老作用,并富含蜕皮激素类物质。

穿 心 莲《岭南采药录》

【来源】为爵床科一年生草本植物穿心莲（一见喜）*Andrographis paniculata*（Burm. f.）Nees 的全草。原产亚洲热带地区，现广东、福建、云南、四川、江西、浙江、江苏、上海、北京等地均有栽培。秋初刚开花时采收，切段，晒干。鲜用或生用。

【处方用名】穿心莲　一见喜　榄核莲

【性能概要】味苦，性寒。归肺、胃、大肠、小肠经。本品既能清解肺胃之热毒，又能苦燥去大小肠之湿热。用治肺热喘咳、肺痈、咽喉肿痛、疮疖火毒等症，有清热解毒之功；用治湿热泻痢、热淋、湿疹诸症，有苦燥湿热之效。

【功效主治简表】

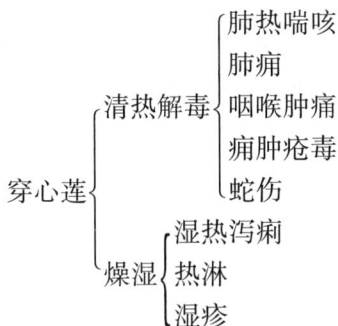

穿心莲 ┬ 清热解毒 ┬ 肺热喘咳
　　　　│　　　　├ 肺痈
　　　　│　　　　├ 咽喉肿痛
　　　　│　　　　├ 痈肿疮毒
　　　　│　　　　└ 蛇伤
　　　　└ 燥湿 ┬ 湿热泻痢
　　　　　　　　├ 热淋
　　　　　　　　└ 湿疹

【配伍应用】

1. 用于肺热喘咳、肺痈、咽喉肿痛、痈肿疮毒、毒蛇咬伤等症，可单用研细末，装胶囊吞服。随证配伍，功效更佳，如治肺热喘咳，可与地骨皮、桑白皮、黄芩合用；治肺痈咳吐脓痰，可与鱼腥草、冬瓜仁、桔梗配伍；治咽喉肿痛，可与大青叶、牛蒡子等清肺利咽之品同用。以鲜品捣烂敷疖肿及毒蛇咬伤，又有解毒消肿之效。

2. 用于湿热泻痢，可单用，或同十大功劳、马齿苋等配伍。用于热淋、尿频涩痛，可与白茅根、大蓟、小蓟、车前子等清热、利尿、凉血药配伍使用。用于湿疹，可单用研末，甘油调涂。

【用量用法】内服：10～15 克；研末吞服 1～1.5 克。外用：适量，以粉末撒敷或甘油调涂。

【本草摘要】

《岭南采药录》："能解蛇毒，又能理内伤咳嗽。"

《泉州本草》："清热解毒，消炎退肿。治咽喉炎症，痢疾、高热。"

《中药大辞典》："清热解毒，凉血消肿。治急性菌痢，胃肠炎，感冒，流脑，气管炎，肺炎，百日咳，肺结核，肺脓疡，胆囊炎，高血压，鼻衄，口咽肿痛，疮疖痈肿，水火烫伤，毒蛇咬伤。"

【现代研究】

成分:含二萜内酯化合物,其中包括穿心莲甲、乙、丙素等。

药理:对肺炎球菌、甲链球菌、卡他球菌、痢疾杆菌及钩端螺旋体有抑制和杀灭作用;有抗炎、解热、抗蛇毒、抗肿瘤、利胆及终止妊娠等作用。

临床报道:治疗痢疾、肠炎、伤寒、呼吸道感染、钩体病、结核病、麻风病、皮肤感染、肝炎、中耳炎、盆腔炎、绒毛膜上皮癌、恶性葡萄胎、引产、血栓闭塞性脉管炎等疾病,均有相当疗效。

半 枝 莲 《江苏植物志》

【来源】为唇形科多年生草本植物半枝莲 Scutellaria barbata D. Don 的干燥全草。主产于江苏、浙江、江西、广东、四川、广西、福建等省区。夏季采收,洗净,晒干,切段。

【处方用名】半枝莲 并头草

【性能概要】味辛、微苦,性寒。归肺、胃、肝经。本品具有清热解毒,化瘀消癥作用。用治热毒疮肿、肺痈、咽喉肿痛等症,有清热解毒作用;用治跌打损伤、肝脾肿大、肺癌、肝癌、胃癌等症,有化瘀消癥功效。此外,尚有利尿作用,可用于湿热郁结,小便不利、水肿。

【功效主治简表】

半枝莲 ┬ 清热解毒 ┬ 热毒疮疡
      │   ├ 肺痈
      │   └ 毒蛇咬伤
      ├ 化瘀消癥 ┬ 跌打损伤
      │   ├ 肝脾肿大
      │   └ 肺癌、肝癌、胃癌
      └ 利尿—湿热郁结,小便不利、水肿

【配伍应用】

1. 用于热毒疮疡,可与紫花地丁、蒲公英同用。用于肺痈,可配伍鱼腥草、金荞麦等。用于毒蛇咬伤,可配伍七叶一枝花、徐长卿等。

2. 用于跌打伤痛,多与乳香、没药等化瘀止痛药配伍。用于肝脾肿大等腹中包块,常与丹参、䗪虫、红花等削坚化瘀药同用。用于肺癌、肝癌、胃癌等肿瘤疾病,尚在研究。

3. 用于湿热郁结,小便不利、水肿,可同泽泻、车前子、萹蓄等利水清热之品同用。

【用量用法】内服:15～30 克,鲜品加倍。外用:适量。

【本草摘要】

《南京民间药草》:"破血通经。"

《中药大辞典》:"清热,解毒,散瘀,止血,定痛。治吐血,衄血,血淋,赤痢,黄疸,咽喉疼痛,肺痈,疔疮,瘰疬,疮毒,癌,跌打刀伤,蛇咬伤。"

【现代研究】

成分:含红花素、异红花素、高山黄芩素、高山黄芩苷、汉黄芩素、半枝莲素等。

药理:有抗肿瘤作用。

白花蛇舌草《广西中药志》

【来源】为茜草科一年生草本植物白花蛇舌草 Oldenlandia diffusa(Willd.)Roxb. 的全草。主产于我国长江以南各省。夏、秋采收,洗净晒干,切段。

【处方用名】白花蛇舌草　蛇舌草

【性能概要】味苦、甘,性寒。归胃、大肠、小肠经。本品苦寒清热解毒,甘寒清利湿热。用于肠痈、火毒疮疖、咽喉肿痛,及热淋小便不利、尿赤涩痛等症,有较强的清热解毒,利湿通淋作用;用于毒蛇咬伤,亦有解毒功效。

此外,近年来以本品试用于胃癌、肠癌、食道癌等多种癌症的治疗。

【功效主治简表】

白花蛇舌草 ─┬─ 清热解毒 ─┬─ 肠痈
　　　　　　│　　　　　　├─ 火毒疮疖
　　　　　　│　　　　　　├─ 咽喉肿痛
　　　　　　│　　　　　　├─ 毒蛇咬伤
　　　　　　│　　　　　　└─ 癌症
　　　　　　└─ 清利湿热—热淋、小便不利

【配伍应用】

1. 用于肠痈,多与红藤、败酱草、牡丹皮配伍。用于火毒疮疖、毒蛇咬伤,可单用本品大剂量内服外敷,亦可与蒲公英、紫花地丁、半枝莲等配伍使用。用于咽喉肿痛,可与桔梗、甘草、玄参等配伍。

2. 用于热淋,尿赤淋涩作痛,每与车前子、石韦、山栀、滑石等利尿、通淋药配伍。

【用量用法】内服:15～60克。外用:适量。

【本草摘要】

《广西中药志》:"治小儿疳积,毒蛇咬伤,癌肿。外治白泡疮,蛇癞疮。"

《泉州本草》:"清热散瘀,消痈解毒,治痈疽疮疡,瘰疬。又能清肺火,泻肺热,治肺热喘促,嗽逆胸闷。"

《广西中草药》:"清热解毒,活血利尿,治扁桃体炎,咽喉炎,阑尾炎,肝炎,痢疾,尿路感染,小儿疳积。"

【现代研究】

成分:含三十一烷、豆甾醇、乌索酸、齐墩果酸、β-谷固醇、黄酮苷,及白花蛇舌草素等。

药理:抗肿瘤作用,在体外对急性淋巴细胞型、粒细胞型、单核细胞型以及慢性粒细胞型的肿瘤细胞有较强抑制作用;抗菌作用,在体外不明显,而在体内能增强吞噬细胞活力,达到抗菌消炎作用。

临床报道:①治疗阑尾炎,其鲜品1两(干品5钱),水煎分2次服。治疗19例均愈。(重症用量增至2~3两,并配以补液和禁食)。②用于肝炎,以三草汤(白花蛇舌草31.25克、夏枯草31.25克、甘草15.625克,制成糖浆剂服用)治疗急性黄疸型肝炎72例,有效率为100%,平均住院天数25.3天。对治疗小儿急性扁桃体炎、毒蛇咬伤、顽固性外阴湿疹、恶性淋巴瘤及癌症发热,均有一定疗效。

山 慈 菇 《本草拾遗》

【来源】为兰科多年生草本植物杜鹃兰 *Cremastra appendiculata*（D. Don）Makino、独蒜兰 *Pleione bulbocodioides* Rolfe 或云南独蒜兰 *Pleione yunnanensis* Rolfe 的干燥假鳞茎。前者习称'毛慈菇',后二者习称'冰球子'。杜鹃兰主产于四川、贵州等地;独蒜兰主产于贵州等地。夏季采挖,洗净,晒干。生用。

全国各地使用的山慈菇尚有以下几种:

1. 百合科多年生草本植物丽江山慈菇 *Iphigenia indica* Kunth et Benth. 的鳞茎。

2. 百合科多年生纤弱草本植物老鸦瓣 *Tulipa edulis*（Miq.）Bak. 的鳞茎。又叫光慈姑。

【处方用名】山慈菇　山茨菇

【性能概要】味甘、微辛,性寒,有小毒。归肝、胃经。本品寒以清热解毒,辛散消痈散结,故用于疮痈肿毒、瘰疬结核等症,有清热解毒,消痈散结功效。内服、外用均宜。近年来临床上取其解毒散结作用,试用于食道癌、淋巴肉瘤等症,有一定效果。

【功效主治简表】

山慈菇:清热解毒,消痈散结 { 疮痈肿毒　疔毒恶疮　瘰疬结核　癌症

【配伍应用】

用于痈疽发背、疔肿恶疮,每以配伍雄黄、红芽大戟、续随子、麝香等同用,如《百一选方》紫金锭。用于癌肿,则常与夏枯草、急性子、半枝莲、莪术等药配合使用。

此外,还可用于痛风,多配伍木通、防己、萆薢等同用。

【用量用法】内服:3~6克;或入丸、散服用,每次0.6~0.9克。外用:适量。

【使用注意】本品大量久服可引起胃肠不良反应、多发性神经炎、白细胞减

少等症。

【本草摘要】

《本草拾遗》:"主痈肿疮瘘,瘰疬结核等,醋磨敷之,亦除奸疱。"

《本草纲目》:"主疗肿,攻毒破皮。解诸毒,蛇虫、狂犬伤。"

【现代研究】

成分:丽江山慈菇鳞茎含秋水仙碱等多种生物碱;杜鹃兰根茎含黏液及葡配甘露聚糖。

药理:秋水仙碱有增强或延长催眠药的作用,其有效剂量与中毒剂量比较接近。此外,尚有止渴、平喘及止痛作用。

临床研究:治疗乳腺增生病,以山慈菇、半枝莲、鹿角霜等份,研末水泛为丸,每次 4 克,每日 2 次服,2 周为 1 个疗程。治疗 100 例,有效率 93% 。

绿　　豆《开宝本草》

附药:绿豆衣

【来源】为豆科一年生草本植物绿豆 *Phaseolus radiatus* L. 的种子。全国大部分地区均产。立秋后种子成熟时采收,拔起全株,晒干,将种子打落,晒干入药。种皮名绿豆衣亦供药用。

【处方用名】绿豆　绿豆衣

【性能概要】味甘,性寒。归心、胃经。本品能清心胃之热而解毒,适用于疮疡肿毒,内服、外用均宜。古方用以消解痘毒,近人用之预防麻疹,皆取其解毒之功。对于附子、巴豆中毒也可解救。且其甘淡渗利,能止渴利尿,所以用治暑热烦渴,有消暑除烦之效。

绿豆皮,又名绿豆衣,性味与绿豆相同,解毒消暑功效较绿豆为胜,故今人用绿豆者,每以绿豆衣代之。

【功效主治简表】

$$
绿豆\begin{cases} 清热解毒\begin{cases} 痈肿疮毒 \\ 附子、巴豆中毒 \end{cases} \\ 消暑止渴——暑热烦渴 \end{cases}
$$

【配伍应用】

1. 用于火毒疖肿,可单用生品捣碎调敷;《全幼心鉴》治小儿丹毒,用本品配伍大黄为末,用薄荷汁入蜜调敷患处;《世医得效方》三豆饮,以绿豆、黑豆、赤小豆、甘草同煮,饮汁食豆,预防痘疮。

2. 用于解附子毒,如《本草纲目》以绿豆配伍黑豆煎汤服,治附子中毒,头肿唇裂流血。

3. 用于消暑,民间于夏季常用绿豆煮汤冷饮。

【用量用法】内服:16 ~ 30 克;绿豆衣 3 ~ 10 克。外用:适量,研末水调敷患处。

【本草摘要】

《开宝本草》:"主丹毒烦热,风疹,热气奔豚,生研绞汁服。亦煮食,消肿下气,压热解毒。"

《随息居饮食谱》:"绿豆甘凉,煮食清胆养胃,解暑止渴,利小便,已泻痢。"

【现代研究】

成分:含蛋白质、磷脂、碳水化合物、多种维生素及钙、磷、铁等。

药理:能防血脂及抗动脉粥样硬化等。

临床:用于防治农药中毒,用绿豆 500 克、食盐 60 克,捣细加冷开水约 2000 毫升,浸泡数分钟后,过滤饮用。或用绿豆 120~500 克,制成生豆浆服用,治疗因喷洒农药"1059"后中毒者 3 例,均获治愈。

第三章 化痰止咳平喘药

凡能够消除痰涎的药物，称为化痰药；能够减轻或制止咳嗽、气喘的药物，称为止咳平喘药。

咳嗽、气喘与痰涎在病机上常有密切的关系。一般咳喘常多夹痰，而痰多每致咳喘。所以在治疗上，化痰药与止咳平喘药常相互配用。化痰药主要用于痰多咳嗽、咯痰困难、痰饮喘息，以及由痰所致的癫痫、惊厥、瘿瘤、瘰疬、阴疽、流注等病证。止咳平喘药主要用治症见咳嗽、气喘的多种疾患。

凡内伤、外感均能引起痰多与咳喘。因而治疗时，除应针对病情选择合宜的化痰止咳平喘药外，还应根据各种致病原因，综合观察其表里、虚实、寒热而作必要的配伍。如外感咳喘，当配伍解表药；虚劳咳嗽，需合补益药；热痰、燥痰，宜清、宜润；寒痰、湿痰，可温、可燥；癫痫、惊厥，当配安神药和息风药；瘿瘤、瘰疬，宜用软坚散结药；阴疽、流注，需配温阳、通滞药。此外，许多医家认为，痰是津液停聚而成，指出治痰之要在于调气。如刘河间称："治咳嗽者，治痰为先；治痰者，下气为上。"庞安时亦谓："善治痰者，不治痰而治气，气顺则一身之津亦随气而顺矣"。所以调气又为治痰的一个重要方法。

咳嗽兼咯血者，不宜用强烈而有刺激的化痰药，否则有促进出血的弊病。麻疹初期的咳嗽，忌用温性而带收涩作用的化痰药，以免影响麻疹的透发。

根据化痰止咳平喘药的主要性能，又将其分为温化寒痰药、清化热痰药、止咳平喘药三类。

第一节 温化寒痰药

本类药物多属温燥之性，具有温化寒痰的作用，适用于痰多清稀色白，易于咯出的寒痰、湿痰，及由此而引起的咳嗽、哮喘、肢节酸痛、阴疽流注等证。为了加强疗效，在临床上常与温散寒邪、燥湿健脾的药物配伍应用。

其温燥之性易伤津、助火、动血，故热痰、阴虚燥咳及吐血、咯血倾向者均应慎用。

半　　夏《本经》

【来源】为天南星科多年生草本植物半夏 *Pinellia ternata*（Thunb.）Breit. 的

地下块茎。全国各地均有分布,主产于四川、湖北、安徽、江苏、河南、浙江,四川产量最大,质量好。7～9月间采挖,洗净泥土,除去外皮,晒干或烘干。生用较少。炮制方法不同,可有法半夏、姜半夏、清半夏等炮制品。

【处方用名】半夏　制半夏　清半夏　姜半夏　法半夏　半夏曲　生半夏
竹沥半夏

【性能概要】味辛,性温,有毒。归脾、胃经。本品具有辛散温燥的特点,能行水湿,降逆气,水湿去则脾健而痰涎自消,逆气降则胃和而痞满呕吐自止,所以为燥湿化痰、降逆止呕、消痞散结之良药。凡脾湿生痰,痰多而清稀,或痰湿上犯所致的心悸、失眠、眩晕之证,半夏均为主治;痰湿犯胃,和降失司所致的恶心呕吐、饮食呆滞、胸下痞结之证,半夏亦为常用。如经适当配伍,对湿痰夹热咳喘、胃虚及胃热呕吐、妊娠呕吐、痰湿入络之痰核等症,亦可应用。此外,还可行湿润燥,通肠和胃,所以古方治老人虚秘及胃不和而卧不安。生半夏外用,可消痈疽肿毒。

【功效主治简表】

半夏 { 燥湿化痰—湿痰证、寒痰证、热痰证、风痰证
降逆止呕—寒饮呕吐、胃虚呕吐、胃热呕吐、胃寒呕吐、妊娠呕吐
消痞散结—胸痞证、结胸证、梅核气、痰核瘿瘤、痈疽肿毒

【配伍应用】

1. 用于湿痰证,痰多清稀,食欲不振,或因痰多引起的眩晕、心悸、失眠、咳喘等症,常与陈皮配伍,如《和剂局方》二陈汤;眩晕者,当配伍白术、天麻,如《医学心悟》半夏白术天麻汤;痰多心悸失眠者,当与酸枣仁、远志、茯神等安神药同用;痰多喘咳者,可与苏子、杏仁、紫菀等止咳平喘药配伍。痰多而有寒象者,称为寒痰,可与细辛、干姜等温散药同用。痰多而有热象者,谓之热痰,当与黄芩、瓜蒌等清热化痰药配伍,如《医方考》清气化痰丸。痰多呕吐眩晕,或兼口眼㖞斜、手足发麻、半身不遂者,谓之风痰,常辅佐南星应用,如《和剂局方》玉壶丸。

2. 用于寒饮呕吐,多与生姜配伍,如《金匮要略》小半夏汤;痰水多者,当加茯苓。用于胃虚呕吐,又常与补中益气药党参配伍,如《金匮要略》大半夏汤。用于胃热呕吐,可与黄连、竹茹等清热止呕药同用,如《温热经纬》黄连竹茹橘皮半夏汤。用于胃寒呕吐,可配伍干姜同用,如《金匮要略》半夏干姜散。此外,也可用于妊娠呕吐,如《金匮要略》干姜人参半夏丸,治妊娠呕吐不止。

3. 用于胸脘痞满胀闷,或痞坚作痛等症,如《伤寒论》半夏泻心汤,以之配伍黄芩、干姜等,治湿热互结之心下痞;《伤寒论》小陷胸汤,以之配伍黄连、瓜蒌,治小结胸证,心下按之痛者。用于气滞痰结,咽中如有物阻,称为梅核气证,常与紫苏、厚朴、茯苓配伍,如《金匮要略》半夏厚朴汤。用于痰核瘿瘤,可配伍昆布、海藻、浙贝母等软坚散结药同用。用于痈疽肿毒,以生半夏研末,鸡蛋白调敷,有

消肿之功。

此外,半夏与补火之硫黄配用的半硫丸(《和剂局方》),治老人火衰便秘。半夏与调中养胃之秫米配伍的半夏秫米汤(《兰台轨范》),治胃不和卧不安。

【用量用法】内服:5~10克。外用:适量,研末敷。半夏因加工炮制的不同,其功能亦有所差异。法半夏偏于燥湿健脾,清半夏长于化痰,姜半夏善于止呕,半夏曲化痰消食,竹沥半夏化痰清热,临证时可分别选用。

【使用注意】反乌头。本品辛温性燥,故阴虚燥咳、津伤口渴及血证者忌用。此外,古籍记载半夏为妊娠所禁用,但从古今临床证明,半夏用于妊娠呕吐,不但未见明显毒副反应,而且止呕疗效肯定。生半夏有毒,内服须经炮制,炮制后,特别经明矾处理后,已无明显毒性。

【本草摘要】

《神农本草经》:"主伤寒寒热,心下坚,下气,咽喉肿痛,头眩,胸胀,咳逆,肠鸣,止汗。"

《药性本草》:"消痰涎,开胃健脾,止呕吐,去胸中痰满,下肺气,主咳结。新生者摩涂痈肿不消,能除瘿瘤。气虚而有痰气,加而用之。"

张元素:"半夏,热痰佐以黄芩,风痰佐以南星,寒痰佐以干姜,痰痞佐以陈皮、白术。"

张寿颐:"半夏味辛,辛能泄散,而多涎甚滑,则又速降……此物之长,全在于开宣滑降四字。"

【现代研究】

成分:含挥发油、β-谷甾醇、烟碱、天门冬氨酸、谷氨酸、精氨酸,以及类似原白头翁素刺激皮肤的物质等。

药理:有镇咳、镇静、祛痰、止吐、缓和咽喉疼痛、使唾液分泌增加、降眼压作用;有解毒、抗真菌、抗炎、抗肿瘤作用。生半夏有毒,可使舌、咽、口腔麻木、肿痛、流涎、呕吐、张口困难,严重者可窒息。此有毒成分难溶于水,能被白矾所消除,经久加热也可破坏,但不能单纯为姜汁所破坏。

临床报道:①治疗各种呕吐,用姜半夏制成1:1注射液肌注,每次2毫升,可代替爱茂尔应用,其镇吐作用比后者强2倍多。②治疗矽肺,用姜半夏口服、肌注或喷雾给药,每日用量约7钱。据144例观察,对主观症状有不同程度改善。外用治疗子宫癌、宫颈糜烂、急性乳腺炎、颈部慢性淋巴结炎、海绵状血管瘤等均有一定效果。

天 南 星 《本经》

附药:胆南星

【来源】为天南星科多年生草本植物天南星 *Arisaema erubescens* (Wall.) Schott、东北天南星 *A. amurense* Maxim. 或异叶天南星 *A. heterophyllum* Bl. 的球状块茎。主产于四川、河南、贵州、云南、广西等地。秋、冬两季采挖,除去茎叶、须根和外皮,洗净晒干,即为生南星;用白矾水浸泡,再与生姜共煮后,切片晒干,即为制南星;研末,与牛胆汁充分浸拌后,装入牛胆囊内,悬挂阴干,即为胆南星。

【处方用名】制南星　生南星　胆南星

【性能概要】味苦、辛,性温,有毒。归肺、肝、脾经。本品苦温燥烈,作用很强,既能理脾胃湿痰,又主入肝经,善治经络风痰而解痉,所以通治中风痰涌及由风痰所致的肢体麻痹、眩晕、惊痫口噤、口眼㖞斜等病证。此外,尚有散血消肿之功,故外用可治痈肿疮毒、痰核癌肿、外伤瘀肿等症。

胆南星,味更苦,性变凉,燥烈之性大为减弱,使温化寒痰之药变为清化热痰、息风定惊之品,且化痰息风而无燥烈之弊。用于痰热咳嗽,常与黄芩、瓜蒌等同用,如《医方考》清气化痰丸。用于痰热神昏、惊痫抽搐,又常与牛黄、天竺黄、全蝎等同用,如《明医杂著》牛黄抱龙丸。内服:3～10克。

南星与半夏均为燥湿化痰之品,对于脾胃湿痰,两药可同用。但半夏专理脾胃湿痰,且能止呕消痞;南星辛散之力胜过半夏,主入肝经,善治经络风痰,且散血消肿之功较好。临床治痰,属湿痰者,以半夏为君,南星佐之;风痰者,南星为君,半夏助之。总之,两药常同用,而燥烈之性,南星更甚于半夏。

【功效主治简表】

天南星
- 燥湿化痰——湿痰壅盛,咳嗽、胸闷
- 祛风解痉
  - 中风痰壅
  - 风痰眩晕
  - 癫痫
  - 破伤风
- 散血消肿
  - 痈肿疮毒
  - 痰核癌肿
  - 外伤瘀肿

【配伍应用】

1. 用于湿痰壅滞,咳嗽、胸闷之证。如《洁古家珍》玉粉丸,即以陈皮、半夏配本品而成,治痰气咳嗽,胸闷不爽。若以健脾燥湿药白术易陈皮,名白术丸(《洁古家珍》),治湿痰证;以温阳补火药官桂易陈皮,食后生姜汤下,名姜桂丸(《洁古家珍》),治寒痰证;若以清痰热之黄芩易陈皮,名小黄丸(《洁古家珍》),治肺热多痰者。总之,以半夏、南星这一基本配伍,随证加味,可以治各种痰嗽证。

2. 用于风痰昏迷、眩晕、头痛、癫痫、口眼㖞斜、手足痉挛、麻痹及破伤风口噤强直等症。如《和剂局方》青州白丸子,以之配白附子、生半夏、生川乌等,治风痰壅盛,口眼㖞斜、手足顽麻之证;《医宗金鉴》玉真散,以本品配伍防风等份为末,内服或外用,治破伤风之抽搐、口噤;《魏氏家藏方》上清丹,以南星、茴香等份为末,醋糊丸梧子大,每服三、五十丸,食后姜汤下,治风痰头痛不可忍。

3. 用于疮疖痈肿、瘰疬结核,可以生南星醋研浓汁涂患处。用于毒蛇咬伤,可以鲜南星捣烂敷患处,或以干南星与雄黄为末,白酒调敷患处。近年用生南星制成栓剂、棒剂等剂型,并配合内服,治子宫颈癌取得一定疗效。

【用量用法】内服:3~10克;生南星内服多入丸、散剂,一次量0.3~1.2克。外用:适量。

【使用注意】本品性质燥散,易伤阴液,故阴虚燥咳及孕妇均忌用。

【本草摘要】

《开宝本草》:"主中风,除痰,麻痹,下气,破坚积,消痈肿,利胸膈,散血堕胎。"

《医学启源》:"去上焦痰及头眩晕。"

《用药法象》:"主破伤风,口噤身强。"

王好古:"治痰功同半夏。"

《本草纲目》:"治惊痫,口眼㖞斜,喉痹,口舌疮糜,结核,解颅。"

《本草经疏》:"半夏治湿痰多,南星主风痰多,是其异矣。"

《本草汇言》:"天南星,开结闭,散风痰之药也。但其性味辛燥而烈,与半夏略同,而毒则过之。半夏之性,燥而稍缓,南星之性,燥而颇急;半夏之辛,劣而能守,南星之辛,劣而善行。若风痰湿痰,急闭涎痰,非南星不能散。"

【现代研究】

成分:含多种生物碱和环二肽类化合物,以及多种氨基酸等。

药理:有抗惊厥、镇静、止痛和祛痰作用;有抗肿瘤作用,尤对肉瘤、肝癌、子宫颈癌等,有明显抑制作用。

临床报道:治疗子宫颈癌,采用阴道局部用药(栓剂每片生药50克、棒剂每根生药10克)和口服鲜品(每天5钱至1两半)相结合的治疗方法,治疗105例,近期治愈20例、显效46例、有效16例,对Ⅰ期癌症的治疗较好。另与生半夏等份研粉为丸,每丸3.5克,日服3次,每次1丸,对治疗冠心病有效。外用治疗腮腺炎、乳痈、足跟痛、麦粒肿等也有效。

白　附　子《别录》

【来源】为天南星科草本植物独角莲 *Typhonium giganteum* Engl. 的块茎,称"禹白附"(鸡心白附子),主产于河南、甘肃、湖北等地。秋季采挖,除去须根及外皮,晒干。

《名医别录》已收白附子。历代本草所用的白附子均为毛茛科黄花乌头 *Aconitum coreanum* (Levl.) Raipaics 的子根及母根,现仅上海、浙江等少数地区使用。禹白附始见于《中国药植志》,现全国多数地区使用。

【处方用名】白附子　制白附　关白附　禹白附

【性能概要】味辛、甘,性大温,有毒。归胃经。本品性极燥烈,能升能散,功能祛风化痰解痉,善引药势上行,而治头面部之风痰实邪为其主要特点。常用于中风所致的口眼㖞斜、偏正头痛或痰厥头痛;对于中风痰涌,语言謇涩,及破伤风,抽搐口噤之症,亦可应用。此外,外用能祛湿止痒,以治湿疹及疥癣风疮之瘙

137

痒证。

白附子素有关白附与禹白附之分,前者毒性大又甚燥烈,功偏祛寒湿,止疼痛,适用于中风偏正头痛、风寒湿痹、中风口眼㖞斜等;后者祛风痰,息风止痉功能强,适用于破伤风抽搐及中风痰壅、半身不遂之证。

白附子、天南星均为治风痰之要药。然白附子性升上行,重在去头面部风痰实邪,并能祛寒湿;天南星燥湿化痰,又善祛风定痉,湿痰、风痰均治之,且能散血消肿。其中禹白附的功能与天南星较为相近。

白附子与黑附子虽都为温热燥烈有毒之品,但除祛寒湿,止疼痛这一功能相似之外,余则有很大不同。前者辛温燥烈而性升,专走上焦,主治头面部之风邪及中风痰壅,语言謇涩;后者辛热,虽走而不守,然偏走下焦,以温命火、散阴邪,回阳救逆为主。

【功效主治简表】

白附子 {
　祛风化痰解痉 {
　　中风痰涌
　　口眼㖞斜
　　破伤风
　　痰厥头痛
　}
　燥湿止痒—湿疹瘙痒
}

【配伍应用】

1. 用于中风痰壅,口眼㖞斜,语言謇涩及偏正头痛等症。如《杨氏家藏方》牵正散,以之配伍息风止痉药物全蝎、僵蚕,治中风口眼㖞斜、半身不遂;《证治准绳》白附饮,配伍南星、半夏、天麻、全蝎、蜈蚣等,治风痰壅盛,抽搐呕吐;《外科正宗》玉真散,配伍防风、南星、白芷、天麻等,治破伤风;《本事方》三生丸,治痰厥头痛,则与南星、半夏等祛痰药同用。

2. 用于湿疹瘙痒,可与羌活、白蒺藜等祛风药同用。

此外,外用可治毒蛇咬伤及瘰疬痰核,可单味捣烂外敷。

【用量用法】内服:3～5克。外用:适量,捣烂外敷。

【使用注意】本品燥烈伤阴,故阴虚有热动风及孕妇忌用。

【本草摘要】

《名医别录》:"主心痛,血痹,面上百病,行药势。"

《日华子本草》:"主中风失音,一切冷风气,面䵟瘢疵。"

《用药法象》:"纯阳,引药势上行。"

《本草衍义补遗》:"风痰。"

《本草纲目》:"白附子乃阳明经药,因与附子相似,故得此名,实非附子类也。"

【现代研究】

成分:独角莲含皂苷、蔗糖、β-谷甾醇-D-葡萄糖苷、肌醇等。黄花乌头含次乌头碱及关附六种生物碱。

药理:独角莲有镇静、抗炎、抗结核杆菌、抑肿瘤作用。黄花乌头有抗炎、镇痛、抗心律失常作用。

白 芥 子 《别录》

【来源】为十字花科一年生或二年生草本植物白芥 *Sinapis alba*(L.)Boiss. 或芥(黄芥)*Brassica juncea*(L.)Czern. et Coss. 的种子。主产于安徽、河南等地,全国各地均有栽培。夏季果实成熟时采收,取种子晒干。炒后入药。

【处方用名】白芥子 炒芥子

【性能概要】味辛,性温。归肺经。本品气锐走散,能通经络而有利气机,豁寒痰,散寒结,消肿痛之功,既善于祛寒痰,更长于祛除皮里膜外之痰。古有"痰在胁下及皮里膜外,非白芥子莫能达"的说法。故寒痰喘咳、胸胁支满刺痛,以及痰注关节、肌肤所致的关节疼痛、肢体不利,或发为阴疽痰核者,白芥子均为主治。

白芥子、瓜蒌均能利气涤痰,对于痰浊阻于胸肺所致的气机不利,胸痛憋满之证,都可应用。但二者寒热截然不同,瓜蒌性寒而润,热痰咳喘、痰热互结之胸膈满闷作痛及胸痹胸痛宜之;白芥子温燥性烈,寒痰咳喘、寒饮壅滞所致的胸胁支满刺痛及痰阻经络,肢体麻木疼痛等症,用之较宜。此外,两者均可消肿治痈疽,然瓜蒌以治阳疮痈肿,尤以内痈为常用;白芥子主要用于阴疽漫肿痰核。

【功效主治简表】

$$
白芥子 \begin{cases} 豁痰利气 \begin{cases} 寒痰壅滞,气逆喘咳 \\ 胸胁痰饮,胀满作痛 \end{cases} \\ 散结消肿止痛 \begin{cases} 痰注肢体关节疼痛 \\ 阴疽痰核 \end{cases} \end{cases}
$$

【配伍应用】

1. 用于寒痰壅滞,胸胁支满、咳嗽上气等症。如《韩氏医通》三子养亲汤,以本品配伍苏子、莱菔子,用治高年咳嗽,气逆痰痞;《三因方》控涎丹,同甘遂、大戟配伍,用于痰饮积于胸胁,咳喘胸痛,不能转侧之证。

2. 用于痰注肢体,关节疼痛及阴疽痰核等症。如《妇人良方》白芥子散,以之同木鳖子、没药、桂心、木香等为散剂,酒服,治痰滞经络,肩臂痛牵背胛,或辍或作;《外科全身集》阳和汤,本品与熟地、鹿角胶、肉桂、麻黄等同用,治阴疽流注、鹤膝风等阴寒之证。

【用量用法】内服:3~10克。外用:适量。

【使用注意】本品燥烈辛散,易耗气伤阴动火,故久嗽肺虚、阴虚火旺者忌服。

【本草摘要】

《名医别录》:"主胸膈痰冷上气,面目黄赤。又醋研敷射工毒。"

《本草纲目》:"利气豁痰,除寒暖中,散肿止痛。治喘嗽反胃,痹木脚气,筋骨腰节诸痛。"

《本草经疏》:"白芥子味极辛,气温,能搜剔内外痰结及胸膈寒痰,冷涎壅塞者殊效。然而肺经有热,与夫阴虚火炎,咳嗽生痰者,法在所忌。"

《本草求真》:"书载能治胁下及皮里膜外之痰,非此不达,古方控涎丹用之,正是此义。"

【现代研究】

成分:含白芥子苷(水解生成白芥子油)、芥子碱、芥子酶。

药理:有镇咳、祛痰、平喘作用;对皮肤有刺激作用;白芥子(1:3)水浸液对皮肤真菌有抑制作用。

临床报道:治疗小儿急、慢性气管炎,用白芥子100克研细末,每次取1/3加白面90克,水调做成饼,于睡前敷于患儿背部,次晨去之,一般用2~3次,观察50例,有良效。另对治疗各种皮肤癣病有效。

皂　　荚 《本经》

附药:皂刺、皂荚子

【来源】为豆科乔木皂荚 *Gleditsia sinensis* Lam. 的果实。主产于河北、山西、河南、山东、东北各省及江苏、浙江等地亦产。秋季果实成熟时采摘,晒干。用时捣碎或炒焦用。

皂刺为皂荚树的棘刺。皂荚子为皂荚的种子。

【处方用名】皂荚　皂角　焦皂角　猪牙皂　皂刺　皂荚子

【性能概要】味辛、咸,性温,有小毒。归肺、大肠经。本品辛散走窜,咸以软坚消痰,入鼻则嚏,入喉则吐,服之能豁痰导滞,祛湿,通利二便,为强烈的祛痰、通窍之品。主要用于顽痰壅盛,喘急胀满,以及中风口噤、癫痫痰盛、关窍阻闭的病证。内服或捣碎外敷可消肿止痒,用治痈肿疮毒,功效亦良。

大的称皂荚,化湿痰力胜,故治湿痰较好;小者名猪牙皂,开窍力较强,故治风痰口噤较优。

皂刺,味辛,性温。辛散温通,药力锐利,能直达病所,为消肿托毒溃疮所常用。对于痈疽肿毒,未成能消,已成可溃,而疮疡将溃未溃之时用之最宜,常与穿山甲、当归、黄芪、川芎等配伍,如《外科正宗》透脓散。此外,尚有搜风杀虫作用,可治麻风、疥癣等病证,如《医宗金鉴》追风散,同大黄、郁金、大风子、朴硝配伍,以治麻风;苏颂方以本品嫩刺与米醋同煎,涂疮癣有奇效。内服:5~10克。皂刺因其性锐利,故痈疽已溃及孕妇均当忌用。

皂荚子,味辛,性温,功能润燥通便,治大便秘结、肠风下血,及下痢,里急后重等症。用于湿浊内蕴,大便秘结或先硬后溏者,多与蚕砂、猪苓、茯苓等同用,如《温病条辨》宣清导浊汤。内服:5~10克。皂荚子孕妇慎用。

【功效主治简表】

皂荚 {
祛痰—喘咳痰盛
通窍 {
中风牙关紧闭
癫痫痰盛,口噤不开
}
消肿止痒—痈肿疮毒
}

【配伍应用】

1. 用于痰多阻塞,咳喘上气之证,如《金匮要略》皂荚丸,单用皂荚制蜜丸,以枣糕汤送服,治咳逆上气,时时吐浊,但坐不得眠。《灵苑方》以生皂荚去皮子,研末,每服少许,以箸头点肿处,更以醋调药末,厚敷项下,治急喉闭。《圣惠方》钓痰膏,即以本品熬膏,再配伍半夏及明矾,合柿饼捣为丸,治胸中痰结证,使痰涎易于吐出。

2. 用于卒然昏迷,口噤不开及癫痫痰盛,关窍阻闭等病证。如《证治准绳》通关散,用本品配伍细辛、生南星等药为末,吹鼻取嚏,治卒中风口噤,昏迷不省人事者;《和剂局方》稀涎散,用牙皂、明矾研末,温水调灌,取吐,治中风牙关紧闭;《永类钤方》抵柱丸,以之配伍苍耳根茎叶、密陀僧、朱砂,治风邪痫疾。

此外,内服或外敷可消肿止痒,除湿毒杀虫。如《仁斋直指方》皂角丸,单用一味皂荚制丸,治大风诸癞。

【用量用法】内服:1.5~5克,宜入丸、散剂用。外用:适量。

【使用注意】本品辛散走窜,易伤正气,非实邪痰痞者,及虚弱人、孕妇和有咯血倾向者均忌用。

【本草摘要】

《本草纲目》:"通肺及大肠气,治咽喉痹塞,痰气喘咳,风疬疥癣。"

《本草图经》:"味辛散,其性燥烈,吹喉鼻则通上窍,导二阴则通下窍,入肠胃则理风湿痰,喘肿满,杀虫,涂肌肤则消风去痒,散肿消毒。"

《本经逢原》:"大小二皂,所治稍有不同,用治风痰,牙皂最胜,若治湿痰,大皂力优。"

《长沙药解》:"其诸主治,开口噤,通喉痹,吐老痰,消恶疮,熏久痢脱肛,平妇人吹乳,皆其通关行滞之效也。"

【现代研究】

成分:含三萜皂苷、鞣质、蜡醇、廿九烷、豆甾醇、谷甾醇等。

药理:有祛痰作用(恶心性祛痰药);对某些革兰氏阴性肠内致病菌及某些皮肤真菌有抑制作用。大量皂荚10分钟后即先呕吐,后腹泻,而且腐蚀胃黏膜,特别是影响中枢神经系统,先痉挛,后麻痹,最后因麻痹导致死亡。

临床报道:用于祛痰,将全皂荚(连壳带仁)焙干研末,用蜂蜜和丸如梧桐子大(约0.2克),日服3次,每次2~3丸。虚证及有咯血倾向者忌用。治疗痰稠不易咳出之肺结核、肺脓肿、肺心病、支气管扩张、支气管肺炎、支气管炎及肺不张等呼吸系统疾病103例,平均用药

141

16.5 天后有较好祛痰作用。

第二节　清化热痰药

本类药物味多甘、苦、咸,性多寒凉,具有清热化痰,润肺止咳,软坚散结的作用,适用于肺中有热所致的痰液浓稠,咯痰不爽的证候,以及与痰热有关的癫痫、惊厥、中风、瘰疬、瘿瘤等证。应用时须根据不同的病证而作适当的配伍。

因属寒凉之性,故脾胃虚寒者,及寒痰、湿痰等证不宜应用。

贝　　母《本经》

【来源】川贝母为百合科多年生草本植物川贝母 *Fritillaria cirrhosa* D. Don、暗紫贝母 *Fritillaria unibracteata* Hsiao et K. C. Hsia、甘肃贝母 *Fritillaria przewalskii* Maxim. 及棱砂贝母 *F. delavayi* Franch. 的地下鳞茎。主产于四川、云南、甘肃及西藏等地。夏、秋两季或积雪融化时采挖;栽培者多于下种三年后秋季苗枯萎时采挖。采后除去泥土、须根,晒干或微火烘干。生用。

浙贝母为百合科多年生草本植物浙贝母 *Fritillaria thunbergii* Miq. 的地下鳞茎。原产浙江象山县者称象贝。现主产宁波鄞县樟树、杭州郊区,均为栽培。其他江苏、安徽及湖南等地亦有分布。5～6 月采挖,洗净泥土,大小分开,大者摘去心芽,分作二片,称"元宝丹",小者称"珠贝",分别置擦笼内,擦去外皮,加石灰搅拌,经过一夜,使石灰渗入,晒干或烘干。生用。

【处方用名】川贝母　川贝(以上为川贝母);浙贝母　浙贝　大贝母　象贝母　大贝(以上为浙贝母)

【性能概要】川贝母味苦、甘,性微寒;浙贝母味苦,性寒。均归肺、心二经。二者具有清化热痰,开郁散结作用。浙贝母苦寒泄降,故适用于外感风邪,痰热郁肺所致的咳嗽痰稠及忧郁烦闷、瘰疬痰核、痈肿疮毒之证;川贝母苦甘微寒,滋润性强,能润肺燥,适用于肺热燥咳及肺虚劳嗽。

此外,尚有一种土贝母,实与浙贝、川贝非为一类,只具解毒消肿疗痈之功,专治痈肿疮毒,无止咳化痰之效,故治肺病不能代替。

【功效主治简表】

贝母 {
清化热痰—痰热郁肺,咳嗽痰黄

润肺止咳 {
虚劳咳嗽
燥咳
久咳
}

泄热开郁散结 {
气郁化热,心胸郁闷
瘰疬痰核
痈肿疮毒
乳痈
肺痈
}
}

【配伍应用】

1. 用于外感风邪,痰热郁肺所致的咳嗽痰黄而稠之证,宜以浙贝母配伍知母、黄芩、杏仁、甘草等。如《圣济总录》贝母丸,配伍杏仁、甘草,治肺热咳嗽多痰、咽喉干痛;《和剂局方》二母丸,贝母与知母同用,治肺热咳逆。

2. 用于肺热燥咳及虚劳咳嗽,宜以川贝母配伍紫菀、款冬、麦冬、沙参等。如《证治准绳》贝母散,配伍杏仁、紫菀、款冬花、麦冬等止咳养阴药,用于肺燥咳嗽及久咳。

3. 用于瘰疬痰核,浙贝母常与玄参、牡蛎同用,如《医学新悟》消瘰丸。用于痈疡初起,可与连翘、蒲公英、天花粉等同用,如《玉案方》消痈散毒汤。用于痰热互结,或气郁化热而致心胸郁闷疼痛,可与瓜蒌、郁金、香附等同用。

此外,配伍乌贼骨,如乌贝散(《实用中药学》),治疗胃溃疡胃痛。

【用量用法】内服:5～10克;研末冲服1～2克。

【使用注意】属寒湿痰嗽者,不宜用。反乌头。

【本草摘要】

《神农本草经》:"主伤寒烦热……喉痹,乳难,金疮,风痉。"

《本草别说》:"能散心胸郁结之气。"

《本草会编》:"治虚劳咳嗽,吐血咯血,肺痿肺痈,妇人乳痈,痈疽及诸郁之证。"

《本草正》:"降胸中因热结胸及乳痈流痰结核。"

《本草纲目拾遗》:"凡肺家夹风火有痰者宜此。"(浙贝)

【现代研究】

成分:含青贝碱、炉贝碱、松贝碱等多种生物碱。

药理:川贝母有镇咳、祛痰、降压、解痉、抑菌等作用。浙贝母有镇咳、降压、扩张支气管平滑肌作用,但高浓度则能显著收缩支气管平滑肌。

瓜　　蒌 《别录》

【来源】为葫芦科多年生草质藤本植物栝楼 *Trichosanthes kirilowii* Maxim. 和

双边栝楼 *T. rosthornii* Harms 的成熟果实。全国南北各地均产。秋季果实成熟时连柄剪下,悬挂晾干。去柄,洗净,置蒸笼内蒸至稍软,压扁切成块入药,称全瓜蒌;将晾干的全瓜蒌剖开去瓤,将壳与种子分别生用或炒用。蒌仁压榨去油后称瓜蒌霜,亦入药。

【处方用名】全栝楼　瓜蒌　瓜蒌皮　瓜蒌仁　瓜蒌霜

【性能概要】味甘、性寒。归肺、胃、大肠经。本品甘寒润降,导痰浊下行为其所长,能上清肺胃之热而涤痰导滞,下润大肠以通便,且能利气宽胸,消肿散结。故凡痰热咳嗽、胸痹、结胸、消渴、大便秘结,以及肺痈、肠痈、乳痈等证,均可应用。

本品有全瓜蒌、瓜蒌皮、瓜蒌仁之分。瓜蒌皮偏清化热痰,理气宽胸;瓜蒌仁偏润燥化痰,滑肠通便;全瓜蒌兼有皮、仁两者功效。

【功效主治简表】

```
        ┌ 清热化痰—痰热咳嗽
        │                  ┌ 胸痹
        │ 利气降浊宽胸 ┤
        │                  └ 结胸
        │           ┌ 乳痈
瓜蒌 ┤ 消肿散结 ┤ 肺痈
        │           └ 肠痈
        └ 润肠通便—肠燥便秘
```

【配伍应用】

1. 用于痰热咳嗽,痰稠难咯之证。如《医方考》清气化痰丸,配伍黄芩、枳实、胆星等,治疗痰热咳嗽、胸膈痞满;《宣明方》独用瓜蒌实,治小儿咳喘。

2. 用于胸痹胸痛,常与薤白等药同用,如《金匮要略》瓜蒌薤白半夏汤。用于痰热互结胸膈,满闷作痛之结胸证,常与黄连、半夏配伍,如《伤寒论》小陷胸汤。

3. 用于乳痈、肺痈、肠痈等。如《妇人良方》神效瓜蒌散,即以瓜蒌配伍生甘草、当归、乳香、没药,治疗乳痈及一切痈疽初起。治疗乳痈又常与蒲公英等同用,如《医宗金鉴》瓜蒌牛蒡汤。

4. 用于肠燥便秘,如《本草衍义》即用本品配伍干葛,研末用水冲服。

此外,还用于肺胃热盛之吐血、咯血,以及黄疸、消渴多饮等症。

【用量用法】内服:全瓜蒌 12～30 克;皮 6～12 克;栝楼仁 10～15 克。

【使用注意】寒饮及脾虚便溏者忌用。反乌头。

【本草摘要】

《名医别录》:"主胸痹。"

《本草图经》:"主消渴。"

成无己："通胸中郁热。"

《品汇精要》："消结痰，散痈毒。"

《本草纲目》："能降上焦之火，使痰气下降也。"

《本草思辨录》："栝楼实之长，在导痰浊下行，故结胸胸痹，非此不治。"

【现代研究】

成分：果实含三萜皂苷、有机酸、树脂等；种子还含脂肪油、蛋白质、树胶等；皮含多种氨基酸及少量挥发油等。

药理：有祛痰、降血脂、抗血小板聚集、泻下作用；对大肠、伤寒、绿脓等多种杆菌、霍乱弧菌及某些皮肤真菌有抑制作用；抗肿瘤，瓜蒌皮的作用又较瓜蒌仁为好。

临床报道：治疗冠心病，每日用瓜蒌5钱、薤白4钱，制成片剂，3次分服。观察25例，治疗2~8周，其中22例有不同程度改善。另对治疗喘息型气管炎、急性乳腺炎、乳房纤维瘤等有效。

天 竺 黄 《开宝本草》

【来源】为禾本科植物青皮竹 *Bambusa textilis* McClure 或华思劳竹（薄竹）*Schizostachyum chinense* Rendle 等因被伤后，而于竹节间贮积的流液，经干涸凝结而成的块状物质。主产于云南、广东、广西等地。冬季采收，砍破竹杆，剖取竹黄，晾干。

【处方用名】天竺黄　竺黄

【性能概要】味甘，性寒。归心、肝经。本品清热豁痰，凉心定惊，凡热病神昏谵语、中风不语、小儿惊痫抽搐等症之属于痰热者，均可应用。因擅长于定惊息风，故为儿科痰热惊风之要药。

【功效主治简表】

天竺黄：清热豁痰，凉心定惊 { 痰热神昏 / 中风痰壅 / 小儿惊风

【配伍应用】

用于小儿痰热壅盛，气急咳喘，可与黄连、僵蚕、朱砂、青黛等药配伍，如《证治准绳》天竺黄丹。用于小儿惊风，痰壅抽搐，常与胆星、朱砂等同用，如《小儿药证直诀》抱龙丸。用于小儿惊热夜啼，可与蝉衣、僵蚕等同用，如《证治准绳》天竺黄散。

【用量用法】内服：3~10克；研末冲服每次0.5~1克。

【本草摘要】

《开宝本草》："治小儿惊风天吊，镇心明目，去诸风热，疗金疮止血。"

《日华子本草》："治中风痰壅，卒失音不语，小儿客忤及痫疾。"

《本草衍义》："凉心经，去风热。"

《本草求真》:"与竹沥功用略同,皆能逐痰利窍,但此凉心去风除热,治小儿惊痫风热,痰涌失音,较之竹沥,其性和缓,而无寒滑之患也。"

【现代研究】

成分:含氢氧化钾、硅质等。

竹　　沥《别录》

【来源】为禾本科植物淡竹 *Phyllostachys nigra*（Lodd.）Munro var. *henonis*（Mitf.）Stapf ex Rendle、青杆竹 *Bambusa tuldoides* Munro 等的茎杆,用火烤灼时流出的液汁。分布长江流域以南各省。取鲜竹茎杆,截成 30～50 厘米长,两端去节,劈开架起,中部用火烤,两端有液汁流出,以容器收集之。以色泽透明者为佳。

【处方用名】竹沥　竹油　竹沥膏　竹沥水

【性能概要】味甘,性寒。归心、肺、胃三经。本品性极滑利,能清心、肺、胃三经之火而涤痰除烦,定惊透络,为痰家圣药。故凡肺热痰壅、中风痰迷、痰热惊痫及痰留经络所致的肢体麻木拘急等症,均为适用。

竹沥与天竺黄的功能相近,但竹沥性寒滑润,涤痰达络作用较猛;天竺黄性质和缓,不能透络搜痰,且无滑润之力,唯定惊为其所长,故小儿惊痫方中多用之。

竹沥与生姜汁,均善长消痰,临床治疗痰热壅肺、中风痰涌及痰热癫狂之证,常相须为用。朱丹溪称"竹沥滑痰,非姜汁不能行经络"。然竹沥性大寒而滑利,只宜痰热之证,且伤胃滑肠;生姜汁味辛气温,寒痰、湿痰之证也甚合宜,且温中益胃,胃虚不食、寒饮呕哕也常用之。

【功效主治简表】

竹沥:清火滑痰,定惊透络 { 肺热痰壅 / 中风痰涌 / 痰热癫狂 / 小儿痰热惊风

【配伍应用】

用于中风痰迷证,如《千金方》竹沥汤,即以竹沥汁、生葛汁、生姜汁合用,治中风四肢不收,心神恍惚,不知人,不能言。用于痰热喘咳,如《沈氏尊生书》竹沥达痰丸,配伍生姜汁、姜半夏、大黄、黄芩、青礞石等,治肺热痰壅,烦满咳逆之证,并治癫狂惊悸。用于小儿痰热惊风,如《全幼心鉴》配伍生姜汁、胆星、牛黄,治小儿惊风天吊,四肢抽搐。此外,尚有很好的清热除烦作用,如《梅师集验方》竹沥汤,以本品配伍茯苓,治子烦。

【用量用法】内服:30～60 克,宜冲服。

146

【使用注意】本品寒滑,对寒嗽及脾虚便溏者忌用。

【本草摘要】

《名医别录》:"疗暴中风风痹,胸中大热,止烦闷,消渴,劳复。"

《药性本草》:"治卒中风失音不语。"

《本草衍义》:"竹沥行痰,通达上下百骸毛窍诸处,如痰在巅顶可降,痰在胸膈可开,痰在四肢可散,痰在脏腑经络可利,痰在皮里膜外可行。又如癫痫狂乱,风热发痉者可定;痰厥失音,人事昏迷者可省,为痰家之圣剂也。"

【现代研究】

成分:含氨基酸、总氮等。

药理:有镇咳、祛痰、平喘作用。

竹　　茹《别录》

【来源】为禾本科植物淡竹 *Phyllostachys nigra*（Lodd.）Munro var. *henonis*（Mitf.）Stapf ex Rendle、青秆竹 *Bambusa tuldoides* Munro 及大头典竹 *Sinocalamus beecheyanus*（Munro）McClure var. *pubescens* P. F. Li 的茎秆除去外层后刮下的中间层。产于长江流域和南方各省。四季可采,冬季者为佳。鲜用、晒干生用,或姜汁炒用。

【处方用名】竹茹　淡竹茹　鲜竹茹　姜竹茹　竹二青

【性能概要】味甘,性微寒。归肺、胃、胆三经。本品专清痰热,为宁神,开郁,除烦,止呕佳品,并能凉血安胎。适用于痰热咳嗽、虚烦不眠、胃热呕哕,以及吐衄崩漏、胎动不安等症。

【功效主治简表】

竹茹
- 清化热痰
  - 肺热咳嗽
  - 痰热郁结,虚烦不眠
- 清热止呕
  - 胃热呕哕
  - 妊娠呕吐
- 凉血安胎
  - 吐衄,崩漏
  - 胎动不安

【配伍应用】

1. 用于胆虚痰热郁结,虚烦不眠,以本品配伍半夏、茯苓、枳实等,如《局方》温胆汤。用于中风痰迷,舌强失语,常配合胆星、菖蒲、茯苓、半夏等同用,如《奇效良方》涤痰汤。用于肺热咳嗽,可与黄芩、瓜蒌、桑白皮等药同用。

2. 用于热证呕哕,如《温热经纬》黄连橘皮竹茹半夏汤,治胃中痰热呕吐;《顾氏医镜》竹叶石膏加竹茹芦根汤,用于胃虚呃逆而属于热证者。用于虚证呕哕,须与益气降逆药并用,如《金匮要略》橘皮竹茹汤,以本品配伍橘皮、生姜、人参等,治胃虚呕吐、哕逆等症。对妊娠呕吐,经适当配伍也可应用。

3. 用于血热引起的吐衄、崩漏,多与生地、丹皮、阿胶等凉血止血药同用。用于胎动不安,可与黄芩、白术等清热安胎药配伍。

【用量用法】内服:5~10 克。一般除痰热多生用,止呕多姜汁炒用。

【本草摘要】

《名医别录》:"主呕啘,温气寒热,吐血,崩中。"

《药品化义》:"专清热痰,为宁神开郁佳品。主治胃热噎膈,胃虚干呕,热呃咳逆,痰热恶心,酒伤呕吐,痰涎酸水,惊悸怔忡,心烦躁乱,睡卧不宁,此皆胆胃热痰之症,悉能奏效。"

《本经逢原》:"专清胃腑之热,为虚烦烦渴,胃虚呕逆之要药;咳逆唾血,产后虚烦,无不宜之。"

【现代研究】

成分:含二甲氧基对苯醌、对羟基苯甲醛、丁香醛、松柏醛等。

药理:对白色葡萄球菌、枯草杆菌、大肠杆菌及伤寒杆菌等有较强的抗菌作用。

桑 白 皮 《本经》

【来源】为桑科小乔木植物桑 *Morus alba* L. 的根皮。冬季采挖,刮去黄色栓皮,剥离皮部洗净,切段,晒干。生用或蜜炙用。

【处方用名】桑白皮　桑根白皮　炙桑皮

【性能概要】味甘,性寒。归肺经。本品甘淡能行肺中痰水而利小便,寒能清肺中之火,为泻肺平喘、利水消肿之品。故凡肺热咳喘、吐血及肺气壅实之水肿胀满,小便不利之证,皆可用之。

桑皮、桑叶、桑枝均出自桑树,但作用不同。桑皮走肺性降,能泻肺中之火而行肺中痰水;桑叶质轻性升,善疏散肺、肝二经之风热;桑枝走络,祛风湿,利关节。

【功效主治简表】

桑白皮 {
　泻肺平喘—肺热喘咳
　利水消肿 { 肺气壅实,胀满喘急
　　　　　　水肿、小便不利

【配伍应用】

1. 用于肺热咳嗽、喘促,如《小儿药证直诀》泻白散,即地骨皮、桑白皮、甘草同用,治小儿肺热气急喘嗽。

2. 用于肺气壅实之水肿胀满喘急,小便不利。如《本草汇言》以桑白皮配伍麻黄、桂枝、杏仁、细辛、干姜,治水饮停肺,胀满喘急;《中藏经》五皮散,配伍茯苓皮、大腹皮等,治全身肌肤浮肿、小便不利。

【用量用法】内服:5~10 克。行水宜生用,平喘止咳宜蜜炙。

【使用注意】肺虚无火、小便利及肺寒咳嗽不宜用。

【本草摘要】

《名医别录》:"去肺中水气,止唾血,热渴,水肿,腹满胪胀,利水道,去寸白,可以缝金疮。"

《药性本草》:"治肺气喘满,水气浮肿,主伤绝,利水道,消水气,虚劳客热,头痛,内补不足。"

《本草纲目》:"长于利小水,乃实则泻其子也,故肺中有水气及肺火有余者宜之。"

《药品化义》:"主治喘满咳嗽,热痰唾血,皆由实邪郁遏,肺窍不得通畅,借此渗之散之,以利肺气,诸证自愈。故云泻肺之有余,非桑皮不可。"

【现代研究】

成分:含多种黄酮类化合物;还含有桦木酸、东莨菪素、桑皮呋喃A等。

药理:有轻度镇咳作用;有降压、镇静、安定、镇痛、降温及一定的抗痉厥作用;有利尿及导泻作用。煎剂对金黄色葡萄球菌、伤寒杆菌、福氏痢疾杆菌及癣菌有抑制作用。热水提取物体外实验,对人体子宫癌有抑制作用。

临床报道:对治疗食管癌、胃癌有一定效果。外用也可治疗脱发。

葶 苈 子 《本经》

【来源】为十字花科草本植物播娘蒿(南葶苈子)*Descurainia sophia*(L.)Webb ex Prantl 和独行菜(北葶苈子)*Lepidium apetalum* Willd. 的成熟种子。主产于华北、西北、华东等地。立夏前后果实成熟时,割取全株,干燥,打下或搓下种子。微炒捣碎入药。

【处方用名】葶苈子 甜葶苈 苦葶苈 炒葶苈 炙葶苈

【性能概要】味辛、苦,性大寒。归肺、膀胱、大肠经。本品辛散苦泄,功专泻肺气之实而下气定喘。肺为水上之源,肺气壅实,则膀胱气化不行,肺气通则水道利,所以又能下行逐水,兼可泄大便。李时珍称"肺中水气贲郁满急者,非此不能除"。可知其泻肺的作用很强。临床适用于肺气壅塞,痰饮喘咳、水肿胀满及肺痈初起,喘不得卧等症。

葶苈子有甜、苦两种,大抵甜者下泄之性缓,虽泄肺而不伤胃;苦者下泄之性急,既泄肺而易伤胃。临床为防备苦葶苈伤胃,常以大枣辅之。

葶苈子、桑白皮均为泻肺行水以定喘消肿满,对于肺气壅实,痰饮停于胸肺之胀满喘咳,及小便不利、面目浮肿,常可同用。但葶苈子重在泻肺行痰水,并能泄大便,故痰水壅盛、大便不利之喘满肿胀多用之;桑白皮重在清泻肺热,故肺热咳喘、痰黄稠者多用之。

【功效主治简表】

$$
葶苈子\begin{cases} 泻肺定喘\begin{cases} 痰饮壅塞,咳嗽喘满 \\ 肺痈初起,喘不得卧 \end{cases} \\ 行水消肿——胸腹积水,二便不利 \end{cases}
$$

149

【配伍应用】

用于肺气壅实、痰饮壅塞所致咳嗽喘满及面目浮肿、胸腹积水等。如《金匮要略》葶苈大枣泻肺汤,用大枣辅佐,治痰饮咳喘不得卧,一身面目浮肿或肺痈初起;《伤寒论》大陷胸丸,以之配伍大黄、芒硝、杏仁,治结胸证,胸胁积水,大便不利等;《金匮要略》已椒苈黄丸,治胸腹积水,小便不利而属实证者。

【用量用法】内服:3～10克。

【使用注意】本品专泻肺气之实而行痰水,故凡肺虚喘促、脾虚肿满,均当忌用。

【本草摘要】

《名医别录》:"下膀胱水,伏留热气,皮间邪水上出,面目浮肿。"

《药性本草》:"疗肺壅上气咳嗽,止喘促,除胸中痰饮。"

《本草经百种录》:"专泻肺气,肺如水源,故能泻肺即能泻水。"

《本草求真》:"葶苈辛、苦,大寒,性急不减硝黄,大泻肺中水气膹急,下行膀胱,故凡积聚癥结,伏留热气,水肿痰壅,嗽喘经闭便塞至极等证,无不当用此调。"

【现代研究】

成分:独行菜子含脂肪油、芥子苷;播娘蒿种子含挥发油,尚可分出两种强心苷。

药理:有利尿、强心作用,并降低静脉压。三种葶苈子均需较大剂量才引起强心苷样的特异作用。

临床报道:治疗慢性肺源性心脏病并发心力衰竭,北葶苈子末3～6克,每日分3次食后服,并配合一般对症处理和控制感染。治10例,效果良好,一般多在药后4日开始见尿量增加,浮肿消退,心力衰竭到2～3周时见显著减轻或消失。

海 浮 石 《日华子本草》

【来源】为胞孔科动物脊突苔虫 *Costazia aculeata* Canu et Bassler 的干燥骨骼,又名石花。分布南方沿海各地。夏、秋季自海中捞出,用清水洗去盐质及泥沙,晒干。捣碎生用,或煅捣为粉水飞用。

【处方用名】海浮石 浮海石

【性能概要】味咸,性寒。归肺经。本品寒能降火,咸能软坚,体轻上浮,除上焦痰热及老痰胶黏积块为其所长,并能消瘿瘤痰核。

肺为水之上源,肺气清肃,则水道通利。海浮石清痰热而疏通水之上源,故又能治血淋、砂淋所致尿道涩痛不利等病证。

【功效主治简表】

海浮石 {
清肺化痰——痰热咳嗽
软坚散结——瘿瘤痰核
通淋——血淋砂淋,尿道涩痛
}

【配伍应用】

1. 用于痰热喘咳,顽痰胶结难咯及咯血之证。如《类证治裁》清膈煎,以本品配伍胆星、贝母等,治肺热咳喘,老痰胶结难咯;《丹溪心法》咳血方,配伍瓜蒌仁、青黛、山栀、诃子肉等,治咳嗽痰血属热证者。

2. 用于结核瘰疬,可与牡蛎、浙贝母、玄参、昆布、海藻等同用。

3. 用于血淋、砂淋。如《仁斋直指方》海金散,即以本品研末,生甘草煎汤调下,治血淋,小便涩痛;《千金方》单用海浮石煎水服,治石淋。

【用量用法】内服:5～10克,打碎先煎。

【使用注意】古籍称"多服能损人气血",故一般虚寒咳嗽及脾胃虚寒者,不宜应用。

【本草摘要】

《日华子本草》:"煮汁饮,止渴治淋。"

《本草衍义补遗》:"清金降火,消积块,化老痰。"

《本草纲目》:"入肺除上焦痰热,止咳嗽而软坚,清其上源,故又治诸淋。"

《本草正》:"消食,消热痰,解热渴热淋,止痰嗽喘急,软坚癥,利水湿。"

【现代研究】

药理:有利尿、抗炎作用。

海 蛤 壳 《本经》

【来源】为软体动物帘蛤科多种海蛤的贝壳。常用的是文蛤 *Meretrix meretrix* Linnaeus 和青蛤 *Cyclina sinensis* Gmelin 的贝壳。沿海地区均产。春、秋两季自海滩泥沙中淘取,去肉,洗净。生用、煅用或捣为粉水飞用。

【处方用名】海蛤壳 蛤壳 煅蛤壳 海蛤粉

【性能概要】味咸,性寒。归肺、肾二经。本品寒以清热,咸以软坚,善清泄肺热而化稠痰,并软坚散结。适用于痰火郁结,胸胁疼痛、痰稠咳喘及瘿瘤、瘰疬等。此外,尚有利水消肿,制酸止痛等功效。

海蛤壳与海浮石的功效相近,均为清肺化痰软坚之品。但海蛤壳清降痰热之中,尚有化瘀滞作用,故痰火郁结,胸胁疼痛多用之;其利水重在消肿,水气头面浮肿用之;经煅制后尚可制酸止痛。海浮石利水重在通淋,血淋、砂淋用之。

【功效主治简表】

海蛤壳
- 清肺化痰—痰火郁结,胸胁疼痛、痰稠咳喘
- 软坚散结—瘿瘤、瘰疬
- 利水消肿—水肿、腹水
- 制酸止痛
  - 胃痛泛酸
  - 外敷湿疹、烫伤

【配伍应用】

1. 用于痰火郁结,胸胁疼痛,咯痰不爽之证,常与青黛、瓜蒌、黄芩等配伍。用于痰稠咳喘,可与海浮石、桑白皮、白前等同用。

2. 用于瘿瘤、瘰疬,常与海藻、昆布等药同用。如《证治准绳》含化丸,治瘿气即以上述三药为主,并加用猪靥等,研末水泛为丸,每服3钱。

3. 用于水肿、腹水等证。如《圣惠方》治水肿,咳逆上气,坐卧不得,即以本品配伍葶苈子、汉防己、杏仁、甘遂、大枣等药,研末为丸如梧子大,于食前用大麻子汤下七丸;《外台秘要》海蛤丸,以本品配伍防己、葶苈、桑白皮、郁李仁等,治臌胀腹水,小便不利。

此外,经煅制后,内服常用于胃痛泛酸。油调外敷可治湿疹、烫伤等。

【用量用法】内服:10~15克,打碎先煎。外用:适量。一般内服宜生用,制酸、外敷宜煅用。

【本草摘要】

《神农本草经》:"主咳逆上气,喘息烦满,胸痛寒热。"

《药性本草》:"治水气浮肿,利小便,治咳嗽上气,项下瘿瘤。"

《本草纲目》:"清热利湿,化痰饮,消积聚。"

【现代研究】

成分:含碳酸钙、壳角质等。

瓦 楞 子 《别录》

【来源】为软体动物蚶科泥蚶 *Arca granosa* Linnaeus、毛蚶 *A. subcrenata* Lischke 或魁蚶 *A. inflata* Reeve 的贝壳。主产于浙江、江苏、山东、广东及辽宁等地的海滨地带。当涨潮时被冲到海滩上,退潮时拾取洗净,入沸水中略煮,去肉留壳,干燥。煅碎入药。

【处方用名】瓦楞子 煅瓦楞 瓦垄子

【性能概要】本品味咸,性平。归肺、胃、肝三经。本品既走气分,又入血分,既能软坚消痰,又能化瘀散结,煅制后尚有制酸止痛的作用。凡胸膈痰积,顽痰久咳;胃脘瘀血,疼痛吐酸;妇女血积,癥瘕等症,皆可用之。

瓦楞子与海蛤壳的功能相近,均有消痰结、化瘀滞、制胃酸的作用。但瓦楞子性平,除化坚结顽痰之外,善于化瘀散结,用于妇女癥瘕痞块及胃脘瘀血疼痛;海蛤壳性寒,能清肺消痰,并善于软坚散结,用于瘿瘤、瘰疬,而其化瘀滞,主要适于痰火郁结之胸胁疼痛。

【功效主治简表】

瓦楞子 { 消痰软坚—顽痰久咳
化瘀散结 { 妇女癥瘕、痞块
痛经
制酸止痛—胃痛吐酸 }

【配伍应用】

1. 用于顽痰积聚,稠黏难咯之证,可与海浮石、贝母、旋覆花等同用。

2. 用于妇女癥瘕、痞块等。如《万氏家抄方》瓦楞子丸,单用瓦楞子煅以醋淬,制醋膏丸服用,治一切气血癥瘕;《女科指掌》瓦楞子丸,配伍香附、桃仁、丹皮、川芎、大黄、当归、红花,治临经阵痛血不行,按之硬满,属实痛者。

3. 用于气滞血瘀之胃疼吐酸,如《经验方》用煅瓦楞子配伍乌贼骨、广陈皮以3∶2∶1的比例,共研末,每服2钱,日服3次,治胃痛吐酸,噫气,甚则吐血者。

【用量用法】内服:10～15克,宜久煎。消痰散结宜生用,制酸止痛宜煅用。

【本草摘要】

《日用本草》:"消痰之功最大,凡痰膈病用之。"

《丹溪心法》:"能消血块,次消痰。"

《本经逢原》:"与鳖甲、虻虫同为消痞母之味,独用醋丸,则消胃脘积痰。"

《山东中草药手册》:"制酸止痛,治溃疡病。"

【现代研究】

成分:主含碳酸钙以及少量镁、铁、盐类和氯化物等。煅烧后,碳酸钙分解,产生氧化钙等。

药理:能中和胃酸,减轻胃溃疡所致疼痛。

临床报道:用于胃及十二指肠溃疡,取煅瓦楞子150克,甘草30克,共研细末,每次10克,每日3次,饭前服,或每次20克,于节律性疼痛发作前20分钟服。共治124例,有效率89.19%,疗程最短20天,最长56天。

海　藻《本经》

【来源】为马尾藻科植物海蒿子 *Sargassum pallidum*(Turn.)C. Ag. 或羊栖菜 *Sargassum fusiforme*(Harv.)Setch. 的全草。主产于山东、浙江、福建、广东等沿海地区。夏、秋季采收,去净杂质,用淡水洗净,晒干。

【处方用名】海藻　淡海藻

【性能概要】味苦、咸,性寒。归肝、胃、肾经。本品苦以泄结,咸可软坚,寒能清热,故有软坚散结,清热消痰利水等功效,为治瘿瘤、瘰疬常用之品。并可用于腹中肿块、睾丸肿大、痰饮水肿、脚气浮肿等症。

【功效主治简表】

海藻
{ 消痰散结 { 瘿瘤、瘰疬 / 睾丸肿大
利水消肿 { 脚气浮肿 / 水肿

【配伍应用】

1. 用于瘰疬结核,如《世医得效方》用海藻、僵蚕共为末,白梅煎汤为丸,每服2钱,日服2次。用于瘿瘤结肿,如《证治准绳》海藻丸,即以本品为主,配伍昆布、海蛤等药。成药内消瘰疬丸,则与夏枯草、连翘、玄参等同用。

2. 用于脚气浮肿及水肿,可与泽泻等利水药同用。

【用量用法】内服:10～15克。

【使用注意】反甘草。

【本草摘要】

《神农本草经》:"主瘿瘤气,颈下核,破散结气,痈肿,癥瘕坚气,腹中上下鸣,下十二种水肿。"

《药性本草》:"治气痰结满,疗疝气下坠,疼痛核肿,去腹中雷鸣,幽幽作声。"

《本草便读》:"海藻,咸寒润下之品,软坚行水,是其本功,故一切瘰疬瘿瘤、顽痰胶结之证,皆可用之。"

【现代研究】

成分:含藻胶酸、钾、碘,并含多量粗蛋白、甘露醇等。

药理:含多量碘,可纠正由缺碘而引起的甲状腺功能不足;有抗血凝作用,尚可制作血浆代用品;有抗菌、抗病毒、抑制真菌、抗肿瘤作用。此外,碘化物进入组织及血液后,能促进病理产物如炎症渗出物的吸收,故对活动性肺结核一般不宜用。

昆 布 《别录》

【来源】为海带科植物海带 *Laminaria japonica* Aresch. 和翅藻科植物昆布 *Ecklonia kurome* Okam. 的叶状体。主产于辽宁、山东及福建等地。夏、秋两季采收,由海中捞出后,晒干,拣去杂质,用水漂净稍晾,切成宽丝,阴干。生用。

【处方用名】昆布 淡昆布

【性能概要】味咸,性寒。归肝、胃、肾经。本品功效与海藻相似,同为清热消痰,软坚消水之品,二药常同用以治瘿瘤、瘰疬,以及腹中包块、睾丸肿痛、痰饮水肿等症。

【功效主治简表】

$$
昆布\begin{cases}消痰散结\begin{cases}瘿瘤、瘰疬\\腹中包块\\睾丸肿大\end{cases}\\利水消肿\begin{cases}脚气浮肿\\水肿\end{cases}\end{cases}
$$

【配伍应用】

1. 用于瘿瘤、瘰疬,常与海藻协同应用。如《外台秘要》昆布丸,即由昆布、海藻、海蛤、通草、羊靥等药组成,以治瘿瘤,胸膈满塞;《肘后方》用昆布、海藻等份研末,蜜丸如杏子大,含咽汁,日3~4次,以治瘿瘤。用于腹中包块(肝脾肿大)可与牡蛎、丹参、三棱、莪术等药同用。

2. 用于脚气浮肿及水肿,单用利水力量不强,须与其他利水药同用。

【用量用法】内服:10~15克。

【使用注意】本品性寒而滑,脾胃虚寒便溏者不宜服。

【本草摘要】

《名医别录》:"主十二种水肿,瘿瘤聚结气,瘘疮。"

《本草经疏》:"东垣云:瘿坚如石者,非此不除,正咸能软坚之功也。详其气味性能治疗,与海藻大略相同。"

《本草汇》:"昆布之性,雄于海藻,噎症恒用之,盖取其祛老痰也。"

【现代研究】

成分:含多糖化合物、氨基酸成分、甘露醇、牛磺酸等,另含挥发油。

药理:有镇咳、平喘、降压、降脂、降血糖、抗血凝、抗肿瘤作用;对细胞和体液免疫有显著增强作用;并有兴奋心脏作用。

临床报道:对治疗高血压、高脂血症、便秘等有效。

礞　　石 《嘉祐本草》

【来源】为硅酸盐类矿石,分青礞石与金礞石。以青礞石应用较广,为绿泥石片岩 Chlorite-schist;金礞石为云母片岩 Mica-schist。我国凡有云母矿山处均产,但以四川产者为佳。采后击碎,与火硝共煅至礞石呈金黄色为止,再水飞去其硝毒。阴干入药。

【处方用名】礞石　金礞石　青礞石

【性能概要】味甘、咸,性平。归肺、肝二经。本品质重镇坠,沉降下行,功专下气坠痰,平肝镇惊,古有"治惊利痰圣药"之称。用于顽痰、老痰壅塞上中二焦所致的咳嗽、喘急及惊痫、癫狂,能通利痰积,消除症状。

155

【功效主治简表】

礞石 $\begin{cases} 下气坠(消)痰——顽痰壅塞,咳嗽喘急 \\ 下气坠(消)痰 \begin{cases} 痰积癫痫、狂躁 \\ 小儿痰热,惊风抽搐 \end{cases} \\ 平肝镇惊 \end{cases}$

【配伍应用】

用于顽痰内结,喘逆不得平卧、大便秘结,或痰积癫痫、狂躁烦闷等症,常与大黄、黄芩、沉香等同用,如《古方八阵》引王隐君方礞石滚痰丸。用于小儿急惊,痰热塞于咽喉,如《婴孩宝书》夺命散,即以本品为末,以薄荷自然汁入蜜调服少许。

【用量用法】内服:10～15克,打碎先煎,宜包煎;入丸、散1.5～3克。

【使用注意】本品重坠,下泄之力甚强,凡非痰热实证均不宜用。孕妇忌服。

【本草摘要】

《本草纲目》:"青蒙石,其性下行。肝经风木太过,来制脾土,气不运化,积滞生痰,壅塞上中二焦,变生风热诸病,故宜此药重坠。""治积痰惊痫,咳嗽喘急。"

《本草经疏》:"能消一切积聚痰结。"

《本草求真》:"为治惊利痰要药。"

【现代研究】

成分:主含钾、镁、铁、铝的硅酸盐,及钛、钙、锰等杂质。

胖大海 《纲目拾遗》

【来源】为梧桐科植物胖大海 *Sterculia lychnophora* Hance 的种子。分布越南、印度、马来西亚、泰国、印度尼西亚的苏门答腊等地。我国广东、海南、云南已有引种。4～6月由开裂的果实上采取成熟的种子,晒干。生用。

【处方用名】胖大海

【性能概要】味甘、淡,性微寒。归肺、大肠二经。本品质轻宣散,善于开宣肺气,清泄郁火,适用于肺气闭郁,声音嘶哑、咽喉疼痛以及痰热咳嗽等症,为咽喉科之要药;且能清肠通便,适用于上部火证而兼大便热秘者,但通便功力不强,只适用于轻症,重症尚须配合清热泻下药同用。

【功效主治简表】

胖大海 $\begin{cases} 开肺气,泄肺热 \begin{cases} 肺热音哑、咽喉疼痛 \\ 痰热咳嗽 \end{cases} \\ 润肠通便——热结便秘 \end{cases}$

【配伍应用】

1. 用于肺热声哑、咽喉肿痛及痰热咳嗽等症,可单味泡服或入复方中应用。如与蝉衣配伍名海蝉散,可治肺热音哑;《慎德堂方》用胖大海配伍甘草,炖茶饮服,老幼者适加冰糖,治干咳失音、咽喉燥痛、牙龈肿痛等。

2. 用于上部火证,如头痛、目赤、牙痛等由于热结便秘引起者,单味泡用即可奏效,但热结便秘重症尚须配伍清热泻下药同用。此外,也可用于肠热出血,如《医界春秋》用胖大海数枚,开水泡发去核,加冰糖调服,治肠热便血。

【用量用法】内服:每次2~3枚,沸水泡服;散剂减半。

【本草摘要】

《本草正义》:"善于开宣肺气,并能通泄皮毛……抑能开音治瘩,爽嗽豁痰。"

【现代研究】

成分:含西黄芪胶粘素、半乳糖、戊糖等。

药理:有泻下、降压、利尿、镇痛作用;对大肠杆菌、痢疾杆菌有抑制作用。

临床报道:对治疗急性扁桃体炎、腹泻、痢疾,以及红眼病等有一定效果。

荸　荠《别录》

【来源】为莎草科多年生水生草本植物荸荠 *Heleocharis dulcis*(Burm. f.) Trin. ex Henschel 的球茎。我国大部分地区有分布。10~12月挖取,洗净,风干或鲜用。常制成粉或榨取汁入药。

【处方用名】荸荠　地栗

【性能概要】味甘,性微寒。归肺、胃、大肠经。本品性润而降,既上清肺胃二经之热而化痰生津,又下清肠热而润肠通便,外用尚有清热明目退翳作用,为眼科常用药。凡痰热或阴虚肺燥咳嗽、瘰疬痰核,热病伤津烦渴、肠燥便秘,以及目赤肿痛、障翳等症,均可用之。

【功效主治简表】

$$
荸荠\begin{cases} 清热化痰\begin{cases} 痰热咳嗽或阴虚肺燥咳嗽 \\ 瘰疬、痰核 \end{cases} \\ 生津润燥\begin{cases} 热病伤津烦渴 \\ 肠燥便秘 \end{cases} \\ 明目退翳——目赤肿痛、障翳 \end{cases}
$$

【配伍应用】

1. 用于阴虚肺燥或痰热咳嗽等症,如《绛雪园古方选注》雪羹,以之配伍海蜇皮,治阴虚痰热、大便燥结。用于瘰疬、痰核出现热象时,常配合化痰散结药同用。

2. 用于热病灼津,烦渴便秘。如《温病条辨》五汁饮,即以荸荠汁、鲜芦根汁、鲜藕汁、梨汁、麦冬汁组成,治温病口渴;单用本品内服,或研末蜜水调服,治肠燥便秘。

3. 用于目赤肿痛及翳障,可单味研极细粉点眼或配成复方应用。

此外,尚用于湿热黄疸、下痢赤白、便血血崩等。

【用量用法】内服:每次 30～60 克;或研粉煮;鲜者打汁。外用:适量。

【使用注意】虚寒证不宜用。

【本草摘要】

《名医别录》:"主消渴,痹热,热中,益气。"

孟诜:"消风毒,除胸中实热气;可作粉食,明耳目,止渴,消黄疸。"

《日华子本草》:"开胃下食。"

《日用本草》:"下五淋,泻胃热。"

《滇南本草》:"治腹中热痰,大肠下血。"

《本草纲目》:"主血痢,下血,血崩。"

【现代研究】

成分:含粗蛋白、粗脂肪、淀粉等。

药理:对金黄色葡萄球菌、大肠杆菌、绿脓杆菌有抑制作用;有降血压作用。

临床报道:治疗酒糟鼻,将新鲜荸荠从中间切开,在鼻的顶端、两侧鼻翼等外涂擦,白粉浆涂满鼻子表面。治疗 18 例患者,症状较轻(丘疹期)的 7 天痊愈,重者(形成"鼻赘")1 个月后基本痊愈。

猴　　枣《饮片新参》

【来源】为猴科动物猕猴 *Macaca mulatta* Zimmermann 等内脏的结石。主产于印度、马来半岛及南洋群岛等地。采得后打碎,拣去核,研极细入药。

【处方用名】猴枣　猴子枣　申枣

【性能概要】味苦、咸,性寒。归心、肺、肝、胆经。本品既能豁痰定惊,又能清热解毒,适用于小儿痰热壅塞、咳喘烦闷、惊痫抽搐,及瘰疬痰核等。

猴枣与牛黄的功效相近,都有豁痰定惊,清热解毒的作用。猴枣主要在豁痰;而牛黄不但豁痰、定惊、解毒的作用较猴枣强,且有较好的凉血开窍作用,为治温热病,神昏谵语、壮热抽搐之要药。

【功效主治简表】

猴枣:豁痰定惊,清热解毒 { 小儿痰热壅盛,咳喘烦闷、惊痫抽搐
瘰疬、痰核

【配伍应用】

用于小儿痰热壅盛,咳喘烦闷、惊风抽搐,及瘰疬、痰核等,可配伍川贝、天竺黄、羚羊角、麝香等药同用,如猴枣散(《全国中药成药处方集》)。

【用量用法】内服:0.5～1.5 克,入丸、散剂。

【使用注意】寒痰及无实热者忌用。

【本草摘要】

《中国医药大辞典》:"治惊痫、小儿急惊、痰厥、热痰。疗痈疽、瘰疬、痰核、横痃。"

第三节　止咳平喘药

本类药物,其味或苦,或辛,或甘,或兼而有之,分别具有宣肺祛痰,润肺止咳,下气平喘等作用,适用于咳嗽和喘息的证候。

咳嗽的表现及原因较为复杂,有干咳者,有咳吐稀痰或稠痰者,有外感咳嗽者,有虚劳咳喘者等等,寒热虚实各不相同,应用时必须辨证选药,适当配伍。

杏　　仁《本经》

【来源】为蔷薇科落叶乔木植物山杏 Prunus armeniaca L. var. ansu Maxim.、辽杏(东北杏) P. mandshurica (Maxim) Koehne 或西伯利亚杏 P. sibirica L. 或杏 P. armeniaca L. 的成熟种子,均称苦杏仁。主产于北方各省。夏季果实成熟时采收种子,晒干。捣碎或压去油后以霜入药。

甜杏仁为栽培品种,味甜,粒大,主产于河北、北京、山东等地。

【处方用名】杏仁　苦杏仁　甜杏仁　杏仁泥

【性能概要】味苦,性温,有毒。归肺、大肠经。本品苦降,温散,质润,既有下气止咳平喘之功,又有疏散肺经风寒痰湿之能,且善润肠燥。故凡外邪侵袭,痰浊内蕴,以致肺气失降,而为痰多咳喘及肠燥便秘之证,用之无不相宜。

本品有苦杏仁与甜杏仁之分,前者苦降温散,且具毒性,多用于感冒喘咳、痰多之证;后者甘平润肺,毒性较小,适用于虚劳喘咳、肠燥便秘之证。

【功效主治简表】

杏仁 { 止咳平喘—风寒咳喘、风热咳喘、燥热咳喘
润肠通便—肠燥便秘

【配伍应用】

1. 用于风寒感冒,咳嗽痰多者,可与苏叶、半夏、茯苓等同用,如《温病条辨》杏苏散;喘促明显者,可与麻黄、甘草等配伍,如《和剂局方》三拗汤。用于风热咳嗽,当与桑叶、菊花等疏散风热药配伍,如《温病条辨》桑菊饮。用于肺热咳喘,应配伍清热药生石膏等,如《伤寒论》麻杏石甘汤。

2. 用于肠燥便秘,如《沈氏尊生书》润肠丸,即配伍火麻仁、桃仁、当归、生地等,治疗老年人或产后肠燥便秘。

此外,取其疏通肺气之性,故配伍白蔻仁、薏苡仁等,又可治疗湿温初起,头痛身重、胸闷不饥、午后身热之证,如《温病条辨》三仁汤。

【用量用法】内服:5～10 克。

【使用注意】苦杏仁有毒,用量当控制。阴虚咳嗽及大便溏泄者不宜用。

【本草摘要】

《神农本草经》:"主咳逆上气雷鸣,喉痹,下气,产乳金疮,寒心奔豚。"

《滇南本草》:"止咳嗽,消痰润肺,润肠胃,消面粉积,下气。治疳虫。"

《本草纲目》:"杏仁能散能降,故解肌、散风、降气、润燥、消积,治伤损药中用之。"

《本草求真》:"杏仁,既有发散风寒之能,复有下气除喘之力,缘辛则散邪,苦则下气,润则通秘,温则宣滞行痰。"

【现代研究】

成分:含苦杏仁苷,水解生成苯甲醛和氢氰酸。还含氯原酸、肌醇、雌酮等。

药理:有镇咳平喘、润滑通便作用;可抑制胃蛋白酶的消化功能;对蛔虫、钩虫及伤寒杆菌、副伤寒杆菌有抑制作用。

临床报道:治疗慢性气管炎,取苦杏仁与冰糖等量研末制成杏仁糖,早晚各服 3 钱,10 天为 1 个疗程。治疗 124 例,基本治愈 23 例,显效 66 例,好转 31 例,无效 4 例。一般服药 3~4 天见效。

桔　　梗《本经》

【来源】为桔梗科多年生草本植物桔梗 *Platycodon grandiflorum*（Jacq.）A. DC. 的根。分布于安徽、江苏、山东等地。春、秋季采挖,以秋季采者体重质实,品质优良。除去苗茎,洗净,刮去栓皮,晒干。切片生用。

【处方用名】桔梗　白桔梗　苦桔梗

【性能概要】味辛、苦,性平。归肺经。本品辛散苦泄,质轻升浮,善于开提肺气,宣肺解表利咽,祛痰排脓。适用于外邪犯肺,咳嗽多痰、鼻塞胸闷、咽痛音哑及肺痈吐脓、痈疽肿毒等症。古有桔梗为"诸药舟楫,载之上浮"之说,习惯多用于胸膈以上的疾病。

杏仁、桔梗均为肺经气分药。但杏仁以下气止咳定喘为主,桔梗以宣肺利咽祛痰为主,一降一宣,故对于外邪闭肺,宣降失司所致的咳喘痰多、胸闷咽痛之证,常相配伍应用。

【功效主治简表】

$$桔梗\begin{cases}宣肺祛痰利咽\begin{cases}风寒或风热感冒,咳嗽痰多\\咽痛音哑、胸闷不畅\end{cases}\\排脓—肺痈、痈疽肿痛\end{cases}$$

【配伍应用】

1. 用于风寒咳嗽痰多,以本品配伍杏仁、苏叶、半夏、生姜等,如《温病条辨》杏苏散。用于风热咳嗽,痰稠难咯,可与桑叶、菊花、杏仁等配伍,如《温病条辨》桑菊饮。用于咽痛音哑,可与甘草、薄荷、牛蒡子等配伍,如《医学心悟》加味甘桔汤。对于气滞痰阻,胸闷不畅之证,又常与枳壳配伍应用。

2. 用于肺痈及痈疽肿毒,如《金匮要略》桔梗汤,即以本品配伍甘草,治疗肺痈胸痛,咳吐脓血之证。近年来常合千金苇茎汤应用。

【用量用法】内服:5~10克。

【使用注意】阴虚久咳及咳血者不宜服用。

【本草摘要】

《名医别录》:"疗喉咽痛。"

《药性本草》:"治下痢……消积聚,痰涎,主肺热气促嗽逆。"

《日华子本草》:"肺痈,养血排脓,补内漏及喉痹。"

《本草求真》:"桔梗系开提肺气之药,可为诸药舟楫,载药上浮,能引苦泄峻下之剂,至于至高之分成功,俾清气既得上升,则浊气自克下降,降气之说理根于是。"

【现代研究】

成分:含多种三萜皂苷及白桦脂醇等。

药理:有解热、抗炎、镇咳、祛痰、抗过敏、镇痛、抑制胃液分泌、抗消化性溃疡等作用。

前　　胡《别录》

【来源】为伞形科多年生草本植物白花前胡 *Peucedanum praeruptorum* Dunn 的根,主产于浙江、湖南、安徽等地。春、秋两季均可采挖。除去茎叶,洗净晒干,刮去栓皮,温水浸润。切片生用。

【处方用名】前胡　嫩前胡　粉前胡

【性能概要】味苦、辛,性微寒。归肺经。本品苦能降气祛痰,辛能宣肺散风,微寒可以清热,为疏散风热,祛痰治咳常用药。凡风热外感所致的咳嗽、头痛及肺有郁热,肺气不得宣降的痰稠、喘咳、胀满之证,皆为主治。对咳喘上气、痰黄难咯而兼有表证者,用之最宜。

前胡、杏仁,两药归肺经均以降气为主,且都有疏散之性。然前胡性凉,偏于降气消痰,散风清热,以治风热或肺热所致的咳喘痰稠为主;杏仁性温,偏于降气止咳,定喘散寒,适用于风寒束肺所致的咳嗽喘促多痰之证。

【功效主治简表】

前胡:降气祛痰,散风清热 { 肺热咳嗽、痰黄黏稠、胸闷不舒 / 外感风热,咳喘痰多 }

【配伍应用】

用于肺热咳嗽、痰黄黏稠、胸闷不舒之证,可与杏仁、桑皮、贝母等配伍,如《证治准绳》前胡散。用于外感风热,咳嗽痰多、气急咽痛之证,可与白前、桑叶、桔梗、薄荷、牛蒡子等配伍,如二前汤(山东《中药方剂学》)。

【用量用法】内服:3~10克。

【使用注意】阴虚火炽及寒痰咳嗽均不宜应用。

【本草摘要】

《名医别录》:"主疗痰满胸胁中痞,心腹结气,风头痛,去痰实,下气。"

《药性本草》:"去热实,下气,主时气内外俱热,单煮服佳。"

《本草纲目》:"清肺热,化痰热,散风邪。"

《本经逢原》:"其功长于下气,故能治痰热喘嗽,痞膈诸痰,气下则火降,痰亦降矣,为痰气之要味,治伤寒寒热及时气内外俱热。"

【现代研究】

成分:含香豆精类化合物、香豆精类糖苷类化合物、甘露醇、β-谷甾醇等。

药理:有祛痰作用,但无止咳作用;能增加心冠脉流量,但不影响心率和心肌收缩力;有抗菌、抗致病真菌作用。

白　前《别录》

【来源】为萝藦科多年生草本植物柳叶白前 *Cynanchum stauntonii* (Decne.) Schltr. ex Levl. 和芫花叶白前 *C. glaucescens* (Decne.) Hand.-Mazz. 的根茎及根。主产于浙江、安徽、河南、山东、福建及广东等地。秋季采挖,除去茎及泥土,洗净晒干。切段生用或蜜炙用。

【处方用名】白前　炙白前　嫩白前

【性能概要】味苦、辛,性微温。归肺经。本品长于降气,气降则痰涎自消,咳嗽自止,故又有良好祛痰功效,素有"肺家要药"之称。凡肺气壅实,咳嗽痰多、胸满喘急之证,不论属寒属热,经适当配伍均可应用。

前胡与白前,素有"二前"之称,两者均长于降气消痰,对于外感风热,咳嗽痰多气急,可相须为用。但前胡性凉清热,又能解表散风,故咳痰黄稠而兼有风热表证者,最为合宜;白前性偏微温,对于肺气壅滞之痰多喉鸣、胸满喘急者,最为适用。

【功效主治简表】

白前:降气消痰—肺气壅实,痰多咳喘

【配伍应用】

凡肺气壅实,痰多者均可用之。如《梅师集验方》治咳嗽,喉中作声不得眠,即单用白前焙捣为末,温酒服;《千金方》白前汤,以之配伍紫菀、半夏、大戟,治久咳上气,体肿短气胀满,昼夜倚息不得卧,喉中作水鸡声者;咳痰偏热者,又可与桑白皮等配伍。

【用量用法】内服:5~10克。

【使用注意】凡咳嗽气逆属气虚,气不归元者,不宜应用。

【本草摘要】

《名医别录》:"主胸胁逆气,咳嗽上气。"

《新修本草》:"主上气冲喉中,呼吸欲绝。"

《本草纲目》:"白前,长于降气,肺气壅实而有痰者宜之。若虚而长哽气者不可用。"

《本草经疏》:"白前,肺家之要药……以其长于下气,故主胸胁逆气,咳嗽上气。二病皆气升、气逆,痰随气壅所致,气降则痰自降,能降气则病本立拔矣。"

【现代研究】

成分:含β-谷甾醇、高级脂肪酸、华北白前醇、白前皂苷等。

药理:有镇咳、祛痰、平喘、抗炎、镇痛作用;有抗血栓作用。

旋 覆 花《本经》

【来源】为菊科多年生草本植物旋覆花 *Inula japonica* Thunb. 或欧亚旋覆花 *Inula britannica* L. 的干燥头状花序。主产于广东、华北、内蒙及长江流域下游各省。夏、秋两季花开放时采收,除去杂质,晒干或阴干。鲜用或生用。其地上部分全草称金沸草,又名覆花梗。

【处方用名】旋覆花 覆花

【性能概要】味苦、辛、咸,性微温。归肺、胃、大肠经。本品苦降辛散,咸以软坚消痰,温以宣通壅滞,既善于下气行水消痰,又长于降逆止呕噫。凡痰壅气逆、喘咳痰多、胸脘水饮、呕吐噫气等症,皆宜应用。

金沸草功能与旋覆花相似。

【功效主治简表】

旋覆花 $\begin{cases} \text{下气行水消痰—痰壅气逆,喘咳痰多} \\ \text{降逆止呕噫—气逆不降,呕吐、噫气} \end{cases}$

【配伍应用】

1. 用于痰壅气逆及痰饮蓄结所致的咳喘多痰证。如《圣济总录》旋覆花汤,以之配伍桔梗、桑皮、大黄、槟榔等药,治疗痰饮蓄结,胸膈痞实、大便秘涩、喘逆气促之证;《南阳活人书》金沸草散,配伍荆芥、细辛、前胡、半夏等药,治疗咳嗽痰喘而有表证者;若痰结胸痞,唾如胶者,又常与海浮石配伍。

2. 用于脾胃虚寒,痰湿内阻所致的呕吐、噫气等。如《伤寒论》旋覆代赭石汤,以之配伍代赭石、半夏、生姜、人参、甘草、大枣等药,用于吐下后心下痞,噫气不除者;《产科发蒙》旋覆半夏汤,配伍半夏、茯苓、青皮等药,治疗痰饮在胸膈呕不止,心下痞鞕者。

【用量用法】内服:5~10克,包煎。

【使用注意】本品温散降逆,故阴虚劳嗽、风热燥咳及脾虚大便溏泄者,均不宜用。

【本草摘要】

《神农本草经》:"主结气,胁下满,惊悸。除水。"

《名医别录》:"消胸上痰结,唾如胶漆,心胁痰水,膀胱留饮,风气湿痹。"

《药性本草》:"主水肿,逐大腹,开胃,止呕逆不下食。"

《汤液本草》:"消坚软痞,治噫气。"

《本草汇言》:"旋覆花,消痰逐水,利气下行药也。主心肺结气,胁下虚满,胸中痰结,痞

163

坚噎气,或心脾伏饮,膀胱留饮,宿水等症。"

【现代研究】

成分:含大花旋覆花内酯、旋覆花酸、槲柳素、蒲公英甾醇、肉豆蔻酸等。

药理:有镇咳、祛痰、平喘作用;有抗炎、抗菌、杀虫等作用。

苏　子《别录》

【来源】为唇形科一年生草本植物紫苏 *Perilla frutescens*(L.)Britt. 的干燥成熟果实。秋季果实成熟时采收,晒干。微炒捣碎用。

【处方用名】苏子　炒苏子　杜苏子　黑苏子

【性能概要】味辛,性温。归肺经。本品性润下降,善于下气消痰平喘,并能利膈宽肠润便,故适用于气壅痰滞的喘嗽及肠燥便秘之证。

苏叶、苏梗、苏子三者均能调气,作用略有不同。苏叶和中气,止呕哕而散表邪;苏梗宽畅中气而利胸膈;苏子降肺气而化痰浊,润肠燥。

【功效主治简表】

苏子 $\begin{cases} 下气消痰平喘——气逆痰壅,喘咳 \\ 润肠通便——肠燥便秘 \end{cases}$

【配伍应用】

1. 用于痰壅气逆,咳嗽气喘。如《韩氏医通》三子养亲汤,以本品配伍莱菔子、白芥子,治疗老年食少痰多以致咳嗽、喘逆之证;《和剂局方》苏子降气汤,即以本品为主,配伍前胡、厚朴、半夏、陈皮等药,治疗痰涎壅盛,肺气上逆作喘之证。

2. 用于肠燥便秘,如《济生方》紫苏麻仁粥,即以苏子、麻仁共捣烂,水滤取汁,煮粥食之,治大便燥结难解之证。

【用量用法】内服:5～10 克。

【使用注意】本品下气消痰,易耗气滑肠,故气虚久嗽、阴虚喘逆、脾虚便滑者,均不宜应用。

【本草摘要】

《名医别录》:"下气,除寒温中。"

《药性本草》:"主上气咳逆。"

《本草纲目》:"治风顺气,利膈宽肠。"

《本草备要》:"与叶同功,尤能下气定喘,止咳消痰,利膈宽畅,温中开郁。"

【现代研究】

成分:含蛋白质、亚油酸、不饱和脂肪酸等。

药理:有抗癌作用。

临床报道:对治疗顽固性咳嗽、高血脂、蛔虫病有效。

紫 菀 《本经》

【来源】为菊科多年生草本植物紫菀 Aster tataricus L. f. 的根及根茎。主产于河北、安徽等地。春、秋二季采挖，除去茎叶及泥沙，晒干。生用或蜜炙用。

【处方用名】紫菀　紫菀茸　炙紫菀

【性能概要】味辛、苦，性温。归肺经。本品辛散苦降，温润不燥，既入肺经气分，又入血分，能疏利肺经气血，而为润肺下气、消痰止咳的要药。不论外感咳嗽、内伤咳嗽，或寒嗽或热咳，皆可应用，但以风寒外束，肺气壅实的咳喘痰多之证用之最宜。

【功效主治简表】

$$紫菀：润肺下气，消痰止咳 \begin{cases} 风寒咳嗽 \\ 肺热咳嗽 \\ 阴虚劳嗽 \end{cases}$$

【配伍应用】

用于外感风寒，气壅痰多之咳嗽，可与荆芥、桔梗、百部、白前等药配伍，如《医学心悟》止嗽散。用于肺热咳嗽，咯痰黄稠者，可与黄芩、贝母等清热化痰药同用。用于阴虚劳嗽，痰中带血之证，可与知母、川贝、阿胶等同用，如《王海藏》紫菀汤。用于久嗽不瘥，又常与款冬花、百部合用，如《济生方》紫菀百花散。

【用量用法】内服：3～10克。

【使用注意】凡阴虚火旺的燥咳、咳血及实热咳嗽，均不宜单独应用。

【本草摘要】

《神农本草经》："主咳逆上气，胸中寒热结气，去蛊毒，痿蹶，安五脏。"

《名医别录》："疗咳唾脓血，止喘悸。"

《日华子本草》："调中及肺痿吐血，消痰止咳。"

《本草图镜》："消痰定喘，止血疗咳。"

《顾氏医镜》："辛温暂用之品，阴虚肺热者不宜专用，须与二冬、桑皮等共之。"

《本草正义》："紫菀，柔润有余，虽曰苦辛而温，非燥烈可比，专能开泄肺郁，定喘降逆，宜通室滞。"

《本草再新》："润肺下气，寒痰及虚喘者宜之。"

【现代研究】

成分：含紫菀酮、紫菀苷、紫菀皂苷、紫菀五肽、无羁萜、表无羁萜等。

药理：有祛痰、镇咳作用；有抗菌、抗致病真菌及流感病毒、抗肿瘤作用。

款 冬 花 《本经》

【来源】为菊科多年生草本植物款冬 Tussilago farfara L. 的花蕾。产于河南、甘肃、山西及四川等地。于冬季当花蕾初出土时采摘，阴干，除去泥土、花梗，

165

防蛀及变色。生用或蜜炙用。

【处方用名】款冬花　冬花　炙冬花

【性能概要】味辛,性温。归肺经。本品入气分又兼入血分,以其辛散而润,温而不燥,为润肺化痰止嗽之良药。凡一切咳嗽,不论外感内伤、寒嗽热咳,皆可施用,但用于肺寒痰多之喘咳最为适宜,肺虚劳嗽咯血之证亦常用之。

紫菀与款冬花的作用相近,均有润肺下气,消痰止咳之功,而且温润不燥,寒热虚实均宜,两者常相须为用,以治喘咳痰多或劳嗽咯血等症。但紫菀偏于祛痰,款冬花主在止咳。

【功效主治简表】

款冬花:润肺化痰止咳 $\begin{cases} 肺寒咳嗽 \\ 肺热咳嗽 \\ 肺虚劳嗽 \end{cases}$

【配伍应用】

用于多种咳嗽证,如《金匮要略》射干麻黄汤,以本品配合麻黄、射干、细辛等药,治疗寒饮咳喘;《济生方》百花膏,与百合配伍,共研末为丸,治咳嗽带血;《圣惠方》款冬花汤,以本品为主,配伍杏仁、贝母、知母、桑白皮等,治暴咳。

【用量用法】内服:5～10克。一般煎服,也可烧烟吸之。外感咳嗽宜生用;内伤咳嗽宜炙用。

【使用注意】肺痈吐脓者慎用。

【本草摘要】

《神农本草经》:"主咳逆上气,善喘,喉痹,诸惊痫,寒热邪气。"

《本经逢原》:"润肺消痰,止嗽定喘。"

《本经疏证》:"《千金》《外台》,凡治咳逆久咳,并用紫菀、款冬者十方而九。然其异在《千金》《外台》亦约略可见。盖凡唾脓血失音者,及风寒水气盛者,多不甚用款冬,但用紫菀;款冬则每同温剂、补剂用者为多。"

【现代研究】

成分:含多种生物碱、倍半萜成分、三萜成分、黄酮苷等。

药理:有镇咳、祛痰、抗炎作用,有升高血压作用。

临床报道:治疗哮喘,用其醇浸膏,每次5毫升(相当于生药6克),日服3次。观察36例,显效8例,好转19例,无效9例。

百　　部《别录》

【来源】为百部科多年生草本植物蔓生百部 Stemona japonia (Bl.) Miq.、对叶百部 S. tuberosa Lour. 或直立百部 S. sessilifolia (Miq.) Miq. 的块根。蔓生百部产于山东、安徽、江苏、浙江、福建、江西、湖北、湖南、四川、陕西等省;对叶百部产于长江流域至海南岛;直立百部产于山东、河南至长江流域中、下游各省及福建。

秋季采挖,洗净,除去须根,入沸水浸烫至软,晒干,切段。生用或蜜炙。

【处方用名】百部　炙百部

【性能概要】味甘、苦,性微温。归肺经。本品甘润苦降,无偏寒偏热之性,既有较好的润肺下气止咳作用,又有良好的灭虱杀虫作用,素以为治肺痨咳嗽之要药,然用于新久咳嗽和寒热咳嗽,亦无不宜;以其杀虫之用,内服可用于蛔虫、蛲虫,外治可用于疥癣、体虱。

百部治肺病,也与紫菀、款冬的性质近似,寒热虚实之咳嗽症均可用之。但本品善于治肺痨咳嗽,并能杀虫、灭虱。

【功效主治简表】

$$
百部\begin{cases}
润肺止咳\begin{cases}新咳、久咳、寒咳、热咳\\ 虚劳咳嗽\end{cases}\\
灭虱杀虫\begin{cases}头虱、体虱\\ 皮肤疥癣\\ 阴道滴虫\end{cases}
\end{cases}
$$

【配伍应用】

1. 对新、久、寒、热咳嗽都有疗效。如《小儿药证直诀》百部丸,以本品配伍麻黄、杏仁、蜜丸服,治小儿寒嗽;《医学心悟》止嗽散,配合桔梗、荆芥、紫菀等药,治疗外感咳嗽,咯痰不爽;《本草汇言》百部汤,配伍百合、麦冬、薏苡仁、桑皮、白茯苓、沙参、黄芪、地骨皮等药,治久嗽不已,咳吐痰涎,渐成肺痿,午后低热等;《圣惠方》百部散,同紫菀、贝母、葛根、石膏、竹叶,治小儿肺热,咳嗽烦热。近年,又常配伍白及、贝母、三七等药治疗肺结核;百部制成糖浆治疗小儿肺结核。

2. 单用酒浸液或水煎液外用,可治头虱、体虱、阴虱及皮癣、疥疮、阴道滴虫。煎剂内服可驱杀蛲虫、蛔虫;对蛲虫亦可作保留灌肠。

【用量用法】内服:5～10 克。外用:适量。

【使用注意】本品易伤胃滑肠,故脾虚便溏者不宜用。

【本草摘要】

《抱朴子》:"治咳及杀虫。"

《名医别录》:"主咳嗽上气。"

《药性本草》:"治肺家热,上气,咳嗽,主润益肺。"

《本草拾遗》:"去虫蚕咬,兼疗癣疮。"

《日华子本草》:"治疳蛔及传尸骨蒸劳,杀蛔虫、寸白、蛲虫。"

《本草正义》:"百部虽曰微温,然润而不燥,且能开泄降气,凡嗽无不宜之,而尤为久嗽、虚嗽必需良药。"

【现代研究】

成分:含百部碱、原百部碱、百部定碱、对叶百部碱等。

药理:有抑制咳嗽作用;对肺炎球菌、人型结核杆菌等有不同程度抑制作用;对孑孓、头虱、衣虱、臭虫、蛲虫、阴道滴虫均有杀灭作用。

临床报道:①治疗百日咳,用百部 250 克制成 800 毫升糖浆,小儿每次 3～5 毫升,4 小时 1 次;也可研末炼蜜为丸如梧子大,1 岁内每服 3～10 丸,2～4 岁 20～30 丸,5～8 岁 40～50 丸。据百余例观察,有效率在 85% 以上。②治疗滴虫性阴道炎,用百部 2 两水煎成 600 毫升,冲洗阴道,而后用雄黄粉均匀地喷入阴道皱襞,每日 1 次,5 日为 1 个疗程。观察 60 例,多数为 1 个疗程,少数经过 2～3 个疗程治愈。另对治疗肺结核、慢性气管炎、酒渣鼻、荨麻疹、疥疮等均有不同程度效果。

枇 杷 叶 《别录》

【来源】为蔷薇科常绿小乔木植物枇杷 *Eriobotrya japonica* (Thunb.) Lindl. 的叶。产于长江流域及南部各省。春末、夏初采收壮实的叶片,晒干,刷去毛,洗净切碎。生用或蜜炙用。

【处方用名】枇杷叶 蜜杷叶

【性能概要】味苦,性凉。归肺、胃二经。本品性善降泄,既能泄降肺热以化痰止咳,又能清降胃热以止呕哕,除烦渴,为清肃肺胃之品。适用于肺热咳喘、咯血、衄血及胃热呕哕、烦渴等症。

【功效主治简表】

枇杷叶 { 化痰止咳—肺热燥火引起的咳嗽、咯血、衄血
和胃降逆—胃热呕哕、烦渴

【配伍应用】

1. 凡风热燥火等引起的咳嗽、咯血、衄血均可应用。如《本草衍义》治妇人肺热久嗽,身如火炙,以枇杷叶、木通、款冬花、紫菀、杏仁、桑皮、大黄等药配伍应用;《医宗金鉴》枇杷清肺饮,配伍沙参、炙桑皮、山栀子等药,治肺热咳喘、痰黄而浓、口燥咽干之证;《圣惠方》单用本品研末,茶服一、二钱,以治衄血不止。

2. 用于呕哕、烦渴等症。如《本事方》枇杷叶散,用本品配伍党参、半夏、茯苓、茅根、生姜等药,治胃气上逆,恶心呕哕;《古今录验方》枇杷饮子,与茅根等量煎水服,治温病有热,饮水呕哕;若用于胃热呕哕,可与竹茹、芦根、生姜、陈皮等同用。

【用量用法】内服:6～12 克。止咳宜炙用;止呕宜生用。

【使用注意】本品清降苦泄,胃寒呕哕及寒嗽者不宜用。

【本草摘要】

《名医别录》:"主卒哕不止,下气。"

《食疗本草》:"煮汁饮,主渴疾,治肺气热嗽及肺风疮,胸、面上疮。"

《日华子本草》:"治呕哕不止,妇人产后口干。"

《本草纲目》:"枇杷叶,治肺胃之病,大都取其下气之功耳。气下则火降痰顺,而逆者不

逆,呕者不呕,渴者不渴,咳者不咳矣。"

《本草再新》:"清肺气,降肺火,止咳化痰,止吐血呛血,治痈瘘热毒。"

【现代研究】

成分:含挥发油、苦杏仁苷、酒石酸、熊果酸等,以及枇杷呋喃、枇杷佛林等。

药理:镇咳作用强,祛痰作用差。

临床报道:治疗慢性气管炎,枇杷叶3两,桔梗5两,水煎成2000毫升,再加单糖浆240毫升。日3次,每次10毫升,20天为1个疗程。治疗167例,结果近期控制42例,显效60例,好转35例,无效30例。

马 兜 铃 《药性本草》

附药:青木香、天仙藤

【来源】为马兜铃科多年生落叶藤本植物北马兜铃 *Aristolochia contorta* Bge. 和马兜铃 *A. debilis* Seib. et Zucc. 的果实。北马兜铃主产于黑龙江、吉林及河北等地;马兜铃主产于江苏、安徽、浙江等地。秋季果实由绿变黄时采摘,晒干。生用或蜜炙用。

青木香为马兜铃之根。天仙藤为马兜铃的茎叶。

【处方用名】马兜铃 炙兜铃 青木香 天仙藤

【性能概要】味苦、微辛,性寒。归肺、大肠经。本品苦降辛开,在清肃之中又具开泄之性,清肺降气为其主要之长,故凡一切咳嗽痰喘属于肺热、燥热者皆可用之;又入大肠经,肺与大肠互为表里,又能清泄肠热,故大肠实热,病为痔漏、疮肿疼痛者,也可应用。

马兜铃、枇杷叶均具清降之性,对于肺热咳嗽喘急,均可应用。然马兜铃既清肃肺热,又能清泄肠热,故肺、大肠两经有热之咳嗽、气喘、咯血及痔漏、疮肿用之;枇杷叶主要在下气化痰止咳,对于咳嗽上气、咯痰不爽及胃热呕哕、口渴之证较为适用,其清热之力虽不及马兜铃,而下气化痰止咳之功较马兜铃强。

青木香,味苦辛,性寒。功能行气止痛,解毒祛湿。适用于暑天发痧腹痛、胃气痛,及风湿痛、皮肤湿疹等。近年用于治疗高血压,也有一定疗效。用量:3~10克

天仙藤,味苦,性温。有活血通络,化湿消肿的功效。适用于风湿痛、妊娠水肿、胃痛、疝气痛、产后血气腹痛等病证。用量:5~10克。

【功效主治简表】

$$
马兜铃 \begin{cases} 清肺降气,止咳平喘 \begin{cases} 肺热或肺燥咳喘 \\ 肺热阴虚咳喘 \end{cases} \\ 清肠消肿 \begin{cases} 肛门肿痛 \\ 痔漏下血 \end{cases} \end{cases}
$$

【配伍应用】

1. 用于肺热咳嗽、喘息及肺虚有热之咳嗽、咯血等症。如《简要济众方》用马兜铃2两,炙甘草1两,共为末,每服1钱,水煎温呷,治肺气壅实,咳嗽气喘;《小儿药证直诀》补肺阿胶汤,以本品配伍阿胶、牛蒡子、炙甘草等,治阴虚火盛,咳嗽喘急、痰少或痰中带血证,以阿胶补益润肺,马兜铃清肃肺火,共奏清金补肺之效。

2. 用于肠热痔漏下血、肛门肿胀疼痛,可内服,也可外用熏洗,如《日华子本草》治痔漏疮,以药于瓶中,烧熏病处。

【用量用法】内服:3~10克。外用:适量。止咳、清热一般炙用;外用熏洗宜生用。

【使用注意】马兜铃苦寒清泄热邪,故虚寒咳喘及脾虚便泄者不宜用。

【本草摘要】

《药性本草》:"主肺气上急,坐息不得,咳逆连连不可。"

《开宝本草》:"主肺热咳嗽,痰结喘促,血痔瘘疮。"

《本草纲目》:"马兜铃,寒能清肺热,苦辛能降肺气。钱乙补肺阿胶散用之,非取其补肺,乃取其清热降气也,邪去则肺安矣。"

【现代研究】

成分:北马兜铃含马兜铃酸A、C、D,及β-谷甾醇、木兰花碱;马兜铃含马兜铃酸A和季铵生物碱。

药理:有微弱的祛痰作用,效果不如紫菀及天南星;有镇咳作用;并对金黄色葡萄球菌有抑制作用。

洋 金 花 《本草纲目》

【来源】为茄科一年生草本植物白花曼陀罗 *Datura metel* L. 的花。主产于江苏、浙江、广东、福建等地。4~9月期间,于每日清晨露水干后采集初开放的花朵。晒干或阴干入药。

【处方用名】洋金花 风茄花

【性能概要】味辛,性温,有毒。归肺、肝经。本品药性峻烈,既有平喘止咳作用,又有止痛麻醉效果,可用于寒痰喘咳、脘腹作痛、风湿痹痛、跌打损伤等症;又为中药麻醉的主要成分。此外,还具有息风止痉的功效,可治癫痫及小儿慢惊。

【功效主治简表】

洋金花 ─┬─ 平喘止咳 ─┬─ 寒痰喘咳
         │   └─ 哮喘
         ├─ 麻醉止痛 ─┬─ 脘腹冷痛
         │   ├─ 风寒湿痹
         │   └─ 跌打损伤
         └─ 息风止痉 ─┬─ 癫痫
                      └─ 惊风抽搐

【配伍应用】

1. 用于寒痰喘咳及哮喘,可单用,或与烟叶等量燃烟吸,亦可入复方中水煎内服,但必须严格控制剂量,以防中毒。

2. 用于脘腹冷痛、风湿痹痛、跌打损伤等症,单味内服有效。古今中药麻醉方中,本品均为主要成分,如《医宗金鉴》整骨麻药方,即以本品配伍川乌、草乌、姜黄等药组成。近年以本品配伍生草乌、当归、川芎等制成的中药麻醉品,用于外科手术。

3. 用于癫痫及惊风抽搐,多与天麻、全蝎等息风止痉药同用。如《御药院方》干蝎天麻散,配伍全蝎、天麻、天南星、丹砂、乳香等为末,薄荷汤调下,治小儿慢惊。

【用量用法】内服:散剂 0.3 ～ 0.6 克,吞服。如作卷烟吸,每日量不超过 1.5 克,分次用。外用:适量。

【使用注意】应严格控制剂量,以免中毒。服本品后妨碍出汗,故表证未解忌用;热咳痰稠、咳痰不利慎用;青光眼亦不能服用。

【本草摘要】

《本草纲目》:"诸风及寒湿脚气,煎汤洗之。又主惊痫及脱肛,并入麻药。"

《生草药性备用本草》:"少服止痛,通关利窍,去头风。"

《本草便读》:"止疮疡疼痛,宣痹着寒哮。"

《陆川本草》:"治咳嗽,跌打疼痛。"

【现代研究】

成分:花中生物碱含天仙子碱(即东莨菪碱)为主,天仙子胺(即莨菪碱)次之。

药理:有显著镇静作用、有抗休克功效;对呼吸中枢的兴奋作用、抗晕作用及治疗帕金森氏病的作用,都比阿托品强;有散瞳、麻痹眼调节及抑制腺体分泌作用,较阿托品强 1 倍;其总碱注射液有解救有机磷农药中毒效果。本品中毒时主要表现口干、皮肤潮红、无汗、瞳孔散大及呕吐、眩晕、狂躁等症状。

临床报道:治疗慢性气管炎,用其注射液每 5 天肌注 1 次,一般注射 4 ～ 5 次,每次注射液中含东莨菪碱 0.5 ～ 1.0 毫克。共治 1200 例,临床控制率为 70%,显效率为 17%。

第四章 祛暑药

凡能祛除暑邪,治疗暑病的药物称为祛暑药。

暑病为夏季的时令病。暑病的范围较广,其包括的症状也较复杂。如夏日炎热,暑热伤人,症见烦热口渴、自汗、尿赤等;或因热贪凉,裸卧、冷浴、恣食生冷,暑邪为阴邪所遏,而致形寒发热、无汗头疼、吐泻、腹痛;或暑热夹湿,症见头重胸闷、苔腻呕恶,甚则泄泻、四肢转筋等。

祛暑药具有芳香化浊、清热、解表、和里、利湿等作用,临证时可以随证选用。

暑邪最易耗气伤阴,如无表实无汗之证,一般不宜发汗。"暑必夹湿",当分暑与湿之轻重,如暑重湿轻,宜清暑为主,佐以化湿,忌用温燥为主,以防伤阴化燥;如湿重暑轻,宜化湿为主,佐以清暑,忌用凉润之品,以防伤阳助湿。

清 水 豆 卷 《本经》

【来源】为豆科一年生草本植物大豆 *Glycine max*（L.）Merr. 的种子发芽后晒干而成。全国各地均产。取黑大豆种子洗净,先用冷水浸泡,存放入麻袋内,其上盖一湿布,使其发芽,当芽长 2～3 分时,取出晒干入药。

【处方用名】大豆卷　大豆黄卷　清水豆卷

【性能概要】味甘,性平。归胃经。本品具有生发之气,长于清利湿热,又可发汗解表,兼能通利血脉。近代多用本品治疗暑温、湿温之有表证者,既可解除表邪,又可清利湿热。古方多利用其通血脉、除湿之性,以治疗湿痹拘挛与水肿胀满等症。

【功效主治简表】

清水豆卷 ⎰ 发汗解表 ⎱ 暑温或湿温初起,症见发热、恶寒、身重、胸闷等
　　　　 ⎰ 清利湿热 ⎱ 湿热内蕴,症见发热、胸闷、身重、体痛等
　　　　 通利血脉,除湿 ⎰ 湿痹
　　　　　　　　　　　 ⎱ 水肿

【配伍应用】

1. 用于暑温或湿温初起,症见发热、恶寒、身重、胸闷、苔腻等,常与藿香、佩兰等配伍。用于湿热内蕴,症见发热烦躁、胸闷不舒、身重体痛等,常与茯苓、黄芩、滑石等同用。

2. 古方多用本品治疗湿痹、水肿诸证,可单味使用,如《普济方》黄卷散。

【用量用法】内服:10～15 克。

【使用注意】本品用清水制,故名"清水豆卷",长于清利湿热;用麻黄水制者名"大豆黄卷",为温性,偏重发汗解表。

【本草摘要】

《神农本草经》:"主湿痹,筋挛,膝痛。"

《本草正义》:"豆黄卷,本以黑豆发芽而后干之,其质已松,故善于通达宣利。"

青　蒿 《本经》

【来源】为菊科一年生草本植物黄花蒿 *Artemisia annua* L. 的地上部分。广布于全国各地,以黄花蒿为最多。夏、秋两季采收,阴干或晒干。切段入药。

【处方用名】青蒿　香青蒿　鳖血拌青蒿　青蒿梗

【性能概要】味苦,性寒,芳香。归肝、胆经。本品苦寒以清热,芳香而透散,长于清泄肝胆和血分之热,可使阴分伏热由阴分透出阳分。常用治暑邪发热、温邪伤阴发热、疟疾寒热、骨蒸劳热,以及血分有热的风疹瘙痒等症。由于本品芳香气清,苦寒而不伤脾胃,不伤阴血,故最宜于血虚有热之证。

【功效主治简表】

青蒿 ┤清解暑热—外感暑邪发热
　　　退疟疾寒热┤疟疾寒热
　　　　　　　　└温热病寒热往来
　　　清热凉血┤温热病伤阴发热
　　　　　　　└风疹瘙痒
　　　退虚热—虚劳发热

【配伍应用】

1. 用于暑热外感,有清解暑邪,宣化湿热的作用,常和藿香、佩兰、滑石等配伍。

2. 用于疟疾或温热病寒热往来等症,常与黄芩、半夏、竹茹等配伍,如《重订通俗伤寒论》蒿芩清胆汤。

3. 用于温热病邪入阴分,夜热早凉、热退无汗等症,常与鳖甲、生地黄、知母等配伍,如《温病条辨》青蒿鳖甲汤。

4. 用于骨蒸劳热、盗汗诸症,常与银柴胡、胡黄连、地骨皮等配伍,如《证治准绳》清骨散。

【用量用法】内服:4.5～9 克。

【使用注意】虚寒泄泻者不宜用,多汗者宜慎用。

【本草摘要】

《本草纲目》:"治疟疾寒热。"

173

《本草图经》:"青蒿,治骨蒸劳热为最,古方多单用之。"

《本草新编》:"青蒿,专解骨蒸劳热,尤能泄暑热之火,泄火热而不耗气血……但必须多用……故阴虚而又感邪者,最宜用耳。"

【现代研究】

成分:含青蒿素、青蒿烯、青蒿酸、青蒿醇等,及黄酮类物质。

药理:有解热、镇痛、抗炎、抗菌、抗病毒、抗肿瘤、抗生育等作用;青蒿素能抑制疟原虫发育,但复发较高,如加热煎煮抗疟成分有所损失,故临床常用乙醇浸膏制品。

临床报道:利用青蒿及其有效成分治疗各种疟疾获得良效的临床报道甚多,特别在救治脑型疟疾及抗氯喹恶性疟方面,有突出疗效。另对治疗慢性气管炎、上呼吸道感染、高热、血吸虫病、红斑狼疮,以及多种皮炎、皮肤真菌感染等也有效。

香　　薷 《别录》

【来源】为唇形科多年生草本植物石香薷 *Mosla chinensis* Maxim. 或江香薷 *Mosla chinensis* 'Jiangxiangru' 的干燥地上部分。前者习称"青香薷",后者习称"江香薷"。夏、秋季当植物抽穗开花后割取全草,晒干,切段。

【处方用名】香薷　香茹　陈香薷

【性能概要】味辛,性微温,芳香。归肺、脾、胃经。本品外能发汗祛暑邪而解表,内能化湿浊而和中,可治夏月乘凉饮冷,阳气为阴邪所遏而引起的头痛、形寒、发热、无汗,以及腹痛、吐泻等症。此外,尚有利水消肿作用,可治水肿、小便不利。

香薷辛温,善能发汗解暑,兼有利水作用,颇似麻黄,有"夏月麻黄"之称。然与麻黄不同之处为香薷发越被遏之阳气,发汗解暑,和脾而化湿;麻黄为开宣肺气,透发毛窍而发汗解表,其发汗力较强,散寒力也较大,但无和中化湿作用,另外兼于宣肺气,通调水道作用,其止咳喘和利水功效也较明显。

【功效主治简表】

香薷 { 发汗解表 { 夏季乘凉受寒,头痛、形寒发热无汗
和中化湿 { 夏季饮冷,内伤寒湿,腹痛吐泻
利尿退肿——水肿,小便不利

【配伍应用】

1. 用于夏季乘凉饮冷,外感于寒,内伤于湿,身体畏寒、头重、头痛、无汗、腹痛、吐泻等症,常与厚朴、扁豆同用,如《和剂局方》香薷饮。

2. 用于水肿、小便不利等症,可单用,也可配伍白术以健脾利水,如《僧深集方》薷术丸。

【用量用法】内服:3～9克。发汗解暑宜水煎凉服(热服易致呕吐);利水退肿宜为丸服。

【使用注意】汗多表虚者忌服。

【本草摘要】

《名医别录》:"主霍乱,腹痛吐下,散水肿。"

《本草纲目》:"暑有乘凉饮冷,致阳气为阴邪所遏,遂病头痛,发热恶寒,烦躁口渴,或吐或泻,或霍乱者,宜用此药,以发越阳气,散水和脾。"

【现代研究】

成分:含挥发油,主要为香薷二醇。

药理:有解热、利尿、镇痛、镇静、镇咳、祛痰作用;有抗菌、抗病毒、抑制皮肤真菌作用。并可增加胃肠蠕动。

藿　　香 《别录》

【来源】为唇形科多年生草本植物广藿香 *Pogostemon cablin* (Blanco) Benth. 的干燥茎叶,主产于广东、海南岛、台湾等地;另有同科藿香属多年生草本植物藿香 *Agastache rugosa* (Fisch. et Mey.) O. Ktze. 的全草,药材称为土藿香,全国各地均产。初秋连根拔起,扎成把,晒干切段。生用或鲜用。

【处方用名】藿香　鲜藿香　广藿香　广藿梗

【性能概要】味辛,性微温。归肺、脾、胃经。本品芳香辛散而不峻烈,微温化湿而不燥热,善于散寒解暑,理气化湿,止呕和中,醒脾开胃。常用于夏伤暑湿,寒热头痛、胸膈满闷、腹痛吐泻;气滞湿阻,中焦失和,脘痞呕吐,以及胃呆不饥等症。

藿香叶偏于发表,藿香梗偏于和中,鲜藿香解暑之力较强,夏季以沸水冲浸代茶,可作清暑饮料。

藿香、紫苏均有发表和中作用,但藿香长于化湿醒脾;紫苏则长于发汗解表,理气安胎。

【功效主治简表】

藿香 {
　散寒解暑—夏伤暑湿,寒热头痛、胸膈满闷、腹痛吐泻
　理气化湿
　和中止呕 } 气滞湿阻,中焦失和,脘痞呕吐
　醒脾开胃 } 胃呆不饥

【配伍应用】

1. 用于暑月外感风寒,内伤生冷,寒热头痛、脘腹痞满、呕恶泄泻等症,常与紫苏、半夏、厚朴等配伍,如《和剂局方》藿香正气散。

2. 用于气滞湿阻,中焦失和,脘腹胀满、作恶、便溏等症,常与厚朴、苍术、半夏等配伍,如《和剂局方》不换金正气散。用于湿阻中焦,胃气失降,呕吐不饥诸症,常与半夏、丁香等配伍,如《和剂局方》藿香半夏散。若用于妊娠呕吐,又可配砂仁、香附、苏梗等行气安胎药。

【用量用法】内服:4.5～9克。鲜品加倍。

【使用注意】本品为辛散温化之品,阴虚火旺、舌绛光滑者不宜应用。

【本草摘要】

《名医别录》:"去恶气,疗霍乱、心痛。"

《图经本草》:"治脾胃吐逆,为最要之药。"

《珍珠囊》:"益胃气,进饮食,又治吐逆霍乱。"

【现代研究】

成分:广藿香含挥发油,主要为广藿香醇,其他成分有苯甲醛、丁香油酚、桂皮醛等。藿香含挥发油,主要为甲基胡椒酚。

药理:藿香对多种致病性真菌及钩端螺旋体有抑制作用;并能促进胃液分泌而助消化。广藿香对金黄色葡萄球菌、甲组溶血性链球菌、肺炎双球菌以及绿脓、大肠、痢疾等杆菌有抑制作用。

佩　　兰《本经》

【来源】为菊科多年生草本植物佩兰 *Eupatorium fortunei* Turcz. 的地上部分。主产于江苏、江西、河北、广东等地。夏季收割头刀,秋季收割二刀,切断,晒干,亦有用鲜品者。

【处方用名】佩兰　佩兰叶　鲜佩兰　佩兰梗

【性能概要】味辛,性平。归脾、胃经。本品辛平发散,药力平和,其气芬芳清香,长于醒脾,宣湿化浊,善能祛除中州秽浊陈腐之气。常用于夏伤暑湿,头胀、胸闷、身重、寒热等症。此外,又多用于湿热困脾,胃呆不饥,或口中甜腻、多涎、口气腐臭等症。鲜佩兰香气更浓,作用更佳。

藿香、佩兰、香薷三药皆有解暑发表作用,治暑月形寒饮冷,脘腹痞闷吐泻等症,常相须为用。然藿香善于理气止呕,为治湿郁气滞呕逆之要药;佩兰芳香性平,长于去陈腐、化湿浊,为治脾湿口甜、口臭之良药;香薷和中兼利小便,且有较强发汗之力。

【功效主治简表】

佩兰 { 祛暑解表——外感暑湿或湿温初起,恶寒发热、头胀胸闷
　　　芳香化湿——湿阻脾胃,脘闷不饥、口中甜腻、口臭等 }

【配伍应用】

1. 用于外感暑湿或湿温初起,恶寒发热、头胀胸闷等症。治暑湿证,常与鲜藿香、鲜荷叶、厚朴等同用;治湿温证,多与滑石、薏苡仁等同用。

2. 用于湿阻脾胃,胸脘胀闷、食少体倦、恶心呕吐、泄泻、舌苔白腻及口中甜腻、口臭等症,可单用,也可与藿香、半夏、厚朴、白豆蔻等配伍。

【用量用法】内服:6~9克,鲜品加倍。

【本草摘要】

《本草纲目》:"按《素问》云,五味入口,藏于脾胃,以行其精气,津液在脾,故令人口甘,此

肥美之所发也,其气上溢,转为消渴,治之以兰,除陈气也。"

【现代研究】

成分:兰草含挥发油,主要为对-聚伞花素、乙酸橙花醇酯和5-甲基麝香草醚。叶尚含香豆精、邻-香豆酸及麝香草氢醌。

药理:对流感病毒有直接抑制作用。

第五章
温 里 药

凡具有温性或热性,能消除里寒证为主要作用的药物称为温里药,又称祛寒药。

温里药,药性温热,多具辛味,以入心、脾、肾三经为主,具有温里,散寒,回阳,救逆,温经,止痛等作用,归纳起来,主要为温中散寒和温肾回阳两个方面。因此,本类药物适用范围大致分为:一为寒邪内侵,阳气被困所致的呕吐泻利、胸腹冷痛等脏寒证;一为心肾阳虚,阴寒内盛所致的汗出恶寒、口鼻气冷、下利清谷、肢厥脉微等亡阳证。

使用本类药物,应根据不同证候,作适当的配伍。如外寒内侵,尚有表证者,应适当配伍解表药;如寒凝气滞者,可配理气药;如寒湿内停者,可配化湿、利湿药;如脾肾虚弱者,可配健脾补肾药;如气虚欲脱者,应配合补气药等。

温里药性味辛温燥烈,易于耗伤阴血,故对阴亏、血虚患者,均应慎用或忌用。

附　　子《本经》

附药:乌头

【来源】为毛茛科植物乌头 *Aconitum carmichaeli* Debx.（栽培品）的旁生块根（子根）。主产于四川省,江西、湖南、湖北、云南、甘肃、陕西等省亦有栽培。夏至到小暑间采挖,去须根,洗净,用胆巴水浸漂后,投入水中煮熟,再按不同规格的要求进行加工。如盐附子:用胆巴水、食盐反复浸泡,附子有食盐结晶附着为止,晒干;黑顺片:是将附子切片,用红糖焦米染成浓茶色,再以清水漂至不麻舌时,取出蒸过,炕半干后晒干;白附片:将附子剥去外皮,切片在清水中漂至水呈乳白色时,取出蒸过,晒干,或用硫黄熏白。

乌头分为川乌、草乌两种,分别为毛茛科植物乌头、北乌头的根。川乌主产于四川,系栽培;草乌全国各地均有出产,系野生。

【处方用名】制附片　熟附片　淡附片　黑附块　炮附子　乌头　川乌　草乌

【性能概要】味大辛,性大热,有大毒。归十二经。本品为纯阳燥烈之品,其性善走,功能峻补下焦之元阳,而逐在里之寒湿;又可外达皮毛,而散在表之风寒。用治亡阳欲脱,脉微欲绝者,可以回阳复脉;用治肾阳不足,阳痿滑精、腰膝冷弱者,可以补火壮阳;用治阴寒内盛,脘腹冷痛、呕吐泄泻、痰饮水肿尿少者,可以温里散寒而逐冷湿;用治风寒湿痹,疼痛麻木者,可以祛风散寒止痛;用治阳气不足,兼感风寒,而致恶寒发热脉沉者,可以助阳发表。此外,与补益药同用,可治一切内伤不足、阳气衰弱之证。总之,彻内彻外,"果有真寒,无所不治"。

乌头性味、功效与附子相近,可散在表之风邪,逐在里之寒湿,但补阳之力不及附子,而祛风通痹之功则较附子为胜。因此古有"附子逐寒,乌头祛风"之说。常用治风寒湿痹,肢体酸痛麻木,以及心腹冷痛、疝痛、阴疽等症。但其毒性与附子相似而过之,尤以草乌的毒性最强,应予慎用。一般用量 3 ~ 10克,宜炮制后用,煎法与附子同。禁忌与附子同。亦反半夏、瓜蒌、白蔹、白及、贝母。畏犀角。

【功效主治简表】

附子
回阳救逆——阳气衰微,阴寒内盛,四肢厥冷、脉微欲绝的亡阳证
补火壮阳
肾阳不足,阳痿滑精、腰膝冷弱
阴寒内盛,脘腹冷痛、吐泻
散寒通痹——风寒湿痹,关节疼痛属于寒湿偏重者
助阳解表——阳气不足,兼感风寒,恶寒发热、脉沉者

【配伍应用】

1. 用于阳气衰微,阴寒内盛,或因大汗、大吐、大泻,以及其他原因而致的四肢厥冷、脉微欲绝的亡阳虚脱证,常与干姜、甘草配伍,以增强回阳救逆之功效,如《伤寒论》四逆汤;若阳衰而表不固,汗出不止者,可与黄芪同用,以温阳固表,如《赤水玄珠》芪附汤;如因大出血而致亡阳者,可配伍人参,以利回阳救逆,益气固脱,如《校注妇人良方》参附汤。

2. 用于肾阳不足所致的腰膝酸痛、畏寒足冷、阳痿滑精、小便频数等症,常与肉桂、熟地、枸杞子、山萸肉等同用,如《新方八阵》右归丸。用于脾肾阳虚,脘腹冷痛、大便溏泄,可与党参、白术、干姜等配伍,如《和剂局方》附子理中汤。用于阳虚水肿、小便不利,可配伍白术、茯苓等,如《伤寒论》真武汤。

3. 用于风寒湿痹,尤适合周身骨节疼痛属于寒湿偏盛者,常与桂枝、白术、甘草等配伍,如《伤寒论》甘草附子汤。

4. 用于素体阳虚,感受风寒,所致恶寒发热,而脉反沉者,常配伍麻黄、细辛,如《伤寒论》麻黄附子细辛汤。

【用量用法】内服:3 ~ 15 克。久煎,至口尝无麻辣感为度。生用作用峻烈,宜于回阳救逆;熟用作用缓和,宜于补火助阳。

【使用注意】本品辛热燥烈,有毒,故非阴盛阳衰之证不宜服用。阴虚内热患者及孕妇忌用。反半夏、瓜蒌、白蔹、白及、贝母。畏犀角。

【本草摘要】

《珍珠囊》："温暖脾胃,除脾湿肾寒,补下焦之阳虚。"

《用药发象》："除脏腑沉寒,三阴厥逆,湿淫腹痛,胃寒蛔动。"

《本草正义》："附子,本是辛温大热,其性善走,故为通行十二经纯阳之要药,外则达皮毛而除表寒,里则达下元而温痼冷,彻内彻外,凡三焦经络,诸脏诸腑,果有真寒,无不可治。"

【现代研究】

成分:含次乌头碱、乌头碱、新乌头碱、塔拉胺、川乌碱甲、川乌碱乙等6种生物碱。

药理:具有强心作用,熟附子作用较强,煎煮愈久强心愈明显,毒性愈低;有抗炎、镇痛作用,其镇痛作用可与洋金花协同;临床上还具有肾上腺皮质激素样作用。

临床报道:治疗缓慢性心律失常、病窦综合征、感染性休克、多发性大动脉炎、黏膜表面麻醉等均有效。

肉　　桂《别录》

【来源】为樟科常绿乔木植物肉桂 Cinnamomun cassia Presl 的树皮。分布于福建、广东、广西、云南。8～10月,选择桂树,按一定阔度剥取树皮。切片或研末入药。干皮去表皮者称桂心。采自老树枝皮或幼树干皮和粗枝皮,不经压制,自然卷成筒状者称官桂。

【处方用名】肉桂　上玉桂　桂心　官桂

【性能概要】味辛、甘,性大热。归肝、肾经。本品为纯阳之品,能补命门之火,有引火归元,益阳消阴之功。可用治命火不足,下元虚冷,阳痿;阳不化气所致水湿停留,小便不利;虚阳上浮,上热下寒;以及由肾阳不足导致脾阳不振,恶食泄泻等症。本品又能温通经脉,活血行瘀,可用治妇女经寒血滞,经闭不行、痛经、癥瘕等症。因善补阳活血,散寒止痛,能消沉寒痼冷,故本品又可用治心腹冷痛、寒疝作痛、腰膝寒痹、阴疽流注等症。

官桂功效与肉桂相似,而力薄。桂心入心、脾经,补阳活血,善治心腹冷痛,外科也常用之作内托痈疽、痘疮之用。

肉桂与桂枝同出于桂树,肉桂为桂树的皮,桂枝为桂树嫩枝,二者皆有温营血,助气化,散寒凝的作用。但肉桂辛甘大热,作用较强,长于温里止痛,入下焦补肾阳,引火归元;而桂枝辛甘温,作用较缓,长于发表散寒。

肉桂、附子作用相近,二药常相须为用。然附子辛热燥烈,为回阳救逆之要药,且可补火助阳,治肾阳不足,又能通行十二经,散风寒湿邪,凡阴寒内盛,心腹冷痛,或阳虚外感,或风寒湿痹疼痛较重者均可用之;肉桂作用较附子为缓,主补火助阳,散寒止痛,且可引火归元,多用于肾阳不足及心腹冷痛,以及冷痹作痛,且入血分,破血通经,可治经寒血滞的经闭癥瘕,此外还常与补气血药同用,有鼓舞气血生长之效。

【功效主治简表】

$$
肉桂\begin{cases}
补火助阳\begin{cases}肾阳不足,畏寒肢冷、腰膝软弱、阳痿、小便不利\\虚阳上浮,上热下寒\\脾肾阳虚,脘腹冷痛、食少泄泻\end{cases}\\
散寒止痛\begin{cases}心腹冷痛\\寒痹腰痛\\寒疝作痛\end{cases}\\
温经通脉\begin{cases}妇女经寒血滞,月经不调、闭经、痛经、癥瘕\\阴疽不溃\end{cases}
\end{cases}
$$

【配伍应用】

1. 用于肾阳不足,命门火衰所致的畏寒肢冷、腰膝软弱、阳痿、尿频等症,常与温补肝肾药附子、熟地、山萸肉等配伍,如《金匮要略》桂附八味丸。用于脾肾阳虚之脘腹冷痛、食少、便溏泄泻等症,常与温补脾肾药附子、干姜、白术等配伍,如《伤寒论》桂附理中汤。

2. 用于心腹冷痛,可单味研末冲服,也可配伍其他祛寒药如附子、干姜、吴茱萸等同用。用于妇女虚寒痛经,常与熟地、当归、干姜等配伍,如《新方八阵》理阴煎。用于寒痹腰痛,常与独活、桑寄生、杜仲、狗脊等配合使用。

3. 用于阴疽内陷,漫肿不溃,常与熟地、白芥子、鹿角胶等配伍,如《外科全生集》阳和汤。用于经寒血滞,经闭、癥瘕等症,多与川芎、当归、红花、桃仁等同用。

此外,对气血衰弱之证,常以少量肉桂配伍补气、补血药以温化阳气,有鼓舞气血生长功效,如《和剂局方》十全大补汤。

【用量用法】内服:1.5~4.5克;研末吞服或冲服一次量1~1.5克。官桂用量加倍。入煎剂时不宜久煎,须后下,以免减低药效。

【使用注意】本品能助阳动血,故凡阳盛阴虚、一切血证及孕妇均当忌用。

【本草摘要】

《药性本草》:"主治九种心痛……主破血,通理月闭……(治)包衣不下……止腹内冷气痛不可忍。"

《医学启源》:"补下焦不足,治沉寒痼冷。"

《汤液本草》:"补命门不足,益火消阴。"

《本草纲目》:"治寒痹,风痼,阴盛失血,泻痢,惊痫。"

【现代研究】

成分:主要成分为桂皮醛,并含少量乙酸桂皮酯、乙酸苯丙酯等。

药理:有镇静、镇痛、解热、止胃腹痛作用;有抗菌作用,对革兰氏阳性菌的效果比阴性菌更好,对真菌亦有杀灭效果。

临床报道:治腰痛、银屑病、荨麻疹等有疗效。并有报道用肉桂5~10克,泡水服,可治疗

181

急性附子中毒,能使毒物吐出。

干　姜《本经》

【来源】为姜科多年生草本植物姜 *Zingiber officinale* Rosc. 的根茎。产于四川、湖北、广东、广西、福建、贵州等地,均系栽培。冬季采挖,除去茎叶及须根,洗净晒干或烘干。切片生用或炮焦或炒炭用。

【处方用名】干姜　淡干姜　炮姜

【性能概要】味辛,性热。归脾、胃、心、肺经。本品辛热燥烈无毒,为温中散寒之主药,又有回阳通脉,燥湿消痰之功。常用治脾胃虚寒,食少不运、脘腹冷痛、吐泻冷痢;阳衰欲脱,肢冷脉微;肺寒痰饮喘嗽;以及风寒湿痹,肢节冷痛等症。本品对"阳虚失血"证有温经化瘀止血之效,常用治吐衄下血兼有畏寒、面白、肢冷、脉虚等寒象者。

姜经炮熟为炮姜,辛烈之性已减,守而不走,专治里寒,故适用于脾胃虚寒,腹痛泻痢以及阳虚失血。

生姜、干姜、炮姜本源于一物,但由于鲜干质量不同,其性能亦异。生姜辛微温,长于发散风寒,又能温中止呕;干姜辛热,燥烈之性较强,长于温中回阳,兼可温肺化饮;炮姜性变苦温,辛散作用大减,善能温中止泻,兼能止血。故前人有"生姜走而不守,干姜能走能守,炮姜守而不走"的说法。

干姜与附子均有回阳作用,但干姜主入脾胃,温中散寒,偏于守中,为治脾胃受寒,中阳不振,脘腹冷痛吐泻的要药,虽不若附子能峻补下焦之元阳,然常与附子同用,以回阳通脉,增强附子回阳救逆之功,故有"附子无姜不热之说"。

【功效主治简表】

干姜 {
温中散寒——脾胃虚寒,脘腹痛、呕吐、泻痢
回阳通脉——阳气衰微,阴寒内盛,四肢厥冷、脉微欲绝之亡阳虚脱证
温肺化痰——肺寒咳嗽、痰多清稀
温经止血——虚寒性吐衄、便血、崩漏
}

【配伍应用】

1. 用于脾胃虚寒,脘腹冷痛、呕吐、泄泻冷痢等症,常与党参、白术等配伍,如《伤寒论》理中汤。

2. 用于阳气衰微,阴寒内盛,四肢厥冷、脉微欲绝之亡阳虚脱证,常与附子相须为用,如《伤寒论》通脉四逆汤。

3. 用于肺寒咳嗽,痰多清稀等症,常与细辛、五味子等配伍,如《金匮要略》苓甘五味姜辛汤。

4. 用于虚寒性吐衄、便血、崩漏,证见手足不温、面色苍白、脉濡细、舌淡苔白等症,常与其他止血药同用。如《丹溪心法》如圣散,以炮姜炭配伍棕榈炭、乌

182

梅炭治血崩。

【用量用法】内服:3～10克。温中回阳、散寒燥湿当用干姜;止泻、止血宜用炮姜。

【使用注意】本品属辛热燥烈之品,故阴虚有热者及孕妇均忌用。

【本草摘要】

《神农本草经》:"主胸满咳逆上气,温中止血,出汗,逐风湿痹,肠澼下利,生者尤良。"

《名医别录》:"治寒冷腹痛,中恶霍乱,胀满,风邪诸毒,皮肤间结气,止唾血。"

《珍珠囊》:"干姜其用有四:通心助阳,一也;去脏腑沉寒痼冷,二也;发诸经之寒气,三也;治感寒腹痛,四也。"

《本草从新》:"炮黑,止吐衄诸血。"

【现代研究】

成分:含挥发油,主要为姜醇、姜烯、没药烯、α-姜黄烯等。

药理:有止呕、刺激消化道、兴奋心脏作用;有抗真菌及滴虫作用。

吴　茱　萸 《本经》

【来源】为芸香科落叶灌木或小乔木植物吴茱萸 Evodia rutaecarpa（Juss.）Benth. 、石虎 Evodia rutaecarpa（Juss.）Benth. var. officinalis（Dode）Huang 或疏毛吴茱萸 Evodia rutaecarpa（Juss.）Benth. var. bodinieri（Dode）Huang 的近成熟果实。主产于四川、云南、贵州、湖南、湖北、甘肃等省,为人工栽培。通常在秋季采收,除去枝梗,干燥贮存。生用或经甘草水浸泡,称为淡吴萸。

183

【处方用名】吴茱萸　吴萸　淡吴萸

【性能概要】味辛、苦,性大热,有小毒。归肝、脾、肾经。本品辛散苦降,大热燥烈,长于疏肝气、降厥阴寒气上逆、温中和肝胃、散寒燥湿而助脾肾之阳。故用治厥阴头痛、胃痛,可以散厥阴之寒邪而止疼痛;用治胸腹胀满、呕吐吞酸,可以温中而消胀满,疏肝和胃而止呕制酸;用治寒湿泻痢、吐泻转筋、寒疝脚气、少腹冷痛,可以助脾肾之阳,散寒燥湿而降逆气。

吴萸为厥阴肝经之主药,性虽大热,但可以少量与寒药同用,以治肝火上逆,呕吐吞酸,以及湿热泻痢,可起反佐、从治与引经的作用。

吴萸、干姜均有温中散寒,燥湿助阳等作用,但吴萸主入肝经,善疏肝下气,故可用于厥阴头痛、胃痛、寒疝作痛、少腹冷痛以及呕吐吞酸等症;干姜主入脾经,为温中的主药,最适用于脘腹冷痛吐泻,兼可温肺化痰,又治寒痰喘咳。吴萸助阳,多用于五更泄;干姜助阳可用于回阳救逆。

吴萸、黄连、生姜均有止呕作用,然而吴萸能温肝而治肝寒犯胃之呕酸;黄连能清胃而治胃中湿热之呕苦;生姜能温中而治胃寒上逆之呕水。

【功效主治简表】

吴茱萸
- 疏肝下气
  - 巅顶头痛,呕吐涎沫(厥阴头痛)
- 温中散寒
  - 中脘胀痛,呕吐吞酸
- 燥湿助阳
  - 寒湿泻痢、阳虚泄泻
  - 寒疝、脚气,少腹胀痛
  - 月经后期,经寒腹痛
- 研末外敷或煎汤泡足—引火下行

【配伍应用】

用于肝胃虚寒,浊阴上逆所致的厥阴头痛(巅顶头痛,呕吐涎沫)及肝寒犯胃,胃脘疼痛,常用本品配党参、生姜、大枣同用,如《伤寒论》吴茱萸汤。用于寒滞肝脉,疝气腹痛,常配木香、小茴香、川楝同用,如《证治准绳》导气汤。用于经寒腹痛,月经后期,配当归、川芎、桂枝等温经散寒、活血调经的药物同用,如《金匮要略》温经汤。上述各方均取本品暖肝散寒止痛之效。

用于胸腹胀满,呕吐吞酸,本品又能舒肝和胃,止呕制酸,偏于寒湿者,可配伍生姜、半夏同用;如肝火犯胃者,又当配黄连同用,如《丹溪心法》左金丸。

用于寒湿脚气,本品又有散寒下气,燥湿止痛之效,常与木瓜、槟榔等同用,如《时方讲义》吴萸木瓜汤,治脚气入腹,胀满疼痛。

用于阳虚泄泻,本品配五味子、肉豆蔻、补骨脂同用,如《校注妇人良方》四神丸,有温中助阳止泻之功,为脾肾阳虚,五更泄泻,必用之品。

此外,本品研末醋调外敷足心,可以引火下行,治口舌生疮,并用此法治疗高血压。

【用量用法】内服:1.5~6克。外用:生者15~30克,研末醋调涂足心,或煎汤泡脚。

【使用注意】本品辛热燥烈,能损气动火,故阴虚有热者不宜服。

【本草摘要】

《神农本草经》:"主温中下气,止痛,咳逆寒热,除湿血痹,逐风邪,开腠理。"

《名医别录》:"去痰冷,腹内绞痛,诸冷实不消,中恶,心腹痛,逆气,利五脏。"

《药性本草》:"治霍乱转筋,胃中冷气,吐泻腹痛不可胜忍者;疗遍身顽痹,冷食不消,利大肠拥气。"

《本草纲目》:"开郁化滞,治吞酸,厥阴痰涎头痛,阴毒腹痛,疝气,血痢,喉舌口疮。"

【现代研究】

成分:含吴茱萸烯、罗勒烯、吴茱萸内酯、吴茱萸内酯醇及多种生物碱等。

药理:有镇痛、降压、利尿、镇吐作用;有抗菌作用,对霍乱弧菌、大肠杆菌、金黄色葡萄球菌及多种皮肤真菌有抑制作用,对猪蛔有杀灭作用;还有较强的子宫收缩作用。

临床报道:①治疗高血压,取吴茱萸0.6~1两研末醋调敷贴两足心,一般敷12~24小时

184

后血压即开始下降,自觉症状减轻。②治疗消化不良,吴茱萸 2.5～3 克研末醋调糊状,加温至 40℃左右,贴于脐部固定,12 小时换一次。经治 20 例,痊愈 18 例,好转 1 例。③治口腔溃疡,吴茱萸研末醋调糊状,贴于双侧涌泉穴,24 小时取下。治疗 258 例,有 247 例治愈。一般敷药一次即有效。其用量小儿 0.5～4 钱,15 岁以上 4～5 钱。

高 良 姜《别录》

【来源】为姜科多年生草本植物高良姜 *Alpinia officinarum* Hance 的根茎。主产于广东、广西、台湾等省区。夏末、秋初挖取生长 4～6 年的根茎,除去地上茎、须根及残留的鳞片,洗净切段,晒干。生用。

【处方用名】高良姜　良姜

【性能概要】味辛,性热。归脾、胃经。本品辛热,为温胃散寒之品,用治胃脘冷痛,作用颇为显著。因其能暖胃散寒,故对寒凝气滞之呕吐、噫气等症,均有功效。

高良姜与干姜均为辛热之品,皆为温中散寒之要药,然高良姜偏治胃寒,善治脘腹冷痛,噫气呕逆;而干姜偏治脾寒,善治腹痛泄泻。

高良姜与生姜皆可温中散寒,然高良姜辛热,热重于辛,偏走于里,散胃寒而止痛;而生姜辛温,辛重于温,偏走于表,散风寒而解表,和胃气而止呕。

【功效主治简表】

高良姜:温中散寒止痛 { 胃寒作痛
呕吐、噫气

【配伍应用】

用于胃寒作痛及呕吐等症,古方多单用,后世多配伍其他温胃行气药同用。用于寒邪伤胃,气机不畅,胃脘冷痛,常与香附同用,如《良方集腋》良附丸。用于胃寒气逆,呕吐清水等症,常与半夏、生姜配伍。

【用量用法】内服:3～6 克。

【使用注意】本品辛热燥散,易伤阴助火,故肝胃火郁之胃痛、呕吐等忌用。

【本草摘要】

《名医别录》:"主暴冷,胃中冷逆,霍乱腹痛。"

《本草纲目》:"健脾胃,宽噎膈,破冷癖,除瘴疟。"

《本草从新》:"暖胃散寒,消食醒酒,治胃脘冷痛。"

【现代研究】

成分:含挥发油、丁香油酚、蒎烯、荜澄茄烯等。

药理:有健胃作用;对炭疽杆菌、白喉杆菌、肺炎球菌、溶血性链球菌、人型结核杆菌等有抑制作用。

川　椒 《本经》

附药:椒目

【来源】为芸香科灌木或小乔木植物青椒 *Zanthoxylum schinifolium* Sieb. et Zucc. 或花椒 *Zanthoxylum bungeanum* Maxim. 的成熟果皮。除东北和新疆外,几乎分布全国各地。秋季果熟开裂时,用剪刀沿总果柄的顶端部分剪下,去果柄杂质及种子,晒干。生用或炒用。

椒目,即花椒的种子。

【处方用名】川椒　蜀椒　椒目

【性能概要】味辛,性热,有大毒。归脾、胃、肾经。本品辛热燥散,入脾以散寒燥湿,可用治寒湿伤中,脘腹冷痛、饮食不消、吐泻冷痢诸症;又能散肺部寒邪,补命门之火,所以又可用治肺寒咳嗽或命门火衰,肾气上逆之痰喘;兼有杀虫之功,可用治蛔虫引起的腹痛、吐蛔等症。由于本品长于散寒燥湿补火,还可用治风寒湿痹、呃噫短气、痰饮水肿诸症。煎汤外洗,能治湿疮作痒。

椒目,味苦、性寒,有毒,长于行水消肿。用于水肿喘满之实证,常与葶苈子、大黄、防己同用,如《金匮要略》已椒苈黄丸。用量:5～10 克。

【功效主治简表】

$$
川椒
\begin{cases}
散寒燥湿
\begin{cases}
胸腹冷痛 \\
寒湿下痢腹痛 \\
湿疮作痒(外洗)
\end{cases} \\
杀虫—蛔虫腹痛、吐蛔 \\
益火止喘
\begin{cases}
肺寒咳嗽 \\
阳虚痰喘、腰痛足冷
\end{cases}
\end{cases}
$$

【配伍应用】

1. 用于虚寒胸腹作痛或呕吐,常与干姜、人参等配伍,如《金匮要略》大建中汤。用于寒湿泄泻、冷痢,可配伍苍术、陈皮、厚朴、甘草等。

2. 用于蛔厥腹痛、吐蛔等症,常与乌梅配伍,如《伤寒论》乌梅丸、《现聚方要补》卷三《伤寒辨证》清中安蛔汤。

3. 用于肾虚腰痛、痰喘、足冷等症,常与茯苓配伍,如《本经逢原》椒苓丸。

【用量用法】内服:3～6 克。外用:适量。

【使用注意】本品辛热有毒,故阴虚火旺者忌用。

【本草摘要】

《神农本草经》:"主邪气咳逆,温中,逐骨节皮肤死肌,寒湿痹痛,下气。"

《名医别录》:"除六腑寒冷,伤寒,温疟,大风汗不出,心腹留饮,宿食,肠澼下痢……散风邪瘕结,水肿。"

《药性本草》:"(治)腹内冷而痛,除齿痛。"

《本草纲目》:"散寒除湿,解郁结,消宿食,通三焦,温脾胃,补右肾命门,杀蛔虫,止泄泻。"

《本草述》:"椒目治喘,似于水气之喘更为得宜。"

【现代研究】

成分:含挥发油、甾醇、不饱和有机酸等。

药理:对局部有麻醉止痛作用;有抗菌及杀灭猪蛔作用。

临床报道:治疗蛔虫性肠梗阻,用麻油 60 克熬热,投入花椒 120 克,至微焦捞出,待油微温时一次服完。治疗 8 例儿童患者,均于服药后 15 ~ 30 分钟腹痛停止,随后排便,有的同时排出蛔虫。但梗阻过长,中毒症状明显,有肠坏死或阑尾蛔虫可能者,则不宜服用。

丁　　香 《开宝本草》

【来源】为桃金娘科常绿乔木植物丁香 *Eugenia caryophyllata* Thunb. 的花蕾,多系栽培。主产于非洲西南部、亚洲南洋各地,我国广东省有栽培。5 ~ 9 月当花蕾由绿转红时采收,除去花柄,干燥。

【处方用名】丁香　公丁香

【性能概要】味辛,性温。归脾、胃、肺、肾经。本品辛温纯阳,能温暖脾胃,壮阳泄肺而降逆气,为治虚寒呃逆之要药;并治脾胃虚寒,心腹冷痛、食少吐泻,以及男子阳痿、女子阴冷。

【功效主治简表】

$$
丁香\begin{cases} 温中降逆\begin{cases} 虚寒呃逆 \\ 脾胃虚寒,脘腹冷痛、食少吐泻 \end{cases} \\ 温肾壮阳\begin{cases} 男子阳痿 \\ 女子阴冷 \end{cases} \end{cases}
$$

【配伍应用】

1. 用于胃寒呃逆、呕吐,常与降气止呃的柿蒂配伍,如《证因脉治》丁香柿蒂汤,治虚寒呃逆;或与降逆止呕的半夏同用,治胃寒呕吐。用于脾胃虚寒,食少吐泻之证,可与白术、砂仁配伍,如《沈氏尊生书》丁香散。

2. 用于肾虚阳痿、阴冷、寒湿带下等症,可与附子、肉桂、巴戟天等配伍,以增强温肾助阳之功。

【用量用法】内服:1.5 ~ 3.0 克。

【使用注意】本品性温而燥,只适用于虚寒之证,热证忌服;畏郁金,忌同用。本品有公母二种,花蕾为公丁香,气香力足;果实为母丁香,气味较淡,故入药以公丁香为胜。

【本草摘要】

《日华子本草》:"治口气,反胃,疗肾气,奔豚气,阴痛,壮阳,暖腰膝。"

187

《本草正》:"温中快气,治上焦呃逆,除胃寒泻痢,七情五郁。"

《医林纂要》:"补肝,润命门,暖胃,去中寒,泻肺,散风湿。"

【现代研究】

成分:挥发油即丁香油,主要为丁香油酚、乙酰丁香油酚、β-石竹烯等。

药理:促进消化、消腹胀、减轻恶心呕吐;有抗广谱菌作用,对多种致病性真菌及流感病毒有抑制作用;对猪蛔有麻醉和杀灭作用;尚有局部麻醉止痛(牙痛)作用。

临床报道:治癣,丁香15克,加入70%乙醇至100毫升,浸48小时去渣,每日外搽患处3次。观察31例病史在2年以上的体癣及足癣患者,一般在治疗1天后症状即见消退,2天后患处开始有皮屑脱落。另对治疗呃逆、麻痹性肠梗阻、小儿腹泻等均有效。

小　茴　香《新修本草》

附药:大茴香

【来源】为伞形科多年生草本植物小茴香 *Foeniculum vulgare* Mill. 的果实。我国南北各地均有栽培。夏末、秋初果实成熟时,割取全株晒干,打下果实,除去杂质。生用或盐水炒用。

大茴香,又称八角茴香,为木兰科植物八角茴香树的果实。

【处方用名】小茴香　谷茴香　大茴香

【性能概要】味辛,性温,芳香。归肝、肾、脾、胃经。本品善散厥阴经寒邪,又能补命门之火,故为治寒疝、睾丸偏坠以及妇女小腹冷痛等症的常用药;又能理气开胃,调中止呕,故又用于脾胃虚寒,脘腹胀痛、呕吐食少等症;因其芳香醒脾,能开胃进食,故常作调味品用。

大茴香,性味功效与小茴香相近,而药力较逊,常作食物调味品使用。用量与小茴香同。

【功效主治简表】

$$小茴香\begin{cases}散寒补火\begin{cases}寒疝、睾丸偏坠\\小腹冷痛\end{cases}\\理气开胃、止呕——脘腹冷痛、呕吐、食少\end{cases}$$

【配伍应用】

1. 用于阴寒腹痛、疝气,可与肉桂、沉香、乌药等配伍,如《新方八阵》暖肝煎。用于睾丸偏坠肿痛,可与橘核、荔枝核配伍,如《张氏医通》香橘散。

2. 用于脘腹冷痛、呕吐、食少等症,可与生姜同用。

【用量用法】内服:3～10克。

【使用注意】本品辛温助火,热证及阴虚火旺者忌用。

【本草摘要】

《开宝本草》:"主膀胱、肾间冷气及盲肠气,调中止痛、呕吐。"

《日华子本草》:"治干、湿脚气并肾劳癫疝气,开胃下气。"

【现代研究】

成分:含茴香油,其中主要为茴香醚、小茴香酮等。

药理:增强胃蠕动、消腹胀、促进肠内气体排出。

临床报道:治疗嵌闭性小肠疝,用单味小茴香 15 克,小儿减半,开水泡热服,15 分钟许肠鸣、矢气、暖气,阴囊部肿物消失,疼痛消除。共治 15 例,13 例痊愈。若 15 分钟后未见上述反应,可如法再用 1 次。对睾丸鞘膜积液治疗也有效。

艾 叶 《别录》

【来源】为菊科多年生灌木状草本植物艾 Artemisia argyi Levl. et Vant. 的叶片。古时以蕲州产者为佳,特称蕲艾。分布我国中部各省。春、夏间花未开时采摘,晒干或阴干。生用或炒炭用。

【处方用名】艾叶　陈艾叶　蕲艾叶　艾绒　艾炭

【性能概要】味辛、苦,性温。归肝、脾、肾经。本品芳香,苦燥辛散,生温熟热,能理气血,温经脉,散寒湿,止冷痛,为妇科要药。其功效总以下焦虚寒证为主,故常用治腹中冷痛、经寒不调、宫冷不孕等症。炒炭又能止血,可用治虚寒性月经过多、崩漏带下、妊娠胎漏以及吐衄下血。煎汤外洗,可治湿疮疥癣,有去湿止痒之效。又以本品着肤烧灸,能使热气内注,可温运气血,通经活络。

艾叶温经止血与炮姜功似,但炮姜主中焦虚寒,艾叶主下焦虚寒。又艾叶温暖下焦气血,又与肉桂同功,但肉桂辛甘大热,能行血而不能止血,能堕胎而不能安胎;艾叶辛甘温煦,既能温气血以调经,又能止血安胎。

【功效主治简表】

```
      ┌ 散寒湿,止冷痛 ┌ 妇女少腹冷痛
      │              ┤ 经寒不调
      │              └ 宫冷不孕
      │
      │ 温经止血 ┌ 月经过多、妊娠下血、崩漏
艾叶 ┤          └ 吐血、衄血、下血
      │
      │ 煎汤外洗—治皮肤湿疹瘙痒
      │
      └ 艾灸—温通气血,透达经络
```

【配伍应用】

1. 用于妇女经寒不调、少腹冷痛、宫寒不孕等症,常与香附、当归、肉桂等配伍,如《沈氏尊生书》艾附暖宫丸。

2. 用于月经过多、妊娠下血、崩漏等症,常与阿胶、当归、地黄等配伍,如《金匮要略》胶艾汤。若属血热妄行之吐衄、下血,则须与生地、侧柏叶等凉血止血药配伍,以制艾叶辛温之性,而取其止血之效,如《校注妇人良方》四生丸。

此外,本品煎汤外洗,可治皮肤湿疹瘙痒。以艾绒制成艾条,用为穴位烧灸,

有温通气血,透达经络作用。

【用量用法】内服:3~6克。外用:适量。捣绒可作艾灸。理气血宜生用;温经止血宜炒炭用。

【本草摘要】

《名医别录》:"主灸百病。可作煎,止下痢吐血,下部䘌疮,妇人漏血。"

《新修本草》:"主下血,衄血,脓血痢,水煮及丸散任用。"

《药性本草》:"止崩血、肠痔血,塈金疮,止腹痛,安胎。苦酒作煎,治癣甚良。捣汁饮治心腹一切冷气。"

《本草纲目》:"温中,逐冷,除湿。"

【现代研究】

成分:含挥发油,主要为水芹烯、荜澄茄烯、侧柏醇烯等。

药理:有止血作用;有平喘、镇咳、祛痰作用;并能抗菌、抗病毒,用艾叶烟熏对腺病毒、疱疹病毒、流感病毒和腮腺病毒等有抑制作用。

临床报道:治疗寻常疣,以鲜艾叶擦拭局部,每日数次,至疣自行脱落为止。治疗12例,最短3天,最长10天即行脱落。并对治疗先兆流产出血、烧伤创面、支气管炎、菌痢、疟疾、腹泻、白癜风及各种过敏性疾病等有效。

草 豆 蔻 《别录》

附药:草果

【来源】为姜科多年生草本植物草豆蔻 *Alpinia katsumadai* Hayata 的近成熟种子。主产于广东、广西等地。7~8月间采其果实,用沸水先行撩过,剥去外皮,晒干。

草果为姜科豆蔻属草本植物草果的果实。

【处方用名】草豆蔻 草蔻 草果

【性能概要】味辛,性温,芳香。归脾、胃经。本品长于燥湿散寒、温中止呕。适用治脾胃寒湿,胃痛呕吐,不思饮食,以及食积不化等症。

草果,味辛,性温,有特异的嗅气和辣味。功能燥湿散寒,除痰截疟。用于寒湿郁伏之疟疾,常与常山、知母等配伍,如《和剂局方》常山饮。用于憎寒壮热、胸闷呕恶、苔厚腻之瘟疫或疟疾,常与知母、黄芩、厚朴等配伍,如《瘟疫论》达原饮。用量、使用注意与草豆蔻同。

【功效主治简表】

草豆蔻 { 燥湿散寒—脾胃寒湿,胃痛、不思饮食或食积不化
温中止呕—寒湿阻胃,气逆呕吐

【配伍应用】

1. 用于脾胃虚弱,寒湿郁滞,不思饮食等症,常与白术、砂仁、陈皮等配伍;如胃痛,可与木香、香附、延胡索等药配伍。

2. 用于寒湿阻胃,气逆作呕,常与吴萸、半夏、生姜等配伍。

【用量用法】内服:1.5~4.5克。打碎后下。

【使用注意】本品温燥,阴虚有热者忌用。

【本草摘要】

《名医别录》:"主温中,心腹痛,呕吐,去口臭气。"

《用药法象》:"调中补胃,健脾消食,去客寒心与胃痛。"

《本草正义》:"草果善涤湿痰,而振脾阳,更以知母辅之,酌量其分量,随时损益,治疟颇有妙义。"

【现代研究】

成分:含挥发油,主要为8-桉叶素、α-葎草烯、金合欢醇等。

药理:对金黄色葡萄球菌、痢疾杆菌及大肠杆菌有抑制作用。

荜　茇《新修本草》

【来源】为胡椒科多年生藤本植物荜茇 *Piper longum* L. 的干燥未成熟或成熟果穗。主产于云南、广东等省。通常于9~10月间,果穗由黄变黑时,摘下,晒干。生用。

【处方用名】毕茇　荜茇

【性能概要】味辛,性热。归胃、大肠经。本品既能温胃腑沉冷,又能解大肠寒邪,而有温中散寒之功。故对肠胃寒冷所致脘腹冷痛、呕吐、泄泻之症,均有较好疗效。

【功效主治简表】

荜茇:温中散寒—脘腹冷痛、呕吐、泄泻

【配伍应用】

用于脘腹冷痛、呕吐、泄泻,常与厚朴、木香、良姜等配伍。

另外,本品外用,取其温散之性,以治寒邪外束,火郁于内的牙痛,可研末涂敷局部,有止痛之效。

【用量用法】内服:1.5~4.5克。外用:适量,研末用。

【本草摘要】

《本草拾遗》:"温中下气,补腰脚,消食,除胃冷,阴疝,痃癖。"

《海药本草》:"水泻,虚痢,呕逆醋心,产后泄痢。"

《本草纲目》:"治头痛,鼻渊,牙痛。"

【现代研究】

成分:含胡椒、丁香烯、芝麻素等。

药理:有抗菌、抗惊厥、扩张血管、抗心律失常作用。

荜　澄　茄《开宝本草》

【来源】为樟科落叶小乔木或灌木山鸡椒(山苍子)*Litsea cubeba*(Lour.)

Pers. 的果实。产于广西、云南、广东、湖南、湖北、江西、安徽、浙江、福建、四川及贵州等地。在秋季果熟时采下,去枝叶,晒干。均生用。

【处方用名】荜澄茄

【性能概要】味辛,性温。归脾、胃、肾、膀胱经。本品既善温中下气,暖脾胃而行滞气,又长于散寒止痛,此外尚可温肾与膀胱。常用治胃寒呕吐呃逆、气滞胸腹胀痛、寒疝腹痛,以及寒证小便不利、小便浑浊之症等。

荜澄茄与荜茇均能温中散寒,以治中焦虚寒证。然不同之处,荜茇温热力较强,善散中焦沉寒,适用治胃肠虚寒之腹痛、呕吐等症;而荜澄茄辛温,辛散力较弱,温中下气,暖脾胃而行滞气,又可温肾与膀胱,除用治胃寒呕吐呃逆、气滞胸腹痛外,还可用治寒疝腹痛,以及寒证小便不利、小便浑浊之症。

【功效主治简表】

荜澄茄 $\begin{cases} 温中下气—胃寒气滞,脘腹胀痛、呕吐、呃逆 \\ 散寒止痛—寒疝疼痛 \\ 祛膀胱冷气—寒证小便不利或混浊 \end{cases}$

【配伍应用】

1. 用于胃寒呕吐、呃逆及气滞胸腹胀痛等症,轻证可单用本品,也可与生姜、良姜等温脾胃药同用。

2. 用于寒疝疼痛,常与吴萸、乌药等温肝肾、行气滞药物配伍。

此外,本品对于寒证小便不利,尤其对小儿寒湿郁滞,小便浑浊之证,可与白术、茯苓、萆薢等同用。

【用量用法】内服:1.5~5 克,宜入丸、散剂

【使用注意】本品辛温助火,故阴虚有火及热证均忌用。

【本草摘要】

《开宝本草》:"主下气消食,皮肤风,心腹间气胀,令人能食。"

《本草纲目》:"暖脾胃,止呕吐哕逆。"

《本草撮要》:"荜澄茄,功专治膀胱冷气,得白豆蔻治噎食不纳,得高良姜治寒呃,得薄荷、荆芥治鼻塞不通,得荜茇为末擦牙,治齿浮热痛。若蜈蚣咬伤,荜澄茄研末调服。"

【现代研究】

成分:含挥发油,主要为右旋香桧烯、右旋莳烯、右旋松油醇、左旋荜澄茄烯等。

药理:荜澄茄对泌尿道及呼吸道黏膜有刺激作用,并对尿路有某些防腐作用。山鸡椒有利尿作用,可使尿量及氯化物排泄增加。

临床报道:治疗阿米巴痢疾,用荜澄茄粉装胶囊,每次 1 克,每日 4 次,连续 3~5 天。治疗 60 例,其中 42 例治后大便镜检阴性,症状消失,4 例无效;未复查大便的 18 例,治后 16 例症状消失,2 例无效。

第六章
祛风湿药

凡能祛风除湿,主要适用于痹证的药物,称为祛风湿药。

当人体遭受风寒湿邪侵袭之后,经络阻滞,气血流行不畅,便能形成痹证。痹证的主要症状是:肢体关节等处疼痛、酸楚麻木、重着、筋脉拘挛等。但由于风寒湿邪各有偏胜,所表现的症状也就各异。如风气偏盛,游移不定,称为行痹;寒气偏盛,疼痛较重,称为痛痹;湿气偏盛,重着不仁,称为着痹。此外,尚有热痹,是痹证兼有热象,属风寒湿邪化热所致。本类药物分别具有祛风,散寒,除湿,清热,通络,止痛等作用,部分药还有补肝肾,强筋骨的功效,在临症时可根据痹证的症状,选择应用。

在使用祛风湿药物时,还需适当选择配伍才能增强疗效。如痹证初起,风寒湿邪在表者,当配解表药同用,使邪易从外解;如痹证日久,风寒湿邪入于筋骨经络,便当配合活血通络药同用,使邪不易稽留;如痹证热邪较重,关节红肿作痛者,便当配合清热除湿药,以消肿止痛;如体弱久病,气血亏虚,又当配合补气血药同用,以扶正达邪。这些配伍原则,必须重视。

一般祛风湿药,大都辛散温燥,能伤阴耗血,故阴亏血虚者当谨慎使用。

羌 活《药性本草》

【来源】为伞形科多年生草本植物羌活 *Notopterygium incisum* Ting ex H. T. Chang 或宽叶羌活 *Notopterygium forbesii* Boiss. 的干燥根茎及根。主产于四川、甘肃及云南等省。秋季采挖,除去茎叶及须根,晒干,切片。

【处方用名】羌活　川羌活　西羌活

【性能概要】味辛、苦,性温。归膀胱、肝、肾经。本品上升发散,作用强烈,故有"气雄而散"之说,主散肌表游风及寒湿之邪,又可通利关节而止疼痛。故可用治外感风寒或风湿而致恶寒、发热、头痛、脊强、一身尽痛,或风寒湿痹,关节疼痛等症,而对上半身风寒湿邪尤为适用。

【功效主治简表】

羌活:散风寒湿止痛 $\begin{cases} 外感风寒湿邪,恶寒、发热、头痛、身痛 \\ 风寒湿痹,关节疼痛 \end{cases}$

【配伍应用】

用于外感风寒湿邪,恶寒、发热、头痛、身痛,多与防风、川芎、细辛、白芷等同用,如《此事难知》九味羌活汤。用于风湿痹痛,可与独活、秦艽、桂枝、海风藤、桑枝等祛风湿药同用,如《杨氏家藏方》蠲痹汤。

【用量用法】内服:3~10克。

【使用注意】凡非风寒湿邪而属气血不足之证忌用。

【本草摘要】

《药性本草》:"治贼风,失音不语,多痒,手足不遂,口眼㖞斜,遍身顽痹。"

《用药法象》:"治风湿寒痹,酸痛不仁,诸风掉眩,颈项难伸。"

《汤液本草》:"羌活气雄,治足太阳风湿相搏,头痛、肢节痛、一身尽痛者,非此不能除。"

【现代研究】

成分:含豆精类化合物,如异欧前胡内酯、香柑内酯、补骨脂内酯等,以及氨基酸类等。

药理:有解热、镇痛、抗炎、抗过敏作用;有抗心肌缺血、抗心律失常、抗血栓形成、抗癫痫作用;对痢疾、大肠、伤寒、绿脓杆菌和金黄色葡萄球菌有明显抑制作用。

临床报道:对治疗各种原因引起的早搏有一定效果。

独　活《本经》

【来源】为伞形科多年生草本植物重齿毛当归 *Angelica pubescens* Maxim. f. *biserrata* Shan et Yuan 的干燥根茎。主产于湖北、四川、浙江、安徽等省。春、秋两季采挖,除去残茎,须根,泥土,阴干或烘干。切片入药。生用或炒用。

【处方用名】独活　川独活

【性能概要】味辛、苦,性微温。归肾经。本品辛散苦燥,主散在里之伏风,且可去湿,而止疼痛。善治少阴经伏风头痛;又治风寒湿痹,尤宜腰膝痹痛;也可用于外感风寒湿邪,恶寒发热、头身疼痛较重者。

羌活、独活古时不分,实为二物,作用亦异。前者辛温燥烈,发散力强,主散肌表之游风及寒湿,故风寒在表之头痛、身痛及人体上部之风寒湿痹多用之;后者微温,辛散力缓,善祛在里之伏风,又可除湿,故多用于人体下部腰膝筋骨间风湿痹痛,兼治伏风头痛。

【功效主治简表】

独活:散风寒湿止痛 { 风寒湿痹,腰膝较重者 / 伏风头痛 / 外感风寒湿邪,恶寒、发热、头身疼痛较重者

【配伍应用】

用于风寒湿痹腰膝较重者,常与桑寄生、防风、杜仲、牛膝等药用,如《备急千金要方》独活寄生汤。用于伏风头痛,可与细辛、川芎同用。用于外感风寒湿邪,恶寒、发热、无汗、头身疼痛较重者,也可与荆芥、防风、羌活、川芎等药配伍,如《摄生众妙方》荆防败毒散。

【用量用法】内服:3~10克。

【使用注意】为辛散温燥之品,凡非风寒湿邪而气血不足之证忌用。

【本草摘要】

《神农本草经》:"主风寒所击,金疮止痛。"

《名医别录》:"治诸风,百节痛风,无久新者。"

《药性本草》:"治诸中风湿冷,奔喘逆气,皮肤苦痒,手足挛痛,劳损,风毒齿痛。"

《珍珠囊》:"独活与细辛同用,治少阴头痛、头晕、目眩,非此不能除。"

《汤液本草》:"独活,治足少阴头风头痛,两足湿痹,不能动止者。"

【现代研究】

成分:含香豆精类化合物及挥发油。

药理:具有镇静、镇痛、解痉、抗炎、抗肿瘤等作用。

藁　本《本经》

【来源】为伞形科多年生草本植物藁本 *Ligusticum sinense* Oliv. 或辽藁本 *L. jeholense* Nakai et Kitag. 的根茎及根。藁本主产于湖北、湖南、四川等地。辽藁本主产于河北、辽宁等地。秋季茎叶枯萎或次春出苗时采挖,除去泥沙,晒干或烘干,润透切片。

【处方用名】藁本　川藁本

【性能概要】味辛,性温。归膀胱经。本品芳香燥散,其气雄烈,能去太阳经风寒湿邪,善治风寒头痛,特别是巅顶头痛;也可用于外感风寒湿邪引起的肢体酸痛及风湿痹痛。此外,还可治由寒湿引起的腹痛泄泻等症。外用可治皮肤风湿。

本品作用与羌活相近,而尤善治巅顶头痛。

【功效主治简表】

藁本:散风寒湿止痛 ┤外感风寒湿邪引起的肢体酸痛
　　　　　　　　　　风湿痹痛
　　　　　　　　　　风寒头痛、巅顶头痛
　　　　　　　　　　外用治皮肤风湿瘙痒

【配伍应用】

用于风寒感冒头痛、巅顶痛,如《广济方》即以本品为主药配伍川芎、细辛、葱头煎服。若外感风寒湿邪,一身尽痛,又常与羌活、独活、川芎、防风、蔓荆子等药同用,如《内外伤辨惑论》羌活胜湿汤。

【用量用法】内服:3～10克。外用:适量,煎汤洗或研末敷。

【使用注意】血虚头痛忌服。

【本草摘要】

《神农本草经》:"妇人疝瘕,阴中寒,肿痛,腹中急,除风头痛。"

《名医别录》:"可作沐药面脂。"

《珍珠囊》:"治太阳头痛,巅顶痛,大寒犯脑,痛连齿颊。"

《用药法象》:"头面身体皮肤风湿。"

《景岳全书·本草正》:"疗风湿泄泻,风痫雾露瘴疫。"

【现代研究】

成分:含挥发油,主要有新川芎内酯、柠檬烯、川芎内酯等。

药理:有显著的镇痛、镇静、解痉、解热、抗菌、抗炎等作用。

威 灵 仙 《开宝本草》

【来源】为毛茛科木质藤本威灵仙 Clematis chinensis Osbeck、直立草本棉团铁线莲 C. hexapetala Pall. 或东北铁线莲 C. manshurica Rupr. 的干燥根。主产于江苏、安徽、浙江等省。此外,北方地区尚常用百合科多年生藤本粘鱼须 Smilax sieboldi Miq. 作威灵仙入药。主产于陕西、山西等省。秋季采挖,除去茎叶,泥土,切段,晒干入药。生用或酒炒用。

【处方用名】威灵仙

【性能概要】味辛、咸,性温。归膀胱经。本品辛咸走散,性温通利,有较强的祛风湿,通经络作用。用治风湿痹痛及麻木瘫痪之证,疗效迅速;兼可消痰水,故又治痰饮积聚。此外,还治诸骨鲠咽,有软化作用。

【功效主治简表】

威灵仙 { 祛风湿,通经络——风湿痹痛、麻木瘫痪 / 消痰水——痰饮积聚 / 骨鲠咽喉

【配伍应用】

1. 用于风湿痹痛、麻木瘫痪,如《备经本草》方,单用本品研末,每服 1.5 ~ 3.5 克,空服温酒调服,1 日 2 次,用治上述各症有效;《千金方》也单用本品治腰脚疼痛。又如《证治准绳》神应丸,以本品配伍当归、桂心等份研末为丸,温酒送服,治风湿腰痛。

2. 用于痰饮积聚,可与半夏、姜汁等配伍应用。

此外,治疗诸骨鲠咽,可用本品 30 克,加水 2 碗,煎成 1 碗,慢慢咽下,在半至一小时内服完,1 日内可咽服 1 ~ 2 剂。如服 4 剂无效,应考虑手术取出。(《中药大辞典》方)

【用量用法】内服:3 ~ 10 克。

【使用注意】本品能损真气,气弱者不宜服。忌茶、面汤。

【本草摘要】

《开宝本草》:"主诸风,宣通五脏,去腹内冷滞,心膈痰水久积,癥瘕痃癖气块,膀胱宿脓恶水,腰膝冷疼及疗折伤。"

《本草纲目》:"辛泄气,咸泄水,故风湿痰饮之病,气壮者服之有捷效,其性大抵疏利,久

服恐损真气,气弱者亦不可服之。"

【现代研究】

成分:含白头翁素等。

药理:有镇痛、利胆、引产、抗肿瘤作用;对革兰阳性及阴性菌、金黄色葡萄球菌、志贺痢疾杆菌,以及真菌有抑制作用。

临床报道:①治疗腮腺炎,鲜品捣烂醋调闷 3 日勿泄气,浸出液每 2 ~ 3 小时涂于腮部一次。共治疗 32 例,除 4 例外,均 1 ~ 3 天内症状消失。②治疗骨鲠,威灵仙 30 克煎水慢慢咽下,在半至一小时内服完,日服 1 ~ 2 剂。共治疗喉咽部骨鲠 72 例,服药 1 ~ 3 剂即顺利消失者 27 例。

苍 耳 子 《本经》

附药:苍耳草

【来源】为菊科一年生草本植物苍耳 *Xanthium sibiricum* Patr. 的果实。广布于全国各地。秋季果实成熟时采摘,晒干。炒去硬刺用。

苍耳草,为苍耳的茎叶全草。

【处方用名】苍耳子　苍耳草

【性能概要】味甘、苦,性温,有小毒。归肺经。本品温和疏达,苦以燥湿,甘缓不峻,有发汗散风去湿之功。因能上通脑顶,下行足膝,外达皮肤,故可治风寒头痛、鼻渊流涕、疮疹瘙痒、痹痛拘挛等症。因无燥烈之弊,故虽体虚之人亦可应用。

苍耳草,味辛苦,性微寒,有毒,功能主治与子略同。可治疮毒疔癞、皮肤瘙痒等症,可以内服,亦可熬膏外敷或煎汤外洗。如《集简方》万应膏,即以苍耳根苗叶实洗净,水煎浓汁,去渣收膏,每服 1 匙,1 日 2 次,或外敷,治一切痈疽肿毒,疮疹瘙痒。内服:6 ~ 15 克,水煎或熬膏;或入丸、散。外用:适量。

【功效主治简表】

$$苍耳子:发汗散风祛湿\begin{cases}风寒头痛 \\ 鼻渊流涕 \\ 痹痛拘挛 \\ 疮疹瘙痒\end{cases}$$

【配伍应用】

用于风寒头痛或鼻渊流涕,常配伍白芷、辛夷、薄荷等同用,如《济生方》苍耳散。用于疮疹瘙痒或痹痛拘挛,如配伍白蒺藜、蝉衣、地肤子、豨莶草、白鲜皮、荆芥等,治皮肤湿疹、疮疹瘙痒;配伍防风、羌活、独活、秦艽、威灵仙、川芎、当归等,治风湿痹痛、筋脉拘挛。

【用量用法】内服:5 ~ 10 克。

【使用注意】子与草均有毒,大量煮食有中毒致死的危险,故不可过服,以防中毒。

【本草摘要】

《神农本草经》:"主风寒头痛,风湿周痹,四肢拘挛痛,恶肉死肌。"

《本草拾遗》:"炒香浸酒服,去风,补益。"

《本草备要》:"善发汗,散风湿,上通脑顶,下行足膝,外达皮肤。治头痛,目暗,齿痛,鼻渊。去刺。"

《玉楸药解》:"消肿开痹,泄风去湿,治疥疠风瘙瘾疹。"

【现代研究】

成分:含脂肪酸、卵磷脂、挥发油、苍耳苷、生物碱等

药理:对金黄色葡萄球菌和炭疽杆菌有较强的抗菌作用;所含苷类物质有毒,可使血糖急剧下降而致惊厥和死亡。苍耳全株有毒,以果实最毒,常于食后二日发病。

临床报道:①治疗腰腿痛,用苍耳子制成30%针剂,每次2~4毫升于痛点注射,隔日1次,10天为1个疗程,治疗腰部扭伤、腰肌劳损、坐骨神经痛、肥大性腰椎炎、腰椎隐裂等引起的腰腿痛163例,总有效率89%。②治疗慢性鼻炎,苍耳子30~40粒,捣破加1两麻油文火煮炸,去苍耳取油涂擦鼻腔,每日2~3次,治疗207例,仅3例无效,12例未坚持用药外,余均治愈。

秦　艽 《本经》

【来源】 为龙胆科多年生草本植物秦艽 *Gentiana macrophylla* Pall.、粗茎秦艽 *G. crassicaulis* Duthie ex Burk.、麻花秦艽 *Gentiana straminea* Maxim. 或小秦艽 *Gentiana dahurica* Fisch. 的根。主产于甘肃、河南、山西、河北、内蒙古等省区。晚秋采挖,洗后晒至七成干,集积成堆,使其发热出汗,候内心变为红色时,去芦,润透切片入药。

【处方用名】 秦艽　西秦艽　左秦艽

【性能概要】 味辛、苦,性平。归胃、大肠经,兼肝、胆经。本品辛散苦泄,性质和平,能散风除湿,通络舒筋,兼能利二便,导湿热外出。故善治风湿痹痛,筋脉拘挛,又治湿蒸、热郁引起的骨蒸劳热、小儿疳积发热以及黄疸等症。

苍耳子、秦艽均能散风除湿。然苍耳子温和疏达,虽可用于痹痛拘挛,但临床多用于风寒头痛、鼻渊流涕以及皮肤湿疹瘙痒之症;秦艽性平,常用于风湿痹痛,不论寒湿、湿热皆可应用,并可用于骨蒸劳热、小儿疳热以及黄疸等症。

【功效主治简表】

$$
秦艽 \begin{cases} 散风除湿—风湿痹痛 \\ 去湿热 \begin{cases} 骨蒸劳热 \\ 小儿疳热 \\ 黄疸 \end{cases} \end{cases}
$$

【配伍应用】

1. 用于风湿痹痛,筋脉拘挛,可配伍羌活、独活、桂枝、海风藤等,治风寒湿痹;也可配伍防风、防己、丹皮、赤芍、金银花等治湿热痹痛。

2. 用于湿蒸、热郁引起的骨蒸劳热、小儿疳热、黄疸。如配伍鳖甲、青蒿、地骨皮、柴胡、知母等,如《卫生宝鉴》秦艽鳖甲散,治骨蒸劳热;配伍胡黄连、使君子、槟榔、鸡内金等,治小儿疳积发热;配伍茵陈、栀子、金钱草等,退黄疸。

【用量用法】内服:5~10克。

【使用注意】气血亏虚,身疼发痛,或虚寒疼痛及尿清便溏者忌用。

【本草摘要】

《神农本草经》:"主寒热邪气,寒湿风痹,肢节痛,下水,利小便。"

《名医别录》:"疗风,无问久新,通身挛急。"

《药性本草》:"利大小便,瘥五种黄疸,解酒毒,去头风。"

《本草纲目》:"秦艽,手足不遂,黄疸,烦渴之病须之,取其去阳明之湿热也。阳明有湿则身体酸疼烦热,有热则日晡潮热骨蒸。"

【现代研究】

成分:含龙胆碱、龙胆次碱、秦艽碱丙、龙胆苦苷、当药苦苷等。

药理:有抗炎、镇痛、降压、利尿、抗菌等作用。

临床报道:治疗流行性脑脊髓膜炎,将秦艽制成注射液,每1毫升约含生药0.625克,每次2~5毫升,每日4~6次,肌内注射。试治21例,经用药3~7日获痊愈,无1例发生后遗症。

木　　瓜《别录》

【来源】为蔷薇科落叶灌木贴梗海棠 Chaenomeles speciosa(Sweet)Nakai 的近成熟果实。主产于安徽、浙江、湖北、四川等省。八月间果皮变青黄时采摘,纵切两半,晒干,切片入药。生用。

【处方用名】木瓜　宣木瓜

【性能概要】味酸,性温。归肝、脾经。肝旺则筋急,本品味酸入肝,益筋与血,故有平肝舒筋之功;肝平则脾胃自和,且性温化湿,故又有和中祛湿之效。适用于脾胃失和,肝旺筋急的吐泻转筋;或筋脉失养,挛急疼痛;也可用于湿痹、脚气以及腰膝酸疼无力等症。此外,还能消食,止渴,亦为和中祛湿,酸以生津的功效。

【功效主治简表】

```
                    ┌ 吐泻转筋
                    │ 筋脉失养,挛急疼痛
         平肝舒筋,   │ 风湿痹痛,手足麻木、筋骨无力
         和中祛湿  ─┤ 脚气、足膝肿痛
木瓜 ─┤            │ 脚气入腹,腹胀疼痛
         │          └
         └ 消食止渴—胃津不足,食欲不振,舌干口渴
```

199

【配伍应用】

用于吐泻转筋,如《圣惠方》用本品与陈仓米水煎服;《三因方》木瓜汤,配伍吴茱萸、茴香、甘草、生姜、苏叶水煎服,均治吐泻转筋。用于湿痹,如虎骨木瓜丸(《中药制剂手册》),即以本品配伍虎骨、牛膝、威灵仙、海风藤、川芎、当归等同用,治风湿痹痛,手足麻木、腰膝疼痛、筋骨无力。用于脚气,如《奇效良方》木瓜汤,配伍大腹皮、陈皮、茯苓、紫苏、羌活、甘草、木香同用,治脚气足膝肿痛。《千金方》以本品配伍吴萸,治脚气入腹,困闷腹胀疼痛。

此外,也可用本品配伍乌梅、石斛、沙参、谷芽、鸡内金等,治胃津不足,食欲不振、舌干口渴之证。

【用量用法】内服:5～10克。

【使用注意】阴虚腰膝酸痛及伤食积滞者均不宜服。

【本草摘要】

《名医别录》:"主湿痹邪气,霍乱大吐下,转筋不止。"

《本草拾遗》:"下冷气,强筋骨,消食,止水痢后渴不止,作饮服之。"

《海药本草》:"敛肺和胃,理脾伐肝,化食止渴。"

《汤液本草》:"去湿和胃。"

【现代研究】

成分:含苹果酸、酒石酸、柠檬酸和皂苷等。

药理:具有保肝作用,能促进肝细胞修复,并显著降低血清谷丙转氨酶水平;对肠道菌和葡萄球菌有较明显抑制作用。

临床报道:用于治疗急性黄疸型肝炎、急性细菌性痢疾,以及脚癣有效。

蚕 砂 《别录》

【来源】为蚕蛾科家蚕 *Bombyx mori* L. 之粪便。以江苏、浙江产量最多。夏季采收鲜蚕屎,晒极干,筛去杂质。

【处方用名】蚕砂　晚蚕砂　原蚕砂

【性能概要】味甘、辛,性温。归肝、脾、胃经。本品辛甘发散可以祛风,性温而燥又善除湿,可治风湿痹痛、瘫痪麻木、疮疹瘙痒等症。本品作用缓和,虽体虚之人,亦可应用。

蚕砂、木瓜均善于和中祛湿,对于湿痹拘挛及暑湿伤中之吐泻转筋者,两药均可使用。但蚕砂又善于祛风,故凡风湿痹痛,不论风重、湿重均可用之,并常用于疮疡瘙疹等症;木瓜不但有较好的和中除湿作用,而且有平肝舒筋的良好功能,故常用于暑湿伤中所致吐泻转筋外,也可用于血虚肝旺,筋脉失养,挛急疼痛,此外还用于脚气肿痛。

【功效主治简表】

蚕砂：祛风除湿 { 风湿痹痛、瘫痪麻木
　　　　　　　 疮疹瘙痒

【配伍应用】

用于风湿痹痛、瘫痪麻木或疮疹瘙痒。如《温病条辨》宣痹汤，即以本品配伍防己、苡仁、赤小豆、滑石、山栀、连翘、半夏等，治湿热痹痛；《本草纲目》方，用蚕砂两袋，蒸热，更互熨患处，治风湿痹痛或半身不遂；对疮疹瘙痒，《圣惠方》用蚕砂煎汤洗，也可与白蒺藜、白鲜皮、地肤子、稀莶草等同用，水煎内服。

此外，与木瓜、吴萸、大豆卷、生苡仁、黄芩、黄连、栀子、通草等同用，如《霍乱论》蚕矢汤，治暑湿伤中，吐泻转筋、口渴、腹痛、烦躁等症。

【用量用法】内服：5～10克。外用：适量，煎汤洗或炒热熨或研末油调敷。

【本草摘要】

《名医别录》："主肠鸣，热中消渴，风痹，瘾疹。"

《本草拾遗》："炒黄，袋盛浸酒，去风，缓诸节不遂，皮肤顽痹，腹内宿冷，冷血，瘀血，腰脚疼冷。炒令热，袋盛热熨之，主偏风筋骨瘫缓，手足不遂，腰脚软，皮肤顽痹。"

【现代研究】

成分：含叶绿素衍生物，如脱镁叶绿素等。

药理：有促进造血及抗辐射作用；有抗癌作用。

临床报道：治疗白细胞减少症，用蚕砂提取物叶绿素之衍生物叶绿素铜钠盐，制成每片20毫克之肝血宝片，每次2片，日服3次，30日为1个疗程。共观察265例，显效占61.9%，有效占26.8%，总有效率88.7%。另对治疗再生障碍性贫血、缺铁性贫血也有效。

201

苍　　术 《本经》

【来源】为菊科多年生草本植物茅苍术（南苍术）*Atractylodes lancea*（Thunb.）DC.、北苍术 *A. chinensis*（DC.）Koidz. 的干燥根茎。主产于江苏、安徽、浙江、河南、湖北等省。春、秋两季均可采挖，除去泥土、残茎，晒干，微火烧掉毛须。水浸或用米泔水润透切片，炒至微黄入药。

【处方用名】苍术　茅苍术　制苍术　炒苍术

【性能概要】味辛、苦，性温。归脾、胃经。本品芳香燥烈，外可散风湿之邪，内能化湿浊之郁，故为祛风除湿、燥湿健脾之药，凡湿邪为病，不论表里上下，皆可随证配用。如风寒湿痹、寒湿吐泻，以及湿热下注所致的脚膝肿痛、痿软无力等症，均为适用；兼治风寒感冒，有发汗解表之功。此外还能疗目疾，可治夜盲症。

【功效主治简表】

$$
苍术 \begin{cases}
祛风除湿 \begin{cases}
风寒湿痹,肢体疼痛 \\
湿热下注,足膝肿痛 \\
湿温发热,一身尽痛
\end{cases} \\
燥湿健脾—湿阻脾胃,脘闷呕恶,吐泻不食 \\
散寒解表—外感风寒,头痛无汗 \\
明目—夜盲症
\end{cases}
$$

【配伍应用】

1. 用于风湿或寒湿引起的关节肢体疼痛,可与防风、羌活、桂枝、秦艽等配用。用于热痹或湿热下注,足膝肿痛,痿软无力及带下秽浊之证,又常与黄柏相伍为用,如二妙散、三妙丸、四妙丸。用于湿温多汗,一身尽痛之证,又常与清热泻火药生石膏、知母等配用,如《本事方》苍术白虎汤。

2. 用于湿阻脾胃,脘闷呕恶、吐泻不食、舌苔白腻,常与厚朴、陈皮、甘草配伍,如《和剂局方》平胃散。

3. 用于外感风寒,头痛无汗者,可与藁本、白芷等同用,如《和剂局方》神术散。

此外,用治夜盲症有明目之功,如《太平圣惠方》抵圣散,治雀目不明,用苍术米泔浸过研末,入猪肝或羊肝内煮食。

【用量用法】内服:5～10克。米泔水制可减缓燥性。

【使用注意】本品苦温燥烈,故阴虚内热或气虚多汗者忌用。

【本草摘要】

刘完素:"明目,暖水脏。"

《珍珠囊》:"能健胃安脾,诸湿肿非此不能除。"

《本草通玄》:"苍术,宽中发汗,其功胜于白术,补中除湿,其力不及白术。大抵卑监之土,宜与白术以培之,敦阜之土,宜与苍术以平之。"

《药品化义》:"苍术,味辛主散,性温而燥,燥可去湿,专入脾胃,主治风寒湿痹,山岚瘴气,皮肤水肿,皆辛烈逐邪之功也。统治三部之湿。"

【现代研究】

成分:含挥发油,主要为茅术醇、β-桉叶醇等。

药理:对应激溃疡有显著的抑制作用;并有抗菌、抗肿瘤作用。

徐 长 卿《本经》

【来源】为萝藦科多年生草本植物徐长卿 *Cynanchum paniculatum*（Bge.）Kitag. 的根及根茎。主产于江苏、河北、山东等地。秋季采收,洗净泥土,晒干,切断。生用。

【处方用名】徐长卿　寮刁竹

【性能概要】味辛,性平。归肝、胃经。本品既能祛风,又善止痛,可治风湿痹痛,也可用于胃痛、牙痛、痛经;又能利水退肿,可治腹水水肿;且可活血解毒,能治跌打损伤、毒蛇咬伤,以及皮肤疮疹作痒。此外,还有止咳和安神作用。

【功效主治简表】

徐长卿
{
  祛风止痛 { 风湿痹痛 / 胃痛、牙痛、痛经
  利水退肿——腹水、水肿
  活血解毒 { 跌打损伤 / 毒蛇咬伤 / 皮肤疮疹作痒
}

【配伍应用】

1. 用于风湿痹痛,如《福建民间草药》方,用本品八钱至一两,猪精肉四两,酒二两,酌加水煎,分 2 次饭前服。用于胃痛,单用本品水煎服或研末服,也可与木香、延胡配伍同用。用于牙痛,可单用本品水煎漱口并内服,也可研末服。用于痛经,以本品三钱,月季花二钱,川芎一钱,泡酒四两内服(《贵州民间草药》)。

2. 用于腹水、水肿,可单用本品水煎服。

3. 用于跌打损伤,可用鲜品捣烂敷患处。用于毒蛇咬伤,如寮蛇半剑汤(广东《中药临床应用》),即以本品配伍蛇王藤、半边莲、七星剑各五钱,水煎加适量白酒冲服。用于皮肤疮疹作痒,可单用本品水煎外洗,并内服。

【用量用法】内服:7 ~ 15 克,或浸酒;研末服 1.5 ~ 3 克。外用:适量,水煎洗或研末敷。

【本草摘要】

《神农本草经》:"主蛊毒,疫疾,邪恶气,温疟","啼哭,悲伤,恍惚。"

《生草药性备要》:"浸酒,除风湿。"

《中国药植志》:"治一切痧症和肚痛,胃气痛,食积,霍乱。"

《中药大辞典》:"镇痛,止咳,利水消肿,活血解毒。治胃痛,牙痛,风湿疼痛,经期腹痛,慢性气管炎,腹水,水肿,痢疾,肠炎,跌打损伤,湿疹,荨麻疹,毒蛇咬伤。"

【现代研究】

成分:含牡丹酚、异牡丹酚、赤藓醇、硬脂酸癸酯等。

药理:有镇痛、镇静、解热、降压、降脂作用;有抗炎、抗菌、抗胃溃疡、抗血栓形成等作用。

钻 地 风 《植物名实图考》

【来源】为虎耳草科落叶木质藤本钻地风 Schizophragma integrifolium (Franch.) Oliv. 的干燥根皮。主产于广西。全年可采。挖取根部,剥取根皮,晒干,切段入药。

【处方用名】钻地风　追地风　地风

203

【性能概要】味辛、淡,性凉。本品为祛风、除湿、活血药,可治风湿四肢关节酸痛、脚气肿痛。

【功效主治简表】

$$钻地风:祛风除湿活血\begin{cases}风湿四肢关节酸痛\\脚气肿痛\end{cases}$$

【配伍应用】

用于四肢关节酸痛,如《浙江天目山药植志》方,用本品配伍八角枫、五加皮、麻黄、丹参、牛膝、红糖、红枣浸酒服。用于脚气肿痛,可配伍防己、木瓜、苡仁等同用。

【用量用法】内服:6～12克,或浸酒。

【本草摘要】

《植物名实图考》:"治筋骨,行脚气。"

《药材资料汇编》:"去风湿,止痛。"

《浙江天目山药植志》:"驱风活血。治丝虫病。"

【现代研究】

药理:有镇痛作用。

海　桐　皮 《海药本草》

【来源】为豆科常绿乔木植物刺桐 *Erythrina variegata* L. var. *orientalis* (L.) Merr. 的树皮。主产于广东、广西、浙江、台湾、福建等省区。4月剥取树皮及根皮,切片,晒干入药。

【处方用名】海桐皮

【性能概要】味苦、辛,性平。归肝、肾经。本品辛散,苦泄,功能祛风除湿,又能通行经络,直达病所。善治腰膝痹痛或麻木;外用燥湿杀虫,可治疥癣、牙痛。

【功效主治简表】

$$海桐皮\begin{cases}祛风湿,通经络——腰膝痹痛或麻木\\燥湿杀虫\begin{cases}疥癣\\牙痛\end{cases}\end{cases}$$

【配伍应用】

1. 用于腰膝痹痛或麻木,如《传信方》即以本品配伍牛膝、川芎、羌活、五加皮、地骨皮、生地、苡仁、甘草浸酒服用。

2. 用于疥癣、牙痛。如《如宜方》以本品与蛇床子等份为末,用腊猪脂调涂,治疥癣有虫者;又《圣惠方》单用本品水煎漱口,治风虫牙痛。

【用量用法】内服:6～12克。外用:适量,水煎洗或研末调敷或浸酒涂。

【本草摘要】

《海药本草》:"主腰脚不遂,顽痹腿膝疼痛,霍乱,赤白泻痢,血痢,疥癣。"

《开宝本草》:"主疥癣、牙齿虫痛。"

《本草纲目》:"能行经络,达病所,又入血分及去风杀虫。"

【现代研究】

药理:有镇痛作用。

海　风　藤《本草再新》

【来源】为胡椒科木质藤本植物风藤 *Piper kadsura* (Choisy) Ohwi 的干燥藤茎。主产于福建、广东、台湾、浙江等省。秋季采收,除去根和叶,晒干,切段入药。

【处方用名】海风藤

【性能概要】味辛、苦,性微温。归肝、肾经。本品辛散,苦燥,温通,既可祛风湿,又可通经络,所以善治风寒湿痹,疼痛拘挛;也可用治跌打损伤。

本品辛散温通之力虽不及威灵仙,但也为风湿痹痛常用之药。

【功效主治简表】

海风藤:祛风湿,通经络 { 风寒湿痹,疼痛拘挛 / 跌打损伤

【配伍应用】

用于风寒湿痹,经脉拘挛,常与羌活、独活、秦艽、桂枝、当归等同用,如《医学心悟》蠲痹汤。

用于跌打损伤,可与三七、地鳖虫、红花等药配伍应用。

【用量用法】内服:5 ~ 10 克。

【本草摘要】

《本草再新》:"行经络,和血脉,宽中理气,下湿除风,理腰脚气,治疝,安胎。"

《浙江中药手册》:"宣痹,化湿,通络舒筋。治腰膝痿痹,关节疼痛。"

【现代研究】

成分:含细叶青蒌藤素、黄酮类、挥发油等。

药理:有抗血小板聚集、抗肿瘤作用。

青　风　藤《本草图经》

【来源】为防己科落叶木质藤本植物青藤 *Sinomenium acutum* (Thunb.) Rehd. et Wils. 及毛青藤 *Sinomenium acutum* (Thunb.) Rehd. et Wils. var. *cinereum* Rehd. et Wils. 的干燥藤茎。主产于江苏、浙江、湖北等省。夏季采割,晒干,切段入药。

【处方用名】青风藤　清风藤

205

【性能概要】味苦、辛,性平。归肝、脾经。本品有祛风湿,通经络,止痛作用,适用于风湿痹痛,麻木瘙痒及损伤疮肿;又有利尿作用,可治浮肿尿少、脚气湿肿。

【功效主治简表】

$$
青风藤
\begin{cases}
祛风除湿,通络止痛
\begin{cases}
风湿痹痛\\
损伤、疮肿
\end{cases}\\
利尿——浮肿尿少、脚气湿肿
\end{cases}
$$

【配伍应用】

1. 用于风湿痹痛,麻木瘙痒,可以单用本品熬膏服或浸酒服,也可与祛风湿药配伍,如《普济方》用本品3两,防己1两,酒1瓶煮饮。用于损伤、疮肿,可配伍当归、红花、花粉、生甘草等活血消肿解毒药同用。

2. 用于浮肿尿少、脚气湿肿,可配伍茯苓皮、生苡仁、防己等利水祛湿药同用。

【用量用法】内服:10～15克,或熬膏、浸酒。外用:适量,水煎洗。

【本草摘要】

《本草纲目》:"治风湿流注,历节鹤膝,麻痹瘙痒,损伤疮肿,入酒药中用。"

《浙江天目山药植志》:"行水利尿,泻下焦血分湿热,治风水肿,脚气,风湿关节疼痛,口眼㖞斜,痈肿恶疮。"

《温岭县药物资源名录》:"驱风湿,通经络。"

【现代研究】

成分:含多种生物碱,主要为青藤碱。

药理:主要有抗炎、镇痛、镇静作用。

临床报道:治疗类风湿性关节炎、慢性肾炎有一定效果。

络 石 藤《本经》

【来源】为夹竹桃科常绿攀援灌木络石 *Trachelospermum jasminoides*(Lindl.)Lem. 的干燥带叶茎枝。主产于华东、华南等地。全年可收,晒干,切段入药。

【处方用名】络石藤

【性能概要】味苦,性微寒。归心、肝、肾经。本品有祛风通络,凉血消肿作用。用治风湿痹痛,筋脉拘挛之有热者,有祛风清热,通络止痛之功;用治咽喉肿痛、痈肿不消,又有清热凉血消肿之效;《别录》谓"养肾",故也可用于肾虚有热的腰膝酸痛。

络石藤、青风藤、海风藤、海桐皮均为祛风湿、通经络之品,凡风湿所致疼痛拘挛,肢体屈伸不利者,都可应用。然络石藤偏寒性,有凉血消肿作用,故风湿痹痛偏热者较宜,此外也用于血热毒盛之咽喉肿痛及痈肿不消;青风藤通经络,利小便,故浮肿尿少、脚气湿肿也用之;海风藤温通经络,又可治跌打损伤瘀痛;海桐皮善治腰膝痹痛和麻木,外用尚有燥湿杀虫作用,可治疥癣、牙痛。

【功效主治简表】

络石藤
- 祛风通络—热痹疼痛,筋脉拘挛
- 凉血消肿
  - 咽喉肿痛
  - 痈肿
- 养肾—肾虚有热,腰膝疼痛

【配伍应用】

1. 用于痹痛拘挛之有热者,可以单用本品浸酒服,也可与五加皮、牛膝等同用。《验方》络石藤酒,即以本品与当归、枸杞子浸酒服,治筋骨酸痛,腰膝无力。

2. 用于喉痹、痈肿。如《近效方》单用本品水煎,慢慢含咽,治咽喉肿塞;《外科精要》止痛灵宝散,配伍皂角刺、瓜蒌、甘草节、乳香、没药,治痈肿作痛。

此外,用于肾虚有热,腰膝酸痛,可与牛膝、续断、桑寄生等同用。

【用量用法】内服:6~12克。

【使用注意】阳虚畏寒、便溏者忌服。

【本草摘要】

《神农本草经》:"主风热死肌痈伤,口干舌焦,痈肿不消,喉舌肿,水浆不下。"

《名医别录》:"养肾,主腰髋痛。"

《要药分剂》:"络石之功,专于舒筋活络。凡病人筋脉拘挛,不易伸屈者,服之无不获效。"

【现代研究】

成分:含牛蒡苷、络石苷、黄酮类及生物碱等。

药理:有抗炎、抗痛风、抗菌、抗癌等作用。

桑 枝 《图经本草》

【来源】为桑科落叶乔木桑树 Morus alba L. 的嫩枝。春、夏两季剪下嫩枝,乘未全干时切片。生用。

【处方用名】桑枝 嫩桑枝 炒桑枝

【性能概要】味苦,性平。归肝经。本品有祛风行水,通利关节作用。用于风湿痹痛,四肢拘挛,可以祛风湿,利关节;用于浮肿、脚气,可以行水退肿;用桑枝或用桑木细片,扎成小把,点燃灭火灸患处,可治风寒湿痹诸痛及阴疽恶疮久不愈者,有祛风寒,利关节,通血脉之效。

【功效主治简表】

桑枝:祛风行水,通利关节
- 风湿痹痛
- 水肿、脚气

【配伍应用】

用于风湿痹痛,四肢拘挛,多与防风、羌活、独活、秦艽、海风藤等祛风湿药同用,如《医学心悟》蠲痹汤。此外也用于浮肿、脚气,如《圣济总录》方,单用本品二两,炒香,水煎服。

【用量用法】内服:15~30克。

【本草摘要】

《图经本草》:"疗遍体风痒干燥,脚气风气,四肢拘挛。"

《本草纲目》:"利关节,除风寒湿痹诸痛。"

《本草备用》:"行水祛风。"

【现代研究】

成分:含鞣质、黄酮类等。

药理:有利尿、抗炎、抗菌、抗病毒、抗癌等作用。

临床报道:对治疗2型糖尿病有效。

松　　节 《别录》

【来源】为松科常绿乔木油松 Pinus tabulaeformis Carr. 、马尾松 P. massoniana Lamb. 及同属其他植物的茎干的瘤状节。全国大部分地区均有出产。全年皆可采取,将其锯成条子,用水浸润,切片,晒干入药。

【处方用名】松节　油松节

【性能概要】味苦,性温。归肝、肾经。本品苦燥温散,有祛风燥湿作用,善去筋骨间风湿,故常用于风寒湿痹,关节疼痛者。

桑枝与松节均有祛风湿作用,常用治筋骨关节风湿痹痛。但松节温燥,只适用于有寒湿者;桑枝性平,不论有寒有热皆可应用。

【功效主治简表】

松节:祛风燥湿—风寒湿痹,关节疼痛

【配伍应用】

用于风寒湿痹,关节疼痛,如《外治秘要》方,单用本品浸酒服,治历节风痛,四肢如解脱,也可与羌活、独活、防风、威灵仙等祛风湿药同用。

【用量用法】内服:15~30克,或浸酒。

【使用注意】本品温燥伤阴,阴虚有热者忌服。

【本草摘要】

《名医别录》:"百节久风,风虚,脚痹疼痛"。又云:"酿酒主脚弱骨节风。"

《本草衍义补遗》:"炒焦治骨节间病,能燥血中之湿。"

《本草纲目》:"筋骨间风湿诸病宜之。"

【现代研究】

药理:有抗炎、镇痛作用。

寻 骨 风 《植物名实图考》

【来源】为马兜铃科多年生攀援草本植物绵毛马兜铃 *Aristolochia mollissima* Hance 的根茎、根或全草。主产于长江流域和山东、陕西等地。夏、秋季或初冬采收,洗净,晒干,切段入药。

【处方用名】寻骨风 巡骨风 白毛藤

【性能概要】味苦,性平。归肝经。本品有祛风通络作用,可治风湿痹痛。

【功效主治简表】

寻骨风:祛风通络—风湿痹痛

【配伍应用】

用于风湿痹痛,常与青风藤、海风藤、秦艽等配伍应用;也可单用浸酒服。

【用量用法】内服:15～30 克,或浸酒。

【本草摘要】

《饮片新参》:"散风痹,通络,治骨节痛。"

《南京民间草药》:"全草浸酒服,治筋骨痛及肚痛。"

《江西民间草药》:"治疟疾,风湿关节痛。"

【现代研究】

成分:含尿囊素、绵毛马兜铃内酯、马兜铃酸等。

药理:有抗关节炎、抗癌作用。

临床报道:对治疗风湿、类风湿关节炎有效。对治疗化脓性感染也有效。

209

伸 筋 草 《本草拾遗》

【来源】为石松科多年生常绿蕨类植物石松 *Lycopodium japonicum* Thunb. 的全草。主产于东北、华北、华中、西南各省。四季均可采收,晒干,切段入药。

【处方用名】伸筋草

【性能概要】味苦、辛,性温。归肝经。本品有祛风寒湿,舒筋通络的作用,常用于风寒湿痹,关节疼痛、肌肤麻木等症。此外,还可用于水肿,有利水退肿的功效。

【功效主治简表】

伸筋草 { 祛风除湿,舒筋通络—风寒湿痹,疼痛麻木
利水退肿—水肿

【配伍应用】

1. 用于风寒湿痹,关节疼痛、肌肤麻木,可以单用本品水煎服,也常配成复方应用。如江西《中草药学》方,以本品一两,丝瓜络五钱,爬山虎五钱,大活血三钱,水酒各半煎服,治关节酸痛,手足麻木;又方,伸筋草、南蛇藤根、松节、寻骨风各五钱,威灵仙三钱,茜草二钱,杜衡五分,水煎服,治小儿麻痹后遗症。

2. 用于水肿,如《滇南本草》方,用本品研细末,每服五分,以陈葫芦、槟榔煎汤送服。

【用量用法】内服:10~15克,或浸酒。

【使用注意】孕妇忌服。

【本草摘要】

《本草拾遗》:"主久患风痹,脚膝疼冷,皮肤不仁,气力衰弱。"

《滇南本草》:"消水肿。"

《生草药性备要》:"消肿,除风湿,浸酒饮,舒筋活络。"

【现代研究】

成分:含石松碱、香荚兰酸、阿魏酸等。

药理:有解热、镇痛、利尿作用;还能解除小儿之痉挛性尿潴留及便秘等。

五 加 皮 《本经》

【来源】五加皮分两类,一为五加科落叶灌木细柱五加 Acanthopanax gracilistylus W. W. Smith 的干燥根皮,习称南五加;一为萝藦科落叶木质藤本杠柳 Periploca sepium Bge. 的根皮,习称北五加。南五加主产于湖北、河南、安徽等省;北五加主产于河北、山西、山东等省。多于5~6月间采挖根部,剥取根皮,阴干,切片入药。生用。

【处方用名】五加皮

【性能概要】味辛、苦,性温。归肝、肾经。本品祛风寒湿邪,兼可补肝肾,强筋骨,故可用治风湿痹痛、筋骨拘挛及腰膝酸痛、软弱无力之证,肝肾不足而有风湿者最为适用,酒浸服之,功效更好;又有利水祛湿作用,可治浮肿、脚气。此外,还治皮肤湿痒,内服、外用均可。

五加皮有南北之分,一般认为南五加皮为正品,祛风寒湿,补肝肾,强筋骨的作用较好;北五加皮利水祛湿作用较好,但有一定毒性,不能过量应用,以防中毒。

【功效主治简表】

五加皮 { 祛风湿,补肝肾,强筋骨 { 风湿痹痛、筋骨拘挛 腰膝酸痛、软弱无力 ; 利水祛湿 { 皮肤水肿 脚气浮肿 }

【配伍应用】

1. 用于风湿痹痛、筋骨拘挛,可以单用浸酒服,也可配成复方应用,如《沈氏尊生书》五加皮散,即以本品与松节、木瓜同用。用于肝肾不足,腰膝酸疼、软弱无力,如《全幼心鉴》方,配牛膝、木瓜,治小儿足膝软弱、行迟。

2. 用于皮肤水肿、脚气浮肿。例如《麻科活人全书》五皮饮,即本品配伍陈皮、大腹皮、生姜皮、茯苓皮,治皮肤水肿;《瑞竹堂》五加皮丸,配伍远志,治脚气浮肿疼痛。

【用量用法】内服:5~10克。外用:适量,煎汤洗或研末敷。

【使用注意】阴虚火旺,舌干口苦者忌服。

【本草摘要】

《神农本草经》:"主心腹疝气作痛,益气疗躄,小儿三岁不能行,疽疮阴蚀。"

《名医别录》:"疗男子阴痿,囊下湿,小便余沥,女子阴痒及腰脊痛,两脚疼痹风弱,五缓虚羸,补中益精,坚筋骨。"

《本草图经》:"酿酒饮治风痹,四肢挛急。"

【现代研究】

成分:含丁香苷、棕榈酸、亚麻酸、挥发油等。

药理:有抗疲劳、抗关节炎、强心、镇静、利尿作用;有双向调节血糖作用。

桑 寄 生 《本经》

【来源】为桑寄生科常绿小灌木桑寄生 *Taxillus chinensis*(DC.) Danser 的带叶茎枝。主产于广东、广西、浙江及河北、辽宁、吉林等地。3~4月采割,洗净,切片,晒干。生用或酒炒用。

【处方用名】桑寄生

【性能概要】味苦、甘,性平。归肝、肾经。本品为养血之品,且能强筋骨,祛风湿,可治风湿痹痛、腰膝酸疼、筋骨无力等症,而对血虚兼有风湿者尤为适用。因能养血,益肝肾,所以又有安胎作用,可治胎动不安、胎漏下血,以及乳汁不下等。

【功效主治简表】

桑寄生 { 祛风湿,强筋骨,养血—风湿痹痛、腰膝痹痛、筋骨无力
　　　　 安胎 { 胎动不安
　　　　　　　 胎漏下血
　　　　　　　 习惯流产

【配伍应用】

1. 用于风湿痹痛、腰膝酸痛、筋骨无力,如《千金方》独活寄生汤,即以本品配伍独活、秦艽、防风、杜仲、牛膝等,治肝肾不足,气血亏虚而有风寒湿邪引起的上述病症。

2. 用于胎动不安、胎漏下血、习惯流产,可配伍菟丝子、续断、阿胶等安胎止血药同用,如《衷中参西录》寿胎丸。

【用量用法】内服:15~30克。

【本草摘要】

《神农本草经》:"主腰痛,小儿背强,痈肿,安胎,充肌肤,坚发齿,长须眉。"

《名医别录》:"去痹,女子崩中,内伤不足,产后余疾,下乳汁。"

《药性本草》:"能令胎牢固,主怀妊漏血不止。"

《日华子本草》:"助筋骨,益血脉。"

《本草蒙筌》:"追风湿,却背强腰痛。"

【现代研究】

成分:含槲皮素及萹蓄苷。

药理:有强心、利尿、降压作用;对脊髓灰质炎病毒和其他肠道病毒有显著抑制作用。

临床报道:治疗冠心病心绞痛,桑寄生制成冲剂,每包相当于生药 1.3 两,每次 0.5 ~ 1 包,日服 2 次。观察 54 例,疗程 4 周至 5 个月不等,有效率为 76% ,其中显效率为 24% ,以重度心绞痛及气滞血瘀偏阴虚者效果较好。

千 年 健 《纲目拾遗》

【来源】为天南星科多年生草本植物千年健 Homalomena occulta (Lour.) Schott 的根茎。主产于广西南部地区。全年可采,以秋季采者品质较佳。挖出后洗净泥土,晒干,切片入药。

【处方用名】千年健

【性能概要】味辛、苦,性温。归肝、肾经。本品辛散,苦燥,温通,可以祛风湿,壮筋骨。适用于风湿痹痛、筋骨无力之证。可入药酒,尤宜老人。

【功效主治简表】

千年健:祛风湿,壮筋骨—风湿痹痛、筋骨无力

【配伍应用】

用于风湿痹痛、筋骨无力,如《纲目拾遗》方,以本品配伍钻地风、虎骨、牛膝、枸杞子、蚕砂、萆薢浸酒服。

【用量用法】内服:5 ~ 10 克,或酒浸。

【使用注意】阴虚火旺,舌干口苦者忌服。

【本草摘要】

《柑园小识》:"可入药酒,风气痛老人最宜食此药,忌莱菔。"

《本草纲目拾遗》:"壮筋骨,浸酒;止胃痛,酒磨服。"

《本草正义》:"千年健,今恒用之于宣通经络,祛风逐痹,颇有应验。盖气味皆厚,亦辛温走窜之作用也。"

【现代研究】

成分:含挥发油等。

药理:有抗炎作用;可抑制布氏杆菌。

石 楠 叶 《别录》

【来源】为蔷薇科常绿灌木石楠 Photinia serrulata Lindl. 的干燥树叶。主产

于江苏、浙江等地。全年可采,晒干后扎成小把。

【处方用名】石楠叶　石南叶

【性能概要】味辛、苦,性平,有小毒。归肝、肾经。本品有祛风及补肾作用,可治风湿痹痛、腰背酸疼、肾虚脚弱,对肾虚而有风湿之证最为适用;又治头风头痛、风疹等症。

【功效主治简表】

石楠叶:祛风补肾 $\begin{cases} 风湿痹痛、腰背酸痛、脚弱无力 \\ 头风头痛 \\ 风疹瘙痒 \end{cases}$

【配伍应用】

用于肾虚而有风湿,腰背酸痛、脚弱无力,如《圣济总录》石楠丸,即以本品与白术、黄芪、鹿茸、肉桂、枸杞子、牛膝、木瓜、防风、天麻同用,制丸剂服。用于头风头痛,可配伍白芷、川芎等药同用。用于风疹瘙痒,可以单用本品,水煎服。

【用量用法】内服:10～15克,或浸酒。

【本草摘要】

《神农本草经》:"养肾气、内伤阴衰,利筋骨皮毛。"

《名医别录》:"疗脚弱,五脏邪气,除热"。

《药性本草》:"能添肾气,治软脚烦闷疼,杀虫,能逐诸风。"

《本草纲目》:"浸酒饮,治头风。"

【现代研究】

成分:含野黑樱桃苷、樱花苷、氢氰酸、鞣质、挥发油等。

药理:有镇痛、抗炎、杀灭日本血吸虫尾蚴及钉螺等作用。

鹿　蹄　草 《滇南本草》

【来源】为鹿蹄草科多年生常绿草本植物鹿蹄草 *Pyrola calliantha* H. Andres 或普通鹿蹄草 *Pyrola decorata* H. Andres 及其同属植物的全草。分布全国大部分地区。夏、秋季生长旺盛时采最好,洗净晒干,切段。生用。

【处方用名】鹿蹄草　鹿衔草　鹿含草

【性能概要】味甘、苦,性温。归肝、肾经。本品有祛风湿,强筋骨作用。适用于风湿痹痛、腰膝无力;又有止血作用,内服治吐血、崩漏,外敷止外伤出血。

【功效主治简表】

鹿蹄草 $\begin{cases} 祛风湿,强筋骨——风湿痹痛、腰膝无力 \\ 止血 \begin{cases} 吐血、崩漏 \\ 外伤出血 \end{cases} \end{cases}$

【配伍应用】

1. 用于风湿痹痛、腰膝无力,可配伍独活、桑寄生、牛膝等药同用。

2. 用于咳嗽咯血,以本品配伍白及各四钱,水煎服(《山西中草药》方)。

用于崩漏,以本品五钱配伍地榆炭一两,水煎服(《吉林中草药》方)。用于外伤出血,用鲜草捣烂或干品研末敷。

【用量用法】内服:15～30克,或炖肉。外用:适量,捣烂或研末敷。

【本草摘要】

《滇南本草》:"治筋骨疼痛。"

《植物名实图考》:"治吐血,通经,强筋健骨,补腰肾,生津液。"

【现代研究】

成分:含鹿蹄草素、熊果酚苷、挥发油等。

药理:有抗菌、抗炎、止咳、平喘、祛痰等作用。

虎　　骨《别录》

【来源】为猫科动物虎 *Panthera tigris* L. 的骨骼。以头骨、四肢骨入药为优。雄虎的前胫骨更佳,处方名虎胫骨。主产于东北、湖南、四川、云南、贵州等地。猎得后刮尽骨上附着的筋肉,在通风处阴干或微火烘干,锯成短段,用香油炙酥。以骨熬胶名虎骨胶。

【处方用名】炙虎骨　虎胫骨

【性能概要】味辛,性温。归肝、肾经。肝主筋,肾主骨,凡久行伤筋,久立伤骨,或风邪外袭,均能导致筋骨疼痛无力或伸屈不利。本品辛散温通,能去风定痛,又能强筋健骨,所以用治风痹疼痛、四肢拘挛,以及肝肾虚寒,腰脚软弱无力之证均有良效;且有镇惊作用,可治惊悸不安。

五加皮、桑寄生、千年健、石楠叶、鹿蹄草、虎骨均有祛风湿,强筋骨的作用。然五加皮又能利水祛湿消肿;桑寄生又能补肝肾,养血安胎;千年健宜浸酒服,老人宜之;石楠叶善祛风邪,还可用治风疹、头风头痛;鹿蹄草又兼止血,还可用治多种出血证;虎骨祛风定痛,强筋健骨,药力最雄,又能安神镇惊,用治惊悸。

【功效主治简表】

虎骨 { 祛风定痛,强筋健骨——风痹疼痛拘挛、腰脚软弱无力 / 镇惊——惊悸

【配伍应用】

1. 用于风痹疼痛、四肢拘挛或腰脚软弱无力等症。如《圣济总录》治风痹周身关节游走作痛不可忍;《海上方》治腰脚不随,挛急冷痛,均单用本品浸酒服。也可配成复方应用,如虎骨木瓜丸(《中药制剂手册》),与木瓜、海风藤、威灵仙、制川草乌、川芎、当归、牛膝等同用,治风寒湿痹,肢体疼痛或麻木;《丹溪心法》虎潜丸,配伍知母、黄柏、龟甲、熟地、白芍、当归、锁阳等同用,治肝肾不足,筋骨痿软、腰脚无力。

2. 用于惊悸,如《永类钤方》予知散,即以本品配伍龙骨、远志等份研末为散剂服。

【用量用法】内服:5～10克,入药当用油炸,宜酒浸或研末为丸、散服。

【使用注意】血虚火盛者不宜服。

【本草摘要】

《名医别录》:"止惊悸。"

《药性本草》:"治筋骨毒风挛急,屈伸不得,走疰疼痛。"

《本草纲目》:"追风、定痛、健骨"。

【现代研究】

药理:虎骨胶有良好的镇痛作用及镇静效力。

豨 莶 草 《新修本草》

【来源】为菊科一年生草本植物豨莶 *Siegesbeckia orientalis* L.、腺梗豨莶 *S. pubescens* Mark. 或毛梗豨莶 *S. glabrescens* Mark. 的干燥地上部分。全国大部分地区均产,主产于江苏、浙江、湖南、福建、四川等省。夏季开花前或花期割取地上部分,除去杂质,切断晒干入药。

【处方用名】豨莶草

【性能概要】味辛、苦,性寒,有小毒。归肝、肾经。本品辛散苦燥,善祛筋骨间风湿,兼能活血。故适用于四肢麻痹、筋骨疼痛、腰膝无力、中风瘫痪,以及皮肤风湿疮疹作痒等症,但作用缓慢,久服方效。

【功效主治简表】

豨莶草:祛风除湿活血 { 风湿痹痛或麻木瘫痪 / 皮肤疮疹作痒

【配伍应用】

用于四肢麻痹、筋骨疼痛、腰膝无力、中风瘫痪等症。例如单用本品用酒蒸制,蜜丸服(《济生方》豨莶丸);或与臭梧桐合用,研末蜜丸(《拔萃良方》豨桐丸),均可用于上述各症。用于皮肤风湿,疮疹作痒,多配伍白蒺藜、地肤子、白鲜皮、苍耳子、海桐皮等药同用。

【用量用法】内服:10～15克。去筋骨风湿宜九蒸九晒用,去皮肤风湿疮疹宜生用。

【使用注意】《本草纲目》有"生则性寒,熟则性温","酒蒸丸服则补人去痹"的记载,但毕竟为燥散之品,无风湿者不宜服。

【本草摘要】

《新修本草》:"主金疮,止痛,断血,生肉,除诸恶疮,消浮肿,捣封之。"

《本草拾遗》:"主久疟,痰饮。"

《本草纲目》:"治肝肾风气,四肢麻痹,骨痛膝弱,风湿诸疮。"

《本草经疏》:"祛风除湿,兼活血之要药。"

【现代研究】

成分:含豨莶草苷及生物碱。

药理:有抗炎、降压及舒张血管作用;并有免疫抑制活性等。

臭　梧　桐 《本草图经》

【来源】为马鞭草科落叶灌木或小乔木海州常山 *Clerodendron trichofomum* Thunb. 的叶及嫩枝。全国多数地区均有出产。花前期采集带叶的嫩枝,晒干,切碎入药。

【处方用名】臭梧桐　八角梧桐

【性能概要】味辛、苦、甘,性凉。归肝、脾经。本品有祛风湿作用,内服可治风湿痹痛,外洗可治皮肤湿痒。此外,还可平肝阳,用治肝阳上升,眩晕头痛。

臭梧桐、豨莶草均可用治风湿痹痛及风疹湿疹,皮肤瘙痒。然豨莶草善祛筋骨间风湿,还可用治中风瘫痪;而臭梧桐又能平肝阳,还可用治肝阳眩晕头痛。近代研究,二药均有降压作用,又同可用治高血压。

【功效主治简表】

$$臭梧桐\begin{cases}祛风湿\begin{cases}风湿痹痛\\皮肤疮疹作痒\end{cases}\\平肝阳——肝阳上升,眩晕头痛\end{cases}$$

【配伍应用】

1. 用于风湿痹痛,可以单用本品水煎服,或与豨莶草同用,如《拔萃良方》豨桐丸。用于皮肤湿痒,可以单用本品水煎外洗。

2. 用于肝阳上升,眩晕头痛,单用本品即有效。

【用量用法】内服:10～15 克,鲜者 30～60 克;如研末服,每次 3 克,1 日 2～3 次。外用:适量,煎汤洗。

【本草摘要】

《本草纲目拾遗》:"能宽筋活血,治一切风湿,止痔肿,风气头风,半边头痛,半支风,两足软酸疼痛,不能步履,两手牵绊,不能仰举。"

【现代研究】

成分:含黄酮苷、臭梧桐素甲、臭梧桐素乙等。

药理:有降压作用;并有一定镇痛、镇静作用。

临床报道:治疗高血压,用臭梧桐片每日 10～16 克,分 3～4 次服,治疗 171 例,总有效率 81.87%。配合地龙应用疗效有所提高。

虎　杖 《别录》

【来源】为蓼科多年生草本植物虎杖 *Polygonum cuspidatum* Sieb. et Zucc. 的

根及根茎。我国大部分地区均产。秋末、冬初采根洗净,趁鲜切片晒干。

【处方用名】虎杖

【性能概要】味苦,性寒。归肝、胆、肺经。本品有祛风定痛,清热利湿,破瘀通经,解毒消肿作用。可治风湿筋骨疼痛、湿热黄疸、淋浊白带、经闭癥瘕等症;又治烫伤、跌打损伤、痈肿疮毒等症。此外,还有止咳作用,可治肺热咳嗽。

【功效主治简表】

$$
虎杖
\begin{cases}
祛风定痛—风湿痹痛 \\
清热利湿—湿热黄疸、淋浊、白带 \\
破瘀通经—经闭、癥瘕 \\
解毒消肿—烫伤、跌打损伤、痈肿疮毒、蛇伤 \\
止咳—肺热咳嗽
\end{cases}
$$

【配伍应用】

1. 用于风湿筋骨疼痛,可单用本品水煎服或浸酒服,也可与防风、防己、秦艽等祛风湿药同用。

2. 用于湿热黄疸,可单用,也可配伍茵陈、金钱草等煎服,治胆囊结石兼黄疸者。用于淋浊、白带,单用本品煎汤或研末内服,并可煮水冲洗;又《本事方》用本品水煎加麝香、乳香少许,治沙淋。

3. 用于经闭、癥瘕,如《千金方》以本品配伍土瓜根、牛膝同用。

4. 用于烫伤、跌打损伤、痈肿疮毒、蛇伤等症,单用本品研末,茶水或食油调涂,并可内服。

5. 用于肺热咳嗽,可与贝母、瓜蒌、杏仁等化痰止咳药同用。

【用量用法】内服:10～30克;或浸酒,或入丸、散。外用:适量,研末敷或煎水洗。

【使用注意】孕妇忌服。

【本草摘要】

《名医别录》:“主通利月水,破留血癥结。”

《药性本草》:“治大热烦躁,止渴,利小便,压一切热毒。”

《本草拾遗》:“主风在骨节间及血瘀。煮汁作酒服之。”

《日华子本草》:“治产后恶血不下,心腹胀满。排脓,主疮疖痈毒,妇人血晕,扑损瘀血。”

《滇南本草》:“治五淋白浊,痔漏,疮痈,妇人赤白带下。”

《岭南采药录》:“治蛇伤,脓疱疮,止损伤痛。”

【现代研究】

成分:含蒽醌类,如大黄素、大黄素甲醚、大黄酚、大黄酸等。

药理:有消炎、降压、镇咳、平喘、止血等作用;还有抗菌、抗病毒、抗癌等作用。

临床报道:①治疗烧伤,虎杖外用(粉剂或煎剂湿敷)能促进创面迅速愈合,且有抗绿脓杆菌作用。据34例烧伤面积在18%～40%之间患者治疗观察,一般用药6～7天即可治愈,深Ⅱ°及Ⅲ°烧伤治疗时间略长。②治疗关节炎,虎杖根半斤切碎,浸泡于白酒1斤半内半个月。成人日服2次,每次约0.5两,妇人行经期停服。观察208例,99%以上患者获得不同程度疗效。对治疗传染性黄疸型肝炎、慢性肝炎、澳抗阳性活动性肝炎也有效。

老 鹳 草《滇南本草》

【来源】为牻牛儿苗科一年生草本植物牻牛儿苗 *Erodium stephanianum* Willd.、老鹳草 *Geranium wilfordii* Maxim. 或野老鹳草 Geranium carolinianum L. 的带果实的地上部分。全国大部分地区均有出产。夏季果实近成熟时采收,除去杂质,晒干,切段入药。

【处方用名】老鹳草

【性能概要】味苦、辛,性平。归肝、肾、大肠经。本品辛散苦燥,可以祛风除湿,活血通络。适用于风湿痹痛、拘挛麻木,以及跌打损伤等症。此外还可清大肠湿热,用于湿热泻痢。

【功效主治简表】

$$
老鹳草
\begin{cases}
祛风除湿,活血通络
\begin{cases}
风湿痹痛 \\
跌打损伤
\end{cases} \\
清湿热—湿热泻痢
\end{cases}
$$

【配伍应用】

用于风湿痹痛、拘挛麻木及跌打损伤,单用本品水煎服即有效;或用本品大量,水煎去渣浓缩,加蜂蜜收膏(老鹳草膏)冲服。如配伍当归、鸡血藤、红花、桂枝等药同用,浸酒服,可以增强疗效。

用于湿热泻痢,单用本品水煎服,连续数日即有效。

【用量用法】内服:10～30克,或熬膏、浸酒。

【本草摘要】

《滇南本草》:"祛诸风皮肤发痒,通行十二经络。治筋骨疼痛、痰火痿软、手足筋挛麻木。利小便,泻膀胱积热。散诸疮肿毒,治风火牙痛、疔癫……敷跌打损伤,能定痛治瘀。"

《本草纲目拾遗》:"去风,疏经,活血,健筋骨,通络脉。损伤、痹症麻木、皮风,浸酒常饮,大有效。"

《现代实用中药》:"治久痢。"

【现代研究】

成分:含挥发油、槲皮素、鞣质等。

药理:有广谱抗菌、抗病毒、抗肿瘤、抗炎、抗溃疡作用;并有止泻作用。

临床报道:治疗肠道感染,用老鹳草100%煎剂,每次40毫升,日服2～3次,或老鹳草2～3两每日煎服1剂。治疗急慢性菌痢、急慢性肠炎及阿米巴痢疾等114例,痊愈84例,好转20例,无效10例。大多数病人服药后2～3天症状好转或消失。

穿　山　龙 《东北药植志》

【来源】为薯蓣科多年生藤本植物穿龙薯蓣 *Dioscorea nipponica* Makino 的根茎。全国多数地区均产。秋季采收，除去外皮及须根，切段生用。

【处方用名】穿山龙

【性能概要】味苦，性微寒。归肺、肝经。本品有祛风除湿，舒筋活血作用，适用于风寒湿痹，腰腿疼痛、筋骨麻木，以及扭伤作痛等症；又有祛痰止咳作用，可治痰多咳嗽气喘。

【功效主治简表】

$$穿山龙 \begin{cases} 祛风除湿，活血舒筋 \begin{cases} 风寒湿痹，疼痛或麻木 \\ 扭伤作痛 \end{cases} \\ 祛痰止咳——痰多咳喘 \end{cases}$$

【配伍应用】

1. 用于风寒湿痹，腰腿疼痛、筋骨麻木，以及扭伤作痛，可以单用本品水煎，加红糖服。

2. 用于痰多咳喘，单用本品水煎服即有效。

此外，用本品捣烂或研末外敷，可以消痈肿疮毒。

【用量用法】内服：15～30克，鲜者加倍，或浸酒。外用：适量，研末敷或鲜品捣烂敷。

【本草摘要】

《东北药植志》："舒筋活血，治腰腿疼痛，筋骨麻木。"

《山东中药》："治风寒湿痹。"

《陕西中草药》："治咳嗽，风湿性关节炎，大骨节病关节痛，消化不良，疟疾，跌打损伤，痈肿恶疮。"

【现代研究】

成分：含薯蓣皂苷等多种甾体皂苷。

药理：有镇咳、祛痰、平喘、抗炎、抗菌、抗流感病毒、抗肿瘤作用；并能降血压及降胆固醇。

临床报道：①治疗风湿及类风湿关节炎，用穿山龙注射剂每次肌注2～4毫升，日1次。治疗风湿关节炎241例，有效率89%，临床治愈率为26%。②治疗慢性气管炎，用其片剂（每片含生药2.5克），第1个疗程日服2次，每次2片；第2个疗程日服3次，每次2片，均10天为1个疗程。治疗26例，第1个疗程的有效率为80.8%，显效率30.8%，第2个疗程有效率84%，显效率60%。

白　花　蛇 《开宝本草》

【来源】白花蛇有大小两种，大者为蕲蛇，即蝮蛇科动物五步蛇 *Agkistrodon acutus*（Gunther）的干燥全体；小者为眼镜蛇科动物银环蛇 *Bungarus multicinctus*

219

Blyth 的幼蛇干燥全体。前者主产于浙江、江西等地,后者主产于广东、广西等地。均于夏季捕捉,剖开蛇腹,除去内脏,盘成圆形,用竹片撑开,烘干,去头尾入药,或以黄酒润透,去皮骨用。

【处方用名】白花蛇　蕲蛇肉　金钱白花蛇

【性能概要】味甘、咸,性温,有毒。归肝经。本品善祛风湿,通经络,能"内走脏腑,外达皮肤",故凡人体内外风湿之邪皆可用之,并治麻风、疥癣等症;又有定惊搐作用,可治惊痫抽搐。

【功效主治简表】

$$
白花蛇
\begin{cases}
祛风湿,通经络
\begin{cases}
风湿痹痛、拘挛麻木 \\
中风口㖞、半身不遂 \\
皮肤瘙痒、麻风、疥癣
\end{cases} \\
定惊止搐
\begin{cases}
小儿惊风抽搐 \\
破伤风
\end{cases}
\end{cases}
$$

【配伍应用】

1. 用于风湿痹痛、筋脉拘挛,或肌肉麻木,口眼㖞斜、半身不遂,以及皮肤瘙痒、麻风、疥癣等症。例如《本草纲目》白花蛇酒,即以本品为主药,配伍羌活、天麻、防风、当归、五加皮等制酒剂服,再以药渣为丸服,用治上述病症;又如《医垒元戎》驱风膏,配伍天麻、荆芥、薄荷,加蜜、酒熬膏服,治麻风、疥癣。

2. 用于小儿惊风抽搐、破伤风。如《普济方》定命散,用本品配伍乌梢蛇、蜈蚣共研细末,温酒下,治破伤风,项背强直,角弓反张。

【用量用法】内服:3~10;研末吞服0.5~1克。金钱白花蛇每服1条,煎服;研末吞服0.5~1克。

【使用注意】血虚生风者忌用。

【本草摘要】

《开宝本草》:"中风湿痹不仁,筋脉拘急,口面㖞斜,半身不遂,骨节疼痛,大风疥癣及暴风瘙痒,脚弱不能久立。"

《本草纲目》:"通治诸风,破伤风,小儿风热,急慢惊风,抽搐,瘰疬漏疾,杨梅疮,痘疮倒陷。"

【现代研究】

成分:含3种毒蛋白、透明质酸酶、出血毒素等。

药理:有抗溃疡、降压、镇静、镇痛、增强免疫、抗肿瘤等作用。

乌 梢 蛇 《开宝本草》

附药:蛇蜕

【来源】为游蛇科乌梢蛇 *Zaocys dhumnades*(Cantor)除去内脏的干燥全体。分布于我国大部分地区,以江苏、浙江、安徽、四川等省产量较大。多于春末、冬前捕取,剖腹去肠杂、皮及头部,作螺旋状盘起,用十字形铁丝架好,文火烘干,酒烫煮干供用,常与花椒同贮石灰缸中保存。

蛇蜕为游蛇科动物黑眉锦蛇 *Elaphe taeniurus* Cope.、锦蛇 *Elaphe carinata* (Gunther)或乌梢蛇等蜕下的干燥皮膜。又名蛇退、龙衣。

【处方用名】乌梢蛇　乌蛇　蛇蜕　蛇退　龙衣

【性能概要】味甘,性平,无毒。归肝经。本品性善走窜,内走脏腑,外彻皮毛,能透骨搜风,祛风邪,通经络,定惊搐,止瘙痒。主治作用与白花蛇相近,而药力较缓。

蛇蜕,味甘咸,性平,功能搜风,定惊,止痒,退翳。用于小儿惊风、皮肤瘙痒、目翳等症。内服:2～3 克;研末吞服 0.3～0.6 克。

【功效主治简表】

$$
乌梢蛇\begin{cases}
祛风湿,通经络\begin{cases}
风湿痹痛、拘挛麻木\\
中风口㖞、半身不遂\\
皮肤瘙痒、麻风疥癣
\end{cases}\\
定惊止搐\begin{cases}
小儿惊风抽搐\\
破伤风
\end{cases}
\end{cases}
$$

【配伍应用】

1. 用于风湿痹痛、皮肤瘙痒、麻风、疥癣等症。一般可配伍防风、威灵仙、制川乌、制草乌、当归、地龙、全蝎等药,治风湿痹痛之较重者;《本草纲目》三蛇愈风丹,即以本品配伍白花蛇、蝮蛇、苦参、皂角为丸服,治麻风、疥癣。

2. 用于惊痫抽搐、破伤风。如《杨氏方》五痫丸,即以本品配伍全蝎、蜈蚣、僵蚕、白附子、半夏、南星等,治癫痫抽搐;《圣济总录》定命散,配伍白花蛇、蜈蚣同用,治破伤风。

【用量用法】内服:5～15 克;研末吞服 1～2 克。

【使用注意】血虚生风者忌用。

【本草摘要】
《开宝本草》:"治诸风顽痹,皮肤不仁,风瘙痒瘾疹,疥癣。"
《药性本草》:"主热毒风,皮肤生癞,眉髭脱落,瘑疥等疮。"
《本草纲目》:"功与白花蛇同,而性善无毒。"

【现代研究】
成分:含蛋白质、多种氨基酸、脂肪等。
药理:有抗炎、镇痛、抗惊厥、抗蛇毒等作用。

221

第七章 消食药

凡能健脾开胃以促进饮食积滞消化的药物,称为消食药。

消食药具有健运脾胃,消食除胀和中的功效。所以,凡由宿食不消所引起的脘腹胀闷、嗳气吞酸、恶心呕吐、大便失常,以及脾胃虚弱,消化不良等症,均宜使用本类药物治疗。

临证用药,尚需根据不同病情而与其他药物配合应用。如食积停滞,因脾胃失健所致,当以健脾调胃为主,不宜单纯依靠本类药物取效;若兼脾胃虚寒者,当配伍温中暖胃药;胃有湿浊者,可配伍芳香化湿药;食积气滞者,可配伍理气宽中药;积滞化热者,宜配伍苦寒清热药;若兼大便秘结者,则又当配伍通便药同用。

莱 菔 子 《日华子本草》

附药:地骷髅

【来源】为十字花科一年生或二年生草本植物萝卜 *Raphanus sativus* L. 的种子。我国各地均有栽培。初夏采收成熟种子,晒干。生用或炒用。

地骷髅为萝卜的老根,经晒干而成。

【处方用名】莱菔子 萝卜子 炒莱菔子 地骷髅

【性能概要】味辛、甘,性平。归肺、脾经。本品具有消食除胀功效,适用于食积气滞、脘腹胀满、嗳气吞酸、泻痢不爽等症;兼可下气化痰,常用于气喘咳嗽、痰涎壅盛之证。

地骷髅,味辛甘,性平,功能化痰,消食,利水。用于咳嗽多痰、食积气滞、水肿等。用量:10～30克。

【功效主治简表】

莱菔子 { 消食除胀—食积气滞,脘腹胀满 / 下气化痰—喘咳痰多

【配伍应用】

1. 用于食积气滞,脘腹胀满、嗳气吞酸、腹痛、泻痢后重等症,常与六曲、山楂、陈皮、半夏配伍应用,以增强消食行气,和胃降逆的功效;如有脾虚者,可加白术;有胃热者,可加黄连、连翘。

2. 用于咳嗽,气喘痰多者,多同白芥子、苏子配伍,如《韩氏医通》三子养亲汤。古有单以本品生者涌吐风痰的,但近代临床罕有用者。

【用量用法】内服:10 ~ 15 克。

【本草摘要】

《日华子本草》:"水研服吐风痰。"

《本草纲目》:"下气定喘,治痰,消食,除胀,利大小便,止气痛,下痢后重。"

《衷中参西录》:"莱菔子无论或生或炒,皆能顺气开郁,消胀除满,此乃化气之品,非破气之品。"

【现代研究】

成分:含少量挥发油及大量脂肪油,并含酚类、生物碱、黄酮等。

药理:对葡萄球菌、痢疾杆菌、伤寒杆菌和大肠杆菌有显著抑制作用;具有缓慢而持久的降压作用。

临床报道:治疗老年性便秘,本品用文火炒黄,30 ~ 40 克,温水送服,日 2 ~ 3 次。治疗 60 岁以上老人便秘 32 例,12 小时内排便者 20 例,12 ~ 24 小时排便者 9 例,超过 24 小时仍不能自动排便者 3 例,总有效率 90.6%。

麦　芽 《别录》

【来源】为禾本科一年生草本植物大麦 Hordeum vulgare L. 的成熟果实,经发芽干燥而成。全国各地均产。以成熟大麦,水浸约一日,捞起篓装或布包,经常洒水至发短芽,晒干。生用或炒黄用。

【处方用名】麦芽　生麦芽　炒麦芽　焦麦芽

【性能概要】味甘,性平。归脾、胃经。本品甘能益脾养胃,脾胃健运则气行食消。《本草纲目》谓:可"消化一切米、面、诸果食积",适用于宿食不消,脘闷腹胀,以及脾胃虚弱,食欲不振等症。此外,麦芽有回乳之功,当用大量。

麦芽、莱菔子皆偏消面食积滞。然莱菔子尚有下气除胀,化痰之功,故食积气滞,胀闷不舒,或泻痢后重,以及咳嗽痰喘用之为宜;麦芽则作用和缓,又有健脾开胃之功,且能回乳。

【功效主治简表】

$$
麦芽 \begin{cases} 健脾开胃,行气消食 \begin{cases} 食积不消,脘腹胀闷 \\ 脾胃虚弱,食欲不振 \end{cases} \\ 回乳—妇女断乳,乳房胀痛 \end{cases}
$$

【配伍应用】

1. 用于食积不化,脘腹胀闷,可与神曲、山楂等配伍。用于脾胃虚弱,食欲不振,宜与党参、白术等补气健脾胃药同用。至于消化不良,症情较轻者,可单用本品煎服,或研粉开水调服。

2. 用于妇女奶乳不收、乳汁不止,每日用生、炒麦芽各 30 ~ 60 克,水煎分 2 次服。

【用量用法】内服:10 ~ 15 克,大量 30 ~ 60 克。健脾养胃生用,行气消积炒用。

【本草摘要】

《名医别录》:"消食和中。"

《药性本草》:"破冷气,去心腹胀满。"

《珍珠囊》:"补脾胃虚,宽肠下气。"

《本草纲目》:"消导米面诸果食积。"

《滇南本草》:"治妇人奶乳不收,乳汁不止。"

【现代研究】

成分:含淀粉酶、转化糖酶,以及卵磷脂、麦芽糖、大麦芽碱类等。

药理:有助消化作用。

临床报道:治疗急慢性肝炎,取大麦低温发芽的幼根,干燥磨粉制成糖浆,每次 10 毫升(内含麦芽粉 15 克),每日 3 次,另适当加服酵母或复合维生素 B。一般以 30 天为 1 个疗程,连服至治愈再服 1 个疗程。治疗 161 例,有效率为 67.1%。

神　　曲 《药性本草》

【来源】本品系面粉和其他药物混合后经发酵而成的加工品。原主产于福建,现各地均能生产。其制法如下:以大量面粉、麸皮与杏仁泥、赤豆粉,以及鲜青蒿、鲜苍耳、鲜辣蓼自然汁,混合拌匀,使不干不湿,做成小块,放入筐内,复以麻叶或楮叶,保温发酵一周,长出菌丝后,取出晒干即成。生用或炒用。

【处方用名】六曲　神曲　六神曲　焦神曲

【性能概要】味辛、甘,性温。归脾、胃经。本品辛以行气,甘温和中,所以有健脾开胃,行气消食之功。适用于食积不化,脘闷腹胀,或腹痛泻痢之证,而对谷食不消,尤为适宜。

【功效主治简表】

神曲:消食和胃—饮食积滞,消化不良

【配伍应用】

用于饮食积滞,消化不良,脘闷腹胀,常与麦芽、山楂、乌梅、木香等温中行气、开胃消食之品配合应用。

此外,丸剂中有矿石药品而难于消化吸收者,可用六曲糊丸以助消化,如磁朱丸、万氏牛黄清心丸等。

【用量用法】内服:6~15 克,宜炒焦用。

【本草摘要】

《药性本草》:"化水谷宿食,癥结积滞,健脾暖胃。"

《珍珠囊》:"养胃气,治赤白痢。"

《本草纲目》:"消食下气,治痰逆霍乱,泄痢胀满诸疾。"

【现代研究】

成分:为酵母制剂,酵母菌、淀粉酶、维生素 B 复合体、麦角固醇、蛋白质、脂肪等。

药理:能促进消化液分泌而助消化。

临床报道:治疗小儿单纯性消化不良,将炒神曲制成 50% 煎剂,每日服用量 1 岁 5 ~ 10 毫升,2 ~ 3 岁 10 ~ 20 毫升,3 岁以上酌加,分 2 次服用。观察 129 例,总有效率 91.5%。

谷 芽 《本草纲目》

【来源】为禾本科一年生草本植物粟 *Setaria italica* (L.) Beauv. 的果实,经发芽晒干而成。我国各地均产。取拣净的稻谷,用水浸泡 1 ~ 2 天,捞出置容器中,经常洒水至发短芽,取出晒干。生火或炒用。

【处方用名】谷芽　生谷芽　炒谷芽　焦谷芽　稻芽　香稻芽

【性能概要】味甘,性温。归脾、胃经。本品甘温和中,健脾开胃而促进饮食消化,善消谷食积滞,但作用较麦芽缓和。常用于食积不消及脾胃虚弱,不饥食少之证。

神曲、谷芽均善消谷食积滞。但神曲消导之力较强,并可行气,故适用于食积气滞,脘闷腹胀,或腹痛泻痢之证;谷芽作用缓和,且兼有和中补益之功,常配健脾益气药同用,治疗脾胃虚弱,消化不良,饮食乏味之证。

【功效主治简表】

谷芽:健脾开胃—脾胃虚弱,消化不良,不思饮食

【配伍应用】

用于脾胃虚弱,消化不良,不思饮食,常与白术、甘草、砂仁等补脾助运药配伍使用,如《澹寮方》谷神丸。

【用量用法】内服:10 ~ 15 克。生用长于和中;炒用偏于消食;炒焦则善化积滞,也可生熟同用。

【本草摘要】

《本草纲目》:"快脾开胃,下气和中,消食化积。"

《本草逢原》:"启脾进食,宽中消谷,而能补中。"

《本草备要》:"健脾消食。"

【现代研究】

成分:含淀粉酶及维生素 B 等。

药理:所含淀粉酶能帮助消化,微炒不影响淀粉酶的活性,炒黄、炒焦或入煎剂则酶的效力不明显。

山 楂 《新修本草》

【来源】为蔷薇科落叶灌木或小乔木山里红 *Crataegus pinnatifida* Bge. var. *major* N. E. Br. 或山楂 *Crataegus pinnatifida* Bge. 的成熟果实。我国多数地区均有产。秋末、冬初果实成熟时采收,晒干。生用或炒用。

【处方用名】山楂　焦山楂　山楂炭　炒山楂

225

【性能概要】味酸、甘,性微温。归脾、胃、肝经。本品有健脾开胃,增强消化之功,尤善消化油腻肉积、小儿乳积;又能破气散瘀,炒炭兼可止泻痢。适用于宿食停滞、油腻肉积或伤食所致腹痛泻痢;产后瘀阻腹痛、恶露不尽,以及疝气坠胀疼痛等症。因其消食破气,所以汪昂说:"凡服人参不宜者,服山楂即解"。

【功效主治简表】

山楂 ┫ 消食化积——食积不消(肉积、乳积),脘腹胀痛
破气散瘀 ┫ 产后瘀阻腹痛、恶露不尽
疝气或睾丸偏坠作痛
炒炭止泻痢——泻痢不止

【配伍应用】

1. 用于肉食积滞、小儿乳积。如《简便方》治食肉不消,即用一味山楂水煎服;亦常配入复方,如《证治准绳》匀气散,治肉积停滞,饱胀腹痛,即以其配伍芳香健胃、行气止痛的木香、青皮为散剂。

2. 用于产后瘀阻腹痛、恶露不尽及血滞经痛等症,每与当归、川芎、益母草配伍使用。朱丹溪经验方即单用本品煎服,治产后儿枕痛、恶露不断。用于疝气或睾丸偏坠胀痛,常与橘核、小茴香等同用。近年单用本品或与其他活血化瘀、止痛药同用,治疗冠心病心绞痛有效。

此外,用治泻痢也有一定疗效,可单味煎服。

【用量用法】内服:10～15克。止泻痢当炒炭用。

【本草摘要】

《新修本草》:"实,味酸冷无毒,汁服主水痢,沐头及洗身上疮痒。"

《本草衍义补遗》:"健胃,行气结,治妇人产后儿枕痛,恶露不尽,煎汁入砂糖服之立效。"

《本草纲目》:"化饮食,消肉积、癥瘕,痰饮,痞满吞酸,滞血胀痛。"

《随息居饮食谱》:"醒脾气,消肉食,破瘀血,散结消胀,解酒化痰,除疳疾,止泻痢。"

【现代研究】

成分:含黄酮类及有机酸,还含内酯苷类、脂肪酶、核黄素等。

药理:有强心、降压、增加冠脉流量,扩张血管及抗心律失常作用;有明显降血脂及减轻动脉粥样硬化病变作用;并能增加促进消化;对各型痢疾杆菌及绿脓杆菌等有抑制作用。

临床报道:①治疗急性菌痢,用20%山楂煎剂加糖矫味,每次服200毫升(小儿酌减)每日3次,连服7～10天为1个疗程。治疗24例,全部有效。②用于降血清胆固醇,每日用山楂1两、毛冬青2两,分2次煎服。观察20例,治前血清胆固醇平均253.2毫克%,治后下降到207毫克%。

鸡 内 金 《本经》

【来源】为雉科动物家鸡 *Gallus gallus domesticus* Brisson 的砂囊内壁。剥离后,洗净晒干。研末生用或炒用。

【处方用名】鸡内金 炙鸡金

【性能概要】味甘,性微寒。归脾、胃、膀胱经。本品甘以运脾健胃,消化水谷,微寒以除热止烦。善治食积不消,脘腹胀满、呕吐泻痢,及小儿疳疾发热等症;兼可摄约膀胱而止遗溺,临床多用治小儿遗尿症。此外,近年本品还用于尿路结石、胆结石症,据谓有化石消坚功效。

山楂、鸡内金均为作用较强的消食药。山楂偏消肉食积滞,兼可破气散瘀,用治瘀阻经闭、疝气作痛及胸胁瘀滞作痛;而鸡内金可治一切饮食积滞,为健胃消食的良药,兼可摄约膀胱而止遗溺,用治小儿遗尿症,还可用治尿路结石、胆结石,又有化石消坚的功效。

【功效主治简表】

$$
鸡内金
\begin{cases}
运脾消食
\begin{cases}
食积不消(一切饮食积滞不化)\\
脾虚食少、便溏\\
小儿疳积,形瘦、腹大、发热
\end{cases}\\
止遗尿——小儿遗尿\\
化结石——胆结石、尿路结石
\end{cases}
$$

【配伍应用】

1. 用于宿食停积所致各种证候。如《千金方》独用本品治消化不良,反胃吐食者;《衷中参西录》益脾饼,配伍温中益气的白术、干姜、大枣,治脾虚食少、完谷不化而腹泻证;治小儿疳疾,形瘦腹大者,可用本品配合白面作饼烙熟,随时服食。

2. 用于小儿遗尿,如《万病回春》鸡肶胵散,以鸡内金连肠洗净,炙为末服。

3. 用于胆结石、尿路结石,多与金钱草同用。

【用量用法】内服:3～10克;研末服1.5～3克。

【本草摘要】

《神农本草经》:"主泄痢。"

《名医别录》:"小便频遗,除热止烦。"

《本草纲目》:"治小儿食疟,疗大人淋漓,反胃,消酒积。"

《衷中参西录》:"用鸡内金为脏器疗法,若再与白术等份并用,为消化瘀积之要药,更为健补脾胃之妙品,脾胃健壮,益能运化药力而消积也。"

【现代研究】

成分:含胃激素、角蛋白,并含17种氨基酸等。

药理:有良好的助消化作用。胃激素易受高热破坏,故不宜久炒,并以生用为宜。

阿 魏《新修本草》

【来源】为伞形科多年生草本植物新疆阿魏 *F. sinkiangensnsis* K. M. Shen 或阜康阿魏 *F. fukanensis* K. M. Shen. 的树脂。阿魏主产于伊朗、阿富汗等地,后二者主产于我国新疆。春末、夏初未开花前采收,挖松泥土,露出根部,将茎自根头部切断,即有乳汁自断面流出,上面用树叶覆盖,约经 10 日渗出液凝固如脂,即可刮下,置阴凉干燥处,蒸去多余水分即得,拣去杂质,矸成小块入药。

【处方用名】阿魏

【性能概要】味苦、辛,性温。入脾、胃经。本品长于消化肉食积滞,兼可消散癥瘕痞块。主要用于肉食所伤、宿食停滞,及小儿疟母痞块、妇人癥瘕血块等症。唯本品臭烈异常,易致胃败不纳,故近代多做外用。

【功效主治简表】

$$阿魏 \begin{cases} 消化积滞—肉食停积,胃呆不饥 \\ 消痞散癥 \begin{cases} 腹中痞块 \\ 瘀血癥瘕 \end{cases} \end{cases}$$

【配伍应用】

1. 用于肉食停积,胃呆不纳,常与山楂、黄连、连翘同用,如《丹溪心法》阿魏丸。

2. 用于腹中痞块、瘀血癥瘕,多与雄黄、肉桂、乳香、没药、血竭等配伍,制成硬膏外敷,如《北京市中药成方选集》阿魏化痞膏。

【用量用法】内服:1.5～3 克,宜入丸、散、膏剂中用。

【注意事项】胃弱者及孕妇不宜用。

【本草摘要】

《新修本草》:"主杀诸小虫,去臭气,破癥积,下恶气,除蛊毒。"

《本草衍义补遗》:"消肉积。"

《本经疏证》:"其气臭烈殊常,故善杀诸虫,专辟恶气。辛则走而不守,温则通而能行,故能消积。"

【现代研究】

成分:含挥发油(蒎烯、二硫化合物等)。

药理:有防治应激性胃溃疡,抑制肠蠕动作用;能抑制人型结核杆菌,并有抗炎、抗过敏作用。

第八章

驱 虫 药

凡能驱虫或杀灭人体寄生虫的药物,称为驱虫药。

虫证一般具有不思饮食,或多饥善食,或嗜食异物,或呕吐涎沫,腹痛时作,或肛门瘙痒,久则面色萎黄,形体消瘦等症状,当用驱虫药,从根本上治疗。

驱虫药物的使用,必须根据虫的种类、体质强弱及不同兼证等,分别选用和配伍适当药物。如有便闭者,当配伍泻下药;有积滞者,当配伍消导药;脾胃虚弱者,配伍健脾药;体质虚弱者,可先补后攻,或攻补兼施。

本类药物中,部分药物具有毒副作用,在应用时应当注意用量,以免损伤正气。

使 君 子 《开宝本草》

【来源】为使君子科落叶藤本状灌木植物使君子 *Quisqualis indica* L. 的种子。主产于四川、广东、广西、云南等地,四川产量最大。9~10月果皮变紫黑色时采收,晒干。去壳,取种仁生用或炒香用。

【处方用名】使君子 使君肉

【性能概要】味甘,性温。归脾、胃经。本品既善驱蛔虫、蛲虫,又有健胃消积之效,且其味甘气香,尤为小儿所喜食。所以适用于蛔虫等所引起的虫积腹痛、小儿疳积,以及乳食停滞等症。

【功效主治简表】

使君子:杀虫消疳 { 蛔虫腹痛、蛲虫
小儿疳积,面黄、形瘦、腹大

【配伍应用】

用于蛔虫腹痛、小儿疳积,轻证可单用本品炒熟服食,亦可配伍其他驱虫、泻下药同用。如《儒门事亲》治脾疳方,即用本品为主,配以芦荟,增强泻下排虫之力;又如用使君子、大黄粉(8∶1),小儿每岁服0.3克,最多每次不超过4克,每日1次,连服6天,治蛔虫证。若为虫、疳重症,面黄肌瘦,肢细腹大者,则当配伍槟榔、雷丸等杀虫药及人参、白术等益气健脾药同用,有攻补兼施之效。

【用量用法】内服:5~10克。小儿每岁1粒半,一日总量不超过20粒,空腹连服2~3天,去壳取仁水煎或炒香嚼服。

【使用注意】大量服用或与热茶同用,能引起呃逆、眩晕、呕吐、腹泻等反应,

用当注意。

【本草摘要】

《开宝本草》:"治小儿五疳,小便白浊,杀虫,疗泻痢。"

《本草纲目》:"健脾胃,除虚热,治小儿百病疮癣。"

【现代研究】

成分:含使君子酸钾、脂肪油、胡芦巴碱及吡啶等。

药理:以驱蛔虫为主,还能驱蛲虫。在体外对猪蛔、蚯蚓、蚂蟥均有较强的麻痹或杀灭效能。另外,水浸剂多种皮肤真菌有不同程度的抑制作用。

临床报道:①驱蛔虫,将使君子肉切片,炒香脆,每岁 1 克,分 2 次服,连服 2 天。治疗蛔虫病 194 例,排虫率 100%。②驱蛲虫,将使君子仁炒熟,于饭前半小时嚼食,小儿每日 3～15 粒,成人每日 15～30 粒,分 3 次服,连服 15 天为 1 个疗程,隔 1 月再服 1 个疗程,服药前后忌饮浓茶。一般经 1～2 个疗程,症状即可消失。

苦 楝 皮 《别录》

附药:川楝子

【来源】为楝科乔木植物楝树 *Melia azedarach* L. 和川楝 *M. toosendan* Sieb. et Zucc. 的根皮或树皮。全国大部分地区有分布。随时可采收,刮去栓皮,洗净晒干。鲜用或干品切片生用。

川楝子为川楝的干燥成熟果实,又名金铃子。南方各地均产,以四川产者为佳,故名川楝子。秋、冬果实成熟时采收,洗净,切厚片,晒干贮存,或用时捣破。生用或炒用。

【处方用名】苦楝根皮　苦楝皮　川楝子　金铃子

【性能概要】味苦,性寒,有毒。归脾、胃经。本品驱虫效力较使君子强大而可靠,用治蛔虫、钩虫、蛲虫等疗效颇佳,兼能燥湿止痒,可治疮癣疥癞。

川楝子,味苦,性寒,有小毒。归肝、小肠、膀胱经。本品有驱虫疗癣作用,但效力较苦楝根皮为弱,内服可用于蛔虫等肠道寄生虫病,研末或制软膏涂敷可疗疥癣。本品兼有清热,行气止痛功效,适用于胸胁、脘腹及疝气作痛兼有热者。如用治肝气郁滞,气郁化火所致的胸腹胁肋疼痛,可配伍延胡索同用,如《圣惠方》金铃子散;也可与茴香、吴萸、木香等温热药同用,治寒疝腹痛,如《证治准绳》导气汤。用量:10～15 克。外用:适量。使用注意:有小毒,服量不宜过大。

【功效主治简表】

苦楝皮 { 驱虫—蛔虫、钩虫、蛲虫 / 燥湿止痒—头癣、疥疮

川楝子 { 驱虫、疗癣 { 虫积腹痛 / 头癣 } 行气止痛 { 胸胁、脘腹作痛 / 疝气疼痛 }

【配伍应用】

1. 用于蛔虫腹痛者,可单味使用,如《本草纲目》附方单用本品水煮,量儿大小饮之,可疗小儿蛔虫;《简便方》则以本品制成膏滋,每次温酒服一匙。若虫证重者,本品亦可配伍其他杀虫药以增强疗效,如抵圣散(经验方),用本品与芜荑研末,水煎服。此外,有用治钩虫病,如苦楝槟榔糖浆,用鲜苦楝根皮8钱,槟榔5钱,水煎后兑入少量蜂蜜,于睡前空腹1次服完,连服两晚,小儿酌减。还有用治蛲虫病,以本品配伍百部、乌梅浓煎,每晚用煎液灌肛1次,连用2~4晚。

2. 用于头癣、疥疮,每以本品研末,用醋或猪脂调涂患处;亦可煎汤浴洗。

【用量用法】内服:6~10克,鲜品可用15~30克,以鲜者效果为佳。外用:适量。

【使用注意】苦楝皮有毒,不宜持续和过量服用。

【本草摘要】

《名医别录》:"疗蛔虫,利大肠。"

《日华子本草》:"治游风热毒,风疹恶疮疥癞,小儿壮热,并煎汤浸洗。"

《现代实用中药》:"根皮对绦虫、蛔虫、蛲虫都有效。"

【现代研究】

成分:含川楝素(苦楝素),及苦楝碱、川楝酮等。

药理:有驱蛔作用,对蛲虫也有麻痹作用;对真菌有抑制作用。

临床报道:驱蛔虫,将苦楝皮制成50%浓缩煎剂,每次40~60毫升,及浸膏片(每片含浸膏0.45克)每次4~8片,连用2~3天,一般均在睡前及次晨空腹各给药1次。观察4757例,排虫率93.6%。但服药后不良反应占35.2%。

鹤　虱《唐本草》

【来源】为菊科多年生草本植物天名精 *Carpesium abrotanoides* L. 的果实。前者称北鹤虱,主产于河南、山西、陕西、甘肃等地。后者称南鹤虱,主产于江苏、浙江、安徽、四川等地。江苏地区主要用南鹤虱。二者均于秋季果实成熟时采收,晒干,除去皮屑、杂质。生用。

【处方用名】鹤虱　北鹤虱　南鹤虱

【性能概要】味苦、辛,性平,有小毒。归脾、胃经。本品功能杀虫,可用于蛔虫、蛲虫、绦虫等多种肠寄生虫所引的虫积腹痛。

【功效主治简表】

鹤虱:杀虫—蛔虫、蛲虫、绦虫等多种肠道寄生虫

【配伍应用】

用于蛔虫腹痛时作时止,口吐清水者,可以本品配伍川楝子、槟榔、白矾、胡粉等药,如《小儿药证直诀》安虫散。用于治绦虫证,可与槟榔、鹤草芽、南瓜子等同用。

231

【用量用法】内服:3～10克。

【本草摘要】

《新修本草》:"主蛔、蛲虫,用之为散,以肥肉臛汁,服方寸匕;亦丸、散中用。"

《开宝本草》:"虫心痛,以淡醋和半匕服。"

【现代研究】

成分:含缬草酸、豆甾醇、天名精内酯、天名精酮及细辛醚、细辛醛、黄酮类等。

药理:有驱杀绦虫、蛔虫作用。

临床报道:治钩虫病,取鹤虱90克,洗净后水煎2次,药液混合浓缩至60毫升过滤,加少量白糖调味,成人每晚睡前服30毫升,连服2晚。小儿及年老体弱者酌减。观察57例,阴转率79%。

芜　　荑 《本经》

【来源】为榆科落叶小乔木或灌木植物大果榆 *Ulmus macrocarpa* Hance 果实的加工品。主产于河北、山西。夏季当果实成熟时采下,晒干,搓去膜翅,取出种子。种子浸入水中,待发酵后,加入榆树皮面、红土、菊花末混合均匀,加适量温开水调成糊状,摊于平板上,切成小方块,晒干,入药。

【处方用名】芜荑　臭芜荑　白芜荑

【性能概要】味辛、苦,性温。归脾、胃经。本品功能消疳杀虫,可用治蛔虫、绦虫及疳积、泄泻等症。

【功效主治简表】

$$
芜荑:杀虫消疳\begin{cases}蛔虫、绦虫\\疳积、泄泻\end{cases}
$$

【配伍应用】

用于虫积腹痛。如《千金方》治蛔虫方,单用本品为末,米饮送服;《普济本事方》,以生芜荑、生槟榔为末,蒸饭为丸服,杀诸虫(蛔虫、绦虫);《医治准绳》治小儿虫痫,胃寒虫动,诸症危恶与痫相似者,用白芜荑与破积杀虫的干漆配伍,可增强杀虫功力。

【用量用法】内服:3～10克。

【本草摘要】

《神农本草经》:"主五内邪气,散皮肤骨节中淫淫温行毒,去三虫,化食。"

《名医别录》:"逐寸白虫。"

《海药本草》:"杀虫止痛,又治妇人子宫风虚,孩子疳泻冷痢,得诃子、豆蔻良。"

【现代研究】

成分:含鞣酸、糖分等。

药理:在体外对猪蛔虫、蚯蚓、蚂蟥皆有显著杀灭效力;对堇色毛癣菌、奥杜益氏小芽孢癣菌等12种皮肤真菌有不同程度的抑制作用。

榧　　子 《别录》

【来源】为红豆杉科常绿乔木植物榧 *Torreya grandis* Fort. 的成熟种子。主产于浙江、福建、安徽、湖北、江苏等地。冬季果实成熟时采收,晒干。生用或炒用。

【处方用名】榧子　榧实　香榧子

【性能概要】味甘,性平。归肺、大肠经。本品作用缓和,无毒,既能杀虫,又不伤胃,是比较安全而有效的杀虫药;又兼缓泻作用,可以促进虫体排出。所以每多用于钩虫、蛔虫、绦虫、蛲虫等多种虫证。本品油润,可润肺止咳,润肠通便,适用于肺燥咳嗽、肠燥便秘。

【功效主治简表】

榧子 { 杀虫—蛔虫、钩虫、绦虫、蛲虫
　　　润肺—肺燥咳嗽
　　　润肠—肠燥便秘

【配伍应用】

1. 用于钩虫证,可单用本品炒熟嚼食,如《外台秘要》以榧子百枚去皮火煨后嚼服,经宿虫消自下。《证治准绳》则以本品与槟榔、芜荑各等份配伍为末,先食牛肉,后服此药以诱杀绦虫。《现代实用中药》治蛔、蛲、钩、绦等肠道寄生虫病,以本品配伍使君子、大蒜瓣同用,水煎服。

2. 用于肺燥咳嗽,无痰或痰少而黏,属轻症者可单用炒熟嚼食即可;重者则须与玄参、天冬、麦冬、阿胶、桑叶等养阴润肺药配伍使用。

3. 用于肠燥便秘,可单用炒熟嚼食或配伍火麻仁、当归等润肠通便药同用。

【用量用法】内服:15～30克,宜炒熟嚼食,亦可入煎剂。

【本草摘要】

《名医别录》:"常食治五痔、去三虫。"

《本草经集注》:"疗寸白虫。"

《本草图解》:"消谷行食,杀虫化积,止嗽,助阳,疗痔,止浊。"

《本草备要》:"润肺,杀虫。"

【现代研究】

成分:含脂肪油、挥发油,又含草酸、鞣质等。

药理:能驱猫绦虫。

临床报道:治疗钩虫病,每日服炒榧子3～5两,直至大便虫卵消失为止。曾治5例,皆经1月左右痊愈。

槟　　榔 《别录》

【来源】为棕榈科常绿乔木植物槟榔 *Areca catechu* L. 的成熟种子。主产于

233

广东、海南岛、福建、云南,以及国外马来半岛、菲律宾等地。冬、春两季果实成熟时采集,剥去果皮,晒干,浸透切片。生用。

【处方用名】槟榔　花槟榔　鸡心槟榔　大腹子　海南子

【性能概要】味苦、辛,性温。归胃、大肠经。本品能驱除绦虫、蛔虫、蛲虫、钩虫等多种肠道寄生虫,其中对绦虫疗效最佳;并有泻下功效,有利于驱除虫体,是其优点。用治血吸虫、姜片虫、疟疾等病也有疗效。因其苦泄辛散,故有行气消积,利水化湿功效,又可用于食积气滞,脘腹胀满、大便不爽,以及水肿、脚气诸症。

【功效主治简表】

$$
槟榔\begin{cases} 驱虫\begin{cases} 绦虫、蛔虫、钩虫、蛲虫等多种肠道寄生虫病 \\ 血吸虫、姜片虫、疟疾 \end{cases} \\ 行气消积,利水化湿\begin{cases} 食积气滞,脘腹胀满、大便不爽 \\ 水肿、脚气 \end{cases} \end{cases}
$$

【配伍应用】

1. 用于绦虫证,《千金方》单用本品为末服;《医方考》槟榔散石榴根汤,与石榴根皮同用,以增强杀虫效力;近年则以本品与南瓜子同用,有协同作用,疗效满意。治其他虫积腹痛,如《和剂局方》化虫丸,与胡粉、鹤虱、苦楝根皮、枯矾配伍同用。

2. 用于食积气滞,大便不爽,常与木香、香附、陈皮配伍,如《儒门亲事》木香槟榔丸。用于痢疾滞下,可与木香、黄连、赤芍等同用,如《河间六书》芍药汤。

3. 用于脚气肿痛,多与木瓜、吴茱萸、陈皮等同用,如《类编朱氏集验方》鸡鸣散。用于水肿实证,则常与商陆、茯苓皮、泽泻等利水消肿药配伍使用,如《严氏济生方》疏凿饮子。

此外,与常山配伍治疟疾,既能增强疗效,又可减轻常山引起的恶心、呕吐等副作用。

【用量用法】内服:6~15克。若单用于绦虫证,可用60~120克。

【使用注意】脾虚便溏者不宜服用。

【本草摘要】

《名医别录》:"消谷逐水,除痰癖,杀三虫,疗寸白。"

《新修本草》:"治腹胀,生捣末服,利水谷道。"

《本草纲目》:"治泻痢后重,心腹诸痛,大小便气秘,痰气喘急,疗诸疟,御瘴疠。"

【现代研究】

成分:含生物碱,以槟榔碱为主,另含有槟榔次碱、去甲基槟榔次碱等。

药理:驱绦虫为主,对蛲虫和血吸虫也有一定作用;能增强肠蠕动、减慢心率、降血压;对流感病毒及皮肤真菌也有一定抑制作用。滴眼可使瞳孔缩小。

临床报道:治疗绦虫病,取带壳南瓜子200克,炒熟去壳研细末,晨起空腹服下。继取槟椰100～300克,加水煎至100毫升,2小时后一次服下。再过半小时,口服50% MgSO₄溶液50毫升,儿童减半。共治100例均愈,一般在4～6小时后便检全部为阴性。

南　瓜　子《现代实用中药》

【来源】为葫芦科植物南瓜 Cucurbita moschata Duch. 的种子。各地均有栽培。夏、秋间果熟时采收,取子洗净晒干。研末生用,新鲜者良。

【处方用名】南瓜子

【性能概要】味甘,性温。归胃、大肠经。本品古代文献未见记载,近年临床实践证实本品确有可靠的杀虫功效,而无毒性,为治疗绦虫病、蛔虫病、血吸虫病的安全药物。

槟榔与南瓜子均为较好的驱虫药,对绦虫、蛔虫、蛲虫等多种肠道寄生虫都有效,特别对治疗绦虫病(尤以牛肉绦虫),相配应用有良好的协同作用,可以大大提高治疗效果。此外,槟榔效用广,其下气消积,利水化湿作用,为南瓜子所不具备。而南瓜子则有治疗血吸虫病的作用。

【功效主治简表】

南瓜子:杀虫—绦虫、蛔虫、血吸虫

【配伍应用】

用于绦虫病和蛔虫病,可单味生用,带壳研细,开水调服,如配伍槟榔浓煎服,疗效更佳。若以较大剂量(120～200克)长期服用,治疗血吸虫病也有一定效果。

【用量用法】内服:60～120 克,连壳或去壳后,研细粉冷开水调服,或水煎服。

【本草摘要】

《现代实用中药》:"驱除绦虫。"

《安徽药材》:"能杀蛔虫。"

《中国药植图鉴》:"炒后煎服,治产后手足浮肿,糖尿病。"

【现代研究】

成分:含南瓜子氨酸、脂肪油、蛋白质、尿素分解酶等。

药理:对绦虫、蛔虫有明显驱虫作用,其驱绦虫与槟榔有协同作用。

雷　　丸《本经》

【来源】为白蘑科真菌雷丸 Omphalia lapidescens Schroet. 的菌核。西北、西南、华南诸省均产,以四川、湖北、云南、贵州等地产量最大。春、秋、冬三季可采收,但以8～10月采收为多,洗净晒干。入丸、散剂。

【处方用名】雷丸　白雷丸

【性能概要】味苦,性寒。归胃、大肠经。本品功能杀虫。近人研究,用治绦虫,能使虫体破坏,无论有钩绦虫、无钩绦虫均有良效;对于蛔虫、钩虫也有破坏虫体作用,故又可用于蛔虫、钩虫证。

【功效主治简表】

雷丸:杀虫—绦虫、钩虫、蛔虫

【配伍应用】

用于绦虫病,《本草纲目》经验方,单用雷丸,水浸去皮,切焙为末,五更初以稀粥饮服1钱。《证治准绳》追虫丸,以之配伍槟榔、牵牛子、木香、苦楝皮等药,能增强驱杀一切肠内寄生虫作用。

【用量用法】粉剂一次10~20克,日服2~3次,连服3天,宜入丸、散剂。

【使用注意】本品有效成分为蛋白酶,受热(60℃左右)和酸作用易于破坏失效,而在碱性溶液中作用最强。

【本草摘要】

《神农本草经》:"主杀三虫,逐毒气,胃中热。"

《本草备要》:"功专消积杀虫。"

【现代研究】

成分:含蛋白水解酶(雷丸素),加热失效。

药理:有驱绦虫及抗阴道毛滴虫作用;有抗癌作用。

临床报道:①治绦虫病,将雷丸研粉,每次20克,以凉开水加糖少许调服,日3次,连服3天;或用雷丸素,每次0.3克,日3次,连服3天,取得较好疗效。②治人肠毛滴虫病,每日成人以雷丸12克水煎,饭前服(用文火刚煮沸即可),儿童酌减,3日为1个疗程,未愈者可再服1个疗程。治疗94例,治愈率95.7%。

鹤　草　芽 《中华医学杂志》

【来源】为蔷薇科多年生草本植物龙芽草(仙鹤草)*Agrimonia pilosa* Ledeb.的冬芽。全国南北各地均有分布。深冬或早春采收,除去棕褐色绒毛,晒干。研粉生用。

【处方用名】鹤草芽　仙鹤草根芽

【性能概要】味苦、涩,性凉。归肝、大肠、小肠经。本品为近年临床发现的杀虫药,用于治疗绦虫,效果肯定,且无毒副作用,故为驱杀绦虫要药。现有鹤草芽的提取物制剂供临床使用。

此外,用治阴道滴虫也有一定疗效。

【功效主治简表】

鹤草芽:杀虫—绦虫

【配伍应用】

用于绦虫病,单味研粉,于早晨空腹顿服,一般药后5~6小时内即可排出虫体。

【用量用法】研粉吞服,每次 45 克。小儿以每公斤体重用 1 克计算。

【使用注意】有部分患者服药后有较轻的恶心、呕吐反应。

【现代研究】

成分:含鹤草酚。

药理:对绦虫和囊虫有驱杀作用;能明显抑制血吸虫,杀灭阴道滴虫及抗疟;还可抑制精子活性。鹤草酚几乎不溶水,故用时以散剂为宜。

临床报道:以鹤草芽的多种剂型治疗绦虫病 275 例,全部有效。

贯　　众《本经》

【来源】为鳞毛蕨科多年生草本植物粗茎鳞毛蕨 *Dryopteris Crassirhizoma* Nakai、蹄盖蕨科多年生草本植物蛾眉蕨 *Lunathyrium acrostichoides*(Sw.)Ching、乌毛蕨科多年生草本植物单芽狗脊 *Woodwardia unigemmata*(Makino)Nakai、紫萁科多年生草本植物紫萁 *Osmunda Japonica* Thunb. 的根茎及叶柄基部。粗茎鳞毛蕨主产于东北,蛾眉蕨主产于华北、华中,单芽狗脊主产于华东、华南,紫萁主产于河南及华东等地区。多在秋季挖取根茎,除去须根与部分叶柄,晒干。切片生用或炒炭用。

【处方用名】贯众　贯仲　贯众炭

【性能概要】味苦,性微寒。归肝、脾经。本品有驱虫作用,适用于多种肠内寄生虫,但以治疗绦虫、蛲虫效果较好。其炒炭后,既能清热,又能收敛止血,宜于血热吐血、衄血、便血,对崩漏功效尤良。本品苦寒,又能清热解毒,可治斑疹痘毒、疮毒、痄腮肿痛等症。此外,将其置水中,取水饮之,能预防麻疹、流感等疾病,亦属解毒作用。

【功效主治简表】

贯众　{ 驱虫—多种肠道寄生虫 / 止血—吐血、衄血、便血、崩漏 / 清热解毒—风热感冒、温热斑疹、疮肿、痄腮 }

【配伍应用】

1. 用于治绦虫,多与槟榔、雷丸等配伍制成丸剂服用。治蛲虫,可与百部、苦楝皮、鹤虱等同用。

2. 用于子宫出血效果较好,如《集简方》治妇人血崩,即单用贯众半两,酒煎服之,立止。《妇人良方》治产后恶露淋沥,单用本品以醋制为末,米饮调下。本品如入复方则止血效果更佳。

3. 用于热毒斑疹、疮肿、痄腮及流感性感冒等疾病,常与大青叶、板蓝根、银花等清热解毒药配合使用。

【用量用法】内服 10～15 克。用于驱虫及清热解毒宜生用,止血宜炒炭用。

237

【本草摘要】

《神农本草经》:"主腹中邪热气、诸毒、杀三虫。"

《本草纲目》:"治下血、崩中、带下、产后血气胀痛、斑疹毒、漆毒、骨哽。"

《本草正义》:"贯众苦寒沉降之质,故主邪热而能止血,并治血痢下血甚有捷效,皆苦以燥湿,寒以泄热之功也。然气亦浓厚,故能解时邪热结之毒。《别录》除头风,专指风热而言之,凡大头瘟疫肿连耳目,用泄散而不遽应者,但加入贯众一味,即邪势透泄而热解神清。"

【现代研究】

成分:含绵马素、绵马素及尖叶土杉甾酮 A、羟基促脱皮甾酮等。

药理:有驱除绦虫作用,在体外对猪蛔虫、蚯蚓、水蛭等亦有效,还能驱除人体的肠蠕虫,如钩虫、蛔虫、鞭虫等;有抗菌、抗病毒、抗癌作用;有收缩子宫、抗早孕、止血等作用。

临床报道:①治疗胆道蛔虫病,用贯众、苦楝皮各 75 克(15 岁以下儿童每次、每岁 5 克),水煎 2 次合并浓缩成 100 毫升左右,空腹 1 次顿服,连服 2 日,间隔 1～2 日再服,服药 2～6 次。观察 34 例,症状、体征消失者 30 例,显著减轻者 4 例。②治疗产后出血等,用粗茎鳞毛蕨注射液每次 2 毫升(相当于 1 克生药),行肌注或宫颈局部注射,重症剂量加倍。治疗产后出血、流产后出血、人工流产、剖宫产及葡萄胎手术 48 例,有效率 91.6%。一般在用药后 10 分钟左右出现明显子宫收缩,随即流血减少直至停止。乌毛蕨注射液也有类似作用。

第九章

涌 吐 药

凡能引起或促使呕吐的药物,均称涌吐药,又叫催吐药。

《内经》说:"其高者因而越之","在上者涌之"。是指在人体上部如咽喉、胸脘有痰涎、宿食、毒物等有害物质的停留,均可使用涌吐药,因势利导,达到祛邪治病的目的。故凡误食毒物,毒物停留胃中,尚未吸收;或宿食停滞不化,脘部胀痛;或痰涎壅塞,咽喉梗阻,呼吸困难;或痰浊上涌,蒙蔽清窍,癫痫发狂者,均可使用涌吐药来治疗。

涌吐药大都药性峻烈,有毒,反应很大,每使人昏眩或呕吐不止,应当注意解救。张子和曾指出解救的方法时说:"吐至昏眩,切勿惊疑,如发头眩,可饮冰立解,如无冰时,新汲水亦可。"又说:"如用藜芦吐不止者,以葱白汤解之;石药则以甘草、贯众解之;诸草本者,可以麝香解之。"使用催吐药,多用散剂,以便直接迅速发挥药效。涌吐之后,不能马上进食,待休息之后,俟胃肠功能恢复正常时方可。这些都是使用涌吐药应该掌握的知识。

凡用涌吐药易伤胃气,故身体虚弱或素患血证、高血压者,以及孕妇均当忌用。

瓜 蒂 《本经》

【来源】为葫芦科一年生草质藤本甜瓜 Cucumis melo L. 的果蒂。全国各地多有栽培。在甜瓜盛产期,将瓜摘下,剪取青绿色的瓜蒂阴干入药。

【处方用名】瓜蒂 甜瓜蒂 苦丁香 瓜丁

【性能概要】味苦,性寒,有小毒。归胃经。本品为涌吐专药。凡痰热郁于胸中而为癫痫发狂、喉痹喘息、烦躁不眠,或宿食停留于胃而致胸脘痞硬,以及误食毒物等症,均可用瓜蒂催吐。外用研末吹鼻,可治湿热黄疸、湿家头痛、身面浮肿等症。李时珍认为瓜蒂能引去阳明经湿热,所以有效。但吐药能伤胃气,故胃弱者及病后、产后皆宜慎用。如服瓜蒂吐不止,用麝香少许泡汤服可解救。

【功效主治简表】

瓜蒂 ┫
　涌吐 ┫ 热痰郁于胸中
　　　　 宿食停留于胃
　　　　 误食毒物
　研末外用,吹鼻中,祛湿热—湿热黄疸、湿家头痛、身面浮肿

【配伍应用】

1. 用于痰热郁于胸中所致的癫痫发狂、喉痹喘息、烦躁不眠。如《圣惠方》治发狂欲走;《经验后方》治风癫、缠喉风所致的痰涎涌盛,呼吸困难,均单用瓜蒂研末取吐。用于宿食、痰涎在上脘,如《伤寒论》瓜蒂散,合赤小豆为末,香豉煮汁,温服以吐之,亦可用治食物中毒,以涌吐有害毒品。东垣《活法机要》治诸风膈痰、诸痫涎涌者,用瓜蒂炒黄为末,量人以酸齑水调下取吐。《本草衍义》主张如服本药后良久涎未出,可含沙糖一块,下咽,涎自出,以助药力。

2. 用于湿热黄疸、湿家头痛、身面浮肿。如《千金翼方》瓜丁散,用瓜丁细末如一大豆许,纳鼻中,令病人吸入,鼻中黄水出即愈,治黄疸目黄不除;又《类证活人书》用瓜蒂末,口含水,嗅一字许入鼻中,少时黄水出,治湿家头中寒湿,头疼鼻塞而烦者。

【用量用法】内服:2.5~4.5克;入丸、散0.3~1.0克。外用:适量,研末嗅鼻,待鼻中流出黄水即停药。

【使用注意】体虚、失血及上部无实邪者忌服。

【本草摘要】

《神农本草经》:"咳逆上气,及食诸果,病在胸腹中,皆吐下之。"

《名医别录》:"疗黄疸。"

《本草纲目》:"吐风热痰涎,治风眩头痛、癫痫喉痹,头目有湿气。"

【现代研究】

成分:含多种葫芦素等。

药理:有催吐、保肝、抗癌作用。瓜蒂及葫芦素均有一定毒性。

临床报道:治疗急性肝炎,每日用瓜蒂5克,加水100毫升,浸10天后,取浸液分2次饭后服,共治103例;或以瓜蒂为末,吹鼻中,治疗慢性迁延性肝炎及无黄疸型肝炎,共治18例,均有较好疗效。

胆　　矾 《本经》

【来源】为硫化铜矿氧化分解形成或人工制成的含水硫酸铜($CuSO_4 \cdot 5H_2O$)。主产于云南。研末或煅后研末用。

【处方用名】胆矾　石胆　兰矾

【性能概要】味酸、辛,性寒,有毒。归肝、胆经。本品辛散酸涩,寒能清热,涌吐之功甚捷,又有燥湿,蚀疮,去腐,解毒之效。内服可用于风热痰涎壅盛的癫痫喉痹,以及误食毒物的解救;外用可治风眼赤烂、口疮、牙疳、肿毒不溃、腐肉不脱、胬肉疼痛。唯药性毒烈,内服宜慎。

瓜蒂、胆矾均为常用之涌吐药,同可用治痰热癫痫、喉痹及食物中毒等症。然瓜蒂善吐热痰,且外用引湿热外出,可疗湿热黄疸、湿家头痛;胆矾善吐风痰,外用治风眼赤烂、口疮、牙疳、肿毒不溃、腐肉不脱、胬肉疼痛等,有燥湿,蚀疮,去腐,解毒之效。

【功效主治简表】

$$胆矾\begin{cases}涌吐\begin{cases}风痰壅塞\\误食毒物\end{cases}\\燥湿解毒—风眼赤烂、口疮、牙疳\\蚀疮去腐\begin{cases}肿毒不溃\\腐肉不脱、胬肉疼痛\end{cases}\end{cases}$$

【配伍应用】

1. 用于涌吐风热痰涎及风痰癫痫、喉痹等症。如《谭氏小儿方》以之为末,温醋汤调下,用吐风痰;《济生方》二圣散,配伍僵蚕为末,吹喉吐涎,以治喉痹。现代临床主要用治误食毒物,单服催吐即可。

2. 用于风眼赤烂、牙疳、口疮等症。如《明目验方》以之烧研,泡汤洗目,治风眼赤烂;《杂病源流犀烛》胆矾散,以之同儿茶、胡黄连研末敷,治牙疳;《仁斋直指方》治肿毒不溃;《圣济总录》治胬肉疼痛,均以本品研细外涂,亦治痈疽腐肉不脱。

【用量用法】内服:0.3～0.6克,研末水调服。用于催吐,每次极量为0.9克,限服一次。外用:适量,煅研末敷。若洗目,应作千倍之水溶液用之。

【使用注意】体虚者忌服。

【本草摘要】

《神农本草经》:"主明目、目痛、金疮,诸痫痉,女子阴蚀痛。"

《名医别录》:"散癥积、咳逆上气,及鼠瘘恶疮。"

《日华子本草》:"治虫牙,鼻内息肉。"

《本草图经》:"吐风痰。"

《本草汇言》:"消喉痹,疗齿疳、龈烂。"

【现代研究】

成分:为硫酸铜。

药理:有利胆、催吐作用;有腐蚀作用;对口腔、胃肠道有强烈的刺激作用,对心、肝、肾有直接的毒性作用;还能引起急性溶血性贫血。成人口服15克可致死,有人服10克即致死。

藜　芦 《本经》

【来源】为百合科多年生草本植物藜芦 *Veratrum nigrum* L. 的干燥根茎。主产于山西、河北、河南、山东、辽宁等省。夏季抽花茎前挖根部,除去地上部分,洗净,晒干入药。

【处方用名】藜芦　黑藜芦

【性能概要】味辛、苦,性寒,有毒。归肺经。本品善吐风痰,杀虫止痒。内服催吐作用较强,可治中风痰壅,喉痹不通及癫痫等症;油调外涂,可用治疥癣、秃疮;研末外掺有灭虱之效。但其毒性猛烈,服之令人烦闷吐逆,大损津液,用时宜慎。服藜芦吐不止,服葱汤可以解其毒。

近代多用作除四害灭蚊蝇,也作农业杀虫剂使用。

【功效主治简表】

$$藜芦\begin{cases}涌吐风痰——中风痰壅,喉痹不通、癫痫\\杀虫止痒\begin{cases}疥癣、秃疮\\灭虱\end{cases}\end{cases}$$

【配伍应用】

1. 用于风痰壅塞所致中风不语、喉痹不通、癫痫等症。如治诸风痰饮,多配伍郁金为末,温浆水和服探吐(《经验方》);治中风不语,痰涎壅盛,喉中如曳锯,口中涎沫者,又配伍天南星同用(《经验方》)。又用本品配瓜蒂、防风同用,涌吐痰涎、毒物,如《儒门事亲》三圣散。

2. 用于疥癣、秃疮。如《斗门方》用本品细捣为末,以生油调之,治疥癣;又《肘后方》以藜芦为末,腊月猪脂调涂治白秃虫疮。头生虮虱,《仁斋直指方》用藜芦末掺之,有灭虱之效。

【用量用法】内服:0.3~0.9克,宜作丸、散。外用:适量,加生油调成软膏外涂。

【使用注意】体虚气弱及孕妇忌服。反细辛、芍药及诸参。动物实验证明,其中毒症状为心律不齐,血压下降,呼吸抑制或停止呼吸,故不宜内服,多作外用。

【本草摘要】

《神农本草经》:"主蛊毒咳逆,泄痢肠澼,头疡疥瘙恶疮,杀诸虫毒。"

《嘉祐本草》:"大吐上膈风涎,暗风痫病,小儿鰕鮄。"

《本草纲目》:"吐药不一,常山吐疟痰,瓜蒂吐热痰……藜芦则吐风痰也。"

【现代研究】

成分:含芥芬胺、假芥芬胺、玉红芥芬胺、秋水仙碱等多种生物碱。

药理:具有明显而持久降压作用,同时伴有心率减慢,呼吸抑制或暂停;对家蝇有毒杀效力。

常　　山 《本经》

附药:蜀漆

【来源】为虎耳草科落叶小灌木黄常山 *Dichroa febrifuga* Lour. 的根。主产于四川、贵州、湖南,湖北、广东、广西、云南等地亦产。秋季采挖,除去地上部分及须根,洗净晒干。用清水泡后闷润至透,切片晒干,酒或醋炙入药。蜀漆即常山的苗叶,又名甜茶。

【处方用名】常山　黄常山　生常山　炒常山　鸡骨常山　蜀漆　甜茶

【性能概要】味苦、辛,性寒,有毒。归肺、心、肝经。本品辛开苦泄,宣可去壅,善开痰结,既能上行引吐胸中痰水,又能行胁下痰水,故可用治胸中痰饮积聚,欲吐不能吐者。又古云:"无痰不成疟"。本品能开痰行水,泄热破结,故又有良好的截疟之功,还可用治多种疟疾。唯本品药力猛烈,易伤正气,虚人当慎用。

藜芦善吐风痰,毒性猛烈,偶作中风痰壅急救之用,兼可杀虫灭虱;常山功专涌吐胸中痰水,尤善开痰截疟,为治疟之主药。

蜀漆,性味归经、功效主治与常山同。《本草衍义》谓:"治疟多吐人",故涌吐作用较常山为胜。《金匮要略》用本品配云母、龙骨同用,即蜀漆散,可治寒多热少的牝疟。用量:如常山。禁忌:如常山。

【功效主治简表】

常山 $\begin{cases} 吐痰饮——胸中痰饮积聚 \\ 截疟——新、久疟疾 \end{cases}$

【配伍应用】

1. 用于老痰积饮,胸膈胀满,欲吐不能吐者,如《千金方》,常用本品配甘草煎汤,加蜜温服,不吐更服。

2. 用于一切新、久疟疾。如常与草果、厚朴、槟榔等同用,即《伤寒保命集》截疟七宝饮,用治疟疾夹湿的病证,以增强祛邪,燥湿,止疟之功;如邪热较甚者,本品又可与知母、贝母、草果等同用,以增强清热、化湿、止疟的作用,即《和剂局方》常山饮。但由于本品有引起恶心、呕吐的副作用,临床应用本品时常与半夏、陈皮、藿香等同用,以减少其胃肠反应。

【用量用法】内服:4.5~10 克;或入丸、散。治疗疟疾应在寒热发作前服用为宜。

【使用注意】正气虚弱,久病体弱者忌服。

【本草摘要】

《神农本草经》:"伤寒寒热,热发温疟,胸中痰结,吐逆。"

《本草纲目》:"常山、蜀漆,有劫痰截疟之功","常山、蜀漆生用则上行必吐,酒蒸炒熟则气稍缓,少用亦不至吐也。"

【现代研究】

成分:含各种常山碱、4-喹唑酮、伞形花内酯等。

药理:有抗疟、抗原虫、催吐、解热、降压等作用;对子宫有兴奋作用;有抗肿瘤作用。中毒主要表现恶心、呕吐、腹泻及胃肠黏膜充血、出血。

临床报道:①治疟疾,常山注射液对 5984 例 10 岁以下疟原虫带虫者注射 2 次,间隔 25 天,取得较好疗效。②治疗蓝氏贾第鞭毛虫病,每日以炒常山 3~9 克,或加陈皮 4~6 克,水煎,分 2~3 次服,连服 7 天,有效。

人　参　芦 《本草蒙筌》

【来源】为五加科多年生草本植物人参 *Panax ginseng* C. A. Mey. 的根茎。主产于吉林、辽宁、黑龙江等地。在采挖人参时收集参芦,除去杂质晒干。切片生用。

【处方用名】人参芦

【性能概要】味甘、苦,性微温。归肺、胃经。本品性升,长于涌吐痰饮,作用和缓且能补虚。故《本草蒙筌》谓:"虚羸老弱,痰壅,难服藜芦者,用此可代。"李时珍说,其能"吐虚劳痰饮。"因此,本品适用于体质虚弱,胸中有痰饮积聚,必须涌吐,而又不宜使用峻烈的涌吐药时,用之为宜。《本草正义》还谓,本品有升阳之功,但临床应用不多。

【功效主治简表】

人参芦:涌吐痰饮——体虚,痰涎壅塞,时时欲吐

【配伍应用】

用于虚人,痰涎壅塞,胸膈满闷,时时欲吐,不任攻伐者,可单用本品煎汤,温服即可。

【用量用法】内服:3～9克。

【本草摘要】

《本经逢原》:"专人吐剂,涌虚人膈上清饮宜之。"

《本草正义》:"凡泄泻日久,阳气下陷,参芦加入应用药中,颇有功效;若滞下脓血,而湿热未清,则不可升也。"

第十章
泻 下 药

凡能引起腹泻或滑利大肠使大便排出的药物,即称泻下药。

泻下药的主要作用是通利大便,以清除胃肠积滞及其他有害物质,或清热泻火,使热毒、火毒通过泻下得到缓解或消除,或逐水退肿,使水湿痰饮从大小便排出。此外,还有的泻下药具有破血逐瘀的作用,主要适用于大便不通,肠胃积滞,或实热内盛,或冷积便秘,或水饮停蓄等里实证。

根据泻下药药性特点及使用范围的不同,可分为攻下药、润下药和峻下逐水药三类。

使用泻下药要注意以下几点:里实兼有表邪者,当先解表而后攻里,必要时攻下药与解表药同用,表里双解,以免表邪内陷;如里实正虚可与补养药同用,以攻补兼施,使攻下而不伤正。

作用猛烈的攻下药、峻下药,有的还兼有毒性,易伤正气,故久病体弱、妇女胎前产后、月经期,均当慎用或忌用。泻下药又易伤胃气,奏效即止,不可过服,注意“保胃气”。

根据病情,凡重症、急症,必须急下者,可加大剂量,或制成汤剂内服;病情较缓,只需缓下者,药量不宜过大,或制成丸剂内服。

对具有毒性较强的泻下药,一定要严格炮制,控制剂量,避免中毒,以保证安全用药。

第一节 攻下药

本类药物多攻下力猛,具有较强的泻下作用。因其药性多属苦寒,既能通便又能泻火,故实热积滞,燥屎坚结者为宜。部分药物还可用治里寒冷积便秘,但必须与温里药同用。

苦寒攻下药还可用于外感热病,高热神昏、谵语发狂,或火热上攻,头痛目赤、咽喉肿痛、齿龈肿痛,以及火毒疮疡、血热吐衄,不论有无便秘,均可采用本类药物,以清除实热或导热下行,起到“上病治下”,“釜底抽薪”的作用。湿热下痢,里急后重,或积滞腹痛,泻痢不爽,也可采用苦寒攻下药,以清除湿热,消除食积,铲除病因则泻痢自止,这就是“通因通用”。

此外根据"六腑以通为用","通则不痛"的原理,目前临床以通里攻下药为主,适当配合清热解毒、化瘀散结等药,中西结合治疗部分急腹症,取得了良好的效果,为攻下药的临床应用,开辟了新的途径。

大 黄《本经》

【来源】为蓼科多年生草本植物掌叶大黄 *Rheum palmatum* L.、唐古特大黄 *R. tanguticum* Maxim. ex Balf. 或药用大黄 *R. officinale* Baill. 的根及根茎。掌叶大黄和唐古特大黄主产于青海、甘肃、四川等省;药用大黄主产于四川、湖北、云南、贵州等省。立冬前后叶子大部分枯萎时采挖,不用水洗,削去外皮,大者对剖,长者横切数段,阴干或炕干。生用、酒炒、炒炭或制熟用。

【处方用名】生大黄 熟大黄 酒大黄 大黄炭 川军 酒军 锦纹 制锦纹 将军

【性能概要】味苦,性寒。归脾、胃、大肠、肝、心包经。本品苦寒沉降,峻下实热,荡涤肠胃,走而不守,斩关夺门,有"将军"之号,为治疗热结便秘、壮热神昏等阳明腑实证的要药;还可攻积导滞,泻热通肠,用治湿热下痢,里急后重,以及积滞泻痢,大便不爽。本品不但泻胃肠实热,还可泻血分实热,有清热泻火,凉血解毒之效,可治血热吐衄、目赤咽肿、痈肿疮毒。本品能行瘀破积,活血通经,还可用治瘀血经闭、产后瘀阻、癥瘕积聚、跌打损伤等症。外用尚可清火消肿,治烫伤及火毒疮疡。

【功效主治简表】

大黄
- 泻热通肠
  - 肠胃实热积滞,便秘腹痛
  - 湿热积滞下痢,里急后重
  - 食积腹痛、泻痢不畅
  - 湿热蕴结,黄疸、水肿、淋病
- 凉血解毒
  - 血热妄行,吐血、衄血
  - 火热上攻,目赤、咽肿、口疮
  - 火毒壅盛,痈肿、疮毒
  - 外用治火毒疮疡、水火烫伤(能解毒消肿)
- 行瘀破积
  - 瘀血经闭
  - 产后瘀阻
  - 癥瘕积聚
  - 跌打损伤

【配伍应用】

1. 用于胃肠实热积滞,便秘腹痛,甚至壮热不退,神昏谵语,常与芒硝、枳实、厚朴等同用,以增强峻下热结的作用,如《伤寒论》大承气汤。用于胃肠湿热,下痢腹痛,里急后重者,常与黄连、芍药、木香等同用,如《河间六书》芍药汤。用于食积泻痢,大便不爽,又与青皮、木香、槟榔等同用,如《儒门事亲》木香槟榔丸。其与附子、干姜等温里药适当配伍,还可用治寒积便秘,如《千金方》温脾汤。

2. 用于血热妄行的吐血、衄血及火热上攻的目赤、咽肿、牙痛等症,常与黄芩、黄连等同用,如《金匮要略》泻心汤。还可用于火毒壅盛,气滞血凝所致痈肿、疔疮,如用本品配芒硝、丹皮、桃仁等同用治肠痈,即《金匮要略》大黄牡丹皮汤;配伍野菊花、黄连、蒲公英等同用,治疗肿便秘。

3. 用于瘀血阻滞引起的多种病证。如与当归、红花等同用治瘀血经闭,即《医林集要》无积丸;与桃仁、䗪虫等破血消癥之品同用治产后瘀阻,如《金匮要略》下瘀血汤;用治跌打损伤,瘀血肿痛又可与桃仁、红花、穿山甲等同用,如《医学发明》复元活血汤。

此外,本品能泻热通肠,导湿热从大便而出,故还可用治湿热内蕴所致的黄疸、水肿、淋病等症。如与茵陈、栀子同用,即《伤寒论》茵陈蒿汤,治湿热黄疸;与椒目、防己、葶苈子等同用,如《金匮要略》己椒苈黄丸,治饮留肠间,郁而化热,腹满、舌燥咽干、便秘溲赤等症;与滑石、车前子、木通等同用,治小便淋痛。又大黄外用能清火消肿,凉血解毒,常用治水火烫伤及火毒疮疡,可单用,或配地榆研末油调外敷患处。

【用量用法】内服:3~12克。入煎剂当后下,不宜久煎。外用:适量。大黄生用泻下力强,制用力缓活血好,酒制善清上部火热,炒炭化瘀止血。

【使用注意】本品为峻烈攻下、破瘀之品,易伤正气,如非实证,不宜妄用。孕妇、月经期、哺乳期均当慎用或忌用。

【本草摘要】

《神农本草经》:"下瘀血,血闭寒热,破癥瘕积聚,荡涤肠胃,推陈致新,通利水谷,调中化食,安和五脏。"

《药性本草》:"通女子经候,利水肿,破痰实、冷热积聚、宿食,利大小肠,贴热毒肿,主小儿寒热时疾,烦热,蚀脓,破脓血。"

《本草纲目》:"下痢赤白,里急腹痛,小便淋沥,实热燥结,潮热谵语,黄疸,诸火疮。"

【现代研究】

成分:含蒽醌衍生物,包括各型番泻苷、大黄酚、大黄素、芦荟大黄素、大黄酸和大黄甲醚等;另含鞣酸、有机酸和雌激素样物质等。

药理:有泻下作用,因其含鞣质能收敛,故在致泻后可产生继发性便秘;对多数革兰氏阳性和某些阴性细菌均有抑制作用;还有保肝、利胆、利尿、降脂、止血、抗肿瘤等作用。

临床报道:①治疗急性肠梗阻,用生大黄粉,每次9克(老人、小儿减半),开水冲服或胃管注入,每日2次。治疗44例,有效率达97.7%。②大黄粉和甘草粉5:1,撒敷臁疮,外加"千层"覆盖,每日1次。观察21例,均治愈。

<h1 style="text-align: center;">芒　硝《本经》</h1>

【来源】为含硫酸钠(Na_2SO_4)的天然矿物，经精制而成的结晶体。产于河北、河南、山东、江苏、安徽等省的碱土地区。将天然产品,加热水溶解过滤,除去泥砂及杂质,将滤液放冷析出结晶,通称"皮硝"。结于上面,细芒如锋者为芒硝。沉于底部成块者为朴硝。将芒硝与萝卜片同煮,滤除不溶物,冷却后析出之结晶,风化成白色粉末为玄明粉。

【处方用名】芒硝　朴硝　玄明粉　元明粉　风化硝　皮硝

【性能概要】味咸,性寒。归胃、大肠、三焦经。本品咸寒,咸以软坚,寒能清热,故能泻热通便、润燥软坚,有荡涤胃肠三焦实热,善除燥屎之功,可用治实热积聚,大便燥结,谵语发狂等阳明腑实证。因能泻火通便,又善清痰火,可治痰热郁肺,咳嗽痰涌;痰滞经络,两臂酸痛;痰热蒙蔽清窍,神志昏糊、癫狂等症。外用有清火消肿之功,可治痈肿疮毒、咽喉肿痛、口舌生疮,以及目赤肿痛等症。

本品因加工不同,有朴硝、芒硝、玄明粉(元明粉)之分,一般认为三者功效基本相同。但朴硝杂质较多,芒硝质地较纯,玄明粉质地最为纯净,可根据病情选择使用。至于风化硝,为芒硝风化脱水而成,功同芒硝。而皮硝又为加工粗制品的统称。

《本经》有朴消与消石两种,即水、火两种。芒硝(消)含水硫酸钠,火消主含硝酸钾,二者来源不同,不得混用。

大黄苦寒,芒硝咸寒,都主泻热积,治热结便秘,常相须为用;用治痈肿疮毒,又有清火消肿之功。然大黄不仅能泻胃肠气分实热,还能入血分,凉血解毒,行瘀破积,又可用于血热吐衄、目赤肿痛、经闭癥瘕;芒硝则以清肠软坚为其所长,又有清痰火之功。

【功效主治简表】

```
                     ┌ 实热积聚,大便燥结
                     │          ┌ 痰热郁肺,咳嗽痰涌
      ┌ 泻热通便,润燥软坚┤ 清痰火 ┤ 痰滞经络,两臂酸痛
芒硝 ┤                     └          └ 痰热蒙蔽清窍,神志昏糊或癫狂
      └ 清火消肿(外用)—目赤肿痛、咽喉肿痛、口舌生疮、痈肿疮毒
```

【配伍应用】

1. 用于实热积聚,大便秘结,谵语发狂等症,常与大黄相须为用,如《伤寒论》大承气汤。其峻下热结的作用颇为显著,即《内经》所谓"热淫于内,治以咸寒,佐以苦甘"的具体应用。用于邪热与水饮结聚,心下至少腹硬满而痛者,可配大黄、甘遂以泻热逐饮,如《伤寒论》大陷胸汤。

因能泻火通便,又善清痰火,又可用于痰热郁肺,咳嗽痰涌,可配伍瓜蒌仁、黄芩、青黛等,如《杂病源流犀烛》节斋化痰丸;用于痰滞经络,两臂酸痛,可配伍茯苓、半夏、枳壳,如《丹溪心法》茯苓丸;又治痰热蒙蔽清窍,神昏谵语、癫狂等症,如紫雪丹、加减承气汤(芒硝、大黄、枳实、礞石、皂角、猪胆汁、醋)。

2. 用于痈肿疮疡、目赤、咽肿、口疮等症,多为外用。如单用化水外涂治痈肿疮毒,煎汤外洗治痔疮肿痛,用纱布包装局部外敷治乳痈初起,与大黄、大蒜捣烂外敷治肠痈,均有良好清火消肿止痛之功;用治目赤肿痛,配制眼药水多用玄明粉;又玄明粉配冰片、硼砂等用治咽喉肿痛、口舌生疮,外吹患处,即《外科正宗》冰硼散。故本品又为外科、五官科常用之品。

【用量用法】内服:10～15克,冲入药汁内或开水溶化后服。外用:适量。

【使用注意】孕妇忌服。

【本草摘要】

《神农本草经》:"除寒热邪气,逐六腑积聚,结固留癖,能化七十二种石。"

《珍珠囊》:"其用有三:去实热,一也;涤肠中宿垢,二也;破坚积热块,三也。"

《药品化义》:"味咸软坚,故能通燥结;性寒降下,故能去火烁。主治时行热狂,六腑邪热,或上焦膈热,或下部便坚……因咸走血,亦能通经闭,破蓄血,除痰癖,有推陈致新之动功。"

【现代研究】

成分:主要为硫酸钠,尚杂有食盐、硫酸钙、硫酸镁等。

药理:其硫酸离子不易被吸收,存留肠内形成高渗溶液,使肠内水分增加,引起机械刺激,促进肠蠕动而排下稀便,一般服后4～6小时排便,无肠绞痛等副作用。

临床报道:用于退乳,取芒硝200克纱布包裹,分置二侧乳房上加以固定,经24小时取下。在33例退乳中,1次用药后均获得成功。此外报道,用芒硝纱布包裹外敷,治疗乳腺炎早期也有良好效果。

番 泻 叶 《中国药学大辞典》

【来源】为豆科草本状小灌木植物狭叶番泻 Cassia angustifolia Vahl 或尖叶番泻 C. acutifolia Delile 的叶。主产于印度、埃及、苏丹等国。通常于九月间采收,除去杂质,晒干。生用。

【处方用名】番泻叶

【性能概要】味甘、苦,性寒。归大肠经。本品味苦性寒,质黏滑润,能入大肠泻积热,润肠燥,通大便,少用又能助消化,除积滞,故适用于热结或食积便秘、腹部胀满;还兼能行水消胀,又可用治腹水臌胀。本品虽有健胃作用,究属攻克之品,且泻下作用较大黄猛烈,并有恶心、呕吐、腹痛等副作用,用当注意。

【功效主治简表】

番泻叶 {
泻热通便—热结或食积便秘
行水消胀—腹水臌胀
}

【配伍应用】

1. 用于热结便秘,单用本品少量泡水服则缓下,大量使用则峻下,也可配合枳实、厚朴等同用,以增强泻热通便,消积导滞的作用。配合生大黄、橘皮、黄连、丁香等同用,还可治疗消化不良,便秘腹胀。小量泡水服,还可用治中风、胸痹患者的便秘腹胀。

2. 用于腹水臌胀,本品泻下排水湿作用较甘遂稳妥,可单用沸水泡汤服,也可配伍牵牛子、大腹皮等同用,但以阳实水肿为宜。

【用量用法】内服:3~6克,入煎剂应后下,研末1.5~3克,泡水服。

【使用注意】体虚及孕妇忌服。

【本草摘要】

《饮片新参》:"泄热,利肠腑,通大便。"

《现代实用中药》:"治食物积滞,胸腹胀满,便秘不通","少用为苦味健胃药,能促进消化。服适量能起缓下作用;欲其大泻则服4~6公分,作浸剂,约数小时即起效用而泄泻。"

【现代研究】

成分:含大黄酸、芦荟大黄素、大黄酚及各种番泻苷。

药理:有致泻作用;有抗菌及抑制某些致病性皮肤真菌作用。

临床报道:①治疗便秘,每日用干番泻叶3~6克,重症可加至10克,开水浸泡后服用。观察137例,有效率95.1%。②治疗急性胰腺炎、胆囊炎、胆石症及消化道出血,每次服番泻叶胶囊4粒(每粒含生药2.5克),每天3次,24小时内未大便者加服1次。治疗急性胰腺炎100例,其中49例合并胆囊炎、胆石症、胆道蛔虫等,结果全部治愈。

芦　　荟 《药性本草》

【来源】为百合科多年生常绿肉质草本植物库拉索芦荟 *Aloe barbadensis* Miller、好望角芦荟 *Aloe ferox* Miller 或同属植物的液汁经浓缩的干燥物。主产非洲。我国亦有栽培。全年可采。割取植物的叶片,收集其流出的液汁,置锅内熬成稠膏,倾入容器,冷却凝固。常入丸药用。

【处方用名】芦荟　真芦荟

【性能概要】味苦,性寒。入肝、心、胃、大肠经。本品大苦大寒,沉降下行,功能泻热通肠,为峻下之品。其主入肝经以泻肝火,镇肝风,又入心经以清心热,解心烦,为治肝、心有火,惊痫烦热常用之品。本品兼除胃肠之湿热,有杀虫疗疳之效,还可用治小儿疳积。唯其苦寒之品,气味秽恶,伤胃滑肠,且可通经,用当注意。

【功效主治简表】

$$
芦荟
\begin{cases}
清热通便
\begin{cases}
热结便秘,头晕目赤 \\
习惯性便秘有热者
\end{cases} \\
凉肝除烦—肝、心有火,惊痫烦热 \\
杀虫疗疳
\begin{cases}
小儿疳积,面黄消瘦 \\
虫积腹痛 \\
外用治癣疮
\end{cases}
\end{cases}
$$

【配伍应用】

1. 用于热结便秘,头晕目赤、烦躁失眠等症,常与安神药朱砂同用,如《先醒斋医学广笔记》更衣丸。也可用于习惯性便秘,胃肠有热者。

2. 用于肝经实火、心经有热所致的头晕头痛、耳聋耳鸣、狂躁易怒、惊痫抽搐而兼见大便秘结者,常与黄连、大黄、栀子、龙胆草、青黛等同用,如《宣明论》当归龙荟丸,共收凉肝清心,泻火通肠的"釜底抽薪"之效。

3. 用于虫积腹痛、面色萎黄、消瘦的小儿疳积证,如《儒门事亲》治小儿脾疳方,以本品与使君子等份为末,米饮调服;或配伍人参、白术等益气健脾之品,如《医宗金鉴》肥儿丸。

此外,本品单用研末外敷治龋齿;与甘草同用研末外敷用治癣疮,均取杀虫之效。

【用量用法】内服:1.5~3克,宜入丸、散剂,一般不入煎剂。外用:适量,研敷患处。

【使用注意】脾胃虚寒、食少便溏及孕妇忌服。

【本草摘要】

《本草经疏》:"寒能除热,苦能泄热燥湿,苦能杀虫,至苦至寒,故为除热杀虫之要药。"

《药性论》:"杀小儿疳蛔。"

《开宝本草》:"治热风烦闷,胸膈间热气,明目,镇心,小儿癫痫惊风,疗五疳,杀三虫及痔病疮瘘,解巴豆毒。"

《现代实用中药》:"为峻下药,有健胃通经之效。"

【现代研究】

成分:含芦荟大黄素苷、对香豆酸等。

药理:具有刺激性泻下作用,常伴有腹痛和盆腔充血,严重时可引起肾炎;对多种皮肤真菌和人型结核杆菌有抑制作用;还抗肿瘤活性。

临床报道:治疗青年痤疮,用芦荟美容膏(在普通膏剂化妆品中加入芦荟天然叶汁5%~7%),每日搽患处1~3次。治疗140例,有效者136例。

251

第二节 润下药

润下药多为植物种子或种仁,富含油脂,可滑利大肠,润燥通便,泻下力缓,有的略具有滋补作用,故适用于年老、体虚、久病及产后所致津枯、阴虚、血亏便秘者。应用时,根据病情不同,适当配伍其他药物同用。如热盛津伤便秘者,可与清热养阴药同用;兼血虚者,宜与补血药同用;兼气滞者,须与理气药同用。

火 麻 仁《本经》

【来源】为桑科一年生高大草本植物大麻 *Cannabis sativa* L. 的成熟果实。主产于东北、华中、西南等地。秋、冬两季果实成熟时割取全株,晒干,打下果实,除去皮壳及杂质,收集净仁。打碎用。

【处方用名】火麻仁 大麻仁 麻子仁

【性能概要】味甘,性平。归脾、胃、大肠经。本品甘平油润,有润燥滑肠之功,兼能补虚,"凡老年血液枯燥,产后气血不顺,病后元气未复或禀弱不能运行"(《药品化义》)所致肠燥便秘者,均可应用。

【功效主治简表】

火麻仁:润燥滑肠—老人、虚人、产妇,体弱血虚,肠燥便秘

【配伍应用】

用于老人、虚人及妇女产后所致的血虚津枯,大便秘结,常与当归、熟地、杏仁等养血滋阴润燥之品同用,如《沈氏尊生书》润肠丸。本品配伍润肠敛阴的杏仁、白芍和泻热通肠的大黄、芒硝、厚朴同用,如《伤寒论》麻子仁丸,还可用于邪热伤阴或素体火旺,大便秘结(即脾约证),以及痔疮便秘或习惯便秘等证。

【用量用法】内服:10～15 克,打碎入煎;或入丸、散。

【本草摘要】

《伤寒明理论》:"《内经》曰:脾欲缓,急食甘以缓之。麻仁、杏仁润物也。《本草》曰:润可去枯。脾胃干燥,必以甘润之物为之主。"

《药品化义》:"麻仁,能润肠,体润能去燥,专利大肠气结便闭。凡年老血液枯燥,产后气血不顺,病后元气未复,或禀弱不能运行者皆治。"

【现代研究】

成分:含脂肪油,油中含火麻酚、植物钙镁。

药理:有滑润性缓泻作用和降压作用。

郁 李 仁《本经》

【来源】为蔷薇科落叶灌木植物欧李 *Prunus humilis* Bge.、郁李 *P. japonica*

Thunb. 或长柄扁桃 *Prunus pedunculata* Maxim. 的成熟种子。全国南北各地多有分布,主产于河北、辽宁、内蒙古等省区。秋季果实成熟时采摘,除去果肉,取核去壳,晒干。用时去皮捣碎,生用。

【处方用名】郁李仁

【性能概要】味辛、苦、甘,性平。归脾、大肠、小肠经。本品质润苦降,既能润肠通便,又能下气利尿,故可用治气滞肠燥,大便不通和水肿胀满,小便不利等症。"然而下后多令人津液亏耗,燥结愈甚,乃治标救急之药"(《本草经疏》),故实证宜之,虚证慎用。

火麻仁、郁李仁均为润下药,但火麻仁甘平油润,润燥滑肠,兼有补虚之功,适用于病后体虚及胎前产后便秘;郁李仁则质润苦降,滑肠通便作用较强,且可下气利尿,故以气滞肠燥便秘及二便不利的水肿实证,用之为宜。

【功效主治简表】

郁李仁 { 润肠通便—气滞肠燥,大便秘结
下气利尿—水肿胀满,小便不利

【配伍应用】

1. 用于气滞津枯,肠燥便秘,多与杏仁、柏子仁、蜂蜜等养阴润燥、滑肠之品同用,如《世医得效方》五仁丸。

2. 用于水肿胀满,小便不利,常与白术、茯苓、槟榔等同用,如《奇效良方》郁李仁散。

由于本品善导大肠燥结,利周身水气,故还可用于癃闭便秘,二便不通的阳实水肿之证,又常与甘遂、大黄、芒硝、牵牛子等同用,如浚川散。又本品配生薏苡仁、赤小豆等同用,还可治脚气浮肿。

【用量用法】内服:3~12克;或入丸、散。

【使用注意】阴虚液亏及孕妇慎用。

【本草摘要】
《神农本草经》:"主大腹水肿,面目四肢浮肿,利小便水道。"
《用药法象》:"专治大肠气滞,燥涩不通。"
《本草纲目》:"郁李仁甘苦而润,其性降,故能下气利水。"

【现代研究】
成分:含苦杏仁苷、脂肪油等。
药理:有滑润性缓泻作用和降压作用。

蜂 蜜 《本经》

【来源】为蜜蜂科昆虫中华蜜蜂 *Apis cerana* Fabricius 或意大利蜂 *Apis mellifera* L. 在蜂巢中酿成的糖类物质。我国各地都产。主产于江苏、四川、广东、湖

北、广西、福建、浙江、云南、河南等省区。多在春、夏、秋三季采收。采收时,先将蜂巢割下置于布袋中,将蜜挤出或置离心机将蜜摇出,过滤,除去杂质。生用或炼制用。

【处方用名】蜂蜜　白蜜　生蜜　炼蜜

【性能概要】味甘,性平。归肺、大肠经。本品质地滋润,可润燥滑肠;生用性凉,清热润肺;熟用补中,缓急止痛;甘以解毒,调和药性。故可用治津液不足,大便燥结;肺虚津亏,口干燥咳;脾胃虚弱,神倦食少,心腹作痛;又能解乌头毒;外用可治烫伤、疮疡;还可"和百药",李时珍云"与甘草同功"。唯其久服令人中满,故有湿热痰滞,胸闷不宽者,不宜服用,便溏者亦当忌用。

【功效主治简表】

蜂蜜 ┬ 润燥滑肠——体虚津枯,肠燥便秘
　　　├ 清热润肺——肺燥干咳、肺虚久咳
　　　├ 补中止痛——脾胃虚弱,脘腹作痛
　　　└ 解毒 ┬ 解乌头毒
　　　　　　　└ 外用治烫伤、疮疡

【配伍应用】

1. 用于体虚津枯,肠燥便秘,可单用本品冲服,也可制成栓剂使用,如《伤寒论》蜜煎导法。又可用治慢性便秘,可配养血润燥的黑芝麻同用。

2. 用于肺燥干咳、肺虚久咳,如常用的止咳化痰药款冬花、紫菀、百部、枇杷叶等,多用蜜制,以增强润肺止咳的作用。用于肺脾两虚,虚劳咳嗽,干咳咯血,常与生地、茯苓、人参等同用,如《洪氏集验》引申铁瓮方琼玉膏。

3. 用于脾胃虚弱,脘腹作痛,常用本品与陈皮、白芍、甘草煎液兑服,如蜜草煎。用于寒疝腹痛,手足厥冷,可用乌头煎液与本品兑服,如《金匮要略》大乌头煎。因本品能滋补脾胃,凡滋补丸药,多用蜜制,皆取本品有补养、矫味、防腐、黏合及缓和药性等作用。

此外,本品还可解乌头毒。外用可治烫伤、疮疡。

【用量用法】内服:10～30克,冲调内服;或入丸、煎剂。

【使用注意】湿热积滞,胸痞不舒者慎用。

【本草摘要】

《神农本草经》:"安五脏诸不足,益气补中,止痛,解毒,除众病,和百药。"

《本草纲目》:"蜂蜜,其入药之功有五:清热也,补中也,解毒也,润燥也,止痛也。生则性凉,故能清热;熟则性温,故能补中;甘而和平,故能解毒;柔而濡泽,故能润燥;缓可去急,故可止心腹肌肉疮疡之痛;和可致中,故能调和百药而与甘草同功。张仲景治阳明结燥,大便不通,蜜煎导法,诚千古神方也。"

《名医别录》:"养脾气,除心烦,食饮不下,止肠澼,肌中疼痛,口疮,明耳目,延年。"

【现代研究】

成分:因蜂种、蜜源、环境等不同,其成分差别很大。

药理:对痢疾杆菌和化脓性球菌有杀灭作用;能升高血糖并有一定降血脂作用;有抗肿瘤及抑制肿瘤转移作用等。

临床报道:①治疗胃、十二指肠溃疡,每日用新鲜蜂蜜100克分早、中、晚服,服至10日后,每日增至150~200克。观察20例,均取得较好疗效。②解救乌头中毒,一般用50~100克蜂蜜开水冲服。共治11例,多在服后约半小时症状开始缓解。

第三节 峻下逐水药

本类药物攻逐峻猛,能引起剧烈腹泻,而使大量水分从大便排出,其中有的药物还兼有利尿作用,适用于水肿胀满、胸腹积水、痰饮积聚、喘满壅实等邪实而正气未虚的病证。近代用治肝硬化、血吸虫病晚期腹水及渗出性胸膜炎,对改善症状取得一定疗效。

本类药物多有毒性,故对炮制、配伍、剂量、使用方法及禁忌等,都必须充分注意,以确保安全用药。

甘　遂 《本经》

【来源】为大戟科多年生草本植物甘遂 *Euphorbia kansui* T. N. Liou ex T. P. Wang. 的块根。主产于陕西、山西、河南等省。在春季花前或秋季茎苗枯萎后采挖,除去外皮,以硫黄熏后晒干。炮制可取净甘遂用醋拌匀,置锅内用文火炒至微干,取出晾干,即为醋甘遂;或置锅里,加麦麸同炒至焦黄色取出,筛去麸皮,即煨甘遂,现较多用。

【处方用名】甘遂　生甘遂　制甘遂

【性能概要】味苦,性寒,有毒。归肺、脾、胃经。本品苦能泄降,寒能除热,功能通利二便而为泻水除湿之峻药,又能逐痰涤饮。主要用治水湿壅盛所致水肿胀满,二便不通,形症俱实的阳实水肿证,以及痰饮积聚,胸满气喘及癫痫痰涎壅盛者。外用还可消肿散结。但本品峻烈有毒,要控制剂量,中病即止,不可过服,以防中毒。

【功效主治简表】

甘遂 { 泻水除湿—水肿胀满,二便不通；逐痰涤饮 { 痰饮积聚,胸满气喘,胁肋疼痛；痰迷癫痫、发狂 }

255

【配伍应用】

1. 用于水湿壅滞,水肿胀满、口渴气粗、便秘脉实的阳实水肿证,常与大戟、芫花、黑丑等同用,如《丹溪心法》舟车丸。因能峻下通利二便,《圣惠方》单用甘遂末,炼蜜为丸服,还可用于热结便秘,二便不通。

2. 用于痰饮积聚,胸满气喘、胁肋疼痛等症,常与大戟、芫花等同用,如《伤寒论》十枣汤。若水饮与热邪结聚所致的水饮结胸,症见气逆喘促,可与大黄、芒硝同用,如《伤寒论》大陷胸汤。又本品与朱砂研末吞服,还可用治痰迷癫痫、发狂。

此外,本品研末水调外敷,还可用治痈肿、疮毒,有消肿散结之功。

【用量用法】内服:0.5～1.0克,研末服;或入丸、散。因毒性较大,宜制后服。

【使用注意】服后易引起恶心、呕吐、腹痛等反应,宜枣汤送服或装胶囊服。因本品峻烈有毒,凡气虚、阴伤、脾胃虚弱者及孕妇均当忌服。反甘草。

【本草摘要】

《神农本草经》:"主大腹疝瘕,腹满,面目浮肿,留饮宿食,破癥瘕积聚,利水谷道。"

《药性本草》:"能泻十二种水疾,去痰水。"

《本草纲目》:"泻肾经及隧道水湿。"又云:"肾主水,凝则为痰饮,溢则为肿胀,甘遂能泻肾经湿气,治痰之本也,不可过服,但中病则止可也。"

【现代研究】

成分:含三萜类化合物、棕榈酸、枸橼酸、鞣质等。

药理:有泻下作用,能强烈刺激肠黏膜造成峻泻。生甘遂作用较强,毒性亦较大,可引起呕吐、腹痛、呼吸困难、血压下降等;制后泻下作用和毒性均有减轻。

临床报道:治疗肝硬化腹水,取甘遂适量,制成醋甘遂粉,装入胶囊,每粒0.5克,于早餐后服,每天1粒,一般可连服5～7天,通常服药后不久即解稀水样大便,注意补钾。治疗15例,有效率86.7%。

大　戟 《本经》

【来源】为大戟科多年生草本植物大戟 *Euphorbia pekinensis* Rupr. 或茜草科多年生草本植物红芽大戟 *Knoxia valerianoides* Thorel 的根。前者主产于山西、山东、安徽、浙江、四川等省,后者主产于广东、广西及云南等省区。以秋季采收为宜,洗净泥沙,用沸水烫后及时干燥。用时润透切片,醋煮或醋炒用。

【处方用名】大戟　红芽大戟

【性能概要】味苦,性寒,有毒。归肺、脾、肾经。本品苦寒下泄,通利二便,而为泻水逐痰之峻药,功同甘遂而药力稍逊。适用于水肿胀满、痰饮积聚等症;并可攻毒消肿,所以又治痈肿疮毒。但其峻烈有毒,能损真气,非元气充实者,不宜轻用。

【功效主治简表】

大戟 { 泻水除湿—水肿胀满,二便不通
逐痰涤饮—痰饮积聚,胸膈胀满,胁肋疼痛
攻毒消肿—痈肿疮毒、瘰疬、痰核

【配伍应用】

1. 用于水肿胀满,二便不通,常与甘遂、芫花、牵牛子等同用,如《丹溪心法》舟车丸。也可用大戟、甘遂、续随子、牵牛子、葶苈子各半两,研为散,每服半钱,灯心汤调下,治水肿腹大如鼓,如《圣惠方》大戟散。

2. 用于痰饮积聚,胸膈胀满,胁肋隐痛,常与甘遂、白芥子同用,如《三因方》控涎丹。

3. 用于热毒壅滞所致的痈肿疮毒,以及痰火凝聚的瘰疬痰核,常配山慈菇、雄黄、麝香等同用,如《百一选方》紫金锭,内服、外敷均可。

【用量用法】内服:1.5~3克;散剂 0.5~1克。醋制减低毒性。外用:适量研末调敷。

【使用注意】同甘遂。

【本草摘要】

《神农本草经》:"蛊毒,主十二水,腹满急痛,积聚。"

《名医别录》:"颈腋痈肿……利大小肠。"

《本草正》:"性峻利,善逐水邪痰涩,泻湿热胀满。"

《本草纲目》:"大戟能泄脏腑之水湿,甘遂能利经隧之水湿,白芥子能散皮里膜外之痰气,惟善用者能收奇功也。"

【现代研究】

成分:含大戟苷及蒽醌类。

药理:有剧泻作用,但无明显利尿作用。

临床报道:治疗急慢性肾炎,大戟切片加少量盐水(每斤加食盐3钱)拌炒,研粉装胶囊,每次1.5~2分,日服2次,隔日服用,6~9次为1个疗程。共观察60例,均有显著消肿作用,一般经治5~7天后水肿完全消失。

芫　　花《本经》

【来源】为瑞香科灌木植物芫花 *Daphne genkwa* Sieb. et Zucc. 的花蕾,多系野生。主产于安徽、山东、四川、浙江等省。春季当花末开放时采摘,晒干或烘干。醋炒用。

【处方用名】芫花　陈芫花

【性能概要】味苦,性寒,有毒。归肺、脾、肾经。《本经》虽称本品辛温,然所主诸病,均以湿热痰水为患,皆以实证立论,故实为寒泄之品,也是泻水逐痰之峻药。用治水肿胀满,二便不通;痰饮喘咳,痛引胸胁,形症俱实者。故非元气壮实者不可轻用。此外兼有杀虫疗癣、攻毒消肿之功。

甘遂、大戟、芫花苦寒下泄，通利二便，均为泻水逐痰之峻药，同可用治水肿胀满、痰饮积聚，形症俱实者。然药力以甘遂最盛，大戟次之，芫花较缓。所谓"甘遂泄经隧之水湿，大戟泄脏腑之水湿，芫花泄窠囊之水饮"，是言其作用有强弱不同而已。三药均峻烈有毒，然毒性芫花最烈，甘遂、大戟则稍缓。攻毒消肿三药之中，又以大戟为胜。

【功效主治简表】

芫花 { 泻水除湿—水肿胀满，二便不通
逐痰涤饮—痰饮喘咳，痛引胸胁
杀虫攻毒—头癣、痈肿

【配伍应用】

1. 用于水肿胀满，二便不通的阳实水肿证，常与甘遂、大戟、牵牛子等同用，如《丹溪心法》舟车丸。

2. 用于痰饮喘咳，痛引胸胁，形症俱实者，常与甘遂、大戟、大枣同用，如《金匮要略》十枣汤。

3. 用芫花研末猪油拌和，外涂治头癣。研末外敷，消痈肿。

【用量用法】内服：1.5～3克；散剂0.5～1.0克，吞服。外用：适量，研末调敷。醋制减低毒性。

【使用注意】同甘遂。

【本草摘要】

《神农本草经》："主咳逆上气。"

《名医别录》："消胸中痰水，喜唾，水肿，五水在五脏皮肤及腰痛，下寒毒、肉毒。"

《本草纲目》："治水饮痰癖，胁下痛。"又云："芫花、大戟、甘遂之性，逐水泄湿，能直达水饮窠囊隐僻之处。但可徐徐用之，取效甚捷，不可过剂，泄人真元也。"

【现代研究】

成分：含芫花素、羟基芫花素、芹菜素及谷甾醇等。

药理：有利尿作用；醋制有止咳、祛痰作用；并对多种病菌有抑制作用。

临床报道：治疗精神病，用其花蕾及叶晒干研末，成人每天2～4克，连服3～7天。共治疗精神分裂症、躁抑症、神经官能症、癫痫共153例，痊愈71例，好转46例。一般连服3～7天可见效，如不见效，休息几天，再服1个疗程。

牵 牛 子《别录》

【来源】为旋花科一年生攀援草本植物裂叶牵牛 *Pharbitis nil*（L.）Choisy 或圆叶牵牛 *P. Purpurea*（L.）Voigt 的成熟种子。表面灰黑色者称黑丑，淡黄色者称白丑，同等使用。全国大部分地区均产。7～10月果实成熟，果壳未开裂时将全株割下，打下种子，除去杂质，晒干。生用或炒用。

【处方用名】牵牛　黑丑　白丑　二丑

【性能概要】味苦,性寒,有毒。归肺、肾、大肠经。本品苦寒峻下,能通利二便,下气行水,消痰涤饮。《纲目》云:"牵牛能走气分,通三焦,气顺则痰逐饮消,上下通快矣。"虽其毒性不及甘遂、大戟、芫花,但仍为峻下之品,且可杀虫消积,还可用治虫积腹痛。本品有黑、白两种。古有色白者偏治上焦痰饮壅滞气逆;黑者偏治下焦郁遏,二便不利之说。然根据临床实践,二者功效基本相同,目前已不再分用。凡用牵牛,少则动大便,多则泻下如水,凡水肿、痰饮,非形症俱实者,不可轻用。

【功效主治简表】

$$牵牛子\begin{cases}行水通便——水肿胀满,二便不通\\消痰涤饮——肺气壅滞,痰饮喘咳,面目浮肿\\杀虫消积\begin{cases}虫积腹痛\\小儿食积,腹痛便秘\end{cases}\end{cases}$$

【配伍应用】

1. 用于水肿胀满,三焦气滞,二便不通的实证,可单用本品研末服,也可配茴香同用,研末姜汤送服,如《儒门事亲》禹功散。症情较重者,可配甘遂、大戟、大黄等同用,如《丹溪心法》舟车丸。《本草衍义》用本品配桃仁同用,治大便秘结。

2. 用于肺气壅滞,痰饮喘咳,面目浮肿者,常与葶苈子、杏仁、陈皮等同用,如《圣惠方》牵牛子散。

3. 用于虫积腹痛,常与槟榔同用,紫苏煎汤送下,如《普济方》牛榔丸,对蛔虫、绦虫等多种肠道寄生虫病均有效。也可单研末服,治小儿食积便秘。

【用量用法】内服:3~10克;入丸、散1.5~3克。

【使用注意】体虚慎用,孕妇忌服。

【本草摘要】

《名医别录》:"下气,疗脚满水肿,除风毒,利小便。"

《本草纲目》:"牵牛治水肿在肺,喘满肿胀,下焦郁遏,腰背胀肿,及大肠风秘、气秘,卓有殊功。"

【现代研究】

成分:含牵牛子苷、牵牛子酸钾、没食子酸及生物碱麦角醇、裸麦角碱等。

药理:有强烈泻下作用,其黑丑和白丑的泻下作用无区别;可能有利尿作用。

临床报道:治疗癫痫病,用牵牛子蜜丸和粗提的牵牛子苷制成的片剂,随机治疗癫痫病人。治疗满3个月的115例,有效率56.7%。

商　　陆 《本经》

【来源】为商陆科多年生草本植物商陆 *Phytolacca acinosa* Roxb. 或垂序商陆

Phytolacca americana L. 的干燥根。主产于河南、安徽、湖北等地。春、秋、冬三季均可采挖,除去茎叶、须根,鲜时横切或纵切成片,晒干或阴干。内服宜醋制用。

【处方用名】商陆　商陆根

【性能概要】味苦,性寒,有毒。归肺、脾、肾经。本品苦寒,沉降下行,有通利二便,行水退肿之效。其功与甘遂、大戟相近,而药力稍逊,用治水肿胀满,疗效颇速。捣烂外敷,用治痈肿疮毒,又有消肿散结之效。峻下之品,非气结水壅、急胀不通者,不可轻用。

【功效主治简表】

$$商陆\begin{cases}行水退肿——水肿胀满,二便不利\\散结消肿——痈肿疮毒(外敷)\end{cases}$$

【配伍应用】

1. 用于水肿胀满,大便不通,小便不利等水肿实证,常与槟榔、泽泻、茯苓等同用,如《济生方》疏凿饮子;也可与甘遂、赤小豆等同用,如《圣济总录》商陆豆方。古方中也有单用的记载。也有用本品与糯米煮粥,与鲤鱼同煎,治疗水肿,有攻补兼施的含义。

2. 用于一切痈肿疮毒,可用生鲜商陆根和盐少许捣敷,日再易之。

【用量用法】内服:5~10克;或作丸、散。醋制减低毒性。外用:适量,捣敷。

【使用注意】脾虚水肿及孕妇忌服。

【本草摘要】

《神农本草经》:"主水胀,疝瘕,痹,熨除痈肿。"

《日华子本草》:"通大小肠,泻蛊毒,堕胎,熁肿毒,敷恶疮。"

《本草纲目》:"商陆苦寒,沉也,降也,阴也,其性下行,专于行水,与大戟、甘遂,盖异性而同功,胃气虚弱者不可用。"

【现代研究】

成分:含商陆碱、商陆毒素、多量硝酸钾、三萜皂苷等。

药理:有镇咳祛痰作用;对流感杆菌、肺炎双球菌有抑制作用;有一定利尿及抗炎作用。

临床报道:①治疗乳腺增生病,将鲜商陆加工制片服用,每片相当于生药 0.5 克,开始每次服 6 片,以后可逐渐增加至每次 20 片,日 3 次。观察 253 例,总有效率 94.86%,其中治愈率 37.15%。②治疗血小板减少性紫癜,制成 100% 煎剂,首次 30 毫升,以后每日 3 次,每次 10 毫升。共治疗 21 例,除 1 例无效外,其余均在 2~4 天内紫癜逐渐消失,鼻衄、齿龈出血好转。

续　随　子《开宝本草》

【来源】为大戟科二年生草本植物续随子 *Euphorbia lathyris* L. 的种子。主产于河北、陕西、江苏、浙江、四川等省。秋季果实成熟时,割下全草,晒干,打下种子。用时去壳,打碎,纸包压去油取霜用。

【处方用名】千金子　续随子　千金子霜　续随子霜

【性能概要】味辛,性温,有毒。归肝、肾、大肠、膀胱经。本品能利大小肠,泻下利尿而逐水退肿;下瘀血,攻积聚而破血通经。故可用治二便不利,水肿实证,以及妇女瘀血经闭、癥瘕痞块。并能攻毒杀虫,可用治痈疮肿毒、毒蛇咬伤。唯药性峻烈有毒,为攻伐之品,虽毒性较巴豆为小,但也只能少用、暂用,中病即止,不可过服、久服,以防中毒。

【功效主治简表】

$$续随子\begin{cases}逐水退肿——水肿胀满,二便不利\\破血通经——瘀血经闭、癥瘕痞块\\攻毒杀虫\begin{cases}痈肿疮毒\\毒蛇咬伤\end{cases}\end{cases}$$

【配伍应用】

1. 用于水肿胀满,二便不利之水肿实证,可单用压榨去油,取霜服药,或配大黄为末,酒水为丸服。也可配槟榔、葶苈子、防己等同用,治周身肿满,喘闷不快,如《证治准绳》续随子丸。

2. 用于妇女瘀血阻滞所致月经闭止、癥瘕痞块。如《圣济总录》续随子丸,以本品配轻粉、青黛研为末,糯米饭黏合为丸,与大枣同咀服,治癥瘕;治瘀血经闭,可与其他活血调经药同用。

此外,本品还能攻毒杀虫,可用于恶疮肿毒,常与大戟、山慈菇、麝香等同用,如《百一选方》紫金锭,内服、外敷均可。又本品捣烂外敷,治毒蛇咬伤。

【用量用法】内服:0.5～1克,作丸、散服。外用:适量,研敷。

【使用注意】中气不足,大便溏泄及孕妇忌服。

【本草摘要】

《开宝本草》:"主妇人血结月闭,癥瘕疼癖,瘀血蛊毒,心腹痛,冷气胀满,利大小肠,下恶滞物。"

《图经本草》:"下水最速。然有毒损人,不可过多。"

《本草纲目》:"续随子与大戟、泽漆、甘遂茎叶相似,主疗亦相似,其功皆长于利水,惟在用之得法,亦皆要药也。"

【现代研究】

成分:含脂肪油,油中含有毒成分千金子甾醇、殷金醇棕榈酸酯等。

药理:对胃肠有刺激,可产生峻泻,作用强度为蓖麻油的三倍。鲜草对急性淋巴细胞型及粒细胞型、慢性粒细胞型、急性单核细胞型白血病均有抑制作用。但殷金醇棕榈酸酯有类似巴豆油的致癌作用。

临床报道:治疗晚期血吸虫腹水,用新鲜千金子捣烂装制胶囊,根据腹围大小决定用量。较大者,每次2～3钱,早晨空腹服,5天服药1次。服药后30分钟有头晕、恶心、呕吐,继而肠

261

鸣腹泻,随之水肿减退,腹围缩小。治疗 21 例,逐水效果显著,但其中有 45% 患者出现呕吐;制成肠溶胶囊内服,可大大减少呕吐。

乌 柏 根 皮 《新修本草》

【来源】为大戟科落叶乔木乌柏 *Sapium sebiferum*（L.）Roxb. 的根皮。主产于陕西、江苏、浙江、福建、湖南、广东、四川等省。冬季采挖其部分支根,将皮剥下,除去栓皮晒干,切片入药。

【处方用名】乌柏根皮

【性能概要】味苦,性微温,有毒。归肺、脾、胃、大肠经。本品沉降苦泄,温通肠胃,泻下逐水,与巴豆、牵牛大略相似,而药力较缓。故可用治水肿,二便不通。外用还可杀虫解毒,又可用治脚气湿疮、胎毒痈肿、毒蛇咬伤。其峻下、有毒,非元气壮实者不可轻投。

【功效主治简表】

$$
乌柏根皮 \begin{cases} 泻下逐水——水肿,二便不通 \\ 外用杀虫解毒 \begin{cases} 脚气瘙痒 \\ 胎毒、痈肿 \\ 毒蛇咬伤（内服外敷） \end{cases} \end{cases}
$$

【配伍应用】

1. 古方单用本品为煎剂治小便不通（《肘后方》）,或大便不通（《斗门方》）。又《圣惠方》治水肿小便涩、身体浮肿,用本品配木通、槟榔,以增强疗效。

2. 单用本品研末外敷,治脚气湿疮,瘙痒有虫（《摘元方》）。又用水边乌柏根晒研,入雄黄末少许,生油调搽,治婴儿胎毒满头（《经验良方》）。还可用本品（鲜 30 克,干 15 克）捣烂,米酒适量和匀,去渣一次饮至微醉为度,将药渣敷于伤口周围,治毒蛇咬伤（《岭南草药志》）。

【用量用法】内服:10～15 克,鲜者 30～60 克;或入丸、散。外用:适量。

【使用注意】体虚者忌服。

【本草摘要】

《新修本草》:"治暴水、癥结积聚。"

《日华子本草》:"通大小便。"

《本草纲目》:"乌柏根,性沉而降,利水通肠,功胜大戟。"

《本草经疏》:"乌柏根皮,与巴豆,牵牛大略相似。"

【现代研究】

成分:含花椒油素、甾醇等。

药理:有杀灭肠虫的作用;对金黄色葡萄球菌有抑制作用。

巴 豆 《本经》

【来源】为大戟科乔木植物巴豆 *Croton tiglium* L. 的成熟果实。主产于四川、广西、云南、贵州等省区。秋季果实成熟,尚未开裂时采摘,晒干,破开果壳,取出种子。

巴豆仁:将巴豆种子用米汤浸拌,置日光下,曝晒或烘裂,去皮,取净仁,炒焦黑用。

巴豆霜:取净巴豆仁,碾碎,用多层吸油纸包裹,加热微炕,压榨去油后,碾细,过筛。

【处方用名】巴豆 巴豆霜 巴霜

【性能概要】味辛,性热,有大毒。归胃、大肠经。本品辛热,生用能峻下寒积。《本经》谓:能"荡练五脏六腑,开通闭塞,利水谷道。"故既可荡涤肠胃,去沉寒痼冷、宿食积滞,又可攻痰逐湿,利水消肿。其通便利水,药力刚猛,有斩关夺门之功。故可用治肠胃寒积,脘腹冷痛、大便秘结,以及痰饮腹水,胀满不通等症。本品熟用,或压油取霜用,则药力较缓,可温通去积,推陈致新,常可用于小儿乳食积滞。外用可疗疮毒,蚀腐肉,治恶疮疥癣。但其药性毒烈,内服最宜劫液伤阴,故非气壮力强之人不可轻用。

【功效主治简表】

$$
巴豆\begin{cases}
峻下寒积——寒滞食积,阻结肠胃 \\
逐痰行水\begin{cases}水肿胀满,二便不通 \\ 痰涎壅塞,胸膈窒闷,肢冷汗出(寒实结胸)\end{cases} \\
温通去积——小儿乳食停滞 \\
外用疗恶疮,蚀腐肉——恶疮、痈肿不溃
\end{cases}
$$

【配伍应用】

1. 用于寒滞食积,阻结肠胃,心腹冷痛,痛如锥刺,气急口噤暴厥者,常与干姜、大黄同用,如《金匮要略》三物备急丸;也可与杏仁同用,如《外台秘要》走马汤。

2. 用于腹水臌胀,二便不通的水肿实证。如《备急方》用巴豆九十枚、杏仁六十枚,均去皮心炙黄,捣丸小豆大,每服 1 丸,以利为度,治腹水臌胀。近代用本品配绛矾,如含巴绛矾丸;或与干漆、陈皮、生苍术同用,如巴漆丸,对血吸虫病肝硬化晚期腹水均效。因其能逐痰行水,还可用于痰涎壅塞,胸膈窒闷,肢冷汗出的寒实结胸证,可与贝母、桔梗同用,如《伤寒论》三物白散。

3. 用于小儿痰壅、乳食停滞,常以巴豆霜配胆星、朱砂、六曲等同用,如万应保赤散。

4. 用于疮疡脓成未溃者,常配乳香、没药、木鳖子、蓖麻子同用,外贴患处,能腐蚀皮肤,促其溃破。又《普济方》用巴豆三十粒麻油煎黑,去豆,以油调雄黄、轻粉末频涂疮面,用治一切恶疮。

【用量用法】内服:0.15 ～ 0.3 克。内服入丸、散(用巴豆霜)。外用:适量,研末或捣泥或炸油外敷患处。

【使用注意】无寒实积滞、孕妇及体弱者忌服。巴豆畏牵牛子。

【本草摘要】

《神农本草经》:"主伤寒温疟寒热,破癥瘕积聚,坚积,留饮痰癖,大腹水胀。"

《珍珠囊》:"导气消积,去脏腑停寒,治生冷硬物所伤。"

《汤液本草》:"巴豆,若急治为水谷道路之剂,去皮心膜油生用;若缓治为削坚磨积之剂,炒去烟令紫黑,研用,可以通肠,可以止泻,世所不知也"。

《本草图解》:"巴豆、大黄同为攻下之剂,但大黄性冷,府病多热者宜之,故仲景治伤寒传胃恶热者多用大黄;东垣治五积属脏寒者多用巴豆。"

【现代研究】

成分:含巴豆油,以及巴豆毒素、巴豆苷、生物碱、β-谷甾醇等。

药理:巴豆油对口腔、胃肠等黏膜及皮肤均有强烈刺激作用,产生严重口腔刺激症状及胃肠炎、呕吐,在半小时至3小时内产生剧烈腹泻。因其毒性较大,报道有服用20滴巴豆油致死者。巴豆含有致癌物质。

第十一章
渗湿利尿药

凡能渗利水湿,通利小便的药物,称为渗湿利尿药。

人体排水功能失常,则水湿潴留,外溢而为浮肿,内停而为胀满,上攻则喘满咳逆,下蓄则小便不利。渗湿利尿药的作用,在于促进体内水分排泄,减少水分蓄积,以消除因水湿所致的各种症状。

渗湿利尿药一般性味多甘淡,有通利小便,渗利水湿的功效。适用于小便不利、尿闭、淋浊、水肿、痰饮、黄疸尿赤、关节痹痛、湿温、湿疮、水泻及一切有水湿之证。

渗湿利尿药能耗伤阴液,阴虚病人慎用。

茯　　苓 《本经》

附药:茯苓皮、赤茯苓、茯神

【来源】为多孔菌科真菌茯苓 *Poria cocos*(Schw.)Wolf 的干燥菌核。主产于云南、安徽、湖北、河南、四川等省。野生茯苓全年可以采收,以立秋后 8~9 月产品质量最佳;栽培品一般在接种后第二、三年采收。切取外皮者称茯苓皮;切取内层带淡红色者称赤茯苓;切取赤茯苓后的白色部分称白茯苓;抱松根而生者为茯神,均切成片状或块状入药。单用或朱砂拌用。

【处方用名】茯苓　白茯苓　云苓　茯苓皮　赤茯苓　茯神

【性能概要】味甘、淡,性平。归心、脾、胃、肺、肾经。本品淡渗利水祛湿,甘平补脾益胃,且能宁心安神。适用于小便不利、水肿、痰饮内停、眩晕呕吐、脾虚食少便溏、心虚惊悸、失眠等症。

茯苓皮,功能专行皮肤水湿,常配伍桑白皮、生姜皮等同用,如《三因极》五皮饮。用量:15~30 克。

赤茯苓,功能渗利湿热,用于小便短赤,淋沥不畅,常配伍车前子、栀子等同用。用量:与茯苓同。

茯神,功能宁心安神,专用于心神不安,惊悸失眠等症,常配伍远志、龙齿、朱砂等同用,如《济生方》远志丸。用量:与茯苓同。

【功效主治简表】

茯苓 {
  利水渗湿 {
    小便不利
    水肿胀满
    痰饮内停、眩晕、呕吐
  }
  补脾益胃—脾胃虚弱,神倦、食少、便溏
  宁心安神—心悸、失眠
}

【配伍应用】

1. 用于水湿停滞的小便不利、水肿胀满等症,常与白术、猪苓、泽泻等利水药同用,如《伤寒论》五苓散。

2. 用于脾胃虚弱,不能运化水湿所致的神倦食少、腹胀肠鸣、大便泄泻等症,常与健脾益气的党参、白术、山药、莲子肉等药配伍应用,如《和剂局方》参苓白术散。又可用于脾失运化,水湿停留形成的痰饮眩悸、呕吐等症,又常与温阳健脾、燥湿化痰的桂枝、白术、甘草及陈皮、半夏等同用,如《伤寒论》苓桂术甘汤或小半夏加茯苓汤。

3. 用于心脾不足所致的惊悸、失眠症,常配伍党参、龙眼肉、酸枣仁同用,如《济生方》归脾汤。若属心气不足或心肾不交的惊悸、失眠,又常配伍安神镇惊的人参、龙齿及宁神开窍、交通心肾的菖蒲、远志等同用,如《医学心悟》安神定志丸。

【用量用法】内服:10~15克。宁心安神用朱砂拌。

【本草摘要】

《神农本草经》:"主胸胁逆气,忧恚惊邪恐悸,心下结痛,寒热烦满,咳逆,口焦舌干,利小便。"

《日华子本草》:"补五劳七伤,安胎,暖腰膝,开心益智,止健忘。"

《伤寒明理论》:"渗水缓脾。"

【现代研究】

成分:含β-茯苓聚糖、茯苓酸、麦角固醇、胆碱、组氨酸、卵磷脂及钾盐等。

药理:有利尿作用,但不及木通、猪苓;有镇静作用,茯神的镇静作用优于茯苓;有抗菌、抗肿瘤作用。

临床报道:①治疗水肿,用茯苓制成含量为30%的饼干,成人每次食8片(每片含生药3.5克),每天3次,儿童减半,1周为1个疗程,停用其他利尿药。治疗30例,显效23例,有效7例。②治疗婴儿腹泻,用一味茯苓细粉,每次口服0.5~1克,1日3次。治疗婴儿秋冬季腹泻93例,治愈79例,好转8例,无效6例。

猪　　苓《本经》

【来源】为多孔菌科真菌猪苓 *Polyporus umbellatus*(Pers.)Fries 的干燥菌核。主产于陕西、云南、河南。甘肃、山西、吉林、四川亦产。南方全年可采,北方以夏、秋两季采收,挖出后去掉泥沙,晒干。再以水润透,切片晒干入药。生用。

【处方用名】猪苓　粉猪苓

【性能概要】味甘,性平。归肾、膀胱经。本品甘淡,总以淡渗见长,功专利水渗湿,利尿作用比茯苓强,但无补益心脾之功。故凡水湿为病,如小便不利、水肿、泄泻、淋浊等症,皆可用之。

【功效主治简表】

$$猪苓:利水渗湿\begin{cases} 小便不利 \\ 水肿 \\ 泄泻 \\ 淋浊 \end{cases}$$

【配伍应用】

用于水肿、泄泻等症,配伍白术、茯苓等同用,如《丹溪心法》四苓散。用于阴虚有热小便不利,淋浊癃闭等症,可配伍泽泻、阿胶、滑石等同用,如《伤寒论》猪苓汤。

【用量用法】内服:6～10克。

【使用注意】无水湿者忌服。

【本草摘要】

《神农本草经》:"利水道。"

《本草纲目》:"开腠理,治淋肿脚气,白浊带下,妊娠子淋胎肿,小便不利。"并谓"开腠理,利小便,与茯苓同功,但入补药不如茯苓也。"

【现代研究】

成分:含猪苓聚糖Ⅰ、麦角固醇、生物素、粗蛋白等。

药理:有较强的利尿作用;有抗肿瘤作用;对金黄色葡萄球菌、大肠杆菌有抑制作用。

薏　苡　仁《本经》

【来源】为禾本科多年生草本植物薏苡 Coix lacryma-jobi L. Var. ma-yuen (Roman.)Stapf 的成熟种仁。全国大部地区均产,主产于福建、江苏、河北、辽宁等地。八、九月果实成熟时收割全株,晒干,打下果实,去外壳。生用或炒用。

【处方用名】薏苡仁　薏米　生苡仁　炒苡仁

【性能概要】味甘、淡,性微寒。归脾、胃、肺经。本品甘淡利湿,微寒清热,故可清利湿热,且兼有健脾补肺作用。常用于脾虚湿困,食少泄泻;水肿胀满、小便不利、脚气浮肿;风湿痹痛,经脉拘挛等症。又治肺痈、肠痈,有清热排脓之效。本品药力和缓,用量应酌情加大,且补益之功甚小,主要为清利湿热。

茯苓、猪苓、苡仁均为淡渗利湿之品,同可用治水湿内停,小便不利、水肿胀满等症。猪苓利尿之功为胜;茯苓、苡仁均能健脾,同可用治脾虚湿盛,水肿泄泻。然薏苡仁药性偏凉，又可清热排脓，上清肺热治肺痈，下清大肠治肠痈；而茯苓又可宁心安神，还可用治惊悸、失眠等症。

【功效主治简表】

$$
薏苡仁：清热利湿
\begin{cases}
小便不利、水肿胀满、脚气浮肿\\
风湿痹痛\\
消肿排脓
\begin{cases}
肺痈\\
肠痈
\end{cases}\\
健脾（炒）——脾虚湿困，食少便溏或泄泻\\
补肺——肺痿咳吐涎沫
\end{cases}
$$

【配伍应用】

用于脾虚湿困诸症。如配伍党参、白术、茯苓、山药等，治脾虚有湿、食少泄泻、浮肿脚气等症，如《和剂局方》参苓白术散；配伍苍术、黄柏、牛膝治湿痹，如《成方便读》四妙丸。

此外，配伍苇茎、桃仁、冬瓜仁治肺痈，如《千金》苇茎汤；配伍附子、败酱草治肺痈，如《金匮要略》薏苡附子败酱散。

【用量用法】内服：10～30克。健脾止泻宜炒用；清利湿热宜生用。

【使用注意】津液不足者及孕妇忌用。

【本草摘要】

《神农本草经》："主筋急拘挛，不可屈伸，风湿痹，下气。"

《名医别录》："除筋骨邪气不仁，利肠胃，消水肿，令人能食。"

《药性本草》："主肺痿肺气，吐脓血，咳嗽涕唾上气。煎服之破五溪毒肿。"

《食疗本草》："去干湿脚气。"

《本草纲目》："健脾益胃，补肺清热，去风胜湿。饮饭食，治冷气，煎服，利小便热淋。"

【现代研究】

成分：含薏苡素、薏苡酯、脂肪等。

药理：有镇痛、解热、降压及降血糖作用；有抗肿瘤作用。

临床报道：治疗扁平疣，取新收薏米60克，与大米混合煮饭或粥吃，每日1次，连续服用，以痊愈为止。治疗扁平疣23例，经服药7～16天，11例痊愈，6例效果不明，6例无效。

泽　　泻《本经》

【来源】为泽泻科多年生沼泽植物泽泻 *Alisma orientalis*（Sam.）Juzep. 的块茎。主产于福建、四川、江西。浙江、江苏、贵州、云南、新疆等地亦产。冬季叶子枯萎时，采挖块茎，除去茎叶及须根，洗净，用微火烘干，撞去须根及粗皮。以水润透切片，晒干。生用或麸炒，或盐炒用。

【处方用名】泽泻　建泽泻

【性能概要】味甘、淡，性寒。归肾、膀胱经。本品性寒，味甘淡，寒可清热，淡能渗湿,功能泄肾经之虚火,除膀胱之湿热,故为利水、渗湿、泄热之品。适用于小便不利、水肿胀满;湿热下注,淋沥尿闭;停饮眩晕;泄泻、小便短赤等症。

【功效主治简表】

$$
泽泻:利水渗湿泄热
\begin{cases}
小便不利、水肿胀满 \\
湿热下注,淋沥尿闭 \\
泄泻、尿少
\end{cases}
$$

【配伍应用】

用于水湿停滞,小便不利、水肿等症,常配伍猪苓、茯苓等利水渗湿药同用,如《丹溪心法》四苓散。用于痰饮停留胸膈而致头目眩晕,以及泄泻、小便短赤之证,常与白术配伍应用,如《金匮要略》泽泻汤。还可用于阴虚火旺,本品只泻肾火,无补益之功,常与地黄、山药、山萸肉等补阴药同用,如《小儿药证直诀》六味地黄丸。

【用量用法】内服:6～10克。

【使用注意】肾虚精滑者慎用。

【本草摘要】

《神农本草经》:"主风寒湿痹,乳难,消水,养五脏,益气力,肥健。"

《名医别录》:"补虚损五劳,除五脏痞满,起阴气,止泄精、消渴、淋沥,逐膀胱、三焦停水。"

《医学启源》:"治小便淋沥,去阴间汗。主治秘诀云:去旧水,养新水,利小便,消水肿,渗泄止渴。"

《本草纲目》:"渗湿热,行痰饮,止呕吐,泻痢,疝痛,脚气。"

【现代研究】

成分:含泽泻醇 A、B 及醋酸酯、挥发油等。

药理:有显著的利尿作用;有降血脂、降血压、扩张冠脉、抗血凝作用。

临床报道:①治疗高脂血症,用泽泻浸膏片(每片含生药 3 克),每日 9 片,分 3 次服,疗程为 1 个月。治疗高脂血症 110 例,其中 44 例胆固醇增高者,平均下降 9%。103 例甘油三酯增高者,平均下降 23.5%。②治疗内耳眩晕病,用泽泻、白术各 60 克,加水 500 毫升,每日 1 剂,12 天为 1 个疗程。治疗内耳眩晕病 92 例,总有效率 91.3%。

车 前 子 《本经》

附药:车前草

【来源】为车前科多年生草本植物车前 *Plantago asiatica* L. 或平车前 *Plantago depressa* Willd. 的种子。前者分布于全国各地;后者分布于北方各省。秋季果实成熟时,割取果穗,晒干后搓出种子,筛去果壳杂质。生或盐炒入药。

车前草为车前或平车前的全草,亦可入药。

【处方用名】车前子　车前实　车前草

【性能概要】味甘,性寒。归肝、肾、小肠、肺经。本品甘寒滑利,能清热利尿,渗湿止泻,兼可清肝明目,止咳化痰。适用于湿热内郁,水肿、小便不利,以及淋证尿闭、妇女湿热带下发黄、暑湿泄泻、目赤昏花、痰热咳嗽等症。

车前草,性味、功效与车前子基本相同,除清热利湿外,又能清热解毒。用鲜品捣烂外敷,可治痈肿。用量:10～15克,鲜品加倍;外用:适量。

【功效主治简表】

车前子 {
　清热利尿 {
　　湿热内郁,水肿小便不利
　　淋病尿闭
　　妇女湿热带下发黄
　}
　渗湿止泻——暑湿泄泻尿少
　清肝明目 {
　　肝热目赤肿痛
　　肝肾不足,目暗不明
　}
　止咳化痰——痰热咳嗽
}

【配伍应用】

1. 用于湿热内郁之水肿、小便不利,多与猪苓、泽泻、大腹皮等同用。用于淋证尿闭,常配伍滑石、木通、栀子同用,如《和剂局方》八正散。用于妇女带下发黄,常配伍黄柏、山药、芡实同用,如《傅青主女科》易黄汤。

2. 用于暑热泄泻,小便不利,常配香薷、茯苓、猪苓等应用,如《证治准绳》车前子散。

3. 用于肝热所致的目赤肿痛,可与菊花、密蒙花、黄芩、龙胆草等同用,如《证治准绳》车前散。用于肝肾不足的目暗不明,可与熟地、菟丝子等同用,如《证治准绳》驻景丸。

4. 用于肺热咳嗽,痰多之证,可与桔梗、杏仁、紫菀等同用。

【用量用法】内服:10～15克,布包入煎剂。

【使用注意】无湿热者及孕妇忌用。

【本草摘要】

《神农本草经》:"主气癃,止痛,利水道小便,除湿痹。"

《名医别录》:"男子伤中,女子淋沥,不欲食。养肺强阴益精。明目疗赤痛。"

《医学起源》:"主小便不通,导小肠中热。"

《滇南本草》:"消上焦火热,止水泻。"

《本草纲目》:"导小肠热,止暑湿泻痢。"

《科学的民间药草》:"镇咳,祛痰,利尿。"

【现代研究】

药理:有利尿作用;有祛痰止咳和抗菌作用。

临床报道:①治疗小儿单纯性消化不良,将车前子炒焦研末口服,4个月～2周岁,每次0.5～1克,日服3～4次。共观察63例,其中53例腹泻停止,平均治疗2.1天,6例好转,4例无效。②用于转正胎位,待妊娠 28 ~ 32 周时,服车前子 3 钱,研末水冲服,1 周后复查。共观察 68 例,转正率 80% ~ 90% 。

滑　石 《本经》

【来源】为硅酸盐类矿物滑石的块状体,主含含水硅酸镁。主产于江西、山东、江苏、陕西、山西等省。采得后去净泥土、杂石,或将滑石块刮净,用粉碎机粉碎,过细筛后即成滑石粉。古人用水飞法得到滑石粉,称飞滑石。

【处方用名】滑石　块滑石　飞滑石

【性能概要】味甘,性寒。归膀胱、肺、胃经。本品性寒而滑,寒能清热,滑可利窍,功能利水通淋,清热解暑,为夏日常用之品。多用于小便不利、淋沥热痛、尿血、尿闭和暑邪烦渴、湿温身热以及湿热泻痢等症。外用有收湿敛疮之效,可治湿疮湿疹。

泽泻、车前子、滑石均能通利小便,清泄湿热,同可用治小便不利、水肿胀满,及淋沥涩痛、湿盛泄泻。然泽泻又能除痰饮、泄肾火,又可用治痰饮眩晕、阴虚火旺;车前子又能清肝明目,清肺化痰,故可用治肝热目赤、肺热咳嗽;滑石滑以利窍,兼能清热解暑,故还可用治石淋涩痛、暑湿发热。

【功效主治简表】

$$
滑石 \begin{cases} 利尿通淋 \begin{cases} 热结膀胱,小便涩痛 \\ 热淋、石淋、血淋 \end{cases} \\ 清热解暑 \begin{cases} 感受暑热,心烦、口渴、尿赤 \\ 湿温发热 \end{cases} \end{cases}
$$

【配伍应用】

1. 用于热结膀胱,小便涩痛,及热淋、石淋、血淋等症,可与木通、车前子、山栀子、瞿麦等同用,如《和剂局方》八正散。

2. 用于感受暑热,心烦口渴、小便赤涩,或湿温发热,常与甘草配用,如《宣明论方》六一散。

3. 用于湿疹、湿疮,常与枯矾、黄柏等研粉外用。

【用量用法】内服:10 ~ 15 克,布包入煎。外用:适量。

【使用注意】脾虚、热病伤津及孕妇均忌用。

【本草摘要】

《神农本草经》:"主身热泄澼,女子乳难,癃闭,利小便,荡胃中积聚寒热,益精气。"

《名医别录》:"通九窍六腑津液,去留结,止渴,令人利中。"

《本草衍义补遗》:"燥湿,分水道,实大肠,化食毒,行积滞,逐凝血,解燥渴,补脾胃,降心火之要药。"

《本草纲目》:"疗黄疸,水肿脚气,吐血衄血,金疮出血,诸疮肿毒。"

【现代研究】

成分:主含含水硅酸镁,还含铁、钠、钾、钙、铝等杂质。

药理:有保护皮肤和黏膜作用,能吸着大量化学刺激物或毒物;内服能保护发炎的胃肠黏膜而发挥镇吐、止泻作用外,还能阻止毒物在胃肠道中的吸收。

木　　通 《本经》

【来源】为木通科落叶木质藤本植物白木通 *Akebia trifoliata*(Thunb.)Koidz. var. *australis*(Diels)Rehd. 、木通 *A. quinata*(Thunb.)Decne. 或三叶木通 *A. trifoliata*(Thunb.)Koidz. 的木质茎。白木通主产于西南地区及河南、陕西、浙江、湖南等地,木通主产于华东地区及陕西、河南、湖南、四川等地,三叶木通主产于河北、山西、山东、甘肃及长江流域等地。秋、冬季采收,刮去外皮,晒干或烘干。清水浸润,切片,晒干。生用。

【处方用名】木通　苦木通

【性能概要】味苦,性寒。归心、小肠经。本品能上清心经之火,下泄小肠之热,使湿热之邪下行,从小便而出,故有降火利尿之功,兼可通利血脉,通经闭,下乳汁。常用于口舌生疮、心烦尿赤、热淋涩痛、小便癃闭、水肿脚气、湿热痹痛、经闭不通、乳汁不下等症。

木通、通草名称不同,功效有别。今之木通,古书称为通草;今之通草,古书称为通脱木,当知区别,不可混淆。

【功效主治简表】

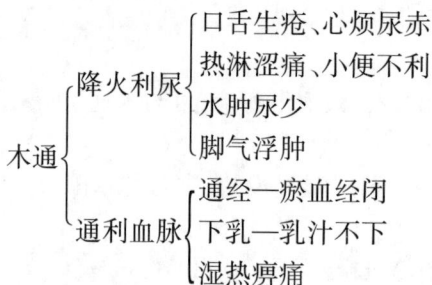

木通 ┬ 降火利尿 ┬ 口舌生疮、心烦尿赤
　　　│　　　　　├ 热淋涩痛、小便不利
　　　│　　　　　├ 水肿尿少
　　　│　　　　　└ 脚气浮肿
　　　└ 通利血脉 ┬ 通经—瘀血经闭
　　　　　　　　　├ 下乳—乳汁不下
　　　　　　　　　└ 湿热痹痛

【配伍应用】

1. 用于口舌生疮、心烦、小便赤涩热痛等症,常配伍生地、竹叶、甘草梢同用,如《小儿药证直诀》导赤散。用于湿脚气、小便不利,可配伍猪苓、苏叶、槟榔等药同用,如《圣惠方》木通散。

2. 用于血瘀经闭,可与丹参、牛膝、桃仁、生蒲黄等活血祛瘀药配伍应用。用于乳汁不下,常配伍通经下乳的穿山甲、王不留行、通草、漏芦等药应用。用于湿热痹痛,关节不利,可与忍冬藤、海桐皮、桑枝等配伍应用。

【用量用法】口服:3～6克。

【使用注意】无湿热者及孕妇忌服。

【本草摘要】

《神农本草经》:"主去恶虫,除脾胃寒热,通利九窍血脉关节,令人不忘。"

《药性本草》:"主治五淋,利小便,开关格,治人多睡,主水肿浮大,除烦热。"

《食疗本草》:"煮饮之,通妇人血气,又除寒热不通之气,消鼠瘘、金疮、踒折,煮汁酿酒妙。"

《日华子本草》:"破积聚血块,排脓,治疮疖,止头痛,催生下胞,女人血闭,月候不匀,天行时疾,头痛目眩,羸劣乳结,及下乳。"

【现代研究】

成分:含白桦脂醇,齐墩果酸,常春藤皂苷元等。

药理:有显著利尿作用;对革兰阳性菌及阴性菌、伤寒杆菌等均有抑制作用。

通　　草《本草拾遗》

【来源】为五加科灌木植物通脱木 *Tetrapanax papyriferus*(Hook.)K. Koch 的茎髓。分布于福建、台湾、广西、湖南、湖北、云南、贵州、四川等地。秋季采收,截成段,趁鲜时取出茎髓,理直,晒干,切段入药。经炮制,表面挂上一层朱砂粉末的叫朱通草。将通草茎髓加工成方形薄片,称方通草。加工时修切下来的边条,称丝通草。

【处方用名】通草　白通草　大通草　方通草　丝通草

【性能概要】味甘、淡,性寒。归脾、胃经。本品气味具薄,淡渗清降,能引热下行从小便而出,通气上达而行乳汁,故有清热利水,通气下乳的功能。适用于湿温尿赤、淋病、尿闭、水肿及乳汁不下等症。

木通、通草均有清利湿热及通乳作用。但木通味苦性寒,泄降力强,主清心火,入血分,又可通利血脉而通经下乳;通草甘淡,泄降力缓,主清肺热,入气分,又可入胃经,通气上达而下乳汁。

【功效主治简表】

$$
通草 \begin{cases} 清热利尿 \begin{cases} 湿温尿赤 \\ 热淋小便不利 \end{cases} \\ 通气下乳——乳汁不下 \end{cases}
$$

【配伍应用】

1. 用于湿温尿赤、小便不利、淋沥涩痛等症。本品配伍杏仁、薏苡仁、蔻仁、竹叶、滑石等应用,如《温病条辨》三仁汤,治湿温尿赤;配伍木通、青皮、赤芍、连翘等应用,如《沈氏尊生书》通草汤,治小便不利、热淋涩痛。

2. 用于产后乳汁不下,常与川芎、穿山甲、猪蹄等同用,如《医宗金鉴》通乳汤。

【用量用法】内服:2~5 克。

【使用注意】气阴两虚、内无湿热及孕妇忌服。

【本草摘要】

《日华子本草》:"明目,退热,催生,下胞,下乳。"

《本草图经》:"利小便,兼解诸药毒。"

《医学启源》:"除水肿癃闭,治五淋。《主治秘诀》云:泄肺。"

《本草备要》:"治目昏耳聋,鼻塞失音。"

【现代研究】

成分:含糖醛酸、戊聚糖等。

药理:有明显利尿作用。

防 己 《本经》

【来源】常用品有两种:一为汉防己,一为木防己。汉防己为防己科多年生藤本植物粉防己 Stephania tetrandra S. Moore 的根。木防己为马兜铃科多年生缠绕草本植物广防己 Aristolochia fangchi Y. C. Wu ex L. D. Chow et S. M. Hwang 的根。汉防己主产于浙江、安徽等地,多在秋季采挖,刮去外皮,切片晒干,生用。木防己主产于广东、广西,秋季采挖,切片晒干,生用。

【处方用名】防己 汉防己 木防己

【性能概要】味大苦、辛,性寒。归膀胱、脾、肺经。本品苦寒泄降,味辛能散,利水清热兼可祛风止痛,更善泄下焦血分湿热。适用于风水浮肿、小便不利、风湿痹痛、脚气肿痛及下焦湿热疮毒等症。木防己多用治风湿痛,汉防己常用于利水退肿。

【功效主治简表】

$$防己\begin{cases}利水退肿\begin{cases}水肿、脚气、小便不利\\下焦湿热疮毒\end{cases}\\祛风止痛—风湿痹痛\end{cases}$$

【配伍应用】

1. 用于水肿、脚气、小便不利等症。如风水浮肿,汗出恶风者,可与黄芪、白术、甘草同用,如《金匮要略》防己黄芪汤;治痰饮,肠间有水气,二便不利,可与椒目、葶苈、大黄同用,如《金匮要略》己椒苈黄丸;又常配伍木通、木瓜、槟榔等药,治脚气。

2. 用于风湿关节疼痛,可与白术、桂心、川乌、生姜等同用,如《千金方》防己汤。

此外,还可用于下焦湿热疮毒,多与苍术、黄柏、薏苡仁、蒲公英、土茯苓等药同用。

【用量用法】内服:5~10克。

【使用注意】本品大苦辛寒,易伤胃气,故体弱阴虚及胃纳不佳者不宜用。

【本草摘要】

《神农本草经》:"主风寒温疟,热气诸痫,除邪,利大小便。"

《名医别录》:"疗水肿,风肿,去膀胱热,伤寒寒热邪气,中风手脚挛急,止泄,散痈肿恶结。(治)诸瘑疥癣虫疮,通腠理,利九窍。"

《药性本草》:"汉防己,治湿风口面㖞斜,手足疼,散留痰,主肺气嗽喘。木防己,治男子肢节中风毒风不语,主散结气痈肿,瘟疟,风水肿,治膀胱。"

《医林纂要》:"泻心,坚肾,燥脾湿,功专行水决渎,以达于下。"

【现代研究】

成分:含多种汉防己素,以及黄酮苷、酚类、有机酸、挥发油等。

药理:有明显利尿作用;还有镇痛、解热、消炎、降压等作用。

萆　薢 《本经》

【来源】本品传统分两类:①粉萆薢:为薯蓣科多年生蔓生草本植物粉背薯蓣 Dioscorea hypoglauca Palibin、山萆薢 D. tokoro Makino. 等的干燥根茎。②绵萆薢:为薯蓣科多年生蔓生草本植物绵萆薢 Dioscorea septemloba Thunb. 或福州薯蓣 Dioscorea futschauensis Uline ex R. Kunth 的干燥根茎。第一类主产于浙江,广东、广西亦有分布;后一类主产浙江、湖北。春、秋均可采收。挖出后洗净泥土,除去须根,切片晒干入药。

【处方用名】萆薢　粉萆薢

【性能概要】味苦,性平。入肾、胃经。本品功能利湿去浊,祛风除痹。适用于小便混浊、白带过多、腰膝关节痛等症,又治皮肤湿热疮毒。前人有萆薢"治湿最长,治风次之,治寒则尤次"之说,可供参考。

【功效主治简表】

$$萆薢\begin{cases}利湿去浊\begin{cases}小便混浊\\白带过多\\湿热疮毒\end{cases}\\祛风除痹—风湿腰膝痹痛\end{cases}$$

【配伍应用】

1. 用于下焦湿浊所致膏淋(如乳糜尿)、女子带下等症,常与茯苓、石菖蒲等同用,如《丹溪心法》萆薢分清饮。

2. 用于风湿腰膝痹痛,可与白术、牛膝、薏苡仁、防己等同用。

此外,用于下焦湿热疮毒,可配土茯苓、黄柏等应用。

【用量用法】内服:10~15克。

【使用注意】肾虚阴亏者忌服。

【本草摘要】

《神农本草经》:"主腰背痛,强骨节,风寒湿周痹,恶疮不瘳,热气。"

《名医别录》:"伤中恚怒,阴痿失溺,关节老血,老人五缓。"

《药性本草》:"治冷风顽痹,腰脚不遂,手足惊掣,主男子肾腰痛久冷,肾间膀胱宿水。"

《滇南本草》:"治风寒,温经络,腰膝疼,遍身顽麻,利膀胱水道,赤白便浊。"

《本草纲目》:"治白浊,茎中痛,痔瘘坏疮","漩多白浊,皆是湿气下流,萆薢能治阳明之湿而固下焦,故能去浊分清。"

【现代研究】

成分:含薯蓣皂苷等多种皂苷,总皂苷水解后生成薯蓣皂苷元等。

药理:有降低血清胆固醇作用。

临床报道:治疗高脂血症,用萆薢降脂散,即单用萆薢一味,碾粉过 60 目筛,每次服 5 克,每日 3 次,温开水送服,30 日为 1 个疗程,共 3 个疗程。治疗 62 例,其中高胆固醇血症 36 例,显效 18 例,有效 11 例,改善 4 例,无效 3 例;高甘油三酯症 56 例,显效 23 例,有效 22 例,改善 7 例,且降脂作用持久,不易复发。

茵　　陈《本经》

【来源】为菊科多年生草本植物茵陈蒿 *Artemisia capillaris* Thunb. 或滨蒿 *Artemisia scoparia* Waldst. et Kit. 的幼苗。全国大部分地区均有分布,主产于陕西、山西、安徽等省。春季幼苗高约 3 寸时采收,除去杂质,去净泥土,晒干。以质嫩、绵软、灰绿色、香气浓者为佳。生用。

【处方用名】茵陈　茵陈蒿　绵茵陈

【性能概要】味苦,性微寒。归脾、胃、肝、胆经。本品苦能燥湿,寒能清热,并善渗泄而利小便,故可去湿热,利黄疸,为治黄疸之要药。适用于湿热熏蒸,小便短赤,身目皆黄的黄疸证。适当配伍,还可用治寒湿郁滞,胆汁外溢,色黄晦暗的阴黄证。此外,还治湿温发热、湿疮瘙痒等症。

【功效主治简表】

茵陈:清热利湿退黄 { 黄疸要药　湿温发热　湿疮瘙痒 }

【配伍应用】

1. 用于湿热黄疸,身黄如橘子色,小便不利,腹微满者,属阳黄,可与栀子、大黄等药配伍,如《伤寒论》茵陈蒿汤。用于黄疸色黄而晦暗者,为阴黄,属寒湿,可配伍附子、干姜等应用,如《张氏医通》茵陈四逆汤。

2. 用于湿温发热,可与滑石、白豆蔻、黄芩等同用,如《医效秘传》甘露消毒丹。

3. 用于湿热内蕴所致的湿疮、瘙痒或流水等症,可配伍黄柏、土茯苓等药应用;亦可单味煎汤外洗。

【用量用法】内服:10～30 克。外用:适量。

【本草摘要】

《神农本草经》:"主风湿寒热邪气,热结黄疸。"

《本草述钩元》:"茵陈,发陈致新,与他味之逐湿者殊,而渗利为功者,尤难相匹。黄证湿气胜,则如熏黄而晦;热气胜,则如橘黄而明。湿固蒸热,热亦聚湿,皆从中土之湿毒以为本,所以茵陈皆宜。"

《医学衷中参西录》:"茵陈善清肝胆之热,兼理肝胆之郁,热消郁开,胆汁入小肠之路毫无阻隔也。"

【现代研究】

成分:含香豆精、绿原酸、咖啡酸及挥发油。

药理:促进胆汁分泌、对肝脏有保护作用;有解热、降压和利尿作用等。

临床报道:治疗黄疸型传染性肝炎,每天用茵陈 1～1.5 两,水煎分 3 次服,小儿酌减。观察 32 例,疗程平均 7 天,服药后迅速退热,对黄疸消失和肝脾缩小亦有明显效果。

赤　小　豆 《本经》

【来源】为豆科一年生半缠绕草本植物赤小豆(茅柴赤)*Phaseolus calcaratus* Roxb. 的成熟种子,主产于广东、广西、江西、浙江、湖南等地。同属植物赤豆(饭赤豆)*P. angularis* Wight 的种子亦作赤小豆用,全国各地均有栽培,质量稍次。秋后荚果成熟时采收,晒干,打下种子,除去杂质。生用。

【处方用名】赤小豆　红小豆　红豆

【性能概要】味甘、酸,性平。归心、小肠经。本品甘酸偏凉,性善下行,能通利水道,使水湿下出而消肿,湿热外泄而退黄,且可入心经,降火行血,清热解毒,故有利水消肿,利湿退黄,清热解毒之功。适用于水肿、脚气、小便不利、黄疸、疮毒等症。

【功效主治简表】

赤小豆
- 利水消肿—水肿、脚气、小便不利
- 利湿退黄—湿热黄疸
- 清热解毒—痈肿疮毒

【配伍应用】

1. 用于头面、全身悉肿,坐卧不得,小便不利等症,配伍桑枝灰同煮当饭吃(见《梅师集验方》);亦可与鲤鱼同煮食之。用于腹部水肿,配伍白茅根煮至水尽,弃去毛根,食豆(见《补缺肘后方》)。用于脚气水肿,大小便涩,配伍桑白皮、紫苏同用,如《圣济总录》赤小豆汤。

2. 用于湿热黄疸轻症,身发黄、发热、无汗,可与麻黄、连翘、桑白皮等同用,如《伤寒论》麻黄连翘赤小豆汤。

3. 用于肠痈、肠痔,配伍薏苡仁、防己、甘草应用,如《疡科捷径》赤小豆薏仁汤。用于痈肿初起,红肿热痛,研末以水或醋调,外敷患处;亦可内服。

277

【用量用法】内服:10～30克。外用:适量,生研调敷。

【本草摘要】

《神农本草经》:"主下水,排痈肿脓血。"

《名医别录》:"利小便,下胀满。"

《药性本草》:"消热毒痈肿,散恶血不尽……捣末与鸡子白调涂热毒痈肿。"

《日华子本草》:"赤豆粉,治烦,解热毒,排脓,补血脉。"

【现代研究】

成分:含蛋白质、脂肪、碳水化合物、多种维生素及铁、磷、钙等。

药理:对金黄色葡萄球菌、福氏痢疾杆菌及伤寒杆菌等有抑制作用。

临床报道:治疗肝硬化腹水,用赤小豆一斤,活鲤鱼一条(重一斤以上)煮烂,食豆、鱼、汤,分数次服完,每日或隔日一剂,以愈为止。治疗2例,有效。

冬 瓜 子 《唐本草》

附药:冬瓜皮

【来源】为葫芦科一年生草本植物冬瓜 *Benincasa hispida*(Thunb.) Cogn. 的种子。全国各地均有栽培。夏末、秋初果实成熟时采收。食用冬瓜时,收集种子,洗净,选成熟者,晒干。生用或炒用,捣碎入药。

冬瓜皮为冬瓜的外层果皮,晒干。生用。

【处方用名】冬瓜子 冬瓜仁 冬瓜皮

【性能概要】味甘,性寒。归肺、胃、大肠、小肠经。本品性寒质滑,上清肺家蕴热,下导大肠积垢,且能滑痰排脓,故有清肺化痰,消痈排脓,清热利湿,润肠通便之效。适用于肺热咳嗽、肺痈、肠痈、淋浊、带下、肠燥便秘等症。

冬瓜皮,味甘,性微寒。归肺、小肠经。本品性味甘微寒,功能清热利水消肿。适用于湿热水肿、小便不利、泄泻、疮肿等症。用于湿热水肿、小便不利,可与赤小豆、白茅根、茯苓等同用。

【功效主治简表】

冬瓜子 {
清肺化痰—肺热咳嗽
消痈排脓—肺痈、肠痈
清热利湿—淋浊、带下
润肠通便—肠燥便秘
}

【配伍应用】

1. 用于肺经有热,咳嗽、痰黄等症,常与桔梗、前胡、瓜蒌等药配伍应用。用于肺痈,配伍苇茎、桃仁、薏苡仁同用,如《千金方》苇茎汤。用于肠痈,配伍大黄、牡丹皮等同用,如《金匮要略》大黄牡丹皮汤。

2. 用于下焦湿热所致的白浊、白带、小便不利,常与黄柏、草薢等清热祛湿药配伍应用。

3. 用于肠燥便秘,可与火麻仁、瓜蒌仁、郁李仁等同用。

【用量用法】内服:15～30克。

【本草摘要】

《神农本草经》:"益气。"

崔禹锡《食经》:"利水道,去淡水。"

陈念祖:"能润肺化痰,兼益胃气。"

《本草述钩元》:"凡肠胃内壅,最为要药。"

玉 米 须 《四川中药志》

【来源】为禾本科一年生草本植物玉蜀黍 *Zea mays* L. 的花柱。全国各地均有栽培。秋季收获种子时收集花柱,去杂质晒干。切段生用。

【处方用名】玉米须

【性能概要】味甘,性平。入心、小肠经。本品甘淡渗泄,功专利尿、渗湿、消肿,还可退黄。适用于水肿、小便不利、黄疸等症。

【功效主治简表】

玉米须 {利尿退肿—水肿、小便不利 / 退黄—湿热黄疸

【配伍应用】

1. 用于头面及全身浮肿、小便不利,可单用60克煎服。

2. 用于湿热黄疸,配伍茵陈、郁金等利胆药同用。

【用量用法】内服:15～30克,多至60克。

【现代研究】

成分:含脂肪油、挥发油、大量硝酸钾、皂苷、生物碱等。

药理:有利尿、降血压、降血糖作用;能促进胆汁排泄;能提高血小板数,加速血液凝固过程。

临床报道:治疗慢性肾炎,每日干燥玉米须50克,水煎一次或分次服完。治疗9例,经半个月至6个月观察,其中3例痊愈,2例进步,4例无效。

半 边 莲 《本草纲目》

【来源】为桔梗科多年生小草本植物半边莲 *Lobelia chinensis* Lour. 的带根全草。主产于安徽、江苏、浙江,广东、广西、江西、四川亦产。多于夏季采收,带根拔起,洗净晒干。切段入药。

【处方用名】半边莲

【性能概要】味甘、淡,性微寒。入肺、肝、肾经。本品甘淡利水消肿,微寒清热解毒。适用于水肿腹水,小便不利和痈肿疔毒、蛇虫咬伤等症。

【功效主治简表】

$$半边莲\begin{cases}利水消肿—水肿、腹水\\清热解毒\begin{cases}痈肿疔毒\\蛇虫咬伤\end{cases}\end{cases}$$

【配伍应用】

1. 用于水肿腹水,周身浮肿,本品同马鞭草配伍煎汤服;也可配伍大黄、枳实、大腹皮等药同用。

2. 用于疔疮、喉蛾、乳痈、毒蛇咬伤、跌打损伤等所致的肿痛,常单味大剂量煎服,药渣外敷。鲜品比干品效用更好。

【用量用法】内服:15～30克,鲜品用量加倍;或捣汁服。外用:适量,捣敷或捣汁调敷。

【本草摘要】

《本草纲目》:"治蛇虺伤,捣汁饮,以渣围涂之。"

《生草药性备要》:"敷疮,消肿毒。"

《岭南采药录》:"治鱼口便毒,跌打伤瘀痛,恶疮,火疮,捣敷之。"

《中国药植志》:"治血吸虫病腹水。"

【现代研究】

成分:全草含生物碱、黄酮苷、皂苷、氨基酸等。

药理:有利尿、利胆、降压、止血、抗肿瘤作用;有抑制金黄色葡萄球菌和伤寒杆菌等多种杆菌及致病真菌作用;有抗蛇毒作用。

临床报道:治疗蛇咬伤,每日半边莲30～48克,水煎分3次内服,另取适量捣烂外敷,日换2次。共治88例,全身症状1～2天消失,局部浮肿3～5天消退,平均5.4天全部治愈。

灯 心 草 《开宝本草》

【来源】为灯心草科多年生草本植物灯心草 *Juncus effusus* L. 的茎髓。分布全国各地,主产于江苏、四川、云南、贵州等地。秋季割取茎部晒干,或将茎皮纵向剖开,去皮取髓,晒干。切段生用或煅炭用。以朱砂拌者称朱灯心。

【处方用名】灯心草 灯心 灯草

【性能概要】味甘、淡,性微寒。归心、肺、小肠经。本品淡可渗利,寒以清热,故有清热利尿,清心除烦的功能。适用于热淋、小便赤涩热痛、淋沥不爽,及心烦失眠、小儿夜啼等症。

本品药力单薄,只宜于病情轻浅者,或辅助其他清热利尿药同用。

【功效主治简表】

$$灯心草\begin{cases}清热利尿—热淋、小便赤涩热痛\\清心除烦\begin{cases}心烦失眠\\小儿夜啼\end{cases}\end{cases}$$

【配伍应用】

1. 用于热淋、小便赤涩不利,可配伍栀子、滑石、甘草梢等清热利尿药同用,如《丹溪心法》宣气散。

2. 用于心烦失眠,可与朱砂、酸枣仁、茯苓等配伍。用于小儿夜啼,可配伍蝉衣、薄荷应用。

此外,煅研末吹喉,可治咽痛喉痹。

【用量用法】内服:1.5~2.5克;或入丸、散。外用:适量,煅存性研末用。

【本草摘要】

《开宝本草》:"主五淋。"

《医学起源》:"通阴窍涩,利小水,除水肿闭,治五淋。"

《本草衍义补遗》:"治急喉痹,烧灰吹之甚捷。烧灰涂乳上,饲小儿,止夜啼。"

《本草纲目》:"降心火,止血,通气,散肿,止渴。"

【现代研究】

临床报道:治疗小儿啼哭,用灯心草、香油适量,将灯心草蘸油点火烧成灰,再将灰搽于小儿两眉毛上,每晚睡前搽1次。共治疗96例,痊愈89例。一般连搽1~2次即见效,3~5次即愈。

地　肤　子《本草》

【来源】为藜科一年生草本植物地肤 *Kochia scoparia*(L.)Schrad. 的成熟果实。主产于河北、山西、山东、河南等地,辽宁、青海、陕西、四川、江苏等地亦产。秋季果实成熟时割取全草,晒干,打下果实,除去杂质。生用。

【处方用名】地肤子

【性能概要】味辛、苦,性寒。入肾、膀胱经。本品为清湿热,利小便之品,兼有祛风止痒的功能。适用于湿热蕴积膀胱所致的小便不爽、赤涩疼痛;风湿之邪外袭所致的皮肤湿疹、瘙痒等症。

【功效主治简表】

地肤子 $\begin{cases} 清热利尿——膀胱湿热,小便淋痛 \\ 祛风止痒——皮肤湿疹瘙痒 \end{cases}$

【配伍应用】

1. 用于膀胱湿热,小便热痛不利,常与瞿麦、猪苓、滑石、石韦等清热利尿、通淋药配伍应用。

2. 用于皮肤瘙痒、疥癣等症,常与白鲜皮、蝉蜕、薄荷、荆芥等清热燥湿、散风止痒药配伍同用。用于男女阴部湿痒,可与蛇床子、苦参、白矾、川椒等燥湿杀虫药配伍,煎汤熏洗患部。

【用量用法】内服:10~15克。外用:适量。

【本草摘要】

《神农本草经》:"主膀胱热,利小便。"

《名医别录》:"去皮肤中热气,散恶疮、疝瘕,强阴,使人润泽。"

《药性本草》:"治阴卵溃疾,去热风,可作汤沐浴。"

《日华子本草》:"治客热丹肿。"

《滇南本草》:"利膀胱小便积热,洗皮肤之风,疗妇人诸经客热,清利胎热,湿热带下。"

《本草原始》:"去皮肤中积热,除皮肤外湿痒。"

【现代研究】

成分:含萜、脂肪油。

药理:对许兰黄癣菌、奥杜盎小芽孢癣菌等皮肤真菌有抑制作用。

临床报道:治疗荨麻疹,用地肤子 50～100 克(儿童按年龄折减),水煎 2 次,混合后浓缩至 400～500 毫升。每日 1 剂,分 2 次服。药渣用纱布包好,趁热涂擦皮损局部,3 天为 1 个疗程。治疗 44 例,显效 31 例,好转 9 例,总有效率 90.8%。

冬 葵 子 《本经》

【来源】为锦葵科一年生或多年生草本植物冬葵 *Malva verticillata* L. 的成熟果实。全国各地均有分布。夏季种子成熟时采收,除去杂质晒干。捣碎入药。

【处方用名】冬葵子

【性能概要】味甘,性寒。归大肠、小肠、膀胱经。本品甘寒滑利,具有利水通淋,润肠通便,且可下乳的功能。适用于水肿、小便不利、淋涩热痛、大便燥结、乳汁不下等症。

【功效主治简表】

$$
冬葵子
\begin{cases}
利尿通淋 \begin{cases} 水肿、小便不利 \\ 淋病小便涩痛 \end{cases} \\
润肠通便——大便燥结 \\
通乳——乳汁不下
\end{cases}
$$

【配伍应用】

1. 用于水肿、小便淋痛等症,常与车前子、海金沙、茯苓等同用。如《金匮要略》葵子茯苓散,即以本品配茯苓,治疗妊娠有水气,身重、小便不利、起则头眩等症。

2. 用于大便干燥之证,《圣惠方》用葵子末入乳汁等份和服,治大便不通。

3. 用于乳汁不行,乳房肿痛,如《妇人良方》即以本品配伍砂仁等份为末,热酒服,有下乳,消肿,止痛之效。

【用量用法】内服:6～15 克。

【使用注意】脾虚肠滑者忌服,孕妇慎服。

【本草摘要】

《神农本草经》:"主五脏六腑寒热羸瘦,五癃,利小便。"

《本草经集注》:"葵子汁解蜀椒毒。"

《名医别录》:"疗妇人乳难。"

《药性本草》:"治五淋,主奶肿,下乳汁。"

《本草纲目》:"通大便,消水气,滑胎,治痢。"

萹　　蓄 《本经》

【来源】为蓼科一年生草本植物萹蓄 *Polygonum aviculare* L. 的全草。我国各地均产。夏季采收,晒干,切碎。生用。

【处方用名】萹蓄　萹蓄草

【性能概要】味苦,性平。归胃、膀胱经。本品苦降,功专除膀胱湿热而利尿通淋,且有杀虫止痒作用。适用于湿热下注,小便短赤、淋痛及蛔虫、蛲虫、钩虫等症,并可用于湿疮、湿疹、皮肤瘙痒。

【功效主治简表】

萹蓄 $\begin{cases} 利尿通淋—淋病,尿涩作痛 \\ 杀虫止痒 \begin{cases} 蛔虫、蛲虫、钩虫 \\ 湿疮、湿疹、皮肤瘙痒 \end{cases} \end{cases}$

【配伍应用】

1. 用于小便淋沥、涩痛等症,常配伍瞿麦、滑石、木通等同用,如《和剂局方》八正散。

2. 用于皮肤湿疹、阴道滴虫等局部瘙痒,可单味煎汤外洗,鲜品为佳。用于蛔虫、蛲虫、钩虫等,可配伍榧子、槟榔等杀虫药应用,亦可单味煎服。

【用量用法】内服:10～15 克,鲜品加倍。

【使用注意】无湿热或脾虚者忌用。

【本草摘要】

《神农本草经》:"主浸淫,疥瘙,疽痔,杀三虫。"

《名医别录》:"疗女子阴蚀。"

《药性本草》:"主蛔虫等咬心,心痛面青,口中沫出临死者,取十斤新细锉,以水一石,煎去滓,成煎如饴,空心服,虫自下皆尽止。主患痔疾者,常取叶捣汁服效。治热黄,取汁顿服一升。"

【现代研究】

成分:含萹蓄苷、槲皮苷、蒽醌类、氨基酸、鞣质、钾盐等。

药理:有利尿作用;对痢疾杆菌及部分皮肤真菌有抑制作用。

临床报道:治疗菌痢,萹蓄糖浆每次 50 毫升(每毫升含生药 1 克),日服 2～3 次。共治180 例,治愈 104 例,好转 4 例。平均退热 1 天,腹痛消失为 4 天,大便正常为 5 天。

瞿　　麦 《本经》

【来源】为石竹科多年生草本植物瞿麦 *Dianthus superbus* L. 和石竹 *D. chinen-*

sis L. 的带花全草。全国大部分地区有分布,主产于河北、河南、辽宁、湖北、江苏等地。夏、秋季均可采收,花未开放前采者较佳。栽培品每年可收割 2~3 次,割取全株,除去杂草、泥土、晒干。清水润后切段,晒干生用。

【处方用名】瞿麦　巨麦　瞿麦穗

【性能概要】味苦,性寒。归心、小肠经。本品苦寒泄降,能清心与小肠之火,利小便,祛湿热,故有利水通淋之功,兼可破血通经。适用于热淋尿血,尿时涩痛;又治妇女血瘀,经闭不通等症。此外,外敷痈肿疮毒,有消肿止痛之效。

【功效主治简表】

瞿麦 {
利尿通淋—淋证,尿涩作痛
破血通经—瘀血经闭
外用消肿止痛—痈肿疮毒
}

【配伍应用】

1. 用于小便淋沥热痛短赤、血淋、砂淋等症,配伍萹蓄、栀子、滑石等品同用,如《和剂局方》八正散。

2. 用于血瘀经闭不通,常与活血去瘀之品,如丹参、赤芍、益母草、红花等配伍应用。

【用量用法】内服:10~15 克。外用:适量。

【使用注意】脾气虚及孕妇忌用。

【本草摘要】

《神农本草经》:"主关格诸癃结,小便不通,出刺,决痈肿,明目去翳,破胎堕子,下闭血。"

《药性本草》:"主五淋。"

《日华子本草》:"叶,治痔漏并泻血,小儿蛔虫,眼目肿痛,捣敷治浸淫疮并妇人阴疮。子,催生,治月经不通,破血块,排脓。"

【现代研究】

成分:含皂苷、挥发油。

药理:有显著利尿作用;有抑制心脏、降低血压的作用。

石　　韦《本经》

【来源】为水龙骨科多年生草本植物石韦 *Pyrrosia lingua*(Thunb.) Farw.、庐山石韦 *P. sheareri*(Bak.) Ching 或有柄石韦 *P. petiolosa*(Christ) Ching 的叶。主产于浙江、湖北、河南、河北、江苏等地。春、夏、秋均可采收,除去根茎及须根,拣净杂质,切段晒干。生用。

【处方用名】石韦

【性能概要】味甘、苦,性微寒。入肺、膀胱经。本品上能清肺热,下可利膀胱,肺为水之上源,源清则流自洁,故具利水通淋之功,兼可清热止血。适用于淋证涩痛,尤以血淋为宜;并可用治血热吐衄、崩漏下血等症;又治肺热咳嗽痰多。

【功效主治简表】

石韦 {
利尿通淋—热淋、血淋、石淋,尿涩作痛
清热止血—吐衄、下血、妇女崩漏
清肺止咳—喘咳痰多
}

【配伍应用】

1. 用于热淋、血淋、石淋等症,常同车前子、滑石、木通、瞿麦等配伍应用,如《千金方》石韦散。

2. 用于血热妄行的崩中漏下、吐血衄血,可单味水煎服,亦可配伍其他凉血止血药应用。

此外,单用本品煎服,对肺热喘咳痰多有效。

【用量用法】内服:5～10克,大剂15～30克。

【本草摘要】

《神农本草经》:"主劳热邪气,五癃闭不通,利小便水道。"

《本草纲目》:"主崩漏,金疮,清肺气。"

《本草逢源》:"石韦,其性寒利,故《本经》治劳热邪气,指劳力伤津,癃闭不通之热邪而言,非虚劳之谓。治妊娠转胞,同车前煎服。"

《本草从新》:"清肺金以滋化源,通膀胱而利水道。"

【现代研究】

成分:皂苷、蒽醌类、黄酮类、鞣质、绵马三萜及异芒果苷、延胡索酸、咖啡酸等。

药理:有镇咳、化痰、平喘作用;对痢疾杆菌、肠伤寒杆菌、金黄色葡萄球菌等多种菌有抑制作用。

临床报道:①治疗支气管哮喘,成人每日1.5两,水煎加冰糖1两,分3次服用(小儿酌减),3日为1个疗程。观察11例,服药后喘息消失7例,减轻2例,无效2例。②治疗急、慢性肾炎及肾盂肾炎,水煎剂每日量20片叶左右,片剂每片含生药0.5克,每次2～3片,日服3次。共观察急性肾炎39例,其中36例有效;肾盂肾炎20例,17例有效。

海 金 沙 《嘉祐本草》

【来源】为海金沙科多年生攀援蕨类植物海金沙 Lygodium japonicum（Thunb.）Sw. 的成熟孢子。主产于广东、浙江、江苏、江西、湖南、湖北等地亦产。立秋前后孢子成熟时采收,割下茎叶,晒干,然后搓揉,使孢子脱落,除去茎叶。生用。

【处方用名】海金沙

【性能概要】味甘、淡,性寒。归膀胱、小肠经。本品甘淡利尿,寒可清热,其性下降,能除小肠、膀胱二经血分湿热,尤善止尿道疼痛,功专利尿通淋止痛,为治淋证,尿道作痛之要药;又能排石,治肝胆结石;并能利湿退肿,治水肿胀满。

285

【功效主治简表】

海金沙 { 利尿通淋止痛—淋证,尿道作痛
排石—肝胆、泌尿系结石
利湿退肿—水肿胀满

【配伍应用】

1. 用于热淋、膏淋、血淋、石淋,尿道作痛,本品常与滑石、石韦、茯苓、赤芍等同用,如《证治准绳》海金沙散。

2. 用于肝胆、泌尿系结石,可配伍鸡内金、金钱草等药应用。

3. 用于水肿胀满,可与车前子、泽泻、大腹皮、牵牛子等同用。

【用量用法】 内服:6~15克,布包入煎。

【使用注意】 肾阴虚者慎用。

【本草摘要】

《嘉祐本草》:"主通利小肠。得栀子、马牙消、蓬砂共疗伤寒热狂,或丸或散。"

《本草纲目》:"治湿热肿满,小便热淋、膏淋、血淋,石淋茎痛,解热毒气。"

《本草正义》:"利水通淋,治男子淫浊,女子带下。"

【现代研究】

成分:含脂肪油,内有棕榈酸、硬脂酸、油酸、亚油酸等。

药理:有明显利胆作用。

金 钱 草 《纲目拾遗》

【来源】 为报春花科多年生草本植物过路黄(大金钱草)*Lysimachia christinae* Hance 的全草。我国江南各省均有分布,主产于四川省。五月采收,除去杂质,切段晒干。生用或鲜用。

我国各地称金钱草,并作金钱草用的植物尚有旋花科植物马蹄金(小金钱草)*Dichondra repens* Forst. 的全草,为四川部分地区习用;唇形科植物连钱草 *Glechoma longituba*(Nakai)Kupr. 的全草,为浙江、江苏习用;伞形科植物天胡荽 *Hydrocotyle sibthorpioides* Lam. var. *batrachium*(Hance)Hand. -Mazz. 的全草,为江西习用;豆科植物金钱草 *Desmodium styracifolium*(Osb.)Merr. 的全草,为广东习用。

【处方用名】 金钱草 过路黄 铜钱草

【性能概要】 味甘、咸,性微寒。归肝、胆、肾、膀胱经。本品甘淡利尿,咸以软坚,微寒清热,故有利水通淋,排石止痛,祛湿热,退黄疸和清热消肿的功能。适用于砂淋、石淋,尿涩作痛及黄疸等症;捣烂外敷恶疮肿毒,有消肿之功。

萹蓄、瞿麦、石韦、海金沙、金钱草均为清热利尿、通淋之品,均可用治热淋涩痛。萹蓄苦寒沉降,专清膀胱湿热,而通淋止痛,兼能燥湿杀虫;瞿麦苦寒泄降力

猛,主清心与小肠之火,为热淋、血淋常用之品,又能破血通经;石韦清肺通淋之中尤善止血,用治血淋最为相宜,并可用治血热吐衄、肺热喘咳;海金沙主清膀胱、小肠经湿热,尤善止尿道疼痛,为通淋止痛要药,凡诸淋涩痛,均可用之,且有排石、退肿之功;金钱草清热利尿,通淋排石,为治砂淋、石淋要药,又能利胆退黄,还可用治湿热黄疸。

【功效主治简表】

金钱草
- 利尿通淋排石
  - 热淋、砂淋、石淋,尿涩作痛
  - 肝胆、泌尿系结石
- 利湿退黄——湿热黄疸
- 清热消肿
  - 痈肿疮毒
  - 蛇虫咬伤
  - 烫伤、烧伤

【配伍应用】

1. 用于热淋、砂淋、石淋,尿涩作痛,可单用本品250克浓煎代茶饮,须长期服方效。现代临床多配海金沙、冬葵子、瞿麦、滑石、鱼首石、鸡内金等同用,治泌尿系结石。用于肝胆结石,可配伍柴胡、赤芍、枳实、茵陈、赤苓、丹参、黄芩、川郁金同用,如胆石方。

2. 用于湿热所致的黄疸证,可配伍清热利胆的栀子、茵陈蒿、半边莲等应用。

3. 用于疮疖疔毒、虫蛇咬伤,可用鲜品捣汁饮服,以渣外敷。用于烫伤、烧伤可用鲜品捣汁涂抹患处。

【用量用法】内服:15~60克,鲜品加倍;或捣汁服。外用:适量,捣汁敷或涂抹。

【本草摘要】

《百草镜》:"治跌打损伤,疟疾,产后惊风,肚痛,便毒,痔漏;擦鹅掌风;汁漱牙疼。"

《采药志》:"发散头风风邪。治脑漏,白浊热淋,玉茎肿痛,捣汁冲酒吃。"

《本草纲目拾遗》:"去风散毒,煎汤洗一切疮疥。"

《本草求原》:"祛风湿,止骨痛。浸酒舒筋活络,止跌打闪伤(痛),取汁调酒更效。"

《安徽药材》:"治膀胱结石。"

【现代研究】

成分:含黄酮类、酚性物、内酯类、鞣质、挥发油等。

药理:有显著利尿作用;并能促进胆汁分泌和排泄,易于结石排出。

临床报道:治疗腮腺炎,用连钱草洗净,加少量食盐捣烂,敷于两侧腮部。治疗50例,全部治愈。肿大消退与体温下降平均为12小时。

第十二章
补 养 药

凡能补充人体物质亏损或增强人体功能活动,以治疗各种虚证的药物,统称补养药。

所谓虚证,概括起来为气虚证、阳虚证、血虚证、阴虚证四种。补养药也可根据其作用和应用范围分为补气药、助阳药、补血药、养阴药四类。

临床使用应当根据虚证的不同类型而予以不同的补养药。如气虚证用补气药,阳虚证用助阳药,血虚证用补血药,阴虚证用养阴药等。但人体在生命活动过程中,气、血、阴、阳是互相依存的,所以在虚损不足的情况下,也常互相影响。气虚和阳虚表示机体活动能力的衰退。阳虚者多兼气虚,而气虚者也常易导致阳虚。阴虚和血虚表示机体精血津液的损耗。阴虚者多兼血虚,而血虚者也常易导致阴虚。因此,补气药和助阳药,补血药和养阴药,往往相须为用。更有气血两亏、阴阳俱虚的病证,则对补养药的运用,又当根据病情,灵活掌握,采用气血两补或阴阳兼顾。

补养药不适用于有实邪的病证,因能"闭门留寇",而加重病情。但在实邪未除,正气已虚的情况下,在祛邪药中,可适当选用补养药,以"扶正祛邪",达到战胜疾病的目的。

补养药如使用不当,往往有害而无益。如阴虚有热而用助阳药,阳虚有寒而用养阴药,均能产生不良的后果。

在服用补养药时还应照顾脾胃,适当配伍健脾胃药同用,以免妨碍消化吸收,影响疗效。

第一节 补气药

补气药主要用于气虚证。气虚是指机体活动能力的不足。补气药能增强机体活动的能力,特别是脾、肺二脏的功能。所以补气药最适用于脾气虚和肺气虚的病证。

脾为后天之本,生化之源,脾气虚则食欲不振、大便泄泻、脘腹虚胀、神倦乏力,甚至浮肿、脱肛;肺主一身之气,肺气虚则少气懒言、动作喘乏、易出虚汗。凡呈现以上症状者,都可用补气药来治疗。

补气药还可用于血虚或津亏的病证。因气能生血,又能生津,所以在补血或生津的方剂中,常配伍补气药同用,可以加强疗效。

服用补气药,如产生气滞,出现胸闷腹胀、食欲不振等症,可适当配伍理气药同用。

人 参 《本经》

【来源】为五加科多年生草本植物人参 *Panax ginseng* C. A. Mey. 的根。栽培者称园参,野生者称野山参。主产于辽宁、吉林、黑龙江等省。园参于栽种后5~6年,在9~10月采挖,洗净晒干,称生晒参;经沸水浸烫后,浸于糖汁中,再晒干,称糖参(白参);除去侧根、须根,蒸熟,晒干或烘干,称红参;细根称参须。生晒参、糖参、红参用时一般去芦,切片入药。野生参一般不去支根,将整体晒干,用时去芦,直接粉碎或捣碎。

【处方用名】人参 野山参 吉林参 红参 白参 别直参 人参须

【性能概要】味甘、微苦,性微温。归肺、脾经。本品具有大补元气的功能。古人说:"元气起于肾,上及于肺",是人生最根本之气。如元气衰微,体虚欲脱,用之可以益气固脱。脾为生化之源,肺为主气之脏,元气旺盛则脾、肺之气自足,故又补脾、肺之气,为治脾、肺气虚之主药。元气充沛,可以益血生津液、安神增智慧,所以又适用于血虚津亏、精神不安及健忘等症。总之,人参为虚劳内伤第一要药,凡一切气、血、津液不足之证,皆可应用。

野山参,以年代久远者为佳,补力较大。园参补力较差,因加工方法不同,有生晒参、红参、白参、参须(须根)等规格,作用也稍有差异,以生晒参、红参质量为好,白参较差,参须更次。生晒参适用于气阴不足者。白参功同生晒参,作用较弱。红参性偏温,适用于气弱阳虚者。人参产于朝鲜者,名"别直参",功同红参,作用较强。

【功效主治简表】

人参
- 补气固脱——一切疾病因元气虚衰而出现的体虚欲脱、脉微欲绝
- 补脾气—脾胃气虚,神倦、食少、便溏
- 益肺气—肺气不足,气短喘促、自汗、脉弱
- 生津止渴
  - 气津两伤,神倦口渴
  - 消渴证
- 安神益智—心神不安、失眠多梦、惊悸健忘
- 其他
  - 血虚
  - 阳痿
  - 扶正祛邪

289

【配伍应用】

1. 适用于大失血、大吐泻以及一切疾病因元气虚衰而出现的体虚欲脱、脉微欲绝之证。可单用本品大量浓煎服,即《十药神书》独参汤;如兼见汗出肢冷等亡阳现象者,可加附子同用,以增强回阳作用,如《妇人良方》参附汤。

2. 用于脾胃气虚,生化无力,精神倦怠、食欲不振以及吐泻等症,常配伍白术、茯苓、炙甘草等药同用,如《和剂局方》四君子汤。

3. 用于肺气不足,气短喘促、脉虚自汗,可配合蛤蚧同用,如《卫生宝鉴》人参蛤蚧散。

4. 用于热病,气津两伤,身热而渴、汗多、脉大无力,多与石膏、知母、甘草、粳米同用,如《伤寒论》白虎加人参汤。如热伤气阴,口渴多汗、气虚脉弱者,又可与麦冬、五味子配伍,如《内外伤辨惑论》生脉散。用于消渴证,口渴多尿,常配伍生地、玄参、麦冬、山药等养阴生津药同用。

5. 用于气血亏虚引起的心神不安、失眠多梦、惊悸健忘之证,常配伍当归、龙眼肉、酸枣仁、茯神、远志等养血安神药同用,如《济生方》归脾汤。

此外,还可用于血虚、阳痿之证。治疗血虚,多配伍熟地、当归、白芍等补血药同用,可以益气生血,增强疗效;治疗阳痿,多与鹿茸、胎盘等补阳药同用,可以起到益气壮阳的效果。其他对体虚外感或里实正虚之证,可与解表、攻里药同用,以扶正祛邪。

【用量用法】内服:5~10克,宜文火另煎,将参汁加入其他药汁内饮服;研末吞服每次1~2克,日服2~3次。如挽救虚脱,当用大量15~30克,煎汁分数次灌服。平素体虚,服人参调补,也可5~7日服一次。

【使用注意】

1. 阴虚阳亢、骨蒸潮热、血热吐衄、肝阳上升、目赤头晕、肺有实热或痰气壅滞的咳嗽,以及一切火郁内实之证均忌服。

2. 反藜芦,畏五灵脂,恶皂荚,均忌同用。

3. 服人参,防其太热助火,可配生地、天冬等凉润药;防其碍气作胀,可配陈皮、砂仁等理气药。

4. 服人参不宜喝茶和吃萝卜,以免影响药力。

5. 服人参腹胀者,用莱菔子煎汤服可解。

【本草摘要】

《神农本草经》:"补五脏,安精神,定魂魄,止惊悸,除邪气,明目,开心益智。"

《名医别录》:"调中,止消渴,通血脉……令人不忘。"

《药性本草》:"主五脏气不足,五劳七伤,虚损瘦弱……保中守神。""主肺痿……患人虚而多梦纷纭加而用之。"

《珍珠囊》:"治肺胃阳气不足,肺气虚促,短气少气,补中缓中……止渴生津液。"

《本草纲目》:"治男妇一切虚证……胎前产后诸疾。"

【现代研究】

成分:鲜人参、白参主含三萜皂苷。按苷元分为三类:人参二醇类、人参三醇类和齐墩果酸类。另外含有人参多糖、单糖、多肽、氨基酸、蛋白质、酶、有机酸、生物碱、挥发油、微量元素等。

药理:对神经系统有兴奋也有抑制作用,尤以兴奋作用明显;能益智,增强记忆,并能改善睡眠和情绪,有显著抗疲劳作用;有强心、抗心肌缺血、扩张血管及调节血压,以及抗休克作用;能降血脂、降血糖,与胰岛素有协同作用,还能延缓衰老;有保肝、抗溃疡、止血、抗炎、抗菌、抗疲劳、抗肿瘤等作用。此外,还有调节骨骼肌和平滑肌活动等作用。

临床报道:人参对于危重病人急救、肿瘤、性功能障碍、糖尿病、艾迪生病、高血压、动脉粥样硬化症、高凝血症、高脂血症、老化症、冠心病、病毒性心肌炎、心律失常、心绞痛、白细胞减少症、克山病、脾虚症、心气虚证等,都有一定治疗作用,可以减轻各种症状。

党　　参《本草从新》

【来源】为桔梗科多年生草本植物党参 *Codonopsis pilosula*（Franch.）Nannf.、素花党参 *Codonopsis pilosula* Nannf. var. *modesta*（Nannf.）L. T. Shen 或川党参 *Codonopsis tangshen* Oliv. 的根。原出山西上党,根形如参,故称党参;五台山野生者习称台党;栽培于山西潞安、长治等地者称为潞党。主产于山西、陕西、甘肃、四川等省。此外在我国北方各省多有栽培。春、秋两季采挖,以秋季采收者佳。将根挖出后,除去泥沙、茎苗,边晒边搓,使皮部与木质部贴紧,晒干,切段。生用或蜜制用。

【处方用名】党参　台党参　潞党参　炒党参

【性能概要】味甘,性平。归脾、肺经。本品有补气作用,善补中气,又益肺气,性质和平,不燥不腻,故为脾、肺气虚常用之药。气能生血,气旺津生,所以又有养血,生津的功效,也适用于血虚、津亏之证。

人参、党参古时不分,故《本草纲目》有人参而无党参,且人参条下有"上党来者,形长而黄,状如防风"的记载,至清代《本草从新》始正式分两条。凡古今成方用人参者,每以党参代之。但党参虽能补脾、肺之气,益血生津,然不如人参能大补元气,且药力亦较薄弱,不能持久。所以轻症、慢性疾病,可以党参代人参用,如重症、急症仍用人参为宜。

【功效主治简表】

党参 ⎰
　补中益气——中气不足,脾胃虚弱,食少便溏、四肢倦怠
　补益肺气——肺气亏虚,气短喘咳、言语无力、声音低弱
　养血——气血两虚或血虚萎黄、头晕、心慌
　生津——气津两伤,气短口渴
　此外,用于扶正祛邪

【配伍应用】

1. 用于中气不足、脾胃虚弱、食少便溏、四肢倦怠等症，常与白术、茯苓、炙甘草同用，如《和剂局方》四君子汤。

2. 用于肺气亏虚、气短喘咳、言语无力、声音低弱等症，可与黄芪、五味子、紫菀等药同用，如《永类钤方》补肺汤。

3. 用于气血两虚或血虚萎黄、头晕、心慌等症，当配伍熟地、当归、白芍等补血药同用。

4. 用于热伤气津、气短口渴，常配伍麦冬、五味子同用，如《内外伤辨惑论》生脉散。

此外，也可与解表、泻下药同用，治体虚外感或里实正虚之证，可以扶正祛邪。

【用量用法】内服：10～15克。如代人参，可用人参量的四倍。

【使用注意】党参对虚寒证最为适用，如属实证、热证不宜单独应用。

【本草摘要】

《本草从新》："补中，益气，和脾胃，除烦渴。中气微虚，用以调补，甚为平妥。"

《本草纲目拾遗》："治肺虚能益肺气。"

《科学民间草药》："补血剂，适用于慢性贫血、萎黄病、白血病。"

【现代研究】

成分：主含甾醇、苷类、糖类、内酯、挥发油、生物碱、氨基酸等。

药理：有强壮、补血、降压、增强免疫功能、提高记忆作用；对神经系统有兴奋作用；有抗辐射、抗缺氧、抗心肌缺血、抗血栓形成、抗胃溃疡、抗癌等作用。此外，有一定的抗炎、镇痛及祛痰镇咳作用。

临床报道：①治贫血，党参熬膏（每1毫升含生药1.5克），每次服10毫升，每天3次，10天为1个疗程。治疗妇产科贫血103例，总有效率80.37%。②治疗功能性子宫出血，以单味党参，每日量30～60克，水煎煮，早晚各服1次，有月经期连服5天。共治37例，痊愈5例，显效14例，有效10例，8例无效。

太　子　参 《中国药用植物志》

【来源】为石竹科多年生草本植物异叶假繁缕（孩儿参）Pseudostellaria heterophylla (Miq.) Pax ex Pax et Hoffm. 的块根。主产于江苏、安徽、山东等省。夏季茎叶大部分枯萎时挖取根，洗净，去须根，直接晒干或置沸水中烫透晒干。

【处方用名】太子参　孩儿参　童参

【性能概要】味甘，微苦，性微寒。归脾、肺经。本品为清补之品，既能益气，又可养阴，适用于脾肺亏虚，气阴不足者。

古代本草书籍记载的太子参，与目前应用的太子参不同。如《本草从新》云：太子参"虽甚细如参条，短紧结实而有芦纹，其力不下大参"。《本草纲目拾遗》云:"太子参即辽参之小者,非别种也……味甘苦,功同辽参"。二者均指的是五加科植物,人参较小者。目前所用太子参系石竹科植物,与人参本非一物,虽有补益作用,但其补力远较人参薄弱,也较党参为差,需要较大剂量,持续服用,方能见效。

【功效主治简表】

太子参:补气养阴 $\begin{cases} \text{气阴不足,神倦食少、汗出心悸、气短咳嗽、津伤口渴} \\ \text{小儿病后体弱} \end{cases}$

【配伍应用】

用于气阴不足,神倦食少、多汗心悸、气短咳嗽、津伤口渴,以及小儿病后体弱等症。如配伍山药、扁豆、谷芽,治神倦食少;配伍五味子、枣仁,治多汗、心悸、失眠;配伍沙参、麦冬,治肺虚燥嗽;配伍石斛、花粉,治津伤口渴等。

【用量用法】内服:10~30克。

【本草摘要】

《本草从新》:"大补元气(指的是辽参之小者)。"

《本草再新》:"治气虚肺燥,补脾土,消水肿,化痰止渴。"

《江苏植物志》:"治胃弱,消化不良,神经衰弱。"

《陕西中草药》:"小儿虚汗,心悸口干,不思饮食。"

【现代研究】

成分:主含太子参皂苷、糖类、甾醇、油脂类、磷脂类、挥发油、多种氨基酸等。

药理:有强壮、抗疲劳、促进免疫、延长寿命等作用。

西 洋 参 《本草纲目拾遗》

【来源】为五加科多年生植物西洋参 *Panax quinquefolium* L. 的根。原产于北美,我国亦有栽培。于秋季采挖生长3~6年的根,除去分枝、须尾,晒干。喷水湿润,撞去外皮,再用硫黄熏之,晒干后,其色白起粉者,称为"光西洋参"。挖起后,即连皮晒干或烘干者,称为"原皮西洋参。"

【处方用名】西洋参

【性能概要】味苦、微甘,性寒。归心、肺、肾经。本品功能补气养血,清肺火,生津液,适用于气阴虚而有火之证。如阴虚火旺,咳喘痰中带血;热病气阴两伤,烦倦口渴;津液不足,口干舌燥;以及肠热便血等症。

【功效主治简表】

西洋参:补气养阴,清火生津 $\begin{cases} \text{阴虚火旺,喘咳痰血} \\ \text{气阴两伤,烦倦口渴} \\ \text{津液不足,口干舌燥} \\ \text{肠热便血} \end{cases}$

【配伍应用】

用于阴虚火旺,喘咳痰血,多与天冬、麦冬、阿胶、地骨皮、知母、贝母等药同用。用于热病气阴两伤,烦倦口渴,可与鲜生地、鲜沙参、鲜石斛、麦冬等药配伍。用于津液不足,口干舌燥,可单用本品水煎服。用于肠热便血,以本品蒸龙眼肉服用。

【用量用法】内服:3～6克,另煎兑服。

【使用注意】中阳衰微,胃有寒湿者忌服。忌铁器及火炒。反藜芦。

【本草摘要】

《本草从新》:"补肺降火,生津液,除烦倦。虚而有火者相宜。"

《药性考》:"补阴退热,姜制益气,扶正气。"

《本草再新》:"治肺火旺,咳嗽痰多,气虚咳喘,失血,劳伤,固精安神,生产诸虚。"

《本草求原》:"肺气本于肾,凡益肺气之药,多带微寒,但此则苦寒,惟火盛伤气,咳嗽痰血,劳伤失精者宜之。"

《医学衷中参西录》:"能补助气分,兼能补益血分,为其性凉而补。凡欲用人参而不受人参之温补者,皆可以此代之。"

【现代研究】

成分:主含三萜皂苷,又含多炔类成分、脂肪酸、磷脂、糖类、多种氨基酸、多种维生素等。

药理:有强壮机体、增强免疫、促进生长、抗衰老、改善记忆作用;有抗休克、抗疲劳、抗溶血、抗突变、抗病毒作用;还有降血脂、降血糖、抗心律失常、改善心肌缺血等作用。

临床报道:①防治鼻咽癌放疗反应,以西洋参3克,煎服,每日1剂,于放射治疗前两星期开始,直至放疗完毕,对咽干、胃口不佳等症状有较好效果。观察20多例,觉得效能较人参好。

黄　芪《本经》

【来源】为豆科多年生草本植物膜荚黄芪 *Astragalus membranaceus*（Fisch.）Bge. 和蒙古黄芪 *A. membranaceus*（Fisch.）Bge. var. *mongholicus*（Bge.）Hsiao 的根。膜荚黄芪主产于山西、甘肃、黑龙江、内蒙古等省区。蒙古黄芪主产于内蒙古、吉林、河北、山西等地。一般生长四年以上才予采收,春、秋两季挖采,以秋季采者质量较好。除去地上部分及须根,晒干。润透切片,生用或蜜制用。

【处方用名】生黄芪　绵黄芪　炙黄芪

【性能概要】味甘,性温。归脾、肺经。本品为补气药,且有升举阳气作用,能补脾、肺之气,常用于脾气不足、肺气亏虚之证,而对中气下陷引起的久泻脱肛、子宫下垂、胃下垂等症尤为适用。气能摄血,所以本品也常用于气虚不能摄血的便血、崩漏。气虚则表不固,汗自出,本品因能益气固表,故可用于止汗。气血不足可以引起疮疡内陷,脓成不溃,或溃后脓出清稀,久不收口,本品因能补气,可以托疮生肌,所以《本经》有"主痈疽久败疮"的记载。气虚不能运化水湿,则小便不利,导致浮肿,本品因能补气而利尿,故可治气虚水肿。气虚血滞也可引起痹痛、麻木或半身不遂,本品能补气而行滞。此外,对血虚、津亏之证,也常应用本品补气生血,生津止渴。

人参、黄芪均能补气,二药同用,可增强疗效。然人参能大补元气,且可益血生津,安神增智,故为治内伤气虚第一要药;黄芪虽不如人参大补元气,但温升之力较人参强,又能固表止汗,托疮生肌,利尿退肿,均为人参所不及。

【功效主治简表】

黄芪
补气升阳 { 脾肺气虚、神倦乏力、食少便溏、气短懒言
中气下陷、久泻脱肛、胃下垂、子宫下垂

补气摄血——气不摄血、便血、崩漏
补气行滞——气虚血滞、肢体麻木、半身不遂或肢体疼痛
固表止汗——体弱表虚、自汗、盗汗
托疮生肌——痈疽疮疡,气血不足,内陷不起,脓成不溃或溃久不敛
利尿退肿——气虚小便不利、肢体面目浮肿
益气生津——消渴证

【配伍应用】

1. 用于脾肺气虚,神倦乏力、食少便溏、气短懒言、自汗等症,如与人参同用(参芪膏),可增强补气作用;配白术(芪术膏),则补气健脾;配附子(芪附汤),则补气助阳;配当归(当归补血汤),则补气生血。用于中气下陷,久泻脱肛、子宫下垂、胃下垂等,多与党参、白术、炙甘草、柴胡、升麻等同用,如《脾胃论》补中益气汤。

2. 用于气虚不能摄血,便血、崩漏,常配伍党参、白术、当归、龙眼肉、酸枣仁、远志等同用,如《校注妇人良方》归脾汤。

3. 用于气虚血滞,肢体麻木、关节疼痛或半身不遂。以之配伍桂枝、芍药、生姜、大枣,如《金匮要略》黄芪桂枝五物汤,治肢体麻木;配伍防风、羌活、当归、赤芍、片姜黄、炙甘草,如《杨氏家藏方》蠲痹汤,治肩臂风湿痹痛;以本品为主药,再配伍当归、川芎、赤芍、桃仁、红花、地龙等活血化瘀药,如《医林改错》补阳还五汤,治中风后遗症半身不遂。

4. 用于体弱表虚,肌表不固的自汗、盗汗。本品配伍牡蛎、麻黄根、浮小麦,如《和剂局方》牡蛎散,治自汗;配伍当归、生地、熟地、黄连、黄芩、黄柏,如《兰室秘藏》当归六黄汤,治盗汗。

5. 用于痈疽疮疡。由于气血不足,内陷不起,脓成不溃或溃后脓出清稀,久不收口,配伍当归、川芎、穿山甲、皂角刺同用,如《外科正宗》透脓散,可以托疮排脓;配伍熟地、当归、白芍、川芎、党参、白术、茯苓、甘草、肉桂同用,如《和剂局

方》十全大补汤,可以生肌敛疮。

6. 用于气虚不运引起的小便不利,肢体面目浮肿,多配伍白术、防己等同用,如《金匮要略》防己黄芪汤。

此外,也可用于多饮、多食、多尿的消渴证,常配伍生地、山药、麦冬、天花粉等同用,有益气生津的功效。

【用量用法】内服:10~20克,大量30~60克。补气升阳宜蜜炙用,其他则宜生用。

【使用注意】本品性质温升,可以助火,又能补气固表,所以外有表邪,内有积滞,气实胸满,以及阳盛阴虚、上热下寒、肝旺多怒、痈疽初起或溃后热毒尚盛等症,均不宜用。

【本草摘要】

《神农本草经》:"主痈疽久败疮,排脓止痛,大风癫疾,五痔,鼠瘘。补虚。小儿百病。"

《名医别录》:"补丈夫虚损,五劳羸瘦。止渴,腹痛,泄痢。益气,利阴气。"

《日华子本草》:"黄耆助气壮筋骨,长肉补血,破癥癖,治瘰疬,肠风,血崩,带下。"

《珍珠囊》:"治虚劳自汗,补肺气……益皮毛,益胃气。"

【现代研究】

成分:含苷类、黄酮类、氨基酸、多糖、微量元素等。

药理:能增强并双向调节机体免疫功能;有抗衰老、抗疲劳、抗寒、抗缺氧、抗辐射作用;有扩张血管、强心、降血压,促进血细胞的生成作用;有护肝、保胃、保肾、利尿作用;还有抗菌、抗病毒、抗炎、镇静、镇痛、抑制肿瘤等作用。

临床报道:预防感冒,每次口服黄芪片5片(每片含生药1克),每日3次,或隔日以黄芪15克水煎服,均10日为1个疗程,停药5日再行第2个疗程。540例感冒易患者服用后,平均减少感冒发病人次2.7倍,并能缩短病程。

白　　术《本经》

【来源】为菊科多年生草本植物白术 *Atractylodes macrocephala* Koidz. 的根茎。主产于浙江、湖北、湖南、江西、安徽等省。多于农历十月采收,去净泥土及地上部分,晒干或烘干。用时经水或米泔水浸软切片。生用或麸炒、土炒、炒焦用。

【处方用名】白术　生白术　炒白术　野于术　冬术

【性能概要】味甘、苦,性温。归脾、胃经。本品有补脾益气,燥湿利水作用,为健脾要药。脾司运化,喜燥恶湿,脾虚气弱则不能健运,脾不健运则水湿停聚,而为痰饮水肿,本品健脾燥湿利水,故可消痰饮,去水肿。脾虚气弱,肌表不固则自汗,本品补气健脾,故可固表止汗。脾为生化之源,孕妇脾虚气弱,生化无力,可以引起胎气不安,本品补气健脾,故又有安胎之效。

冬天采的白术称"冬术",品质较好。野生于浙江於潜地区的名"野于术",补脾益气的功效较佳。所以一般健脾燥湿可用白术,而补脾益气当用野于术。

白术、苍术一类二种,古时不分,《神农本草经》独言术。《名医别录》指出有赤、白两种,《本草衍义》列为苍、白两条,至今已分别应用。二术均能燥湿健脾,但白术又能补气,止汗,安胎,而苍术燥湿作用较白术强,且可散邪发汗。所以脾弱的虚证多用白术,湿盛的实证多用苍术;止汗安胎用白术,发汗散邪用苍术。

【功效主治简表】

白术 {
　健脾益气—脾虚气弱,神倦、食少便溏或泄泻
　燥湿利水 { 痰饮
　　　　　　 水肿
　固表止汗—气虚自汗
　安胎—胎动不安
}

【配伍应用】

1. 用于气弱脾虚,运化失常所致的食少便溏、脘腹胀满、倦怠无力等症,常与党参、茯苓、炙甘草同用,如《和剂局方》四君子汤。用于脾胃虚寒,脘腹冷痛、大便泄泻,可配党参、干姜、炙甘草同用,如《伤寒论》理中汤。用于脾胃虚而有积滞,食欲不振、脘腹痞满,可用白术健脾,配枳实消除痞满,以攻补兼施,如《脾胃论》枳术丸。

2. 用于脾虚不能运化,水湿停留而为痰饮、水肿等症。以之配伍桂枝、茯苓、甘草,如《伤寒论》苓桂术甘汤,消痰饮;配伍陈皮、大腹皮、茯苓等,可去水肿。

3. 用于气弱脾虚,肌表不固的自汗,多配伍黄芪、五味子、浮小麦等补气止汗药同用。

4. 用于妊娠气弱脾虚,胎气不安之证,多配伍黄芩同用,有清热益气安胎之效,如《妇科玉尺》安胎丸。如兼气滞胸腹胀满者,可加苏梗、陈皮、砂仁、大腹皮等理气药;兼气虚少气无力者,可加党参、茯苓、炙甘草等补气药;兼血虚头晕心慌者,可加熟地、当归、白芍等补血药;兼胎元不固,腰酸腹痛者,可加杜仲、续断、阿胶、艾叶等以增强保胎作用。

【用量用法】内服:5～15克。补气健脾,止汗安胎宜炒用,燥湿利水宜生用。

【使用注意】本品燥湿伤阴,故只适用于中虚有湿之证。如属阴虚内热或津液亏耗、燥渴、便秘者,均不宜服。

【本草摘要】

《神农本草经》:"主风寒湿痹,死肌,痉,疸,止汗,除热消食。"

《名医别录》:"消痰水,逐皮间风水结肿……暖胃消谷,嗜食。"

《新修本草》:"利小便。"

《珍珠囊》:"除湿益气,和中补阳,消痰逐水……止泻利,消足胫湿肿……得枳实消痞满分,得黄芩则安胎清热。"

【现代研究】

成分:含苍术醇、苍术酮及芹子烯、白术内酯、白术三醇、多种氨基酸。

药理:有补虚强壮、抗衰老、抗氧化、保肝利胆、增强免疫功能;有利尿、降脂、降血糖、抗溃疡、抗凝血、抗菌、抗肿瘤等作用。

临床报道:治疗小儿腹泻,以白术 20 克、鸡内金 12 克,炒黄,研末过筛,苹果 1 个,取 50克捣烂,并与上药混合成糊状,每次 15 克,每天 4 次。治疗 45 例,痊愈 25 例,有效 14 例,无效6 例,总有效率 80%。

山　　药《本经》

【来源】为薯蓣科多年生蔓生草本植物薯蓣 *Dioscorea opposita* Thunb. 的块根。主产于河南省。我国南北各省均有栽培。11 ~ 12 月采挖,刮去外皮,用硫黄熏后,晒干或风干成为毛山药;或再经浸软,切齐两端,搓压为圆柱形,磨光,成为光山药。润透、切片、干燥,生用或炒用。

【处方用名】山药　怀山药　炒山药

【性能概要】味甘,性平。归脾、肺、肾经。本品既能补气,又可养阴,为平补脾、肺、肾三经之药,适用于气阴不足之证,且兼涩性,故带有轻微的收敛作用。凡脾虚气弱,食少体倦、大便泄泻或溏薄者用之,可以补脾而止泻;肺虚气阴不足,气短、口渴、多汗、久咳或虚喘,用之可以补肺而治喘咳;肾虚,腰酸、腿软、遗精、小便频数、妇女白带过多等症,用之可以补肾固精,缩尿,止带。此外,还可用于消渴病,也属于补气养阴的效果。

山药、白术均能补脾止泻,常同用治脾虚泄泻。但山药甘平,既补气,又养阴,兼可补益肺、肾,且有涩性,故还可用治喘咳、消渴、遗精、带下等症;白术苦温,为补中益气、燥湿健脾之品,除可治脾虚吐泻外,还可用治痰饮、水肿,以及表虚自汗等症。湿盛中满者忌用山药,阴虚津亏者忌用白术。

【功效主治简表】

山药:补气养阴
- 补脾止泻——脾虚便溏或泄泻
- 补肺治咳——肺虚久咳或虚喘
- 补肾固精,缩尿,止带——遗精、尿频、白带过多
- 消渴证

【配伍应用】

1. 用于脾虚便溏或泄泻,常与党参、白术、茯苓、炙甘草、莲子、扁豆、薏苡仁等同用,如《和剂局方》参苓白术散。

2. 用于肺虚久咳或虚喘,可配伍党参、麦冬、五味子等同用。

3. 用于肾虚遗精,常与熟地、山药、山萸肉、知母、黄柏等配伍,如《新方八阵》知柏地黄丸。用于肾虚尿频,配伍益智仁、乌药同用,如《校注妇人良方》缩泉丸。用于脾虚或肾虚白带过多,如脾虚有湿者,多配伍党参、苍术、车前子等健脾利湿药同用,若白带发黄有湿热者,再加黄柏;肾虚不固者,多配伍熟地、山萸肉、菟丝子、五味子等补肾、收涩药同用。

此外,用于消渴病,可以补气养阴而止渴,单用大量,水煎代茶饮,也可与生地、花粉、麦冬、黄芪等养阴补气药同用。

【用量用法】内服:10～30克,大剂量60～250克。补阴宜生用,健脾止泻宜炒黄用。

【使用注意】本品养阴能助湿,故湿盛中满或有积滞者不宜单独用。

【本草摘要】

《神农本草经》:"主伤中,补虚,除寒热邪气,补中益气力,长肌肉,久服耳目聪明。"

《名医别录》:"止腰痛,补虚劳羸瘦,充五脏,除烦热,强阴。"

《日华子本草》:"主泄精、健忘。"

《本草纲目》:"益肾气;健脾胃,止泄痢,化痰涎,润皮毛。"

【现代研究】

成分:含薯蓣皂、胆碱、淀粉、尿囊素、止杈素、多酚氧化酶、多巴胺、甾醇及多种矿物质。

药理:有降血糖、抗氧化、抗衰老、增强免疫力等作用。

临床报道:治小儿遗尿症,用炒山药120克,孩儿参30克,研末服用,每日早晚各1次,每次6克。治疗200例,全部治愈。

黄　　精 《雷公炮炙论》

【来源】为百合科多年生草本植物黄精 *Polygonatum sibiricum* Red.、多花黄精 *P. cyrtonema* Hua 或滇黄精 *P. kingianum* Coll. et Hemsl. 的根茎。黄精主产于河北、内蒙古及东北地区,俗称鸡头黄精。多花黄精主产于贵州、湖南、云南、安徽、浙江等省。滇黄精主产于贵州、广西及云南等省区。春、秋季挖取根茎,除去须根,洗净,蒸至透心,晒干或烘干。润透、切片,干燥,即生黄精,或加酒、黑豆等辅料,蒸晒切片,称为制黄精。生用或制用。

【处方用名】黄精　制黄精

【性能概要】味甘,性平。归脾、肺、肾经。本品为补脾药,能补脾气,益脾阴,兼有润肺燥,益肾精的作用。所以用于脾胃虚弱,可以补气而益阴;用于肺虚燥咳,可以补肺而润燥;用于肾虚精亏,腰酸、足软、头晕之证,可以补肾而益精。也可用于肾虚精亏,阴液不足引起的消渴证。因性质和平,作用缓慢,故可作为久服滋补之品。

黄精、山药均有补气养阴作用,但黄精益阴润燥之功胜于山药,而山药平补之中带有涩性。故脾虚便溏者宜用山药,阴虚便燥者宜用黄精。

【功效主治简表】

$$
黄精:补气养阴
\begin{cases}
补脾气、益脾阴 \begin{cases} 脾气不足,神倦、乏力 \\ 脾阴亏虚,口干、食少 \end{cases} \\
润肺——肺虚燥咳 \\
益精——肾虚精亏,腰酸、头晕 \\
消渴证
\end{cases}
$$

【配伍应用】

1. 用于脾胃虚弱。若脾气不足,神倦、乏力、食欲不振、脉象虚软者,可配伍党参、白术、茯苓、甘草、陈皮等补气健脾药同用;如胃阴亏虚,口干、食少,饮食无味,大便干燥,舌红无苔者,可配伍沙参、麦冬、玉竹、谷芽等养阴开胃药同用。

2. 用于肺虚燥咳,可单用本品熬膏服,或与沙参、麦冬、知母、贝母等养阴清肺药配合应用。

3. 用于肾虚精亏,如《奇效良方》二精丸,以黄精、枸杞子等份,晒干研末,蜜丸服。

此外,治消渴,多与黄芪、山药、花粉、生地、玄参等益气养阴药同用。

【用量用法】内服:10～20克;或熬膏或入丸、散。

【使用注意】本品性质滋腻,易助湿邪,凡脾虚有湿、咳嗽痰多者均不宜服。

【本草摘要】

《名医别录》:"主补中益气,除风湿,安五脏,久服轻身延年。"

《日华子本草》:"补五劳七伤,助筋骨,止饥,耐寒暑,益脾胃,润心肺。"

《本草纲目》:"补诸虚,止寒热,填精髓,下三尸虫。"

【现代研究】

成分:含多种甾体皂苷、氨基酸等。

药理:有降血压、降血脂、降血糖作用;有抗氧化、抗疲劳、抗衰老作用;有抗炎、抗菌、抗白细胞减少、止血等作用。

临床报道:治疗浸润型肺结核,以黄精制成每毫升含生药5克的黄精浸膏,每次服10毫升,日服4次,服药2个月。共治疗19例,有效率达84%,其中痊愈21.05%,痰阴转率66.6%。

扁　　豆 《本草经集注》

附药:扁豆衣、扁豆花

【来源】为豆科一年生缠绕草本植物扁豆 *Dolichos lablab* L. 的种子。我国南北各地多有栽培。秋季豆熟时采收,晒干。生用或炒用。

扁豆衣为扁豆之干燥种皮,又称扁豆壳。扁豆花为扁豆盛开之花。

【处方用名】扁豆　白扁豆　炒扁豆　扁豆衣　扁豆花

【性能概要】味甘,性微温。归脾、胃经。本品为补脾化湿药,由于补脾不腻,化湿不燥,故常用治脾虚有湿之证。若暑湿伤中,脾胃失和,用之也能健脾化湿和中,因此有"消暑"之效。而对病后体虚,初进补剂,本品尤为合适。此外,还有解毒作用,可解酒毒、河豚毒及一切药毒。

扁豆补益作用不及白术、山药,但不燥不腻,故为补脾除湿之良药,且能消暑,解毒,均为白术、山药所不具。

扁豆衣功效与扁豆相同,但药力较差,多用于脾虚有湿或暑湿吐泻以及脚气浮肿等症。用量:5～10克。

扁豆花功能清暑化湿,多用于感受暑湿,发热、泄泻或痢疾,并治妇女赤白带下。用量:5～10克。

【功效主治简表】

扁豆 {
　健脾化湿 { 体倦乏力、食少便溏或泄泻
　　　　　　妇女白带过多
　消暑——夏伤暑湿,脾胃失和,吐泻腹胀
　解毒——酒毒、河豚鱼毒、药毒
}

【配伍应用】

1. 用于脾虚有湿,体倦乏力、食少便溏或泄泻,以及妇女脾虚,湿浊下注,白带过多,可配伍党参、白术、山药、莲子等同用,如《和剂局方》参苓白术散。

2. 用于夏伤暑湿,脾胃失和、呕吐泄泻、脘腹胀痛,如《千金方》单用本品水煎服,也可与香薷、厚朴等祛暑除湿药配伍,如《和剂局方》香薷散。

3. 用于中酒毒、河豚鱼毒及一切药毒,可单用研末服或水煎服,也可生研水绞汁服。

【用量用法】内服:10～20克。消暑、解毒宜生用,健脾止泻宜炒用。

【本草摘要】

《名医别录》:"主和中下气。"

《新修本草》:"疗霍乱吐利不止,研末和醋服之。"

《药性本草》:"主解一切草木毒,生嚼及煎汤服。"

《图经本草》:"主女子带下,解酒毒,亦解河豚鱼毒。"

《本草纲目》:"止泄痢,消暑,暖脾胃,除湿热,止消渴。"

【现代研究】

成分:含蛋白质、脂肪、胰蛋白酶抑制物、淀粉抑制物、血细胞凝集素等。

药理:对痢疾杆菌有抑制作用;对食物中毒引起的呕吐、急性胃肠炎等有解毒作用;能增强免疫功能、升高白细胞等。

大　　枣 《本经》

【来源】为鼠李科落叶灌木或小乔木植物枣 *Ziziphus jujuba* Mill. 的成熟果实。主产于河北、河南、山东、陕西等省。初秋果实成熟时采收,晒干。生用。

301

【处方用名】大枣　红枣　大红枣

【性能概要】味甘,性温。归脾、胃经。本品为补中益气,养血安神之药,常用于脾胃虚弱,食少便溏,或气血亏损,体倦无力、面黄肌瘦,以及妇女血虚脏躁,精神恍惚、睡眠不安之证。本品又有缓和药性作用,与峻烈药同用,可使药力缓和,且不伤脾胃。

【功效主治简表】

大枣 ⎰ 补中益气—脾胃虚弱,体倦乏力、食少便溏
     ⎱ 养血安神 ⎰ 血虚失养,面黄肌瘦、头晕眼花
               ⎱ 血虚脏躁,精神恍惚、睡眠不安
     缓和药性—减少峻烈药的毒副作用

【配伍应用】

1. 用于脾胃虚弱,中气不足,食少便溏,多与党参、白术、茯苓、炙甘草、陈皮、生姜等药同用。

2. 用于血虚失养,面黄肌瘦、头晕眼花,多与熟地、当归、白芍等药同用,以增强补血作用。用于妇女血虚脏躁,精神恍惚、睡眠不安,常配伍甘草、小麦同用,可以起到养血安神作用,如《金匮要略》甘麦大枣汤。

3. 用于缓和药性,如大枣配葶苈子同用,如《金匮要略》葶苈大枣泻肺汤,能泻肺平喘,利尿而不伤肺气;配大戟、芫花、甘遂同用,如《伤寒论》十枣汤,能泻水逐痰而不伤脾胃。

本品常和生姜配伍与解表药同用,生姜助卫发汗,大枣补益营血,防止汗多伤营,共奏调和营卫之功;与补益药同用,生姜和胃调中,大枣补脾益气,合用能调补脾胃,增强食欲,促进药力吸收,提高滋补效能。

【用量用法】口服:3～12枚,劈开煎汤;或去皮核捣烂为丸服。

【使用注意】本品助湿生热,令人中满,故湿盛脘腹胀满、食积、虫积、龋齿作痛,以及痰热咳嗽均忌服。

【本草摘要】

《神农本草经》:"主心腹邪气,安中养脾,助十二经。平胃气,通九窍,补少气,少津,身中不足,大惊,四肢重,和百药。"

《本草经集注》:"煞乌头毒。"

《名医别录》:"补中益气,强力,除烦闷,疗心下悬,肠澼。"

《珍珠囊》:"温胃。"

《药品化义》:"养血补肝。"

【现代研究】

成分:含蛋白质、糖类、有机酸、多种维生素和微量钙、磷、铁。

药理:有增强肌力作用;能保肝、降压、增强免疫功能。

临床报道:治疗非血小板减少性紫癜,每次吃洗净生红枣10枚,日3次,至紫癜消退后继

服数天。共治6例,其中1例配用维生素 C、K 等,均愈。

甘 草 《本经》

【来源】为豆科多年生草本植物甘草 *Glycyrrhiza uralensis* Fisch.、胀果甘草 *Glycyrrhiza inflata* Bat. 或光果甘草 *Glycyrrhiza glabra* L. 的根及根茎。主产于内蒙古、东北、山西、甘肃、新疆等地。春、秋采挖,除去残茎及须根,或去外皮切片晒干。生用或蜜制用。

【处方用名】甘草　生甘草　粉甘草　炙甘草　甘草梢

【性能概要】味甘,性平。归十二经。本品有补脾,养心,润肺,解毒,缓急,和药等作用。用治脾胃虚弱,中气不足,能补脾益气;用治脉结代、心动悸及妇女脏躁,心神不安,可以养心安神;用治肺失肃降,咳嗽气喘,能润肺祛痰;用治痈疽疮毒、食物或药物中毒,能解疮毒、食毒和百药毒;用治腹痛挛急、四肢挛急作痛或脚挛急不伸,能缓解拘挛而止疼痛。还可缓和药性,如与热药同用能缓和其热,以防燥烈伤阴;与寒药同用能缓和其寒,以防伤及脾胃阳气;与寒药、热药同用,能调和药性,以得其平;与峻烈药同用,又能缓和药物作用。所以甘草的应用最为广泛。

【功效主治简表】

甘草
- 补脾益气—脾胃虚弱,中气不足,气短乏力、食少便溏
- 养心安神
  - 脉结代、心动悸
  - 妇女脏躁,心神不安
- 润肺祛痰—咳嗽气喘
- 解毒—痈疽疮毒、食物中毒、药物中毒、农药中毒
- 缓急—腹痛挛急、四肢挛急作痛或脚挛急不伸
- 和药
  - 缓和药性
  - 调和百药

【配伍应用】

1. 用于脾胃虚弱,中气不足,气短乏力、食少便溏之证,常配合党参、白术、茯苓等同用,如《和剂局方》四君子汤。

2. 用于心虚脉结代、心动悸,常配合人参、阿胶、麦冬、桂枝、生地等同用,如《伤寒论》炙甘草汤。用于妇女脏躁,心神不安,配合大枣、小麦同用,如《金匮要略》甘麦大枣汤。

3. 用于咳嗽、气喘,配伍麻黄、杏仁,如《和剂局方》三拗汤,可治风寒犯肺喘咳;上方加生石膏,如《伤寒论》麻杏石甘汤,用治肺有郁热喘咳。

4. 用于痈疽疮毒等外证,如配桔梗(甘桔汤)治咽喉肿痛;配银花(银花甘草汤)治疮疡肿毒等。也适用于食物中毒、药物中毒以及农药中毒等,可单用本品

303

煎汤服,或与绿豆同用,以加强疗效。

5. 用于脾胃虚寒,脘腹挛急作痛,常配桂枝、白芍、生姜、大枣、饴糖,如《伤寒论》小建中汤。用于营血受伤,四肢挛急作痛或脚挛急不伸,配伍白芍,如《伤寒论》芍药甘草汤。

6. 用于缓和药性,调和百药。如与附子、干姜同用,能缓和附子、干姜之热,以防伤阴;与石膏、知母同用,能缓和石膏、知母之寒,以防伤胃;与大黄、芒硝同用,能缓和大黄、芒硝的泻下作用,使泻而不速;与党参、黄芪、熟地、当归等同用,能缓和补力,使作用缓慢而持久;与半夏、干姜、黄芩、黄连等寒药、热药同用,又能起调和药性作用。

【用量用法】内服:2~10克。清火宜生用,补中宜炙用。尿道疾病可用甘草梢。

【使用注意】甘缓壅气,能令人中满,故湿盛而胸腹胀满及呕吐者忌服。反大戟、芫花、甘遂、海藻,均忌同用。久服较大剂量甘草,易引起浮肿,使用也当注意。

【本草摘要】

《神农本草经》:"主五脏六腑寒热邪气,坚筋骨,长肌肉,倍力,金疮肿,解毒。"

《名医别录》:"温中下气,烦满短气,伤脏咳嗽,止渴,通经脉,利气血,解百药毒。"

《用药法象》:"补脾胃,润肺。"

《本草纲目》:"解小儿胎毒、惊痫,降火止痛。"

【现代研究】

成分:主含三萜类化合物甘草甜素和甘草次酸,又含黄酮类化合物,如甘草苷、甘草异苷、甘草苷元等,以及香豆精类化合物、生物碱、甘草多糖等。

药理:有肾上腺皮质激素样作用;有抗炎、抗变态反应及免疫调节作用;有保肝、降脂、解毒、抗病毒、抗菌、抗肿瘤、抗消化性溃疡、缓解胃肠痉挛作用;有镇咳、祛痰、解热、镇痛、抗惊厥等作用。

临床报道:①治疗胃、十二指肠溃疡,每次口服甘草流浸膏15毫升,日4次,连服6周。治疗100例,其中90%有良效。②治慢性咽炎,取生甘草10克,开水泡后当茶饮,甘味不明显时弃之,相继饮之至症状全部解除为止。禁食鱼、辣、糖等食物。轻者服1~2个月,重者服3~5个月。共治38例,痊愈34例,好转4例。

饴　　糖《别录》

【来源】为米、大麦、小麦、粟或玉蜀黍等粮食,经发酵糖化制成的糖类食品。全国各地均产。饴糖分软、硬两种,软者为黄褐色浓稠液体,黏性很大,故名胶饴;硬者系软糖经搅拌,混入空气后凝固而成,为多孔之黄白糖饼,俗名白饴糖。药用以软饴糖为佳。

【处方用名】饴糖　胶饴

【性能概要】味甘,性温。归脾、胃、肺经。本品功能补脾益气,缓急止痛,润肺止咳。用于中气不足,气短乏力,可以补脾而益气;用于虚寒腹痛,可以缓急而止痛;用于肺虚燥咳,可以润肺而止咳。此外,还能缓和药性,并解草乌、川乌、附子毒。

【功效主治简表】

$$
饴糖 \begin{cases} 补脾益气——中气不足,气短乏力、纳食减少 \\ 缓急止痛——虚寒腹痛 \\ 润肺止咳——肺虚燥咳 \\ 此外,缓和药性,并解乌头、附子毒 \end{cases}
$$

【配伍应用】

1. 用于中气不足,气短乏力、纳食减少等症,常与黄芪、党参、炙甘草、大枣等补中益气药同用。

2. 用于虚寒腹痛,喜温喜按,得食则痛减等症,常配伍桂枝、白芍、炙甘草、生姜、大枣同用,如《伤寒论》小建中汤。如气虚较重者可加黄芪,名黄芪建中汤(《金匮要略》);血虚较重可加当归,名当归建中汤(《千金翼方》)。又如《金匮要略》大建中汤,即以本品配蜀椒、干姜、人参,治胸腹大寒作痛。

3. 用于肺虚咳嗽、气短作喘、干咳无痰之证,可以单用本品,也可配杏仁、百部等止咳平喘药同用。

此外,单服饴糖可治中草乌、川乌、附子毒;也可用于粘裹异物,如误吞稻芒、鱼骨等。

【用量用法】内服:30~60克,入汤剂分二、三次溶化服;也可熬膏或为丸服。

【使用注意】能助湿生热,令人中满,故湿热内郁,中满吐逆、痰热咳嗽、小儿疳积等症,均不宜服。

【本草摘要】

《名医别录》:"主补虚乏,止渴,去血。"

《千金要方》:"补虚冷,益气力,止肠鸣、咽痛……消痰,润肺,止嗽。"

《食疗本草》:"补虚止渴,健脾胃气,去留血,补中。"

《药征续编》:"胶饴之功,盖似甘草及蜜,故能缓诸急。考征小建中汤证,曰腹中急痛,又曰里急,又曰妇人腹中痛。大建中汤证,曰上下痛不可触近。黄芪建中汤证,曰里急。依此三方,则胶饴能治里急。夫腹中急痛,腹中痛,岂非里急矣乎。"

【现代研究】

成分:含大量麦芽糖,以及少量蛋白质、脂肪、维生素B等。

第二节　助阳药

助阳药主要用于阳虚证。由于肾为先天之本,肾阳为一身之元阳,对人体脏

305

腑起着温煦生化的作用,阳虚诸症,往往与肾阳不足有十分密切的关系。所以本节着重介绍温补助肾阳的药物。

肾阳虚,表现为全身功能的衰退。其主要症状:畏寒肢冷、腰膝酸软或冷痛、阳痿、早泄、白带清稀、夜尿增多、脉沉而弱、舌淡苔白等。助阳药一般具有补肾阳,益精髓,强筋骨等作用,所以适用于上述各症。

助阳药性多温燥,故阴虚火旺者不宜使用。

<h2 style="text-align:center">鹿　　茸《本经》</h2>

附药:鹿角、鹿角胶、鹿角霜、麋茸、麋角

【来源】为脊椎动物鹿科梅花鹿 *Cervus nippon* Temminck 或马鹿 *Cervus elaphus* L. 等雄鹿头上尚未骨化而带毛茸的幼角。主产于吉林、黑龙江、辽宁、内蒙古、青海等省区,多为人工饲养。春季或初夏雄鹿长出新角尚未角化时,将角锯下或用快刀砍下,称为锯茸或砍茸。将其在沸水中略为烫过,晾干。再烫再晾,至积血排尽为度。置密闭容器内,放阴凉干燥处保存。加工时,燎去毛,以瓷片或玻璃片刮净后,用黄酒润或湿布包润,稍软,切片、烘干,即鹿茸片;或劈成小块,研成细粉,即鹿茸粉。

鹿角为已骨化的老角。鹿角胶,为鹿角煎熬而成的胶块。鹿角霜,为鹿角熬制鹿角胶后剩余的骨渣。

麋茸始载于《新修本草》,为鹿科动物麋鹿 *Elapurus davidianus* Milne-Edwards. 的未骨化而带有茸毛的幼角。因麋鹿头似马,身似驴,蹄似牛,角似鹿,故又称"四不象",为我国特产,东北多饲养。雄者有角,每年两次换角,待未骨化时可采。麋角,则为麋鹿的骨化老角。

【处方用名】鹿茸　鹿茸血片　鹿茸片　鹿角　鹿角胶　鹿角霜　麋茸　麋角

【性能概要】味甘、性温。归肝、肾经。本品为补肾阳,益精血之药,凡肾阳不足、精血亏虚之证,均可应用。"肾藏精主骨,肝藏血主筋",所以本品又有强筋骨作用,可治筋骨无力,也可用于小儿发育不良。此外,又能调冲任,固带脉,用治冲任虚寒,带脉不固,崩漏不止、白带过多。又治阴疽久溃不敛,脓出清稀者,有温补内托的功效。

鹿角,味咸,性温。归肝、肾经。本品熟用补肾助阳,强筋健骨,功效与鹿茸相似,但药力薄弱。生用活血散瘀消肿,多用于疮疡肿毒、乳痈以及瘀血作痛等证。用量:5～10克;或研末服。外用:适量,磨汁涂或研末敷。阴虚火旺者忌服。

鹿角胶,味甘,性温。归肝、肾经。本品功能温补肝肾,益精养血,并有止血作用。其补力胜于鹿角,但不及鹿茸。适用于精血不足,虚劳羸瘦、吐、衄、崩、漏、尿血之偏于虚寒者,以及阴疽内陷等症。用量:5～10克,用开水或黄酒加温烊化服;或入丸、散膏剂。阴虚火旺者忌服。

鹿角霜,味咸,性温。本品功能益肾助阳,补力虽小,但不滋腻,兼收敛作用。可治肾阳不足,脾胃虚寒,呕吐、食少、便溏,以及妇女阳虚,白带多而清稀等症。用量:10～15克;或入丸、散服。阴虚火旺者忌服。

麋茸,性味、归经、功效主治均同鹿茸相似,可代鹿茸用。《新修本草》云"服之功力胜鹿角。"用量、用法及宜忌均同鹿茸相同。

麋角,性味、归经、功效主治均与鹿角相似。用量、用法及宜忌均同鹿角相同。

【功效主治简表】

鹿茸
- 补肾阳、益精血
  - 畏寒肢冷、腰膝冷痛、小便频数
  - 阳痿早泄、宫冷不孕
  - 阳虚精血亏,头晕耳聋、精神疲乏
- 强筋骨
  - 精血不足,筋骨无力
  - 小儿发育不良,骨软行迟、颅囟过期不合
- 调冲任、固带脉——冲任虚寒,带脉不固,崩漏不止、白带过多
- 温补内托——阴疽久溃不敛,脓出清稀

【配伍应用】

1. 用于肾阳不足、精血亏虚所致畏寒肢冷、腰膝疼痛、小便频数、阳痿早泄、宫冷不孕、头晕耳聋、精神疲乏等症。可以单用本品,也可配成复方应用,如《验方》参茸固本丸。

2. 用于精血不足,筋骨无力及小儿发育不良,骨软行迟、颅囟过期不合等,可以单用本品,也可配合熟地、山萸肉、山药等同用,如《医宗金鉴》加味地黄丸。

3. 用于冲任虚寒,带脉不固的崩漏不止、白带过多。如《证治准绳》鹿茸散,即以本品配龙骨、熟地、肉苁蓉、炙乌贼骨等同用,治崩漏不止,虚损羸瘦。《济生方》以本品配狗脊、白蔹等同用,治白带过多。

4. 用于阴疽久溃不敛,脓出清稀者,可与黄芪、当归等补气养血药同用。

【用量用法】用量:鹿茸1～3克,研细末,一日3次分服;或入丸、散,随方配制。

【使用注意】

1. 服用鹿茸,宜从小量开始,缓缓增加,不宜骤用大量,以免阳升风动,头晕目赤,或伤阴动血,吐衄下血。

2. 本品性偏补阳,凡阴虚火旺,血分有热,或肺有痰热及有胃火者忌服。外感热病禁用。

【本草摘要】

《神农本草经》:鹿茸"主漏下恶血,寒热惊痫,益气强志,生齿不老。"

307

《本草纲目》:鹿茸"生精补髓,养血益阳,强筋健骨。治一切虚损、耳聋、目暗、眩晕、虚痢。"

《本草经百种录》:"鹿茸……补阳益血之功多;鹿角……托毒消散之功胜。"

《名医别录》:鹿角"主恶疮痈肿,逐邪恶气,留血在阴中,除少腹血痛,腰脊痛,折伤恶血,益气。"

《本草纲目》:鹿角"生用则散热行血,消肿辟邪;熟用益肾补虚,强精活血;炼霜熬膏则专于滋补矣。"

《神农本草经》:鹿角胶"主伤中劳绝,腰痛羸瘦,补中益气,妇女血闭无子,止痛安胎。"

《本草纲目》:鹿角胶"炙捣酒服,补虚劳长肌益髓,令人肥健,悦颜色,又治劳嗽,尿精尿血,疮疡肿毒。"

《本经逢原》:鹿角胶"益阳补肾,强精活血……但胶力稍缓,不能如茸之力峻耳。"

《医学入门》:鹿角霜"治五劳七伤羸瘦,补肾益气,固精壮阳,强骨髓,治梦遗。"

【现代研究】

成分:主含多种氨基酸,又含雌二醇、卵磷脂、脑磷脂、雌酮、雄激素、多肽、多胺,及前列腺素等。

药理:能提高和改善性功能;具有强心、增智、造血、增强免疫功能作用;还有抗溃疡、抗创伤、抗炎、抗肿瘤等作用。

临床报道:治疗房室传导阻滞,每日肌注鹿茸精2毫升,25～30天为1个疗程。治疗20例,有效率85%。

海 狗 肾 《药性本草》

附药:羊肾、狗肾

【来源】为海狗科动物海狗 Callorhinus ursinus(L.)或海豹科动物点斑海豹 Phoca vitulina(L.)等的干燥阴茎和睾丸。主产于加拿大、夏威夷群岛等地,我国渤海及黄海沿岸有小量出产。春季沿海冰块开裂时捕捉雄兽,割取阴茎和睾丸后,置阴凉处风干,装坛内,以白糖培之,防虫蛀及走油。生用或炙用。

羊肾为雄羊的干燥阴茎和睾丸。

狗肾为雄性黄狗的干燥阴茎和睾丸。

【处方用名】海狗肾 腽肭脐 羊肾 狗肾

【性能概要】味咸,性热。归肾经。本品有壮阳补精的功能,药力较强,适用于肾阳不足、肾精亏损引起的阳痿精冷、腰膝痿弱、畏寒肢冷、腹中冷痛等症。

本品与鹿茸均有壮阳补精作用,但补益之功不及鹿茸,故主要用于阳痿精冷之证。

【功效主治简表】

海狗肾:壮阳补精——阳痿精冷、腰膝痿弱、畏寒肢冷、腹中冷痛

【配伍应用】

用于阳痿精冷、腰膝痿弱、畏寒肢冷、腹中冷痛,可以单用研末服或浸酒服,

也可配成复方应用,如《济生方》腽肭脐丸,即以本品配人参、鹿茸、阳起石、钟乳粉、炮附子、炮乌头等同用,以治上述证候。

羊肾、狗肾的性味、功能、用量与海狗肾同,可以代用。

【用量用法】内服:3 ~ 10 克,宜另炖冲服;入丸、散 1 ~ 3 克,阴干或酒炙脆后研末服;也可浸酒服,一副海狗肾可浸酒三斤。

【使用注意】阴虚火旺、潮热咳嗽忌服。如无本品可以羊肾、狗肾代用。

【本草摘要】

《药性本草》:"治男子宿癥、气块、积冷,劳气羸瘦,肾精衰损,多色成肾劳,瘦悴。"

《本草拾遗》:"主心腹痛。"

《海药本草》:"主五劳七伤,阴痿少力,肾气衰弱,虚损,背膊劳闷,面黑精冷。"

《日华子本草》:"益肾气,暖腰膝,助阳气。"

【现代研究】

成分:含雄性激素、蛋白质、脂肪、多种酶等。

蛤　　蚧 《雷公炮炙论》

【来源】为壁虎科动物蛤蚧 *Gekko gecko* L. 除去内脏的干燥品。主产于广西,广东、云南等地亦产。蛤蚧居于山崖坡壁,石洞裂缝或树洞中,全年均可捕捉,五、六月为旺产期。捕获后击毙,剖开腹部,除去内脏,将血抹干,不可水洗,用竹片交叉撑定,使全体扁平顺直,低温干燥。用时去头、足和鳞片,也可单取其尾,或炒酥研末。

【处方用名】蛤蚧　蛤蚧尾

【性能概要】味咸,性平。归肺、肾经。本品功能补肺气,助肾阳,定喘嗽,益精血,为治肺虚咳嗽、肾虚作喘的良药,对肾不纳气的虚喘,尤为有效。兼治肾阳不足、精血亏虚的阳痿、消渴等症。

本品壮阳作用虽不及鹿茸、海狗肾,但有良好的定喘止嗽功效,故多用于虚咳、虚喘之证。

【功效主治简表】

蛤蚧 {
　补肺肾,定喘嗽 { 肺虚咳嗽 / 肾虚作喘
　助肾阳,益精血—肾阳不足,精血亏虚 { 阳痿 / 消渴
}

【配伍应用】

1. 用于肺虚咳嗽、肾虚作喘、虚劳喘咳,多配伍人参、杏仁、炙甘草、知母、贝母、桑白皮、茯苓等药同用,如《卫生宝鉴》人参蛤蚧散。

2. 用于阳痿,可以单用浸酒服,也可与人参、鹿茸、淫羊藿、巴戟天、苁蓉等

药同用,以加强疗效。

【用量用法】内服:3~7克;研末服每次1~2克,一日3次;浸酒服用1~2对。

【使用注意】风寒及痰饮喘咳不宜服。

【本草摘要】

《海药本草》:"主肺痿上气,咯血咳嗽,并宜丸散中使。"

《开宝本草》:"主久肺劳传尸……疗咳嗽,下淋沥,通水道。"

《本草衍义》:"补肺虚劳嗽。"

《本草纲目》:"补肺气,益精血,定喘止嗽,疗肺痈,消渴,助阳道。"

【现代研究】

成分:含肌肽、胆碱、肉毒碱、鸟嘌呤等。

药理:有明显平喘作用;具有雌激素样作用;能增强免疫功能、抗衰老、抗炎、降血糖等作用。

紫 河 车 《本草拾遗》

附药:脐带

【来源】为健康人的干燥胎盘。将取得的新鲜胎盘,割取血管,用清水反复洗净,即时烘干。研制粉用。

脐带,又名坎炁,即胎儿的脐带。将脐带漂洗干净,每20条脐带用银花、甘草各1钱,清水1斤煎汁,加黄酒1两与脐带同煮,沸后取出,烘干入药。

【处方用名】紫河车 胎盘粉 脐带

【性能概要】味甘、咸,性温。归肺、肝、肾经。本品有补益作用,可以补气、养血,益精。凡气血不足、精液亏损之证,皆可应用,但需长期服用才有疗效。本品也有助阳作用,但药力缓和,性温不燥,故可作为久服补益之剂。

脐带,味甘咸,性温。本品有补肾纳气,敛汗功能,可治肾虚喘咳、盗汗等症。一般用量1~2条,水煎服;也可研末入丸、散。

【功效主治简表】

紫河车:补气养血益精—气血不足、津液亏损
- 身体虚弱
- 虚劳发热
- 久咳虚喘
- 阳痿遗精
- 不孕、乳少
- 癫痫久发

【配伍应用】

用于身体虚弱、虚劳发热、久咳虚喘、阳痿遗精、不孕或乳少,以及癫痫久发等症。临床可以单独服用,也可根据虚弱的情况,选择配伍,以加强疗效。如气

虚,加补气药;血虚,加补血药;精亏,加补精药;阴虚发热,加养阴清热药;阳虚畏寒,加温补助阳药等。有名的成方《古方八阵》河车大造丸,即以本品为主药,配伍熟地、龟甲、黄柏、天冬、麦冬、杜仲、牛膝、人参等组成,治虚劳损伤、咳嗽发热等症。

【用量用法】内服:2~4克,研末装胶囊吞服,每日2~3次,重症用量加倍;也可入丸、散。如用鲜胎盘,每次半个至一个,水煮服食,一周2~3次。现已制成胎盘注射液,可供肌肉注射。

【使用注意】阴虚内热者,不宜单独应用。

【本草摘要】

《本草拾遗》:"入胞主气血羸瘦,妇人劳损,面黯皮黑,腹内诸病渐瘦悴者。"

《本草衍义补遗》:"治虚劳,当以骨蒸药佐之,气虚加补气药,血虚加补血药。"

《诸证辨疑录》:"治虚损劳极,癫痫失志恍惚,安心养血,益气补精。"

《本草图经》:"男女虚损劳极,不能生育,下元衰惫。"

【现代研究】

成分:含多种抗体、干扰素、血液凝固有关的成分。还含有多种激素等。

药理:有激素样作用,促进胸腺、脾脏、子宫、阴道、乳腺的发育,对甲状腺、睾丸也有促进发育作用,并能兴奋子宫;能增强机体抵抗力、调节免疫功能、抗感染、促进凝血、减轻结核病变;对胃溃疡也有一定的预防和治疗作用;还有抗体作用,可预防或减轻麻疹等传染病。

临床报道:治疗支气管哮喘,患者在缓解期服用紫河车胶囊,每日6克,分3次服,连服300克。治疗34例,有效率88.2%。

311

冬虫夏草《本草从新》

【来源】为麦角菌科(肉座菌科)虫草属植物冬虫夏草菌 Cordyceps sinensis(Berk.)Sacc. 的子座,及其寄主蝙蝠蛾科昆虫虫草蝙蝠蛾等的幼虫尸体的复合体。主产于四川、青海、贵州、云南,以四川产量最大。此外,西藏、甘肃亦产。夏至前后,在积雪尚未溶化时入山采集,此时子座多露于雪面,过迟则积雪融化,杂草生长,不易找寻,且土中虫体枯萎,不合药用。挖出后,在虫体潮湿未干时,除去外层泥土及膜皮,晒干;或用黄酒喷之使软,整理平直,微火烘干。生用。

【处方用名】冬虫夏草 冬虫草 虫草

【性能概要】味甘,性平。归肺、肾经。本品有补益作用,既补肺阴,又益肾阳,兼止血化痰。可治肺气亏损、肺阴耗伤、久咳虚喘或痨嗽咯血;肾阳不足,腰膝酸痛、阳痿遗精,以及病后体虚不复,自汗畏寒等症。但药力缓和,需久服方能见效。

【功效主治简表】

$$
冬虫夏草\begin{cases}
补肺,止血化痰\begin{cases}肺气亏损、肺阴耗伤、久咳虚喘\\痨嗽咯血\end{cases}\\
益肾阳——肾阳不足,腰膝酸痛、阳痿遗精\\
病后体虚,自汗畏寒
\end{cases}
$$

【配伍应用】

1. 用于久咳虚喘、痨嗽咯血,多与沙参、麦冬、阿胶、川贝等养阴清肺、止血化痰药同用。

2. 用于腰膝酸痛、阳痿遗精,宜与杜仲、淫羊藿、巴戟天、肉苁蓉等补肾助阳药同用。

3. 用于病后体虚不复,或自汗畏寒,可用本品与鸡、鸭、猪肉等炖服,有补虚功效。

【用量用法】内服:5~10克;或与鸡、鸭、猪肉等炖服;研末服每次1~2克,一日3次。

【使用注意】阴虚火旺者,不宜单独应用。

【本草摘要】

《本草从新》:"保肺益肾,止血化痰,已劳嗽。"

《药性考》:"秘精益气,专补命门。"

《柑园小识》:"以酒浸数枚啖之,治腰膝间痛处,有益肾之功。"

《本草纲目拾遗》:"孔某患怯,汗大泄,虽盛暑,处密室帐中,犹畏风甚,病三年医药不效,后用冬虫夏草三斤,遂日和荤蔬作肴炖食,渐至痊愈,因信此物保肺气实腠理,确有征验。"

【现代研究】

成分:含氨基酸类、环肽类、核苷类、甾醇类、有机酸类等。

药理:调节性功能、免疫功能;抗疲劳、降血脂、抗衰老;抗心肌缺血、抗心律失常;有镇静、催眠、抗炎、抗菌、抗肿瘤等作用。

韭 菜 子 《本草经集注》

【来源】为百合科多年生草本植物韭 *Allium tuberosum* Rottler 的种子。全国各地均有栽培。秋季果实成熟时采收。将果实摘下,晒干,搓出种子。生用或炒用。

【处方用名】韭子 韭菜子

【性能概要】味辛、甘,性温。归肝、肾经。本品功能补益肝肾,壮阳固精。适用于肝肾不足、肾阳虚衰、肾气不固引起的阳痿遗精、腰膝冷痛、小便频数、遗尿、白带过多等症。

【功效主治简表】

韭菜子:壮阳固精 $\left\{\begin{array}{l}\text{肾阳不足,阳痿、腰膝冷痛}\\\text{肾气不固,遗精、遗尿、小便频数、白带过多}\end{array}\right.$

【配伍应用】

1. 用于阳痿、腰膝冷痛,可以单服本品,或与补肾助阳药同用。

2. 用于遗精、遗尿、小便频数、白带过多。如《千金方》单用本品研末蜜丸服,治遗精、白带;《魏氏家藏方》以本品配伍茴香、补骨脂、益智仁、鹿角霜、鹿角胶、煅龙骨等,治肾与膀胱虚冷,小便频数。

【用量用法】内服:5～10克;或为丸、散服。

【使用注意】阴虚火旺者忌服。

【本草摘要】

《名医别录》:"主梦中泄精,溺血。"

《滇南本草》:"补肝肾、暖腰膝、兴阳道、治阳痿。"

《本草纲目》:"治小便频数遗尿,女人白淫白带。"

阳 起 石 《本经》

【来源】为硅酸盐类矿物阳起石 Actinolite 或阳起石石棉 Actinolite asbestus 的矿石。主产于河北、河南、山东、湖北等省。全年可采。挖出后去净泥土及夹杂的石块。煅用。

313

【处方用名】阳起石

【性能概要】味咸,性微温。归肾经。本品为温肾壮阳药,适用于肾阳虚衰,男子阳痿、女子宫冷,及下焦虚寒,腰膝冷痹等症。

阳起石壮阳药性峻烈,并能温暖下元;韭菜子壮阳兼能固涩,又可固精,缩尿,止带。

【功效主治简表】

阳起石:温肾壮阳—肾阳虚衰 $\left\{\begin{array}{l}\text{阳痿}\\\text{宫冷不孕}\\\text{腰膝冷痹}\end{array}\right.$

【配伍应用】

用于阳痿、宫冷。如《普济方》单用本品煅研末,每服 2 钱,治阳痿;《济生方》阳起石丸,配伍鹿茸为丸,治宫冷。

【用量用法】内服:3～6克,入丸、散服。

【使用注意】阴虚火旺者忌服。不宜久服。

【本草摘要】

《神农本草经》:"主崩中漏下,破子脏中血瘕癥结气,无子,阴痿不起,补不足。"

《名医别录》:"疗男子茎头寒……令人有子。"

《药性本草》:"补肾气精乏,腰痛膝冷,湿痹,能暖女子子宫久冷,冷癥寒瘕,止月水不定。"

《本草纲目》:"右肾命门气分药也,下焦虚寒者宜用之,然亦非久服之物。"

【现代研究】

成分:主含碱式硅酸镁钙,并含少量锰、铝、铬等杂质。

蛇 床 子《本经》

【来源】为伞形科一年生草本植物蛇床 Cnidium monnieri(L.)Cusson 的干燥成熟果实。我国各地均有生产,主产于广东、广西、江苏、安徽、山东等省区。夏末、秋初果实成熟时采收,除去杂质,晒干。生用。

【处方用名】蛇床子

【性能概要】味辛、苦,性温。归肾经。本品有温肾壮阳,散寒祛风,燥湿杀虫的作用。内服可治男子阳痿、女子宫冷不孕,及寒湿带下、湿痹腰痛。外用可治阴囊湿疹、女子阴痒、疥癣湿疮,及一切皮肤风湿瘙痒之证。

【功效主治简表】

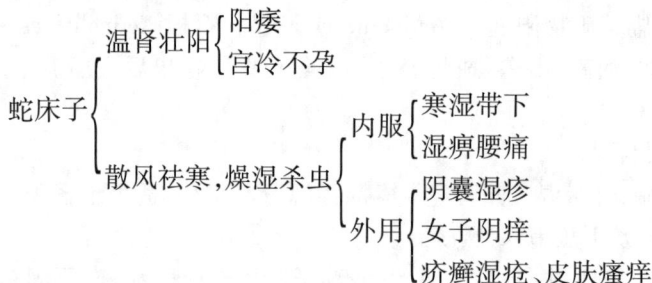

蛇床子
- 温肾壮阳
  - 阳痿
  - 宫冷不孕
- 散风祛寒,燥湿杀虫
  - 内服
    - 寒湿带下
    - 湿痹腰痛
  - 外用
    - 阴囊湿疹
    - 女子阴痒
    - 疥癣湿疮、皮肤瘙痒

【配伍应用】

1. 用于男子阳痿或妇女宫冷不孕,如《千金方》三子丸,即以本品配伍五味子、菟丝子,等份研末蜜丸服,用治上述病症。

2. 内服治寒湿带下、湿痹腰痛。如《方脉正宗》治寒湿带下,用本品配伍山萸肉、南五味子、车前子、香附、枯白矾等同用;治湿痹腰痛,可配伍桑寄生、杜仲、牛膝、独活、秦艽等益肾祛风湿药。外用可燥湿杀虫止痒,如单用本品水煎汤洗,治阴囊湿疹;《濒湖集简方》以本品一两加白矾二钱,煎汤熏洗,治妇人阴痒;又《金匮要略》蛇床子散,用本品研末加白粉少许,和匀为丸如枣大,绵裹纳阴道中,治妇人阴寒;现用本品五钱水煎,灌洗阴道(《江西中草药手册》),或用本品一两,黄柏三钱,以甘油明胶为基质做成 2 克重的栓剂,每日用一枚置放阴道内(内蒙古《中草药新医疗法资料选编》),治滴虫性阴道炎有效。

【用量用法】内服:3~10 克;或入丸、散。外用:15~30 克,水煎洗或研末敷,也可研末作为坐药(栓剂)。

【使用注意】阴虚火旺或下焦有湿热者不宜内服。

【本草摘要】

《神农本草经》:"主妇人阴中肿痛,男人阴痿湿痒,除痹气,利关节,癫痫,恶疮。"

《名医别录》:"温中下气,令妇人子脏热,男子阴强。"

《药性本草》:"治男子、女人虚,湿痹,毒风,顽痛,去男子腰疼。浴男子阴,去风冷,大益阳事。主大风身痒,煎汤浴之瘥。"

《日华子本草》:"去阴汗,湿癣,肢顽痹,赤白带下。"

《生草药性备要》:"敷疮止痒,洗螆癞。"

【现代研究】

成分:含多种香豆精类成分,如蛇床子素、二氢山芹醇、蛇床明素、蛇床定等。

药理:有类性激素作用;能抗真菌、病毒、滴虫。

临床报道:治疗滴虫性阴道炎,先用10%蛇床子煎剂冲洗阴道,然后放入0.5克的蛇床子阴道用片剂2片,连续治疗5~7天为1个疗程。经近百例观察,多数经1个疗程即可治愈。

淫 羊 藿 《本经》

【来源】为小檗科多年生草本植物淫羊藿 Epimedium brevicornum Maxim.、箭叶淫羊藿 Epimedium sagittatum (Sieb. et Zucc.) Maxim.、柔毛淫羊藿 Epimedium pubescens Maxim.、巫山淫羊藿 Epimedium wushanense T. S. Ying 或朝鲜淫羊藿 Epimedium koreanum Nakai 的地上部分。主产于陕西、辽宁、山西、四川等地。夏、秋两季采收,晒干。切丝生用或酥炒用。

315

【处方用名】淫羊藿 仙灵脾

【性能概要】味辛、甘,性温。归肝、肾经。本品为补肾壮阳药,可以强筋骨,所以适用于肾阳不足引起的阳痿及腰膝无力;又有祛风湿作用,也可用于风寒湿痹,疼痛麻木之证。

【功效主治简表】

淫羊藿 { 补肾阳,强筋骨 { 阳痿 / 腰膝无力 ; 祛风除湿—风寒湿痹,疼痛麻木

【配伍应用】

1. 用于阳痿、腰膝无力,可以单用浸酒服,也可与熟地、枸杞、仙茅、蛇床子、韭菜子、苁蓉等补肾壮阳药同用。

2. 用于风寒湿痹,疼痛麻木,如《圣惠方》仙灵脾散,即以本品配伍威灵仙、苍耳子、桂心、川芎等药同用。又如《食医心镜》淫羊藿酒,以本品1斤,烧酒10斤,浸10日,每服1两,一日2~3次(酒量小者酌减),治风寒湿痹,疼痛麻木,也治阳痿。

此外,还可用本品配伍助阳、滋阴药仙茅、巴戟天、当归、知母、黄柏同用,如二仙汤(上海《赤脚医生手册》),治妇女月经不调症见阴阳两虚者,对妇女更年期高血压也有效。

【用量用法】内服:10～15 克。

【使用注意】本品燥烈,伤阴助火,阴虚火旺者不宜服。

【本草摘要】

《神农本草经》:"主阴痿绝伤,茎中痛,利小便,益气力,强志。"

《名医别录》:"坚筋骨。"

《日华子本草》:"治一切风冷劳气,补腰膝,强心力,丈夫绝阳不起,女子绝阴无子。筋骨挛急,四肢不仁。"

【现代研究】

成分:含淫羊藿黄酮苷及钙等无机元素。

药理:有雄激素作用,能兴奋性功能;有降压、降血糖、镇咳、祛痰作用。

临床报道:治小儿麻痹症,用淫羊藿、桑寄生等量制成的注射液肌注,每次 2 毫升(含 1 克生药),每日 2 次,连续 20 天。治疗 246 例,其中急性期及刚进入恢复期 34 例,基本痊愈;后遗症期 169 例,痊愈 9 例,显效及有效 129 例。证明对急性期及刚进入恢复期的病例疗效显著,恢复较快,对后遗症也有一定效果。

仙　　茅 《雷公炮炙论》

【来源】为石蒜科多年生草本植物仙茅 *Curculigo orchioides* Gaertn. 的根茎。主产于广东、四川等省。夏、秋间挖取根茎,洗净,剪去须根,晒干或烘干。生用或酒制用。

【处方用名】仙茅

【性能概要】味辛、性热,有毒。归肾经。本品辛热性猛,能壮肾阳,强筋骨,祛寒湿,暖腰膝,功能与淫羊藿相似,而药性燥烈,久服唇焦口燥,有伤阴之弊。

【功效主治简表】

仙茅 { 壮肾阳,强筋骨 { 阳痿精冷 / 小便不禁 ; 祛寒湿,暖腰膝——腰膝冷痹 }

【配伍应用】

用于阳痿精冷、小便不禁、心腹冷痛、腰膝冷痹等症,多与淫羊藿同用,也可单用浸酒服。

又常用于妇女月经不调,及更年期高血压,症见阴阳两虚者,但必须配伍助阳滋阴药同用,如二仙汤(上海《赤脚医生手册》)。

【用量用法】内服:3～10 克。

【使用注意】本品燥热,不宜久服;阴虚火旺者忌用。

【本草摘要】

《海药本草》："主风,补暖腰脚……强筋骨","益筋力,填骨髓,益阳。"

《开宝本草》："主心腹冷气不能食,腰脚风冷挛痹不能行,丈夫虚劳,老人失溺。"

【现代研究】

成分:含仙茅苷、仙茅皂苷、仙茅素、仙茅萜醇、石蒜碱、谷甾醇、豆甾醇等。

药理:具有雌性激素样作用;能增强免疫功能、抗衰老;有镇静、镇痛、抗炎、抗菌、抗血栓、抗肿瘤等作用。

临床报道:治疗荨麻疹,用仙茅 15 克,水煎,1 日 2 次服,每日 1 剂,10～12 岁小儿药量减半。共治 30 例冷性荨麻疹,全部治愈。其中一剂愈者 10 例,2 剂愈者 14 例,3 剂愈者 6 例。

巴　戟　天 《本经》

【来源】为茜草科多年生藤本植物巴戟天 *Morinda officinalis* How 的根。主产于广东、广西、福建、四川等省区。春、秋及冬季均可采挖。除去须根,略晒,压扁,晒干。用时润透或蒸透,除去木质心,切片或盐水炒用。

【处方用名】巴戟天　巴戟肉

【性能概要】味辛、甘,性微温。归肾经。本品功能补肾阳,强筋骨,祛风湿。适用于男子肾阳不足,阳痿、尿频;女子宫冷不孕、月经不调;下焦虚寒,少腹冷痛;以及肾虚兼有风湿所致腰膝疼痛或软弱无力等症。

本品作用虽与淫羊藿相近,然辛散壮阳之力不及淫羊藿,而温燥之性亦较淫羊藿为逊,故多用于妇女宫冷不孕、月经不调、少腹冷痛等症。

【功效主治简表】

$$
巴戟天\begin{cases}补肾助阳\begin{cases}肾阳不足,阳痿、尿频 \\ 宫冷不孕、月经不调 \\ 下焦虚寒,少腹冷痛\end{cases} \\ 强筋骨,祛风湿——腰膝痹痛或软弱无力\end{cases}
$$

【配伍应用】

1. 用于男子阳痿、尿频,女子宫冷不孕、月经不调,以及少腹冷痛等症。如《验方》毓麟丸,以本品配伍覆盆子、怀山药、人参等药同用,治阳痿、不孕;《奇效良方》以本品配伍益智仁、桑螵蛸、菟丝子等同用,治小便不禁;《和剂局方》巴戟丸,以本品配伍良姜、肉桂、吴茱萸、紫金藤等同用,治月经不调、少腹冷痛。

2. 用于肾虚兼有风湿所致腰膝疼痛或软弱无力,如《张氏医通》金刚丸,即以本品与萆薢、苁蓉、杜仲、菟丝子、鹿胎、紫河车等组成,用治上述病症。

【用量用法】内服:10～16 克。

【使用注意】本品只适用于阳虚有寒之证,如阴虚火旺或湿热之证均忌服。

【本草摘要】

《神农本草经》："主火风邪气,阴痿不起。强筋骨,安五脏,补中,增志,益气。"

《本草纲目》:"治脚气,去风痰,补血海。"

《本草备要》:"补肾益精,治五劳七伤。辛温散风湿,治风气脚气水肿。"

【现代研究】

成分:含蒽醌类、环烯醚萜类、葡萄糖等。

药理:有类皮质激素样作用;有降压、抗炎、抗抑郁、抗疲劳等作用。

临床报道:治疗肾病综合征,用巴戟天 30 克、山茱萸 30 克。治疗 21 例典型库欣病的儿童肾病综合征患者,收到了较好疗效。

肉 苁 蓉 《本经》

【来源】为列当科一年生寄生草本植物肉苁蓉 Cistanche deserticola Y. C. Ma 或管花肉苁蓉 Cistanche tubulosa(Schrenk)Wight 的带鳞叶的肉质茎。主产于宁夏、内蒙古、甘肃、新疆、青海等地。春、秋两季采挖。春季采后晒干,称为甜苁蓉;秋季采者入盐水浸渍后,为咸苁蓉,用时漂去盐质,切片,晒干或加酒隔水蒸熟,晾干。

【处方用名】肉苁蓉 淡苁蓉 甜苁蓉 淡大芸

【性能概要】味甘、咸,性温。归肾、大肠经。本品为滋补药,因补力缓慢,故名苁蓉(从容)。因能补肾阳,益精血,且可润燥滑肠,故可用治肾阳不足、精血亏虚引起的阳痿、不孕、腰膝冷痛、筋骨软弱等症,并可用于肠燥津枯的大便秘结。

【功效主治简表】

$$
肉苁蓉
\begin{cases}
补肾阳,益精血——肾阳不足、精血亏虚
\begin{cases}
阳痿 \\
不孕 \\
腰膝冷痛或软弱无力
\end{cases} \\
润燥滑肠——肠燥便秘
\end{cases}
$$

【配伍应用】

1. 用于阳痿、不孕。如《证治准绳》肉苁蓉丸,以本品配伍熟地、五味子、菟丝子,治肾虚精亏、肾阳不足而致阳痿;配鹿角胶、当归、熟地、紫河车,可治精血亏虚不能怀孕。又可用于腰膝冷痛、筋骨无力,多与巴戟天、草薢、杜仲、菟丝子等同用,如《张氏医通》金刚丸。

2. 用于肠燥津枯,大便秘结,可与火麻仁、沉香同用,如《济生方》润肠丸。

【用量用法】口服:10～20 克。

【使用注意】本品补阳不燥,药力和缓,入药少则不效,故用量宜大。因能补阳滑肠,故阴虚火旺及大便泄泻者忌服。胃肠实热便秘者亦不宜用。

【本草摘要】

《神农本草经》:"主五劳七伤,补中,除茎中寒热痛,养五脏,强阴,益精气。"

《药性本草》:"益髓,悦颜色,延年,大补壮阳,日御过倍。治女子血崩。"

《日华子本草》:"男子绝阳不兴,女子绝阴不产。润五脏,长肌肉,暖腰膝,男子泄精尿血遗沥,女子带下阴痛。"

【现代研究】

成分:含多种氨基酸、苷类、睾丸酮、雌二醇类似物等。

药理:有增强免疫功能、调整内分泌、促进生长发育、抗衰老作用;有抗动脉硬化、降压、通便等作用。

临床报道:治老年性多尿症,用肉苁蓉 30 克、粳米 30 克,共煮粥食服,1 日 1 次,连服 1周。共治数十例,尿次即复常。

锁　　阳 《本草衍义补遗》

【来源】为锁阳科肉质寄生植物锁阳 *Cynomorium songaricum* Rupr. 的肉质茎。主产于甘肃、内蒙古、新疆、青海、陕西等省区。春、秋两季均可采收,而以春季采者为佳。除去花序,置沙土中半埋半露,连晒带烫使之干燥。润透切片或趁鲜切片,晒干。

【处方用名】锁阳

【性能概要】味甘,性温。归肝、肾经。本品作用、用途与肉苁蓉相近,可以补肾阳,益精血,润燥滑肠,常代肉苁蓉治疗肾阳不足、精血亏虚引起的阳痿、不孕,以及肠燥津枯便秘等症;而对腰膝软弱、筋骨无力之证,应用尤多。

【功效主治简表】

$$锁阳\begin{cases}补肾阳,益精血—肾阳不足、精血亏虚\begin{cases}阳痿\\不孕\\腰膝软弱、筋骨无力\end{cases}\\润燥滑肠—肠燥便秘\end{cases}$$

【配伍应用】

用于阳痿、不孕,可代肉苁蓉用。用于肠燥津枯便秘,可单用本品 3 斤,浓煎加蜂蜜收膏,每服 1~2 汤匙,日服 3 次,开水或热酒化服(《本草切要》);也可与火麻仁、当归等润肠药同用。用于腰膝痿弱、筋骨无力,多与熟地、龟甲、知母、黄柏、白芍、虎骨等补阴养血、强筋骨药同用,如《丹溪心法》虎潜丸。

【用量用法】口服:10~16 克。

【使用注意】性欲亢进、阴虚火旺、脾虚泄泻及实热便秘者均忌用。

【本草摘要】

《本草衍义补遗》:"大补阴气,益精血。虚人大便燥结者,啖之可代苁蓉。"

《本草纲目》:"润燥养筋,治痿弱。"

《本草原始》:"补阴血虚火,兴阳固精,强阴益髓。"

【现代研究】

成分:含鞣质、锁阳萜、乙酰熊果酸、熊果酸、脂肪油、脂肪酸等。

药理:促进性成熟、提高免疫功能;具润肠通便作用,但高浓度能导致便秘;有抗胃溃疡、抗炎、抗肿瘤、降血压等作用。

胡 桃 仁 《千金》

附药:分心木

【来源】为胡桃科落叶乔木植物胡桃 *Juglans regia* L. 的成熟种仁。我国各地均有栽培。9～10月果实成熟时采收,除去肉质外果皮,晒干,敲破。取出种仁生用或炒用。

分心木为胡桃果核内的木质隔膜。

【处方用名】胡桃仁　胡桃肉　分心木

【性能概要】味甘,性温。归肾、肺、大肠经。本品为补肾,温肺,润肠药。补肾,能助肾阳,强腰膝,可治腰痛、脚弱;温肺,能定喘咳,可治虚寒喘咳;润肠,能通便,可治津液不足,肠燥便秘。

分心木,味苦涩,性平,有收敛作用,可治遗精、尿频、白带过多,及尿血、崩漏等症。用量:6～10克,水煎服。

【功效主治简表】

$$胡桃仁\begin{cases}补肾助阳—腰痛、脚弱\\定喘止嗽—虚寒喘咳\\润肠通便—肠燥便秘\end{cases}$$

【配伍应用】

1. 用于腰痛、脚弱、腰间重坠、起坐困难等症,如《和剂局方》青娥丸,以本品配伍杜仲、破故纸同用。

2. 用于虚寒喘咳,如《医学心悟》人参胡桃汤,与人参、生姜同用。又方白蜜二斤、胡桃仁二斤,隔汤炖熟,服不拘时,均可用于虚寒喘咳或肺虚久嗽不止。

3. 用于老年人或病后津液不足,肠燥便秘,可单用,也可与火麻仁、肉苁蓉、当归等润肠药配伍同用。

【用量用法】内服:10～30克;或入丸、散。定喘止嗽宜连皮用;润肠通便宜去皮用。

【使用注意】阴虚火旺、痰热咳嗽及便溏者均不宜服。

【本草摘要】

《开宝本草》:"食之令人肥健,润肌黑发。"

《本草纲目》:"补气养血,润燥化痰,益命门,利三焦,温肺润肠。治虚寒喘嗽,腰脚重痛,心腹疝痛。"

【现代研究】

成分:含脂肪油、蛋白质、碳水化合物。另含有胡萝卜素、核黄素、槲皮素等。

药理:能降血脂、抗衰老。

临床报道:①治疗各种皮炎、湿疹,用 30%～50% 胡桃仁焦油氧化锌糊膏均匀薄敷,每日用药 1～2 次。共治 172 例,全部有效,大多数在 1～10 天治愈。②治疗尿路结石,取胡桃仁 4 两,用食油炸酥,加糖适量混合研磨,使成乳剂或膏状,于 1～2 天内分次服完(儿童酌减),一直服至结石排出和症状消失为止。一般在服药数天即能 1 次或多次排石,且较服药前缩小变软,或分解于尿液中而呈乳白色,此推断有化石作用。

补 骨 脂 《雷公炮炙论》

【来源】为豆科一年生草本植物补骨脂 *Psoralea corylifolia* L. 的成熟果实。主产于河南、四川、陕西等省。秋季果实成熟时采收,晒干。生用或盐水炒用。

【处方用名】补骨脂　破故纸

【性能概要】味苦、辛,性大温。归肾、脾经。本品功能补火壮阳,兼有收涩作用,为脾肾阳虚,下元不固常用之药。用于肾阳不足,下元虚冷所致阳痿、腰膝冷痛,能补火壮阳;用于下元不固所致滑精、遗尿、尿频,能固精缩尿;用于脾肾阳虚的泄泻,能补火温脾而止泻;用于虚寒喘咳,能温肾纳气而平喘咳。

【功效主治简表】

$$
补骨脂
\begin{cases}
补火壮阳 \begin{cases} 阳痿 \\ 腰膝冷痛 \end{cases} \\
固精缩尿 \begin{cases} 滑精 \\ 遗尿、尿频 \end{cases} \\
温脾止泻—脾肾阳虚泄泻 \\
温肾纳气—虚寒喘咳
\end{cases}
$$

【配伍应用】

1. 用于阳痿、腰膝冷痛。如《和剂局方》补骨脂丸,以本品配伍菟丝子、胡桃、沉香,治阳痿;《和剂局方》青娥丸,以本品配伍杜仲、胡桃等,治腰膝冷痛或酸软无力。

2. 用于滑精、遗尿、尿频。如《三因方》用补骨脂、青盐等份同炒为末,每服二钱治滑精;《补要袖珍小儿方论》单用本品炒研末,每服一钱,热汤下,治小儿遗尿;《济生方》破故纸丸,用破故纸、茴香等份为丸服,治肾气虚冷小便无度。

3. 用于脾肾阳虚的泄泻,可以本品配伍肉豆蔻、五味子、吴茱萸同用,如《内科摘要》四神丸,治脾肾阳虚五更泄泻。

此外,以本品配伍胡桃肉、蜂蜜同用,可治虚寒喘咳,有温肾纳气,平喘咳的功效。

【用量用法】内服:5～10 克。

【使用注意】本品温燥,能伤阴助火,故阴虚火旺及大便燥结者忌服。

【本草摘要】

《药性本草》:"治男子腰痛膝冷囊湿,逐诸冷痹顽,止小便利,腹中冷。"

《品汇精要》:"固精气。"

《本草纲目》:"治肾遗,通命门,暖丹田,敛精神。"

《医林纂要》:"治虚寒喘咳。"

【现代研究】

成分:含黄酮类、双氢黄酮类、查耳酮类、异黄酮类、单萜酚类等。

药理:有雌激素样作用;能扩张冠状动脉,兴奋心脏、升高白细胞;有止血、平喘、抗肿瘤、抗菌作用;对白癜风、牛皮癣有治疗作用、外用能促使皮肤色素新生。

临床报道:①治疗子宫出血,以补骨脂、赤石脂制片内服,用于子宫出血、月经过多、人工流产出血、避孕药引起出血及上环出血等,有效率在90%以上。②治疗白癜风,50%补骨脂注射液肌注,每日一次5毫升,并外涂补骨脂液,同时局部紫外线照射。观察49例,经3~6个月后,痊愈6例,有效23例,无效12例。

益 智 仁 《本草拾遗》

【来源】为姜科多年生草本植物益智 *Alpinia oxyphylla* Miq. 的成熟果实。主产于海南、广东、广西等地。于5~6月果实呈褐色、果皮茸毛减少时采摘,除去果柄,晒干。取干燥果实炒至外壳焦黑,除去果壳,取仁或再以盐水炒,捣碎用。

【处方用名】益智仁

【性能概要】味辛,性温。归脾、心、肾经。本品为温脾药,兼益心、肾之火,有散寒固涩作用。用于脾胃受寒,腹痛吐泻、食少、多唾,可以温中散寒,开胃摄唾;用于肾气虚寒,遗精、遗尿、尿有余沥、夜多小便,又能益火暖肾,固精缩尿。

益智仁、补骨脂均能温补脾肾,固精缩尿。但益智仁温中散寒之力胜于暖肾,故适用于中寒腹痛、吐泻食少、多唾,以及遗精、尿频、遗尿等症;补骨脂补肾壮阳之功胜于温脾,所以适用于阳痿、腰膝冷痛、滑精、遗尿、尿频,以及脾肾阳虚的泄泻。

【功效主治简表】

益智仁 { 温脾暖肾——脾胃受寒,腹痛吐泻
 开胃摄唾——中气虚寒,食少、多唾
 固精缩尿——遗精、遗尿、尿有余沥、夜尿增多

【配伍应用】

1. 用于脾胃受寒,腹痛吐泻,多与党参、白术、炙甘草、干姜(理中汤)同用。

2. 用于中气虚寒,食少、多唾,可配合党参、白术、茯苓、炙甘草、制半夏、陈皮(六君子汤)同用。

3. 用于遗精、遗尿、尿有余沥、夜尿增多。如《妇人良方》缩泉丸,用益智仁、乌药各等份研末,山药糊丸,每服3钱,治膀胱虚寒,遗尿、尿频、夜尿增多等症。

虽然本品也可用于遗精,但实际临床应用较少。

【用量用法】内服:3~6克。

【使用注意】本品温燥,能伤阴助火,故阴虚火旺或因热遗精、尿频等症均忌服。

【本草摘要】

《本草拾遗》:"止呕哕","治遗精虚漏,小便余沥……夜多小便者。"

《医学启源》:"治脾胃中寒邪,和中益气。治人多唾,当于补中药内兼用之。"

《本草备要》:"能涩精固气……温中进食,摄涎唾,缩小便。治呕吐泄泻,客寒犯胃,冷气腹痛,崩带泄精。"

【现代研究】

成分:主含香附酮、桉叶素、松油醇、姜烯、广藿香烯等。

药理:有强心、抗肿瘤、抑制前列腺素合成等作用。

临床报道:治遗尿,用益智仁(盐炒)60克、补骨脂(盐炒)60克,共研细末过筛,分成6包,每日晨用米汤泡服1包(成人倍量),6日为1个疗程。共治遗尿60例,均愈,随访5年无1例复发。

杜　　仲《本经》

【来源】为杜仲科落叶乔木植物杜仲 Eucommia ulmoides Oliv. 的树皮。主产于四川、云南、贵州、湖北等地。夏、秋采收,去外表粗皮,晒干。生用或盐水炒用。

【处方用名】杜仲　厚杜仲　绵杜仲　炒杜仲　焦杜仲

【性能概要】味甘,性温。归肝、肾经。本品有补肝肾,强筋骨作用。常用于肾虚腰脊疼痛、足膝痿弱之证;也可用于肝肾虚寒,阴下湿痒、小便余沥等症。肝肾不足则胎元不固,本品能补益肝肾,所以又有安胎作用,可治胎动不安或胎漏下血等症。

【功效主治简表】

$$杜仲 \begin{cases} 补肝肾,强筋骨 \begin{cases} 肾虚腰痛 \\ 足膝痿弱 \end{cases} \\ 安胎——胎动不安、胎漏下血 \\ 此外,可治肝肾虚寒,阴下湿痒、小便余沥 \end{cases}$$

【配伍应用】

1. 用于肾虚腰痛或足膝痿弱,可配伍胡桃肉、破故纸等同用,如《和剂局方》青娥丸。用于阴下湿痒、小便余沥,如《本草汇言》方,以本品配小茴香、车前子、山茱萸研末为丸服。

2. 用于胎动不安或胎漏下血,如《证治准绳》杜仲丸,即以本品与续断等份研末,煮枣肉为丸服。《简便方》治频惯堕胎,以杜仲、川断、山药研末,制糊为丸服。

【用量用法】内服:10~15克。

【使用注意】为温补之品,阴虚火旺者不宜服。

【本草摘要】

《神农本草经》:"主腰脊痛,补中益精气,坚筋骨,强志。除阴下湿痒,小便余沥。"

《名医别录》:"主脚中酸痛,不欲践地。"

《药性本草》:"主肾冷、臀腰痛。"

《本草正》:"暖子宫,安胎气。"

《玉楸药解》:"益肝肾,养筋骨……治腰膝酸痛,腿足拘挛。"

【现代研究】

成分:含多种木脂素、多种苷类、多种环烯醚萜类、杜仲胶等。

药理:有降血压、降血脂、利尿作用;能镇静、镇痛、抗肿瘤、抗炎、抗菌;有松弛子宫的作用。

临床报道:治疗高血压,用10%杜仲酊剂,每次30毫升,日服3次,治疗119例,经1～23个月观察,疗效满意和稍进步者共占55.6%。

续　　断《本经》

【来源】为川续断科多年生草本植物川续断 *Dipsacus asperoides* C. Y. Cheng et T. M. Ai 的根。前者主产于四川、湖北、湖南、云南、贵州等省;后者主产于河北、安徽、江苏、浙江、广西、山西、陕西等省区。秋季采挖,除去残茎、须根,以微火烘至半干,堆放"发汗"至内部变绿色时,再烘干。切片清炒或盐炒用。

【处方用名】续断　川续断　川断肉

【性能概要】味苦、甘、辛,性微温。归肝、肾经。本品功能补肝肾,行血脉,续筋骨。因能补肝肾,又能行血脉,有补而不滞的优点,所以可用于腰痛脚弱、遗精、崩漏等症;也常用于妇女胎漏下血,或胎动欲堕,可起安胎作用。因能行血脉,续筋骨,有消肿止痛生肌作用,可治跌仆损伤、金疮、痈疽溃疡等症,所以又为伤科、外科所常用。

杜仲、续断均能补肝肾安胎,常同用治腰痛脚弱、胎动不安之证。杜仲补益之功较续断为胜,且可强筋骨,故对肾虚腰痛、筋骨无力,功效最好;续断兼能通血脉,续筋骨,所以又治崩漏、关节不利、痈疽溃疡、筋骨折伤等症。

【功效主治简表】

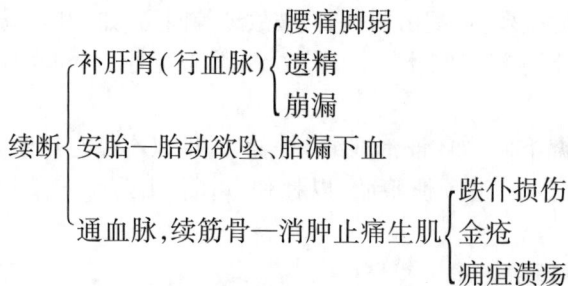

```
            ┌ 补肝肾(行血脉) ┌ 腰痛脚弱
            │                ┤ 遗精
            │                └ 崩漏
续断  ┤ 安胎——胎动欲坠、胎漏下血
            │                              ┌ 跌仆损伤
            └ 通血脉,续筋骨——消肿止痛生肌 ┤ 金疮
                                           └ 痈疽溃疡
```

【配伍应用】

1. 用于腰痛脚弱、遗精、崩漏。如《扶寿精方》续断丸,以本品配杜仲、牛膝、破故纸、萆薢、木瓜,治腰痛脚弱;《妇人良方》续断丸,配黄芪、熟地、当归、五味子、龙骨、赤石脂等,治崩漏经多。

2. 用于胎动欲堕、胎漏下血,如《衷中参西录》寿胎丸,即以续断、菟丝子、桑寄生、阿胶组成,可治上述证候,也治频惯堕胎。

3. 用于跌仆损伤、金疮、痈疽溃疡。如接骨散(新方),即本品配伍骨碎补、自然铜、地鳖虫、血竭等药,治跌仆损伤、骨折、金疮等症,可内服,也可外敷。又如《本草汇言》方,治乳痈,即以本品8两、蒲公英4两研末,早晚各服3钱,温开水送服。

【用量用法】内服:10~20克。崩漏下血宜炒用。外用:适量,研末敷患处。

【本草摘要】

《神农本草经》:"主伤寒,补不足,金疮,痈疡,折跌,续筋骨,妇人乳难,久服益气力。"

《名医别录》:"主崩中漏血,金疮血内漏,止痛,生肌肉,及踠伤,恶血,腰痛,关节缓急。"

《本草经疏》:"为治胎产,续绝伤,补不足,疗金疮,理腰肾之要药也。"

【现代研究】

成分:含环烯醚萜糖苷、三萜皂苷、常春藤皂苷元、挥发油等。

药理:促进骨损伤愈合、抗骨质疏松、抗维生素E缺乏症;有止血、抗炎、抑菌、抗滴虫作用;有松弛子宫的作用。

狗　　脊 《本经》

【来源】为蚌壳蕨科多年生草本植物金毛狗脊 *Cibotium barometz*(L.) J. Smith 的根茎。主产于四川、福建、浙江、广西、广东、贵州、江西、湖北等地。秋末、冬初地上部分枯萎时采挖,除去泥沙,晒干,或削去细根、叶柄及黄色柔毛后,切片晒干,为生狗脊。经蒸煮后,晒至六、七成干时,再切片晒干,为熟狗脊。

【处方用名】狗脊　金毛狗脊　生狗脊　制狗脊

【性能概要】味苦、甘,性温。归肝、肾经。本品功能补肝肾,强腰膝,兼可除风寒湿邪。常用于腰背强痛、俯仰不利、膝痛脚弱、筋骨无力等症,而对肝肾不足兼有风寒湿邪者最为适宜。本品又有温补固摄作用,治肾气不固的小便不禁、妇女白带过多。

本品能补肝肾,强腰膝,兼祛风寒湿邪,且有温补固摄作用,故与杜仲、续断比较,同中有异。

【功效主治简表】

$$
狗脊
\begin{cases}
补肝肾,强腰膝,祛风湿 \begin{cases} 腰背强痛、俯仰不利 \\ 膝痛脚软、筋骨无力 \end{cases} \\
温补固摄 \begin{cases} 小便不禁 \\ 白带过多 \end{cases}
\end{cases}
$$

【配伍应用】

1. 用于腰背强痛、俯仰不利、膝痛脚弱、筋骨无力等症,如《验方》狗脊饮,即以本品配伍杜仲、续断、牛膝、虎骨胶、木瓜、海风藤、桑枝、松节、熟地、桂枝、秦艽等,治肝肾不足,兼感风湿引起的上述证候。

2. 用于小便不禁、妇女白带过多。如《四川中药志》方,以本品配伍木瓜、五加皮、杜仲,治腰痛、小便过多;《普济方》以本品配伍鹿茸、白蔹,治妇女冲任虚寒,带下纯白。

【用量用法】内服:10～16 克。

【使用注意】因有温补固摄作用,所以肾虚有热、小便不利或短涩黄赤、口苦舌干,均忌服。

【本草摘要】

《神农本草经》:"主腰背强,机关缓急,周痹,寒湿膝痛。"

《名医别录》:"疗失溺不节,男子脚弱腰痛,风邪淋露,少气目暗,坚脊利俯仰,女子伤中关节重。"

《本草纲目》:"强肝肾,健骨、治风虚。"

【现代研究】

成分:含硬脂酸、原儿茶酸、咖啡酸等。

药理:能影响心肌;有止血及升血小板作用。

菟 丝 子 《本经》

【来源】为旋花科一年生寄生性蔓草菟丝子 Cuscuta chinensis Lam. 的成熟种子。我国各地均有分布。秋季种子成熟时割取地上部分,晒干,打下种子。生用。

【处方用名】菟丝子 菟丝饼

【性能概要】味辛、甘,性平。归肝、肾、脾经。本品既能助阳,又能益精,不燥不腻,为平补肝、肾、脾三经的良药,且有固精,缩尿,明目,止泻的作用。适用于肝肾不足,腰膝酸痛、阳痿、滑精、白浊、小便不禁、尿有余沥、目暗不明,以及脾虚便溏或泄泻等症。

【功效主治简表】

菟丝子 平补肝肾 { 助阳益精—腰膝酸痛、阳痿 / 固精缩尿—滑精、白浊、小便不禁 } 补脾止泻—脾虚便溏或泄泻 此外,可治胎元不固、阴亏消渴

【配伍应用】

1. 用于腰膝酸痛、阳痿、滑精、白浊、小便不禁、尿有余沥、目暗不明等症。如《百一选方》菟丝子、杜仲等份,山药糊丸服,治腰膝酸痛;《本草衍义补遗》五

子衍宗丸,以本品配伍枸杞子、覆盆子、五味子、车前子同用,治阳痿遗精;《世医得效方》菟丝子丸,以本品配伍鹿茸、附子、肉苁蓉、桑螵蛸、五味子、鸡内金、煅牡蛎等同用,治小便不禁;《和剂局方》茯菟丸,以本品配伍白茯苓、石莲子同用,治遗精、白浊、尿有余沥;《证治准绳》驻景丸,即菟丝子、熟地、车前子组成,治肝肾不足,目暗不明。

2. 用于脾虚便溏或泄泻,如《方脉正宗》方,以本品配黄芪、党参、白术、木香、补骨脂、小茴香等同用。

此外,还可用于肝肾不足,胎元不固,以及阴亏消渴等症。如《衷中参西录》寿胎丸,以本品与续断、桑寄生、阿胶等配伍,治胎漏下血,胎动欲堕;《全生指迷方》单用本品研末蜜丸或作散服,治消渴。

【用量用法】内服:10~16克。

【使用注意】本品虽为平补之药,但仍偏于补阳,所以阴虚火旺、大便燥结、小便短赤者,均不宜服。

【本草摘要】
《神农本草经》:"主续绝伤,补不足,益气,肥健。久服明目。"
《名医别录》:"主茎中寒,精自出,溺有余沥,口苦燥渴,寒血为积。"
《药性本草》:"治男子女人虚冷,添精益髓,去腰疼膝冷。又主消渴热中。"

【现代研究】
成分:含槲皮素、紫云英苷、金丝桃苷等。
药理:对精子运动能力和膜功能有促进作用;能增强体液免疫功能、抗癌、抗菌;有强壮、保肝、明目等作用。
临床报道:①治疗男性不育,用菟丝子9克,研末,分3次冲服,或装胶囊吞服。肾阴虚明显者,配合每日嚼食枸杞子30克。2个月为1个疗程。共治19例,总治愈率52.6%,总有效率89.5%。②治白癜风,取菟丝子连同茎及果实25克,浸于95%酒精100毫升内,48小时后用浸液外涂,日2~3次。观察10例,有效8例。

沙 苑 子 《图经本草》

【来源】为豆科一年生草本植物扁茎黄芪 Astragalus complanatus R. Br. 的成熟种子。主产于内蒙古、东北及西北等地区。秋末、冬初果实成熟时割取,晒干,打下种子,除去杂质。生用、炒用或酒蒸用。

【处方用名】沙苑子 沙苑蒺藜 潼蒺藜 潼沙苑

【性能概要】味甘,性温。归肝、肾经。本品温而不燥,补肾益精,且有固精缩尿,养肝明目作用。适用于肾虚腰痛、滑精、遗尿、尿频、白带过多,以及肝阴亏损的目暗不明、头昏眼花等症。

【功效主治简表】

沙苑子 {
补益肝肾——肾虚腰痛
固精缩尿——遗精、滑精、遗尿、尿频、白带过多
明目——目暗不明、头昏目花
}

【配伍应用】

用于肾虚腰痛、遗精、滑精、遗尿、尿频、白带过多,如《吉林中草药》方,单用本品 1 两水煎,日服 2 次,治肾虚腰痛;《医方集解》金锁固精丸,以本品配伍煅龙骨、煅牡蛎、莲须、芡实研末,莲子粉糊丸服,治遗精、滑精、小便不禁、白带过多等。用于目暗不明、头昏目花,如《吉林中草药》方,沙苑子 3 钱、茺蔚子 3 钱、青葙子 3 钱,共研末,每服 1 钱,日服 2 次,治目暗不明;配伍熟地、枸杞子、菟丝子、菊花等同用,治头昏目花。

【用量用法】内服:10~20 克。

【使用注意】为温补固涩之品,阴虚火旺及小便不利者忌服。

【本草摘要】

《本草衍义》:"补肾。"

《本草纲目》:"补肾,治腰痛泄精,虚损劳乏。"

《本草从新》:"补肾强阴,益精明目。治带下……性能固精。"

《会约医镜》:"止遗沥,尿血,缩小便。"

《本草汇言》:"补肾固精,强阳有子,不烈不燥,兼止小便遗沥,乃和平柔润之剂也。"

【现代研究】

成分:含黄酮类、齐墩果烯型三萜苷类,以及沙苑子胍酸等。

药理:能增强体液和细胞免疫功能;有保肝、降压、降脂作用;能抗炎、解热、镇痛等。

海　　马 《本草拾遗》

附药:海龙、海蛆

【来源】为海龙科动物线纹海马 *Hippocampus kelloggi* Jordan et Snyder、刺海马 *H. histrix* Kaup、大海马 *H. kuda* Bleeker、三斑海马 *H. trimaculatus* Leach 或小海马(海蛆)*H. japonicus* Kaup 除去内脏的干燥体。养殖或野生。主产于广东、福建、台湾等沿海地区。全年皆产,通常以 8~9 月产量较多。捕捉后,洗净晒干,或刷去外部灰膜,除去内脏,将尾作成盘卷状,晒干。切块或打碎。生用或酒制用。

海龙为海龙科动物刁海龙 *Solenognathus hardwickii* (Gray)、拟海龙 *Syngnathoides biaculeatus* (Bloch) 或尖海龙 *Syngnathus acus* L. 除去皮膜及内脏的干燥体。

海蛆又名小海马、小海驹,为海马的幼体。

【处方用名】海马　大海马　海龙　海蛆

【性能概要】味甘,性温。入肝、肾经。本品有补肾壮阳作用,可治肾虚阳痿;又能纳气平虚喘,补肾止遗尿。此外还有调气活血作用,可用于难产、癥瘕积聚,以及疗疮肿毒等症。

海龙,味甘性温。功能补肾壮阳,治阳痿、不育。《本草纲目拾遗》云"功倍海马,催生尤捷效。"用量禁忌同海马。

海蛆,性味、功效、主治、用量禁忌与海马相同。

【功效主治简表】

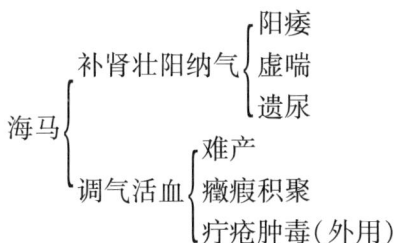

$$海马 \begin{cases} 补肾壮阳纳气 \begin{cases} 阳痿 \\ 虚喘 \\ 遗尿 \end{cases} \\ 调气活血 \begin{cases} 难产 \\ 癥瘕积聚 \\ 疗疮肿毒(外用) \end{cases} \end{cases}$$

【配伍应用】

1. 用于阳痿、虚喘、遗尿。可以单用本品煎汤或研末服,也可配伍淫羊藿、鹿茸、杜仲等药同用,治阳痿;配伍蛤蚧、沉香、人参、胡桃等同用,治虚喘;配伍桑螵蛸、菟丝子、沙苑子、五味子、覆盆子等,治遗尿。

2. 用于难产、癥瘕积聚、疗疮肿毒。如《图经本草》方,妇人将产,单用本品研末服可以催生;配伍木香、大黄、青皮、白牵牛、巴豆等药同用,如《圣济总录》木香汤,治癥瘕积聚;配伍穿山甲、水银、轻粉、朱砂、雄黄、硇砂、麝香等研末外用,消疗疮肿毒。

【用量用法】内服:3~10克,入丸、散服。外用:适量,研末敷。

【使用注意】孕妇及阴虚火旺者忌服。

【本草摘要】

《本草拾遗》:"主妇人难产。"

《本草品汇精要》:"调气和血。"

《本草纲目》:"暖水脏,壮阳道,消瘕块,治疗疮肿毒。"

《本经逢原》:"阳虚多用之,可代蛤蚧。"

《海南介语》:"主夜遗。"

【现代研究】

药理:有性激素样作用;有强体、抗衰老、抗血栓作用。

胡 芦 巴 《嘉祐本草》

【来源】为豆科一年生草本植物胡芦巴 *Trigonella foenum-graecum* L. 的成熟种子。主产于安徽、四川、河南等地。夏季种子成熟时采收,晒干,搓下或打下种子,除去杂质。生用、炒用或盐水炒用。

【处方用名】胡芦巴　芦巴子

【性能概要】味苦,性温。归肝、肾经。本品有温肾阳,逐寒湿作用,可治肾阳不足,寒湿气滞之证,如肾脏虚冷、腹胁胀满、寒湿脚气、腿膝冷痛无力,以及寒疝,少腹连睾丸作痛等症。

【功效主治简表】

$$胡芦巴:温肾阳,逐寒湿 \begin{cases} 肾脏虚冷、腹胁胀满 \\ 寒湿脚气、腿膝冷痛无力 \\ 寒疝,少腹连睾丸作痛 \end{cases}$$

【配伍应用】

用于肾脏虚冷、腹胁胀满,如《圣济总录》胡芦巴丸,以本品配伍炮附子、硫黄,研末为丸服。用于寒湿脚气,可以本品配伍破故纸、木瓜同用(《杨氏家藏方》)。用于寒疝,小腹连睾丸作痛,如《和剂局方》胡芦巴丸,以本品配伍吴茱萸、川楝子、巴戟天、茴香、炮川乌研末为丸服。

【用量用法】内服:3~10克。

【使用注意】阴虚火旺或有湿热者忌服。

【本草摘要】

《嘉祐本草》:"主元脏虚冷气。得附子、硫黄,治肾虚冷,腹胁胀满,面色青黑。得茴香子、桃仁,治膀胱气,甚效。"

《本草纲目》:"治冷气疝瘕,寒湿脚气,益右肾,暖丹田","元阳不足,冷气潜伏,不能归元者宜之。"

【现代研究】

成分:含胡芦巴碱、多种黄酮类、多种生物碱等。

药理:有抗生育、抗雄激素两种活性;有强心、降血糖、利尿、降压、抗肿瘤作用。

临床报道:控制糖尿病,每日服25克胡芦巴子,共服21天,可明显降低糖尿病人的尿糖及血糖含量。

骨　碎　补《药性本草》

【来源】为水龙骨科多年生常绿附生草本植物槲蕨 *Drynaria fortunei*(Kunze) J. Sm. 的根茎。主产于浙江、广东、四川、湖北、陕西、贵州等省。全年可采。除去叶及鳞片,洗净,切片,干燥。生用或炒用。

【处方用名】骨碎补　猴姜　毛姜　申姜

【性能概要】味苦,性温。入肾、肝经。本品功能补肾,活血,止血,续伤,并善止疼痛。用治肾虚腰痛、耳鸣、耳聋、牙痛、久泻,可起补肾,止痛,止泻的作用;用治跌仆闪挫或金疮,损伤筋骨,可起活血止血,止痛续伤的功效。

【功效主治简表】

骨碎补 $\begin{cases} 补肾——肾虚腰痛、耳鸣、耳聋、牙痛、久泻 \\ 活血,止血,续伤——跌仆闪挫、金疮,损伤筋骨 \\ 生发——斑秃(外用) \end{cases}$

【配伍应用】

1. 用于肾虚腰痛、耳鸣、耳聋、牙痛、久泻。如《圣惠方》神效方,以骨碎补一两、补骨脂三两、桂心一两、牛膝一两、槟榔二两、安息香二两,入胡桃仁捣匀,蜜丸如梧桐子在,每服二十丸,治肾虚腰脚疼痛;《本草汇言》方,以骨碎补四两、熟地、山萸肉、茯苓各二两、丹皮一两五钱、泽泻八钱,研末蜜丸,每服五钱,治肾虚耳鸣、耳聋及牙痛;《本草纲目》方,单用骨碎补研末,入猪肾中煨熟食,治肾虚久泻。

2. 用于跌仆闪挫或金疮,损伤筋骨。如《圣惠方》骨碎补散,以骨碎补、自然铜、虎胫骨、炙龟甲、没药,治金疮,伤筋断骨,痛不可忍;《泉州本草》方,用骨碎补4两,浸酒1斤,分10次服,日服2次,另用骨碎补晒干研末外敷,治跌仆损伤。

此外,还可用治斑秃,用鲜骨碎补5钱、斑蝥5只、烧酒3两,浸12天,过滤,擦患处,日2~3次(《福建中草药》)。

【用量用法】内服:10~20克;或入丸、散。外用:适量,捣烂或晒干研末敷。

【使用注意】阴虚内热及无瘀血者不宜服。

【本草摘要】

《药性本草》:"主骨中毒气,风血疼痛……上热下冷。"

《开宝本草》:"破血止血,补折伤。"

《本草纲目》:"能入骨治牙,及久泄痢。"

【现代研究】

成分:含柚皮苷、21-何帕烯、7-羊齿烯、3-雁齿烯、谷甾醇、豆甾醇、环三四萜类。

药理:有强骨、强心、抗衰老、降血脂作用;可镇静、静痛、抑菌、抑制链霉素等的耳毒性。

临床报道:用骨碎补干片15克,水煎分2次服,每日1剂。临床观察用链霉素出现的毒性和过敏反应21例,服药后除2例无效外,其余均于第2天反应症状减轻,大部分于第3~4天反应症状消失。同时骨碎补也能预防链霉素的毒性反应。

九　香　虫 《本草纲目》

【来源】为蝽科昆虫九香虫 Aspongopus chinensis Dallas 的全虫体。主产于贵州、云南、四川、广西等地。冬季从河滩石下捕捉,沸水烫死,晒干或烘干,置石灰缸中干燥保存。生用或炒用。

【处方用名】九香虫

【性能概要】味咸,性温。归肝、脾、肾经。本品有益肾壮阳,理气止痛作用。

331

用治肾虚阳衰,腰膝酸痛、阳痿,可以益肾壮阳;用治气郁不舒,胸脘胀闷,或肝气犯胃,胃脘作痛,可以理气止痛。

【功效主治简表】

$$九香虫\begin{cases}益肾壮阳—腰膝酸痛、阳痿\\理气止痛\begin{cases}气郁不舒,胸脘胀闷\\肝气犯胃,胃脘作痛\end{cases}\end{cases}$$

【配伍应用】

1. 用于腰膝酸痛、阳痿,可配伍杜仲、肉苁蓉、菟丝子、巴戟天、淫羊藿等益肾壮阳药同用。

2. 用于胸脘胀闷或肝胃气痛,可配伍香附、延胡索、木香、香橼皮等理气止痛药同用。

【用量用法】内服:3~6克;或入丸、散。

【使用注意】阴虚内热者忌服。

【本草摘要】

《本草纲目》:"治膈脘滞气,脾肾亏损,壮元阳。"

【现代研究】

成分:含脂肪、蛋白质、甲壳质等。其臭味来源于醛和酮。

药理:对金黄色葡萄球菌、伤寒杆菌、甲型副伤寒杆菌、福氏痢疾杆菌等有较强的抑制作用;能促进机体的新陈代谢。

第三节 补血药

补血药主要用于血虚证。血虚的基本症状是:面色萎黄、嘴唇及指甲苍白、头晕眼花、心悸、失眠、健忘,以及妇女月经后期、量少、色淡,甚至经闭等。凡呈现上述症状,都可用补血药来治疗。

在使用补血药时,如遇血虚与阴虚的症状同时出现,需配用补阴药,才能照顾全面,更好地发挥作用。如血虚用补血药效果不显,或兼气虚的,当配用补气药,可以"补气生血",增强疗效。

补血药性多黏腻,妨碍消化,故凡湿浊中阻,脘腹胀满、食少便溏的不宜应用;若脾胃虚弱者,当与健胃消化药同用,以免影响食欲。

熟 地 《本草经集注》

【来源】为玄参科多年生草本植物地黄 *Rehmannia glutinosa* Libosch. 的根茎及根。主产于河南、河北、内蒙古、山西等地,为栽培品。常于9~10月采挖,挖出后,置于火炕上,徐徐烘焙,干燥至内部变黑,约至八成干,搓捻成形,即为干地黄。取干地黄加黄酒经反复蒸晒,至内外都成为黑色而显油润光泽、质地柔软黏腻,即为熟地。

【处方用名】熟地黄　大熟地　熟地　熟地炭

【性能概要】味甘,性微温。归肝、肾经。本品为补益肝肾的要药,不仅滋阴养血,且可生精补髓。因为精血是人体最根本的物质基础,所以熟地能培补下元而有固本的作用。常用于肝血亏虚,萎黄、目眩、心悸、妇女崩漏、月经不调;肾阴不足,腰酸脚软、消瘦、遗精、潮热盗汗、消渴;以及精血两虚,头晕目花、耳鸣、耳聋、须发早白等症。

【功效主治简表】

熟地 {
补血——肝血亏虚,萎黄、目眩、心悸、妇女月经不调、崩漏
滋阴——肾阴不足,腰脚酸软、消瘦、遗精、潮热盗汗、消渴
生精——精血两虚,头晕目花、耳鸣、耳聋、须发早白
}

【配伍应用】

用于一切阴虚、血少、精亏之证。如《小儿药证直诀》六味地黄丸,为补阴的主要方剂,即以熟地为主药,配伍山药、山萸肉、丹皮、茯苓、泽泻等同用,治疗肝肾阴虚、虚火上炎所致腰膝酸软、头目眩晕、耳鸣、耳聋、盗汗、遗精,或潮热,或手足心热,或虚火牙痛,以及须发早白等症。又如《和济局方》四物汤,为补血调经的主要方剂,也以熟地为主药,配伍当归、白芍、川芎同用,治疗血虚萎黄、头晕、目眩、心悸,以及妇女月经不调、痛经、崩漏等症,都可随证加减应用。上述诸症,如兼气虚可加党参、黄芪;兼瘀血可加桃仁、红花;崩漏可加阿胶、艾炭等。

【用量用法】内服:10～30克,大剂量可用30～60克。宜与健脾胃药如砂仁、陈皮等同用。熟地炭用于止血。

【使用注意】本品滋腻,较生地更甚,能助湿滞气,妨碍消化,凡气滞痰多、脘腹胀满、食少便溏者忌服。

【本草摘要】

《珍珠囊》:"大补血虚不足,通血脉,益气力。"

《本草纲目》:"填骨髓,长肌肉,生精血,补五脏内伤不足,通血脉,利耳目,黑须发,男子五劳七伤,女子伤中胞漏,经候不调,胎产百病。"

《本草从新》:"滋肾水,封填骨髓,利血脉,补益真阴,聪耳明目,黑发乌须。"

【现代研究】

成分:含环烯醚萜类、单萜成分、多种氨基酸、糖类、琥珀酸、亚油酸等。

药理:能促进红细胞、血红蛋白的恢复;有降血脂、降血糖、降血压、止血、利尿、抗甲状腺功能亢进、抗过敏等作用。

临床报道:治高血压,每日服用熟地30～50克,连续2周。共治62例,疗效较好。血压、血清胆固醇和甘油三酯均有下降,且脑血流图和心电图也有所改善。

333

何 首 乌 《开宝本草》

【来源】为蓼科多年生草本植物何首乌 *Polygonum multiflorum* Thunb. 的块根。我国大部分地区出产。春、秋两季采挖,洗去泥沙,切片,晒干或低温烘干,称为生首乌。若以黑豆煮汁拌蒸,晒后变为黑色,称为制首乌。生用或制用。

【处方用名】生首乌 制首乌

【性能概要】味苦、甘、涩,性微温。归肝、肾经。本品制用补益肝肾精血,兼能收敛精气,且不寒、不燥、不腻,为滋补肝肾的良药,可治肝肾精血亏虚,头眩眼花、须发早白、腰膝酸痛、遗精,以及妇女崩漏、带下等症。本品生用,补益力弱,且不收敛,但能截疟,解毒,润肠通便,可治久疟、痈疽、瘰疬、肠燥便秘。

熟地黄的补益肝肾精血作用虽较制首乌为优,但滋腻太甚,易腻膈碍胃;制首乌不滋腻,不碍胃,为熟地黄所不及。

【功效主治简表】

何首乌 {
  制用—补益肝肾精血 { 精血亏虚,头眩眼花、须发早白、腰膝酸痛、遗精、妇女崩漏、带下
  生用 {
    截疟—久疟
    解毒—痈疽、瘰疬
    润肠通便—肠燥便秘
  }
}

【配伍应用】

1. 用于肝肾精血亏虚之证。如《医方集解》引邵应节方七宝美髯丹,以本品配伍当归、枸杞子、菟丝子、牛膝、茯苓、破故纸等药组成,可治精血亏虚,头眩眼花、须发早白、腰膝酸痛等症;与当归、白芍、川芎、熟地等同用,可治妇女月经不调及崩漏、带下等症。

2. 用于久疟,如《景岳全书》何人饮,以本品配伍人参、当归、陈皮、煨姜等同用,治气血两虚,久疟不止,有扶正祛邪之效。用于痈疽、瘰疬,如《外科精要》何首乌散,以本品配伍苦参、防风、薄荷等同用,治遍身疮肿痒痛;《本草汇言》方,以本品配伍夏枯草、土贝母、香附、当归、川芎,治瘰疬。用于精血不足,肠燥便秘,可单用本品一两,水煎服,也可配伍当归、肉苁蓉、火麻仁、黑芝麻等养血润肠药同用。

【用量用法】内服:10~20克。

【本草摘要】

《开宝本草》:"主瘰疬,消痈肿,疗头面风疮,治五痔,止心痛,益血气,黑髭鬓,悦颜色。久服长筋骨,益精髓,延年不老。亦治妇人产后及带下诸疾。"

《本草纲目》:"此物气温味苦涩,苦补肾,温补肝,涩能收敛精气,所以能养血益肝,固精益肾,健筋骨,乌髭发,为滋补良药。不寒不燥,功在地黄、天门冬诸药之上。"

334

《本草备要》:"补肝肾,涩精,养血祛风,为滋补良药。气血大和,则劳瘦风虚,崩带疮痔,瘰疬痈肿,诸病自已。止恶疮。"

《本草逢原》:"何首乌,生则性兼发散,主寒热疬疟,及痈疽背疮皆用之。今人治津血枯燥及大肠风秘,用鲜者数钱,煎服即通。"

【现代研究】

成分:含蒽醌类,主要为大黄酚和大黄素等。

药理:能增强免疫功能、抗衰老、促进造血功能;有降血脂、升血糖、强心、保肝、泻下、抗菌等作用。

临床报道:降低血清胆固醇,用首乌片每次5片(每片含生药0.81克),日服3次,连服半个月至3个月。共治178例,显效38.2%,改善23.6%,总有效率61.8%。

当　　归《本经》

【来源】为伞形科多年生草本植物当归 Angelica sinensis (Oliv.) Diels. 的根。主产于甘肃岷县。其次陕西、四川、云南、湖北等省也有栽培。秋末采挖,除尽芦头、须根,堆放二天后鲜当归变软时,扎把上棚,用微火熏炕至7~8成干,而后晾干。切片生用或酒炒用。

【处方用名】当归　当归身　当归尾　当归须　酒当归

【性能概要】味甘、辛,性温。归心、肝、脾经。本品有补血活血,行气止痛作用,为妇科良药。常用于妇女月经不调、经闭、痛经、胎前产后诸病;又可用于痈疽、疮疡,可以消肿止痛,排脓生肌;用于瘀血作痛、跌仆损伤,可以行瘀止痛;用于虚寒腹痛,可以补血散寒止痛;用于痹痛麻木,可以活血散寒;用于血虚萎黄,可以养血补虚。此外,还有润肠通便作用,可治血虚肠燥的便秘。总之可治一切血虚、血滞引起的病证,而血分有寒者最为适用。

【功效主治简表】

$$
当归
\begin{cases}
补血活血,行气止痛
\begin{cases}
月经不调、经闭、痛经 \\
痈疽、疮疡 \\
瘀血作痛、跌仆损伤 \\
虚寒腹痛 \\
痹痛麻木 \\
血虚萎黄
\end{cases} \\
润肠通便——肠燥便秘
\end{cases}
$$

【配伍应用】

1. 用于月经不调、经闭、痛经,例如《和剂局方》四物汤,即当归、川芎、熟地、白芍四药所组成,为妇科调经的基本方剂。若经闭不通,可加桃仁、红花;经行腹痛,可加香附、延胡索等。用于痈疽、疮疡等外科疾病,如《外科发挥》仙方活命饮,配伍银花、生甘草、赤芍、炮山甲、皂角刺等,可以消肿止痛;配伍黄芪、党参、熟地、白芍、肉桂等,如《和剂局方》十全大补汤,可以排脓生肌。用于瘀血作痛或跌仆损伤,如《衷中参西录》活络效灵丹,以本品配伍丹参、乳香、没药同用,治肢体瘀血作痛;《医学发明》复元活血汤,配伍大黄、天花粉、桃仁、红花、炮山甲等同用,治跌仆损伤。用于虚寒腹痛,如《千金方》当归建中汤(当归、桂枝、白芍、炙甘草、生姜、大枣、饴糖)、《金匮要略》当归生姜羊肉汤(当归、生姜、羊肉),均用本品。用于痹痛麻木,多与羌活、独活、桂枝、秦艽、海风藤等祛风湿药同用,如《杨氏家藏方》蠲痹汤。用于血虚萎黄,常配合黄芪同用,如《兰室秘藏》当归补血汤。

2. 用于肠燥便秘,多配伍肉苁蓉、生首乌、火麻仁等养血润肠药同用。

【用量用法】内服:5～15克。补血用当归身,破血用当归尾,和血(补血活血)用全当归。

【使用注意】湿盛中满、大便泄泻者忌服。

【本草摘要】

《神农本草经》:"主咳逆上气……妇人漏下,绝子,诸恶疮疡,金疮。"

《名医别录》:"温中止痛,除客血内塞,中风痉,汗不出,湿痹,中恶客气,虚冷。补五脏,生肌肉。"

《本草纲目》:"治头痛,心腹诸痛,润肠胃,筋骨,皮肤,治痈疽排脓止痛,和血补血。"

《本草备要》:"润燥滑肠。"

【现代研究】

成分:挥发油含香荆芥酚、苯酚等;中性油含藁本内酯、蒎烯等;酸性油含樟脑酸、茴香酸等。另含马鞭草烯酮、黄樟醚、棕榈酸、阿魏酸、烟酸、琥珀酸等。

药理:对子宫有兴奋和抑制"双向性"作用;有促进造血、抗血栓、降血脂、扩血管、降血压、改善微循环作用;有镇静、镇痛、保肝、利胆、利尿、抗炎等作用。

临床报道:当归液穴位注射,治疗腰肌劳损、肌肉风湿、四肢关节扭伤、关节炎及各种神经痛有较好效果。

白　　芍 《本草经集注》

【来源】为毛茛科多年生草本植物芍药 *Paeonia lactiflora* Pall. 的根。全国各地均有栽培,主产于浙江、四川、安徽、山东等地。立秋前后采挖栽植3～4年的芍药根,除去根头、泥土,刮去外皮,入沸水中煮至无硬心,晒干。一般生用或酒炒后用。

芍药之名初载《本经》,至陶弘景开始分赤芍药、白芍药两种,但未分用。宋代陈无忌谓:"白补而赤泻,白收而赤散",后世医家才分别应用。赤芍功能主治等详见赤芍条。

芍药科原先只是毛茛科的1个属,因其外部形态和内部构造均与毛茛科有显著区别,现多数学者同意将芍药属提升为芍药科。

【处方用名】生白芍　炒白芍　大白芍　杭白芍

【性能概要】味苦、酸,性微寒。归肝、脾经。本品有补血敛阴作用。"肝为刚脏",主藏血,血虚阴亏则肝阳偏亢,肝失柔和,本品养血敛阴,所以有平抑肝阳,柔肝止痛的作用。适用于肝血不足、肝阴亏损、肝失柔和、肝阳偏亢等引起的头晕目眩、胁肋疼痛、四肢拘挛,以及肝脾失和,腹中挛急作痛、泻痢腹痛等症。本品又可以补血调经,敛阴止汗,用治妇女血虚月经不调,以及自汗、盗汗等症。

当归、白芍均能补血,然当归性温,适用于血虚有寒者;白芍微寒,适用于血虚有热者。当归、白芍均能止痛,但当归补血活血,行气止痛;白芍养血敛阴,平肝止痛。二药止痛虽同,作用各异。

【功效主治简表】

白芍
- 平抑肝阳—肝阳偏亢,头晕目眩
- 柔肝止痛
  - 血虚肝郁,胁肋疼痛
  - 血虚引起的四肢拘挛作痛
  - 肝脾失和,腹中挛急作痛
  - 泻痢腹痛
- 补血调经—妇女月经不调、崩漏
- 敛阴止汗—自汗、盗汗

【配伍应用】

1. 用于血虚肝旺,头晕目眩、胁肋疼痛,或四肢拘挛作痛。例如配合生地、山药、牛膝、代赭石、龙骨、牡蛎、柏子仁等同用,如《衷中参西录》建瓴汤,治肝阳上亢,头晕目眩;配合柴胡、当归、白术、茯苓、炙甘草等同用,如《和剂局方》逍遥散,治血虚肝郁,胁肋疼痛;配合甘草同用,如《伤寒论》芍药甘草汤,治血虚引起的四肢尤其是小腿拘挛作痛。用于肝脾失和,腹中挛急作痛或泻痢腹痛,前述芍药甘草汤,即为治腹中挛急作痛的主要方剂,有寒可加肉桂,有热可加黄芩等;以本品配伍防风、白术、陈皮,如《丹溪心法》痛泻要方,治腹痛泄泻;以本品配伍当归、木香、槟榔、黄芩、黄连等,如《素问》芍药汤,治下痢腹痛。

2. 用于妇女月经不调,如《和剂局方》四物汤,以本品与川芎、当归、熟地同用,组成养血调经的基本方剂。

3. 用于自汗、盗汗。如配伍桂枝、生姜、大枣、龙骨、牡蛎等同用,治阳虚自汗;配伍牡蛎、五味子、柏子仁等同用,治阴虚盗汗。

【用量用法】内服:5～10 克,大量 15～30 克。

【使用注意】阳衰虚寒之证不宜单独应用。反藜芦。

【本草摘要】

《神农本草经》:"主邪气腹痛,除血痹,破坚积,治寒热疝瘕,止痛,利小便,益气。"

《本草纲目》:"止下痢腹痛后重。"

《本草备要》:"补血,泻肝,益脾,敛肝阴,治血虚之腹痛。"

《本草正义》:"补血,益肝脾真阴,而收摄脾气之散乱,肝气之恣横,则白芍也;逐血导瘀,破积泄降,则赤芍也。固益阴养血,滋润肝脾,皆用白芍;活血行滞,宣化疡毒,皆用赤芍。"

【现代研究】

成分:含芍药苷、苯甲酰芍药苷、芍药苷元酮、芍药新苷、芍药内酯等。

药理:有较好的解痉、镇痛、镇静、抗惊厥、解热、降压、降糖、消炎、抗溃疡作用;对多种菌,尤其对各种痢疾杆菌有较强的抑制作用。

临床报道:治疗习惯性便秘,甘肃老中医杨作楳的经验,用生白芍24～40克、生甘草10～15克,水煎服,一般不需加减,通常2～4剂可畅排软便,且不至燥结、无便后复结之虞。若顽固性便秘,每周续服1剂,即可保持大便通畅。

阿　　胶 《本经》

【来源】为马科动物驴 Equus asinus L. 的皮,经漂泡去毛后熬制而成的胶块。以山东、浙江、江苏等地产量较多。用时将胶块加水加热溶化,或将胶块打碎用蛤蚧、蒲黄粉炒成珠用。

【处方用名】阿胶　陈阿胶　驴皮胶　阿胶珠　蛤粉阿胶　蒲黄炒阿胶

【性能概要】味甘,性平。归肝、肾经。本品为滋阴补血止血要药,且有清肺润燥作用。用于血虚眩晕、心悸,或阴虚心烦、失眠,可以补血滋阴;用于咯血、吐血、衄血、便血、尿血、崩漏等出血证,可以止血;用于虚劳喘咳,或阴虚燥咳,可以清肺润燥。此外,还兼有利尿,润肠作用,可治阴虚小便不利、下痢脓血或肠燥便秘之证。

【功效主治简表】

$$
阿胶
\begin{cases}
补血——血虚眩晕、心悸 \\
滋阴——阴虚心烦、失眠 \\
止血——咯血、吐血、衄血、便血、尿血、崩漏 \\
清肺润燥——虚劳喘咳、阴虚燥咳
\end{cases}
$$

【配伍应用】

1. 用于血虚眩晕、心悸,多与熟地、当归、白芍、黄芪、党参等养血补气药同用。

2. 用于阴虚心烦、失眠,以本品配伍黄连、黄芩、白芍、鸡子黄,如《伤寒论》黄连阿胶汤,治热病伤阴,心烦失眠。

3. 用于一切血证,单用本品即有效。临床多配成复方应用,如《千金翼方》以本品配伍蒲黄、生地,治吐血不止;《金匮要略》黄土汤,以本品与灶心土、生地、黄芩、白术、甘草、熟地、附子等同用,治吐血、衄血、便血、血崩等;《金匮要略》胶艾汤,配伍生地、当归、白芍、川芎、甘草、艾叶炭等同用,治妇女崩漏、月经过多、妊娠下血、小产后下血不止等症。

4. 用于虚劳喘咳或阴虚燥咳。如《小儿药证直诀》补肺阿胶汤,以本品配伍马兜铃、牛蒡子、炙甘草、甜杏仁、糯米同用,治肺虚火盛,喘咳咽干痰少或痰中带血;《医门法律》清燥救肺汤,以本品配伍生石膏、桑叶、杏仁、麦冬、甘草、胡麻等同用,治燥热咳嗽、气喘、干咳无痰、心烦口渴、鼻燥咽干等症。

【用量用法】内服:5~10克。用开水或黄酒化服;入汤剂应烊化冲服。止血宜蒲黄炒,清肺宜蛤蚧炒。

【使用注意】本品性质黏腻,有碍消化。故脾胃虚弱,不思饮食,或纳食不消,以及呕吐、泄泻者均忌服。

【本草摘要】

《神农本草经》:"主心腹内崩,劳极洒洒如疟状,腰腹痛,四肢酸痛,女子下血,安胎。"

《本草纲目》:"疗吐血、衄血、血淋、尿血、肠风、下痢。疗女人血痛,血枯,经水不调,无子,崩中,带下,胎前产后诸疾……虚劳咳嗽喘息,肺痿唾脓血……和血滋阴,除风润燥,化痰清肺,利小便,润大肠。"

《本草纲目拾遗》:"治内伤腰痛,强力伸筋,添精固肾。"

【现代研究】

成分:主要由明胶蛋白组成。

药理:促进造血功能;有升压、抗疲劳、抗肌痿、利尿消肿、止血等作用。

桑　　椹 《新修本草》

【来源】为桑科落叶乔木桑 *Morus alba* L. 的成熟果穗。全国各地均产。于果实红熟时采收,晒干。生用或加蜜熬膏用。

【处方用名】桑椹子　黑桑椹

【性能概要】味甘,性寒。归肝、肾经。本品有滋阴,补血,生津,润肠作用。用于阴血不足,眩晕、失眠、目暗、耳鸣、须发早白,可以滋阴补血;用于津伤口渴或消渴,可以生津止渴;用于肠燥便秘,可以润肠通便。

桑椹子滋阴补血作用不及阿胶。阿胶又为止血要药,且可清肺润燥;桑椹子能生津止渴,润肠通便。

【功效主治简表】

```
          ┌ 滋阴补血——阴血不足 ┌ 眩晕
          │                   │ 失眠
          │                   ┤ 目暗
   桑椹 ───┤                   │ 耳鸣
          │                   └ 须发早白
          │ 生津止渴——津伤口渴、消渴
          └ 润肠通便——肠燥便秘
```

339

【配伍应用】

1. 用于眩晕、失眠、目暗、耳鸣、须发早白,可单用本品水煎过滤取汁加蜂蜜熬膏服,或用干品研末蜜丸服,也可与熟地、制首乌、枸杞子、女贞子、旱莲草等滋补肝肾药同用。

2. 用于津伤口渴或消渴,多与沙参、麦冬、生地、玄参、山药、花粉等药同用。

3. 用于肠燥便秘,配伍生首乌、黑芝麻等同用。

【用量用法】内服:10~15克。桑椹膏15~30克,温开水冲服。

【使用注意】脾胃虚寒作泻者忌服。

【本草摘要】

《新修本草》:"单食主消渴。"

《滇南本草》:"益肾脏而固精,久服黑发明目。"

《本草纲目》:"捣汁饮,解酒中毒。酿酒服,利水气,消肿。"

《本草求真》:"除热养阴……乌须黑发。"

《随息居饮食谱》:"滋肝肾,充血液,祛风湿,健步履,息虚风,清虚热。"

【现代研究】

成分:含糖类、鞣酸、苹果酸等。

药理:促进造血功能、增强免疫功能、促进T淋巴细胞成熟。

龙 眼 肉 《本经》

【来源】为无患子科常绿乔木龙眼 *Dimocarpus longan* Lour. 的假种皮。主产于广东、福建、台湾、广西等地。秋初果实成熟时采摘,烘干或晒干,剥开果皮,取肉去核,晒至干爽不黏为度。

【处方用名】龙眼肉　桂圆肉

【性能概要】味甘,性平。归心、脾经。本品有补心脾,益气血作用,既不滋腻,又不壅气,为滋补良药。常用于思虑过度,劳伤心脾引起的惊悸、怔忡、失眠、健忘,以及气血亏虚引起的神倦乏力、面色不华等一般气血不足之证。

【功效主治简表】

龙眼肉 ─┬─ 补心脾——劳伤心脾,惊悸、怔忡、失眠、健忘
　　　　└─ 益气血——气血亏虚,神倦乏力、面色不华

【配伍应用】

用于心脾两虚,惊悸、怔忡、失眠、健忘等症,单用本品即有效;也可配伍黄芪、党参、白术、炙甘草、当归、酸枣仁、远志、茯神等补气养血安神药同用,如《妇人良方》归脾汤。用于气血亏虚,神倦乏力、面色不华,可以单用本品30克与白糖3克,蒸熟开水冲服;又可于方中加入西洋参3克,如《随息居饮食谱》玉灵膏(又名代参膏),可起补气养血清虚热作用。

【用量用法】内服:10~15克,大剂量30~60克。

【使用注意】湿阻中焦或有停饮、痰火者忌服。

【本草摘要】

《神农本草经》："主安志，厌食。"

《开宝本草》："能益智。"

《日用本草》："益智，宁心。"

《滇南本草》："养血安神，长智敛汗，开胃益脾。"

《泉州本草》："益气补脾胃。"

【现代研究】

成分：含葡萄糖、酒石酸等。

药理：能滋补强壮、增强免疫功能、抗衰老、抗癌等。

鸡 血 藤 《本草拾遗》

附药：鸡血藤膏

【来源】为豆科木质藤本植物三叶鸡血藤（密花豆）*Spatholobus suberectus* Dunn 的干燥藤茎。三叶鸡血藤主产于华南及西南地区。全年可采。干燥的藤茎以水润透切片，或蒸软后乘热切片，晒干。

鸡血藤膏，为丰城鸡血藤等加工而成。另有云南所产凤庆鸡血藤膏，系用木兰科南五味子属植物内南五味子 *Kadsura interior* A. C. Smith. 和异型南五味子 *K. heteroclita*（Roxb.）Craib. 的藤茎，切片，煮汁收膏，再加入用糯米、麦芽做成的麦芽糖浆和用红花、续断、牛膝、黑豆煮成的药液，混合浓缩而成。用量 5～10 克，烊化服。

【处方用名】鸡血藤　鸡血藤膏

【性能概要】味苦、微甘，性温。归肝、肾经。本品有补血活血，舒筋通络作用。用于血虚经闭、月经不调、痛经，可以补血活血调经止痛；用于血虚肢体麻木、瘫痪，以及风湿痹痛、跌仆损伤、瘀血作痛，可以补血活血，舒筋通络。

鸡血藤膏，功能主治与鸡血藤相同，而补血之力较胜。可单用酒化服，也可配入复方中应用。

【功效主治简表】

鸡血藤 { 补血活血—血虚经闭、月经不调、痛经　舒筋活络 { 血虚，肢体麻木、瘫痪　风湿腰痛　跌仆损伤 }

【配伍应用】

1. 用于血虚经闭、月经不调、痛经。本品多与四物汤或八珍汤同用，治血虚经闭，月经不调；配伍川芎、当归、延胡、香附等活血理气药同用，治痛经。

2. 用于血虚，肢体麻木、瘫痪及风湿痹痛、跌仆损伤。如配伍川芎、当归、赤芍、桃仁、红花、黄芪等药同用,治肢体麻木、瘫痪;配伍羌活、独活、防风、秦艽、威灵仙等药同用,治风湿痹痛;配伍炮山甲、当归、桃仁、红花、大黄等药同用,治跌仆损伤,瘀血作痛。

【用量用法】内服:10～30克。

【本草摘要】

《本草纲目拾遗》:"壮筋骨,已酸痛,和酒服。治老人气血虚弱,手足麻木、瘫痪。妇女经水不调,赤白带下,妇女干血劳及子宫虚冷不受胎。治风湿痹痛、跌打损伤不可忍。"

【现代研究】

成分:主含鸡血藤醇、胡萝卜苷、铁质、芒柄花苷、谷甾醇等。

药理:有抗炎、抗血小板聚集、降胆固醇作用;对子宫有兴奋作用。

临床报道:治疗闭经,鸡血藤糖浆 10～30 毫升,日服 3 次,疗程 1～4 周。治疗190 例,近期有效 65 例,一般于服药后 7～20 天通经。

第四节 养阴药

养阴药又叫滋阴药或补阴药,适用于阴虚证。

阴虚证多发生于热病后期及若干慢性病。最常见的阴虚证有肺阴虚、胃阴虚、肝阴虚、肾阴虚等。其基本症状是:肺阴虚多见干咳少痰、咯血、虚热、口干舌燥等症;胃阴虚多见舌绛、苔剥、咽干口渴,或不知饥饿,或胃中嘈杂、呕哕,或大便燥结等症;肝阴虚多见两目干涩、昏花、眩晕、耳鸣等症;肾阴虚多见腰膝酸痛、手足心热、心烦失眠,或潮热盗汗,或遗精等症。养阴药具有滋阴、清热、生津、润燥等作用,且各有专长,可根据阴虚的症状,选择应用。

在使用养阴药时,如热病伤阴而热邪未尽的,当与清热药同用;阴虚内热较盛的,当与清虚热药同用;阴虚阳亢的,当与潜阳药同用;阴虚兼血虚的,当与补血药同用;阴虚兼气虚的,当与补气药同用。

养阴药大多甘寒滋腻,故凡脾胃虚弱、痰湿内阻、腹胀便溏的均不宜用。

沙 参 《本经》

【来源】沙参有北沙参和南沙参两类。北沙参为伞形科多年生草本植物珊瑚菜 *Glehnia littoralis* Fr. Schmidt ex Miq. 的根。主产于山东、辽宁、河北等地。夏、秋两季采挖,洗净后经沸水烫后去皮,晒干。润软切片或切段。生用。

南沙参为桔梗科多年生草本植物轮叶沙参 *Adenophora tetraphylla*(Thunb.)Fisch.、沙参 *A. stricta* Miq. 的根。主产于贵州、安徽、浙江、四川等省。秋季采挖,洗净除去须根,去皮,晒干。润软切片或切段。生用。

【处方用名】沙参 北沙参 南沙参

【性能概要】味甘、淡,性微寒。归肺、胃经。本品为清热养阴生津药,能清肺热,养肺阴,适用于肺热阴虚,燥咳痰黏,或阴虚劳嗽咯血;又能养胃阴,生津液,常用于热病伤津,舌干口渴、食欲不振。鲜沙参即南沙参之新鲜者,清热养阴生津之力较好,多用于热病伤阴之证。

南、北沙参,功效相似,南沙参药力较差,然兼有祛痰作用

【功效主治简表】

$$\text{沙参}\begin{cases}\text{清肺热,养肺阴}\begin{cases}\text{肺热阴虚,燥咳痰黏}\\\text{阴虚劳嗽、咯血}\end{cases}\\\text{养胃阴,生津液}\begin{cases}\text{胃热伤津,舌干口渴、食欲不振}\\\text{热病伤津,咽干口渴、舌绛少苔(鲜沙参)}\end{cases}\end{cases}$$

【配伍应用】

1. 用于燥咳痰黏或劳嗽咯血。如《温病条辨》沙参麦冬汤,以本品配麦冬、天花粉、玉竹、生扁豆、生甘草、冬桑叶同用,治燥热伤阴,干咳少痰、咽干口渴;《卫生简易方》以本品配伍知母、贝母、麦冬、熟地、鳖甲、地骨皮同用,治阴虚劳热、咳嗽咯血。

2. 用于胃热伤阴,舌干口渴、食欲不振,如《温病条辨》益胃汤,以本品配伍麦冬、生地、玉竹、冰糖同用,治上述病证。如热病津伤较重,咽干口渴、舌绛少津,常用鲜沙参与鲜生地、鲜石斛同用。

【用量用法】内服:10～15克,鲜者15～30克。

【使用注意】虚寒证忌服。反藜芦。

【本草摘要】

《神农本草经》:"主血积惊气,除寒热,补中,益肺气。"

《本草纲目》:"清肺火,治久咳肺痿。"

《本经逢原》:"有南北二种,北者质坚性寒,南者体虚力微。"

《本草从新》:"专补肺阴,清肺火,治久咳肺痿。"

《饮片新参》:"养肺胃阴,治劳咳痰血。"

【附注】

《本经》记载的沙参为南沙参,明代《本草汇言》首先记载北沙参。南、北沙参功效相近,北沙参滋阴作用较好,南沙参兼有祛痰之功。鲜沙参即南沙参之新鲜者,清热养阴生津之力较好,多用于热病伤阴之证。《蜀本草》谓"本经反药十八种",应包括南沙参。由于北沙参应用较晚,不宜列入"十八反"。

【现代研究】

药理:南沙参有强心、活血、祛痰、抗真菌作用;北沙参有解热、镇痛等作用。

天 门 冬 《本经》

【来源】为百合科多年生攀援状草本植物天冬 *Asparagus cochinchinensis*

（Lour.）Merr. 的块根。主产于四川、云南、贵州等省。秋季采挖，除去须根，入沸水中煮或蒸过，再浸入清水，去皮，晒干或烘干。用时切片。

【处方用名】天门冬　天冬　明天冬

【性能概要】味甘、苦，性大寒。归肺、肾经。本品功能清肺火，滋肾阴，润燥滑肠。适用于肺、肾阴虚有热之证，如劳热咳嗽、咯血吐血，可以清热滋阴，润燥止咳；用于热病伤阴，舌干口渴或津亏消渴，可以清热滋阴，生津止渴；用于肠燥津枯，大便秘结，可以滋阴润燥，滑肠通便。

【功效主治简表】

天门冬 ｛ 清肺火，滋肾阴 ｛ 阴虚有热，劳热咳嗽、吐血、咯血 / 热病伤阴，舌干口渴 / 津亏消渴 ；润燥滑肠—肠燥津枯，大便秘结

【配伍应用】

1. 用于劳热咳嗽、咯血、吐血，如《张氏医通》二冬膏，即为天冬、麦冬所组成，水煎浓缩加蜂蜜收膏，可治燥咳痰黏、劳嗽吐血等症。用于热病伤阴，舌干口渴或津亏消渴，如《温病条辨》三才汤，为天冬、生地、人参所组成，可治气阴两伤的上述病证。

2. 用于肠燥津枯，大便秘结，如《温疫论》六成汤，以本品配伍麦冬、熟地、苁蓉、当归、白芍同用，可以润肠通便。

【用量用法】内服：7～15克。

【使用注意】脾胃虚寒，食少便溏者忌服。

【本草摘要】

《神农本草经》："主诸暴风湿偏痹，强骨髓，杀三虫。"

《药性本草》："主肺气咳逆，喘息促急，除热，通肾气，疗肺痿生痈吐脓，治湿疥，止消渴，去热中风，宜久服。"

《本草纲目》："润燥滋阴，清金降火。"

【现代研究】

成分：含多种甾体皂苷、氨基酸及多糖等。

药理：抗肿瘤；增强免疫功能、肝脏功能，并能改善心肌收缩功能；镇咳、祛痰、抗菌等。

临床报道：①治疗52例乳腺小叶增生和纤维腺瘤患者，治疗后30例痊愈，16例显效，5例有效，1例无效。其用法是，每日鲜天门冬2两，剥去外皮，隔水蒸熟，分3次服；亦可制片内服或作注射液肌注或静注。②于人工流产前12小时，将天门冬插入子宫颈管，能使宫颈自然扩张和软化。据84例观察，效果良好者达94%，未发现1例感染。

麦　门　冬《本经》

【来源】为百合科多年生草本植物麦冬（旧称沿阶草）*Ophiopogon japonicus*

(Thunb.) Ker-Gawl. 的须根上的小块根。主产于浙江、四川、湖北等省。夏季采挖,洗净,除去须根,晒干。生用。

【处方用名】麦冬　麦门冬　寸麦冬

【性能概要】味甘、微苦,性微寒。归肺、心、胃经。本品功能清养肺胃之阴而润燥生津,且可清心而除烦热。适用于肺阴亏损,燥咳痰黏,或劳热喘咳、吐血、咯血;胃阴不足,舌干口渴;以及心阴虚、心火旺,而致心烦不安等症。此外,还可用于热病伤阴,肠燥便秘,有滋阴,润肠,通便作用。

天冬、麦冬均能滋阴清肺,都可用于燥咳、咯血、阴伤口渴、肠燥便秘之证。但天冬大寒,清火润燥之力较麦冬大,且滋肾阴;麦冬微寒,滋阴润燥之力较天冬为差,然滋腻之性亦较小,且清心除烦,益胃生津。

【功效主治简表】

麦门冬 ⎰ 清肺养阴 ⎰ 燥咳痰黏／劳热喘咳、吐血、咯血
益胃生津——胃阴不足,舌干口渴;津亏消渴
清心除烦——心烦失眠
润肠通便——肠燥便秘

【配伍应用】

1. 用于燥咳痰黏、劳热喘咳、吐血、咯血。如《医门法律》清燥救肺汤,以本品配伍桑叶、杏仁、胡麻仁、阿胶、枇杷叶、生石膏、人参、甘草等药同用,治温燥伤肺,干咳气逆、咽干鼻燥等症;《张氏医通》二冬膏,用麦冬、天冬等份加蜂蜜收膏,治燥咳痰黏、劳热喘咳、吐血、咯血。

2. 用于胃阴不足,舌干口渴及津亏消渴,多配伍沙参、生地、玉竹等同用,如《温病条辨》益胃汤。

3. 用于心烦失眠。如《温病条辨》清营汤,以本品配伍生地、玄参、丹参、竹叶心、黄连等同用,治热病,热邪入营,身热夜甚,烦躁不安;《摄生秘剖》天王补心丹,配伍丹参、茯神、五味子、酸枣仁、柏子仁、远志、生地、玄参等同用,治阴虚有热,心烦失眠。

4. 用于肠燥便秘,如《温病条辨》增液汤,以本品与生地、玄参同用,治阴虚肠燥,大便秘结。

【用量用法】内服:8～25克。清养肺胃之阴多去心用,滋阴清心火多连心用。

【使用注意】感冒风寒或有痰饮湿浊的咳嗽,以及脾胃虚寒泄泻均忌服。

【本草摘要】

《神农本草经》:"主心腹结气,伤中伤饱,胃络脉绝,羸瘦短气。"

《名医别录》:"疗虚劳客热,口干烦渴,止呕吐,愈痿蹶,强阴益精,消谷调中,保神,定

肺气。"

《本草衍义》："治心肺虚热。"

《珍珠囊》："治肺中伏火,生脉保神。"

【现代研究】

成分:含多种糖苷及高异类黄酮成分。

药理:强心、降糖、抗衰老、促进免疫功能;通便、镇静、抗惊厥、抗菌等。

临床报道:治疗糖尿病,以鲜麦冬全草30～50克,切碎,煎汤代茶饮,连服3个月。共治20例,均获满意效果。

玄　参《本经》

【来源】为玄参科多年生草本植物玄参 *Scrophularia ningpoensis* Hemsl. 的根。分布于安徽、江苏、浙江、福建、江西、湖南、湖北、贵州、陕西等省。浙江有大量栽培,其他各地亦有栽培。立冬前后采挖,除去茎、叶、须根及泥土,晒至半干,堆积发汗后再晒干或烘干。切片入药或于笼屉内蒸透后切片入药。生用。

【处方用名】元参　玄参　乌玄参　黑玄参

【性能概要】味苦、咸,性寒。归肺、胃、肾经。本品为滋阴降火药,且有解毒作用。用于肾阴不足,虚火上炎,咽痛、目赤或骨蒸劳热,可以滋阴降火而清虚热;用于热病伤阴,心烦失眠、口渴舌绛,可以滋阴凉血而除烦热;用于肠燥津枯的大便秘结,可以滋阴润燥,滑肠通便;用于温毒发斑或瘰疬疮毒,可以滋阴清热,凉血解毒。

玄参滋阴作用不及生地黄,但降火之力较生地黄大。玄参又能解毒,瘰疬、疮毒多用之。

【功效主治简表】

玄参 ┤ 肾阴不足,虚火上炎,咽痛、目赤、劳热、咯血／热病伤阴,心烦失眠、口渴舌绛／肠燥津枯,大便秘结／温毒发斑／瘰疬、痈疽疮毒

【配伍应用】

用于阴虚火旺,咽痛、目赤或骨蒸劳热。例如《重楼玉钥》养阴清肺汤,即以本品与生地、麦冬、丹皮、白芍、甘草、薄荷等同用,治阴虚虚火上炎的咽喉肿痛,也可用治骨蒸劳热、咳嗽咯血。用于热病伤阴,心烦失眠、口渴舌绛,多配伍生地、麦冬、丹参、银花、连翘、竹叶等药同用,如《温病条辨》清营汤。用于肠燥津枯的大便秘结,如《温病条辨》增液汤,即为玄参、生地、麦冬组成,可以养阴润肠通便。用于温毒发斑,瘰疬疮毒,例如《温病条辨》化斑汤,配伍生石膏、知母、甘草、粳米、犀角同用,可治温毒发斑;《医学心悟》消瘰丸,配伍贝

母、牡蛎,可治瘰疬;《验方》四妙勇安汤,配伍当归、银花、甘草,可消痈肿疮毒。

【用量用法】内服:10~15克。

【使用注意】本品虽有滋阴作用,但性偏降火,且能滑肠,所以阴虚而火盛者用之最宜;阴虚而火不盛者不宜久服。脾胃虚寒,食少便溏者忌服。反藜芦。

【本草摘要】

《神农本草经》:"主腹中寒热积聚,女子产乳余疾,补肾气,令人明目。"

《名医别录》:"止烦渴,散颈下核,痈肿。"

《本草品汇精要》:"消咽喉之肿,泻无根之火。"

《本草纲目》:"滋阴降火,解斑毒,利咽喉。"

【现代研究】

成分:含玄参素、草萜苷类、挥发油、生物碱、甾醇等

药理:有扩张下肢血管、降血压和降血糖的作用;并有解热、抗菌等作用。

临床报道:①治疗慢性咽炎,用清咽茶(玄参、麦冬、草决明开水泡服)。治疗100例,痊愈78例。②治疗手脱皮,每日用玄参、生地各30克,泡茶饮服。治疗50余例,效果良好。

石　　斛《本经》

【来源】为兰科植物金钗石斛 *Dendrobium nobile* Lindl. 、铁皮石斛 *Dendrobium candidum* Wall. ex Lindl. 或马鞭石斛 *Dendrobium fimbriatum* Hook. var. *oculatum* Hook. 及其近似种的鲜茎或干茎。主产于广西、四川、云南、贵州等省区。全年均可采收,而以夏、秋采者佳。鲜者采后栽于砂石内备用。干者去净根叶,蒸透或烤软后,除去粗皮,切段,晒干。

【处方用名】川石斛　细石斛　金钗石斛　鲜石斛　鲜铁皮石斛　霍山石斛　耳环石斛

【性能概要】味甘,性微寒。归胃、肾经。本品为养胃阴,生津液,滋肾阴,除虚热之药。多用于热病伤津,舌绛苔黑、口干烦渴,或津亏消渴,以及阴虚津亏而有虚热的病证。因能滋肾阴,所以又有明目、强腰膝等作用,可治肾阴亏损,视力减退,或腰膝软弱之证。

鲜石斛清热生津之力较干石斛大,所以热病伤津,舌绛烦渴当用鲜石斛;一般阴虚舌干可用干石斛。石斛又有各种不同的品种,以茎圆外皮铁绿色者称为"铁皮石斛",作用最好;茎扁外皮黄绿色者称为"金钗石斛",作用较差;产安徽霍山者名"霍山石斛",适用于老人、虚人津液不足,不宜大寒者;以石斛的嫩尖加工,称为"耳环石斛",生津而不寒凉,可以代茶。

【功效主治简表】

$$
石斛\begin{cases}养胃生津\begin{cases}热病伤津,舌绛苔黑、口干烦渴\\ 津亏消渴\end{cases}\\[2ex] 滋阴除热\begin{cases}阴虚津亏,虚热不退\\ 明目—肝肾阴亏,视力减退\\ 强腰膝—肾阴亏损,腰脚软弱\end{cases}\end{cases}
$$

【配伍应用】

1. 用于热病伤津,舌绛苔黑、口干烦渴,或津亏消渴。如《时病论》清热保津法,用鲜石斛配伍生地、麦冬、天花粉等养阴清热生津药同用,治热病伤津烦渴;《医醇賸义》祛烦养胃汤,以本品配伍石膏、天花粉、沙参、麦冬、山药、玉竹等药同用,治津亏消渴。

2. 用于阴虚津亏,虚热不退,多配伍沙参、麦冬、玉竹、白薇、生地等药同用。

此外配伍菊花、菟丝子、青葙子、枸杞子、生地、熟地、草决明等药同用,可治视力减退,如《原机启微》石斛夜光丸;配伍熟地、山药、山萸肉、枸杞子、牛膝等药同用,可治肾阴亏损,腰脚软弱。

【用量用法】内服:6 ～ 15 克,鲜用 15 ～ 30 克。入汤剂较好。宜先煎、久煎。

【使用注意】味甘能敛邪,使邪不外达,故温热病不宜早用;甘凉又能助湿,如湿温、湿热尚未化燥者忌服。

【本草摘要】

《神农本草经》:"主伤中,除痹,下气,补五脏虚劳羸瘦,强阴,久服厚肠胃。"

《药性本草》:"主男子腰脚软弱。"

《本草纲目拾遗》:"清胃除虚热,生津,已劳损,以之代茶,开胃健脾。"

【现代研究】

成分:含石斛碱、石斛胺、石斛酮碱等。

药理:养阴生津、促进胃酸分泌、提高免疫功能;有解热、镇痛、抗白内障、抗肿瘤、兴奋子宫等作用。

玉　　竹《本经》

【来源】为百合科多年生草本植物玉竹 *Polygonatum odoratum*（Mill.）Druce 的根茎。主产于江苏、浙江、湖南、河南等省。春、秋采挖,除去须根和泥土,蒸透心后揉至透明,晒干。切段生用或蜜制用。

【处方用名】玉竹　肥玉竹　葳蕤

【性能概要】味甘,性平。归肺、胃经。本品有补阴润燥,生津止渴作用。善治肺、胃阴虚燥热之证,如燥热咳嗽、阴虚劳嗽,以及热病伤阴烦渴,或平素胃阴不足,舌干口渴等症。但其药力缓慢,久服方能见效。

石斛、玉竹均有养阴生津作用。但石斛养胃阴、生津液之力较强,且可益肾阴、清虚热;玉竹甘平柔润,养肺、胃之阴而除燥热,作用缓慢。

【功效主治简表】

玉竹:补阴润燥、生津止渴 $\begin{cases}燥热咳嗽\\阴虚劳嗽\\热病伤阴烦渴\\胃阴不足,舌干口渴\end{cases}$

【配伍应用】

用于肺胃阴伤,燥热咳嗽、舌干口渴。如《通俗伤寒论》加减葳蕤汤,以本品配伍葱白、豆豉、薄荷、桔梗、白薇、甘草同用,有滋阴解表作用,可治阴虚感冒,发热咳嗽、咽干口渴等症;《温病条辨》玉竹麦冬汤,以本品配伍麦冬、沙参、生甘草同用,治肺胃阴伤,燥热咳嗽、舌干少津;《温病条辨》益胃汤,即玉竹、沙参、麦冬、生地、冰糖所组成,治温病后期,损伤胃阴,口干咽燥、食欲不振等。

【用量用法】内服:10～15 克。

【使用注意】本品虽性质和平,作用缓慢,但毕竟为滋阴润燥的药物,故脾虚而有痰湿者忌服。

【本草摘要】

《神农本草经》:"主中风暴热,不能动摇,跌筋结肉,诸不足。"

《药性本草》:"主时疾寒热,内补不足,去虚劳客热。"

《本草纲目》:"主风温自汗灼热,及劳疟寒热。"

【现代研究】

成分:含甾体皂苷、黄酮类、植物甾醇类,以及生物碱等。

药理:有强心、降血糖、降血脂、抗菌、增强免疫作用;有类似肾上腺皮质激素的作用。

临床报道:以玉竹为主,治疗风湿性心脏病、冠状动脉粥样硬化性心脏病、肺源性心脏病等有效。

百　　合《本经》

【来源】为百合科多年生草本植物百合 *Lilium brownii* F. E. Brown var. *viridulum* Baker 或细叶百合 *L. pumilum* DC. 及卷丹 *L. lancifolium* Thunb. 的肉质鳞茎。全国各地均产。于秋季茎叶枯萎时采挖,洗净,剥去鳞片,沸水烫过或略蒸过,晒干或烘干。生用或蜜炙用。

【处方用名】百合　野百合

【性能概要】味甘、淡,性微寒。归肺、心经。本品有润肺止咳,清心安神作用。适用于肺热咳嗽、劳嗽咯血,以及热病后期,虚烦惊悸、失眠多梦等症。

【功效主治简表】

百合 $\begin{cases}润肺止咳\begin{cases}肺热咳嗽\\劳嗽咯血\end{cases}\\清心安神—心烦失眠\end{cases}$

【配伍应用】

1. 用于肺热咳嗽、劳嗽咯血。如《济生方》百花膏,即百合与款冬花等份研末蜜丸服,治肺热久咳或痰中有血;《慎斋遗书》百合固金汤,以本品配伍熟地、生地、玄参、贝母、桔梗、甘草、麦冬、白芍、当归同用,治虚劳发热,咳嗽咽痛、咯血。

2. 用于虚烦惊悸、失眠多梦。如《金匮要略》百合知母汤,以本品为主药,配合知母同用;或配合生地同用(百合地黄汤),以治热病后,余热未清,出现的上述证候。

【用量用法】内服:10～30克。

【使用注意】本品为寒润之物,故风寒咳嗽或中寒便溏者忌服。

【本草摘要】

《神农本草经》:"主邪气腹胀,心痛。利大小便,补中益气。"

《药性本草》:"除心下急、满、痛,治脚气、热咳逆。"

《日华子本草》:"安心、定胆、益智、养五脏。"

《本草纲目拾遗》:"清痰火,补虚损。"

【现代研究】

成分:含生物碱、苷类、酚酸甘油酸、谷甾醇、豆甾醇等。

药理:有止咳、祛痰、平喘、镇静、催眠作用;有降血糖、升高外周白细胞、抗癌等作用。

临床报道:治疗鼻衄及鼻部手术后止血,取百合粉15克,加入蒸馏水配成15%混悬液,加温至60℃,搅拌至糊状,俟冷,放入冰箱冷冻成海绵状,放入石灰桶内或纱布包好,使之慢慢解冻(不可加热),挤去水后,高压消毒15分钟即可,以之塞鼻。观察100例,止血效果良好。

枸　杞　子《本经》

【来源】为茄科落叶灌木植物宁夏枸杞 *Lycium barbarum* L. 的成熟果实。主产于宁夏、内蒙古。河北、甘肃、青海等省亦有小量生产。7～9月间果实成熟时采收,晒干或烘干。生用。

【处方用名】甘杞子　枸杞子

【性能概要】味甘,性平。归肝、肾、肺经。本品为滋补肝肾,明目之药。适用于肝肾阴虚,头晕目眩、视力减退、腰膝酸软、消渴、遗精等症。本品还兼有润肺作用,可治肺肾阴虚的虚劳咳嗽。

【功效主治简表】

$$
枸杞\begin{cases}滋补肝肾,明目\begin{cases}肝肾阴虚,头晕目眩、视力减退\\消渴\\遗精\end{cases}\\润肺——阴虚劳嗽\end{cases}
$$

【配伍应用】

1. 用于肝肾阴虚的病证。例如《医级》杞菊地黄丸,以本品配伍菊花、熟地黄、山药、山萸肉、丹皮、茯苓、泽泻,治肝肾阴虚,头晕目眩、视力减退;《古今录验方》枸杞丸,配伍干地黄、天门冬同用,治肝肾阴虚,腰膝酸软、遗精;民间验方单用本品蒸熟嚼食,每次 10 克,一日 2～3 次,治消渴。

2. 用于阴虚劳嗽,可配伍麦冬、五味子、知母、贝母等药同用。

【用量用法】内服:5～10 克。

【使用注意】因能滋阴润燥,脾虚便溏者不宜用。

【本草摘要】

《本经集注》:"补益精气、强盛阴道。"

《食疗本草》:"能益人,去虚劳。"

《汤液本草》:"主渴而引饮,肾病消中。"

《本草纲目》:"滋肾、润肺、明目。"

【现代研究】

成分:含甜菜碱、枸杞多糖类、多种氨基酸等。

药理:调节免疫功能、促进造血、抗疲劳;有保肝、降血脂、降血糖、降血压、抗肿瘤、抗菌等作用。

临床报道:治男性不育症,每晚嚼食枸杞子 15 克,连服 1 个月为 1 个疗程,一般精液常规检查正常后再服 1 个疗程。服药期间戒房事。共治 42 例,1 个疗程转正常者 23 例;2 个疗程转正常者 10 例;6 例无精子者无效;3 例疗不佳。

女 贞 子 《本经》

【来源】为木犀科常绿乔木植物女贞 *Ligustrum lucidum* Ait. 的成熟果实。主产于浙江、江苏、湖南、四川等省。冬季果实成熟时采收,蒸熟,晒干入药。生用或酒炙用。

【处方用名】女贞子　熟女贞

【性能概要】味甘、苦,性凉。归肝、肾经。本品补益肝肾之阴,善清虚热,适用于肝肾阴虚,发热、头昏、目眩、耳鸣、腰膝酸软之证。因其能滋补肝肾,所以又有明目,乌须作用,可治目暗不明、须发早白。

枸杞子、女贞子均能补益肝肾,适用于肝肾阴虚之证。然枸杞子滋补之力为胜;女贞子清虚热之功为优。枸杞子性质和平,兼能润肺;女贞子补而不腻,但性质偏寒凉。

【功效主治简表】

女贞子:补益肝肾之阴
├ 清虚热—阴虚发热
├ 肝肾阴虚,头昏、目眩、耳鸣、腰膝酸软
├ 明目—目暗不明
└ 乌须—须发早白

【配伍应用】

用于肝肾阴虚。如以本品配伍地骨皮、青蒿等同用,治阴虚发热;配伍旱莲草同用,如《杨氏家藏方》二至丸,治肝肾阴虚,头昏、目眩、耳鸣、须发早白,腰膝酸软;配伍熟地黄、枸杞子、菟丝子、车前子等同用,治目暗不明。

【用量用法】内服:10～15克。

【使用注意】本品虽补而不腻,但性质寒凉,如脾胃虚寒泄泻及阳虚者忌服。

【本草摘要】

《神农本草经》:"味苦平,主补中,安五脏,养精神,除百疾。"

《本草纲目》:"强阴,健腰膝,变白发,明目。"

《本草经疏》:"盖肾本寒,因虚则热而软,此药气味俱阴,正入肾除热,补精之要品。"

《本草备要》:"益肝肾,安五脏,强腰膝,明耳目,乌须发,补风虚,除百病。"

【现代研究】

成分:含齐墩果酸、乙酰齐墩果酸、女贞子苷、女贞苷、槲皮素等。

药理:能增强免疫功能、升高白细胞、双向调节内分泌系统;能降血糖、降血脂、降眼压、强心、利尿、抗炎、抗癌、抑菌等作用。

临床报道:①用女贞子3两,龙葵子2两,水煎服,对提高血中白细胞数有一定帮助。②降血脂,每次口服女贞子蜜丸1丸(每丸含生药5.3克),1个月为1个疗程。共治30例,对降低总胆固醇有效率为70.6%,降低血清β脂蛋白有效率为91.6%。

龟　　甲《本经》

附药:龟甲胶

【来源】为龟科动物乌龟 Chinemys reevesii (Gray)的背甲及腹甲。主产于浙江、湖北、湖南、安徽、江苏等省。全年均可捕捉。捕捉后将龟杀死,剔去筋肉,取其腹甲,洗净,晒干为"血板"。如将其用沸水煮死,取其腹甲,晒干为"烫板"。生用、酒制或醋制用。

龟甲胶,用龟甲煎熬而成。

【处方用名】龟甲　龟板　败龟板　龟甲胶

【性能概要】味咸、甘,性寒。归肾、心经。本品为滋阴益肾,养血补心之药。滋阴可以清热,能治阴虚发热、骨蒸劳热、潮热盗汗、遗精等症;滋阴可以潜阳,能治阴虚阳亢或热病伤阴,虚风内动,头昏目眩、心烦作恶,甚则痉厥等症;滋阴益肾,可以强骨,能治腰脚痿弱、筋骨不健、小儿囟门不合;养血补心,能治心虚惊悸、失眠健忘。因能补阴养血,又适用于阴虚而有血热的吐血、衄血、便血、痔疮下血以及妇女崩漏经多。此外,还可用于阴虚久疟、久咳、久泻、久痢等症。

龟甲胶,其功效与龟甲同,但滋阴补血、止血作用较龟甲强。用量为3～10克,烊化冲服。

【功效主治简表】

龟板 {
 滋阴益肾 {
  清热——阴虚发热、骨蒸劳热、潮热、盗汗、遗精
  潜阳——阴虚阳亢或热病伤阴,虚风内动,头昏、目眩、心烦作恶、甚则痉厥
  强骨——腰脚痿弱、筋骨不健、小儿囟门不合
}
 养血补心——心虚惊悸、失眠、健忘
 滋阴养血止血——阴虚有血热,吐血、衄血、便血、痔疮下血、崩漏经多
 此外,用于阴虚久疟、久咳、久泻、久痢
}

【配伍应用】

1. 用于阴虚发热、骨蒸劳热,如《丹溪心法》大补阴丸,即以本品与熟地、知母、黄柏等同用,治阴虚火旺、骨蒸劳热、咳嗽咯血、盗汗遗精。

2. 用于阴虚阳亢或热病伤阴,虚风内动。如以本品配伍生地、枸杞子、白芍、石决明、牡蛎、菊花等药,可治肾阴不足、肝阳上亢的头晕目眩;配伍阿胶、麦冬、生地、白芍、牡蛎、鳖甲、麻仁、甘草同用,如《温病条辨》三甲复脉汤,治热病伤阴,虚风内动,头昏目眩,心烦作恶,甚则痉厥。

3. 用于腰脚痿弱、筋骨不健、小儿囟门不合,如《丹溪心法》虎潜丸,以本品配伍熟地、白芍、知母、黄柏、锁阳、干姜、陈皮、虎骨同用,有滋阴益肾强骨作用。

4. 用于阴虚有血热的崩漏或月经过多,如《医学入门》固经丸,以本品与黄芩、黄柏、白芍、香附、椿根白皮同用,有滋阴清热,止血固经的功效。

5. 用于心虚惊悸、失眠、健忘,可以本品与龙骨、远志、菖蒲同用,如《千金方》枕中丹。

【用量用法】内服:10～30 克,打碎先煎。

【使用注意】

1. 本品为咸寒之物,只适用于阴虚有热之证,故脾胃虚寒者忌服。

2. 本草书籍记载能去瘀血、治难产,故孕妇禁用。

【本草摘要】

《神农本草经》:"主漏下赤白,破癥瘕,痎疟,五痔,阴蚀,湿痹四肢重弱,小儿囟门不合。"

《本草蒙筌》:"专主阴衰,善滋肾损。"

《本草纲目》:"治腰脚酸痛,补心肾,益大肠,止久痢久泄,主难产,消痈肿,烧灰敷臁疮。"

《医林纂要》:"治骨蒸劳热,吐血、衄血,肠风痔血,阴虚血热之症。"

【现代研究】

成分:含天门冬酸、苏氨酸、丝氨酸、谷氨酸等 18 种氨基酸。还含骨胶原、角蛋白、胆固醇等。

药理:降低甲状腺功能、降低肾上腺功能、抗骨质疏松、提高免疫功能;有兴奋子宫、延缓衰老、解热、镇静、抗肿瘤、抗菌等作用。

353

鳖　　甲《本经》

【来源】为脊椎动物鳖科鳖 *Trionyx sinensis* Wiegmann 的背甲。主产于河北、湖南、安徽、浙江等省。全年均可捕捉。捕捉后砍去头,置沸水中煮 1～2 小时,剥取背甲,洗净晒干。生用或醋制用。

【处方用名】鳖甲　生鳖甲　制鳖甲

【性能概要】味咸,性寒。归肝经。本品功能滋阴潜阳,软坚散结。用治阴虚发热、劳热骨蒸、潮热盗汗,或热病伤阴,虚风内动而致头目昏眩、心烦作恶,甚则痉厥,可以滋阴清热,潜阳息风;用治久疟疟母、胁肋作痛、月经不通、癥瘕积聚,可以软坚散结,通经消癥。

龟甲、鳖甲均为滋阴潜阳要药,常同用于阴虚阳亢之证。但龟甲滋阴力强,且能益肾强骨,养血补心,虽本草记载兼可软坚去瘀,然仍可用于有血热的崩漏、经多之证;鳖甲退热功胜,而软坚散瘀之力亦大于龟甲,所以又治癥瘕、久疟、闭经等症。

【功效主治简表】

$$
鳖甲\begin{cases} 滋阴潜阳\begin{cases} 阴虚发热、夜热早凉、舌红脉数 \\ 骨蒸劳热、潮热盗汗 \\ 热病伤阴,虚风内动,头昏目眩、心烦作恶,甚则痉厥 \end{cases} \\ 软坚散结\begin{cases} 久疟、疟母(肝脾肿大) \\ 经闭、癥瘕 \end{cases} \end{cases}
$$

【配伍应用】

1. 用于阴虚发热、劳热骨蒸。例如《温病条辨》青蒿鳖甲汤,即以本品配伍青蒿、生地、丹皮、知母同用,治热病伤阴,夜热早凉、形瘦脉数、舌红少苔;又如《证治准绳》清骨散,以本品配伍银柴胡、秦艽、青蒿、地骨皮、胡黄连、知母等同用,治骨蒸劳热。用于热病伤阴,虚风内动,如《温病条辨》二甲复脉汤,以本品配伍牡蛎、生地、阿胶、麦冬、麻仁、白芍、炙甘草,治热病后期,阴伤虚风内动,脉沉数、舌干齿黑、手指蠕动,甚则痉厥。

2. 用于久疟、疟母、经闭、癥瘕。如《金匮要略》鳖甲煎丸,即以本品配伍柴胡、黄芩、桃仁、大黄、蟅虫、丹皮等药同用,可治久疟、疟母肝脾肿大、胁肋疼痛;《圣惠方》鳖甲丸,即鳖甲、大黄、琥珀所组成,可治经闭、癥瘕。

【用量用法】内服:10～30 克,先煎。滋阴潜阳宜生用,软坚散结宜醋炙用。

【使用注意】本品咸寒滋阴,能伤脾胃,且可通经散结,所以脾胃虚寒,食少便溏及孕妇均忌服。

【本草摘要】

《神农本草经》:"主心腹癥瘕坚积,寒热,去痞,息肉,阴蚀,痔,恶肉。"

《日华子本草》:"破癥结恶血,堕胎,消疮肿并扑损瘀血,疟疾、肠痈。"

《本草纲目》:"除老疟,疟母。"

《本草从新》:"滋阴退热。治劳瘦骨蒸,往来寒热,温疟,疟母腰痛,胁坚,血瘕痔核,经阻难产,肠痈疮肿,惊痫斑痘,厥阴血分之病。"

【现代研究】

成分:含有胶原、角蛋白、碘质、碳酸钙、磷酸钙等。又含 17 种氨基酸等。

药理:有补血、保肝、散结、镇静、抗癌作用;有抗疲劳、增强免疫功能等作用。

黑 脂 麻 《本经》

【来源】为脂麻科一年生草本植物脂麻 Sesamum indicum L. 的黑色种子。我国各地均有栽培。8~9 月间果实黄黑色时采收。割取全草,捆成小把,晒干,打下种子,除去杂质再晒干。生用或炒用。

【处方用名】胡麻仁　黑脂麻　黑芝麻

【性能概要】味甘,性平。归肝、肾经。本品功能补益肝肾精血,又可润燥滑肠。适用于肝肾精血亏虚所致的须发早白、头晕眼花,以及肠燥便秘等症。

胡麻即脂麻,一名巨胜子,有黑白二种,入药以黑色为良,故又名黑脂麻。古人将亚麻科植物亚麻子也称作胡麻,与黑脂麻古名相同,今商品误以亚麻子作胡麻用,苏颂说:亚麻子"甘、微温,无毒,主治大风疮癣",有祛风解毒作用,而无补益功效,所以应该纠正。另有三角胡麻,即茺蔚子的别名,也不可与胡麻混为一物,亦当注意。

【功效主治简表】

黑脂麻 { 补益精血—精血亏虚,须发早白、头晕眼花
润燥滑肠—肠燥便秘

【配伍应用】

1. 用于须发早白、头晕眼花,可以单用本品蒸熟,或炒香研末服,或与枣膏或蜂蜜为丸服;也可配成复方应用,如《医级》桑麻丸,即本品与桑叶等份研末蜜为丸。

2. 用于肠燥便秘,可与当归、肉苁蓉、杏仁、柏子仁等同用。

【用量用法】内服:10~30 克。宜炒熟用。

【使用注意】大便溏泄者忌服。

【本草摘要】

《神农本草经》:"主伤中虚羸,补五内,益气力,长肌肉,填脑髓。"

《本草备要》:"补肝肾,润五脏,滑肠","明耳目,乌须发,利大小肠,逐风湿气。"

【现代研究】

成分:含脂肪油、芝麻素、芝麻酚、卵磷脂、细胞色素等。

药理:降胆固醇、降血糖、润肠通便、兴奋子宫、消炎等作用。

临床报道:治蛋白尿,以黑芝麻 500 克、核桃仁 500 克,共研细末,每服 20 克,以温开水送下,并嚼服大枣 7 枚,日 3 次,药尽为 1 个疗程。治多例慢性肾炎、肾病综合征之蛋白尿,一般 1 个疗程后蛋白尿消失。

第十三章
收 涩 药

凡以收敛固涩为主要作用的药物,称为收涩药,又称固涩药。

"散而收之"、"涩能固脱",本类药大多具有酸、涩性味,能收敛固涩,分别具有敛汗,止泻,固精,缩尿,止带,止血,止嗽等作用。适用于久病体虚、元气不固所致的自汗、盗汗、久泻、久痢、脱肛、遗精、早泄、遗尿、尿频、带下日久、失血崩漏、久嗽不止等滑脱不禁的证候。

收敛固涩属于治病之标,为一时"敛其耗散",防其因滑脱导致元气日衰,或变生他证。但滑脱证候的根本原因是正气虚弱,故需与补益药配合应用,以期标本兼顾。如气虚自汗、阴虚盗汗,当分别与补气药或养阴药同用;脾肾虚弱所致久泻久痢及带下日久不愈,应与补脾益肾助阳药同用;肾虚遗泄不止,应配伍益肾药;冲任不固,崩漏出血,当配补肝肾、固冲任的药物;肺肾虚损,久嗽久喘不止,当配补肺益肾纳气的药物。总之,应根据具体的证候,寻根求本,有针对性的配伍应用。

凡有外感实邪未解,或泻痢、咳嗽初起时,不宜早用,以免留邪。

麻 黄 根 《别录》

【来源】为麻黄科多年生草本状小灌木草麻黄或中麻黄(拉丁学名详见"麻黄")的根。立秋后采挖,剪去须根,洗净切段。生用。

【处方用名】麻黄根

【性能概要】味甘,性平。归肺经。本品收涩,行于表分,功专敛汗,用于一切虚汗,如表虚自汗、阴虚盗汗等。本品可内服,也可研末外扑身上。

自古以来以麻黄解表发汗,麻黄根与节收敛止汗,称"麻黄轻扬,故表而发汗;麻黄根节能从表分而收其散越,敛其轻浮,则不特不能发汗,而并能使外发之汗敛而不出。"现在麻黄节已不另分出。

【功效主治简表】

麻黄根:止汗 $\begin{cases} 自汗 \\ 盗汗 \end{cases}$

【配伍应用】

用于自汗、盗汗等证,通常随证而配入复方中使用,如《和剂局方》麻黄根散,以本品为主,配伍当归、黄芪,治产后虚汗不止。用于阴虚盗汗,常与熟地、山萸肉、龙骨、牡蛎等滋阴收敛药同用。

【用量用法】内服:3~10克。外用:适量。

【使用注意】本品功专止汗,有表邪者忌服。

【本草摘要】

《名医别录》:"止汗,夏月杂粉扑之。"

《药性本草》:"麻黄根、节止汗。"

《本草纲目》:"麻黄发汗之气,驶不能御,而根节止汗,效如影响。"

【现代研究】

成分:含麻黄根素、麻黄根碱A、B等。

药理:有止汗作用;并能降血压,但对血管紧张素Ⅱ引起的血压升高无影响。

浮 小 麦 《本草蒙筌》

【来源】为禾本科一年生草本植物小麦 *Triticum aestivum* L. 未成熟的颖果。各地均产。将小麦以水淘之,浮起者为佳。生用。

【处方用名】浮小麦

【性能概要】味甘,性凉。归心经。本品甘能益气,凉以除热,又入心经,益气除热止汗为其所长。盖汗为心液,益气退热,津液不为火扰,则自汗、盗汗可止,并能退骨蒸,治劳热。其药力平和,一切虚汗及骨蒸劳热、妇女低热均可应用。

浮小麦与小麦均有益气养心除热的作用。然浮小麦善走表分而止汗退热,故虚汗及骨蒸劳热用之较多;小麦益气养心除烦力胜,脏躁心烦不宁用之较多。

浮小麦与麻黄根均为止汗之品,对于自汗、盗汗常配伍应用,可起协同止汗效果。但浮小麦益气除热而止汗,具有扶正祛邪之意,故止虚汗外,又用于劳热骨蒸;麻黄根只具收敛之性,不具扶正作用,故只用于止汗,别无他用。

【功效主治简表】

浮小麦 { 止汗 { 自汗 / 盗汗 } 退热—骨蒸劳热 }

【配伍应用】

用于虚汗,有单用者,也可入复方配伍应用。如《卫生宝鉴》独圣散,单用本品,文火炒焦研末,每服2钱,米汤频频送服,治盗汗及虚汗不止;《证治准绳》单用浮小麦炒焦水煎服,治表虚自汗;《和剂局方》牡蛎散,以本品配伍牡蛎、麻黄根、黄芪等,治体虚自汗,夜卧尤甚、心悸惊惕、短气烦倦。用于骨蒸劳热,可配伍地骨皮、生地、女贞子等煎服。

357

【用量用法】内服:10~30克。

【本草摘要】

《本草蒙筌》:"敛虚汗。"

《本草纲目》:"益气除热,止自汗盗汗,骨蒸劳热,妇人劳热。"

《本草备要》:"止虚汗盗汗,劳热骨蒸。"

《本经逢原》:"浮麦,能敛盗汗,取其散皮腠之热也。"

【现代研究】

成分:淀粉及酶类蛋白质、脂肪、钙、磷、铁、维生素等。

药理:有降血脂、保肝作用。

糯 稻 根 须 《本草再新》

【来源】为禾本科一年生草本植物糯稻 *Oryza sativa* L. 的根及根茎。全国各地都有栽培,秋季采挖,洗净晒干。生用。

【处方用名】糯稻须根　糯稻根

【性能概要】味甘,性平。归心、肝、胃经。本品既能止虚汗,又能退虚热,且可养胃生津。可用于气虚自汗、阴虚盗汗、骨蒸劳热以及热病后期体虚多汗、虚热口渴等症。

浮小麦、糯稻根须作用相近,均可用于自汗、盗汗、骨蒸劳热等证。唯糯稻根须还可用于热病后期多汗及虚热口渴。

【功效主治简表】

$$糯稻根须\begin{cases}止虚汗\begin{cases}自汗\\盗汗\end{cases}\\退虚热\begin{cases}骨蒸劳热\\热病后期,虚热口渴\end{cases}\end{cases}$$

【配伍应用】

用于自汗、盗汗,可单用,或与浮小麦、红枣同用。用于骨蒸劳热、虚热口渴,多与沙参、麦冬、五味子等同用。

【用量用法】内服:15~30克。

【本草摘要】

《中国医学大辞典》:"养胃,清肺,健脾,退虚热。"

《药材资料汇编》:"止盗汗。"

《药材学》:"养胃津。"

【现代研究】

临床报道:①治疗马来丝虫病,每日用糯稻根须1两~1斤2两不等,水煎分2次服,疗程3~10天。观察389例,微丝蚴转阴率平均在80%以上。②治疗乳糜尿,每日用糯稻根4两,水煎分2次服,20天为1个疗程。治疗8例,4例治愈,3例转好,1例无效。

赤 石 脂 《本经》

【来源】为单斜晶系的多水高岭土 Halloysite。本品产于福建、山东、河南等地。全年可采挖,拣去杂石。研粉生用或火煅、水飞用。

【处方用名】赤石脂

【性能概要】味甘、酸、涩,性温。归大肠、肾经。本品甘温能益气,生肌,调中,酸涩能收敛固脱,质重则下降,故主中、下焦体虚滑脱不禁的证候。如久泻久痢、崩带、遗精滑泄,有涩肠止泻,固崩,止遗的效果;因质重下降,又治胞衣不下。外用还有收湿敛疮生肌的功能,适用于疮疡久不收口,及湿疹湿疮,脓水浸淫。

【功效主治简表】

赤石脂 $\begin{cases} 涩肠止泻——久泻、久痢 \\ 固崩止遗——崩漏、带下、遗精、滑精 \\ 生肌敛疮——溃疡久不收口、湿疹湿疮 \end{cases}$

【配伍应用】

1. 用于久泻、久痢不止,或兼有便血,常与温中益气药干姜、党参、白术等同用。如《伤寒论》桃花汤,以之配伍干姜、粳米,治伤寒下痢,便脓血不止;《千金方》大桃花汤,在桃花汤基础上,加用党参、白术、附子、芍药、甘草、牡蛎等益气温中、补血固涩药,用治虚寒性泄泻。

2. 用于崩漏带下、遗精滑泄及胞衣不下。如《圣惠方》赤石脂散,以本品为主,配伍侧柏叶、乌贼骨,烧煅为末服,治妇人漏下数年不瘥;《圣惠方》又以本品配伍白芍、干姜,治妇人经久赤白带下。

3. 用于疮疡久不收口,及湿疹湿疮,脓水浸淫,常与象皮、乳香、没药、珍珠、血竭等配伍外用,如《医宗金鉴》生肌散。

【用量用法】内服:10~20克。外用:适量。

【使用注意】有湿热积滞者忌服。《别录》有"难产胞衣不下"的记载,故孕妇慎用。

【本草摘要】

《神农本草经》:"主泄痢,肠澼脓血,阴蚀下血赤白。"

《名医别录》:"疗腹痛肠澼,下痢赤白,女子崩中漏下,难产胞衣不下。"

《本草纲目》:"五色脂,涩而重,故能收湿止血而固下。甘而温,故能益气生肌而调中。中者,肠胃肌肉惊悸黄疸是也。下者,肠澼泄痢崩带失精是也。"

《本经逢原》:"赤石脂功专止血固下。"

【现代研究】

药理:有收敛作用,能吸附消化道的有毒物质、细菌毒素及食物异常发酵的产物,并保护消化道黏膜,止胃肠道出血。

禹 余 粮 《本经》

【来源】为斜方晶系褐铁矿 Limonite 的一种天然粉末状矿石。主产于河南、江苏、浙江、四川等省。采集后除去杂质,打碎水飞或火煅用。

【处方用名】禹余粮　余粮石　禹粮石

【性能概要】味甘、涩,性平。归胃、大肠经。本品质重下降,功专收涩,为固涩下焦之品。既能涩肠止泻,又能收敛止血,可用于久泻、久痢、及妇女崩、带。

禹余粮与赤石脂的功能相近,都能涩肠止泻,固崩止血。但赤石脂甘温益气生肌而调中,对于体虚不敛,无以固藏的久泻、崩带、遗泄较为适用,也适用于疮疡久不收口;禹余粮质更重,功专收涩,为固涩下焦之品,不具调中益气之性。

【功效主治简表】

禹余粮 { 涩肠止泻—久泻、久痢
         收敛止血—崩漏、带下

【配伍应用】

1. 用于久泻、久痢,常与赤石脂配伍应用,如《伤寒论》赤石脂禹余粮汤,即以此二味药物煎水温服,治下利不止、心下痞鞕。但对于虚寒性泄泻,还当配伍温阳益气药同用,如《圣惠方》神效太一丹,以之配伍乌头,治冷劳,大肠转泄不止;《本草汇言》治脾胃阳虚所致的滑泄及老人虚泄,以之同补骨脂、白术、甘草等药配伍。

2. 用于月经过多及血崩带下等病证。如《备急方》以之配伍伏龙肝、乌贼骨、牡蛎、桂心等为末,酒下,治崩中漏下;《胜金方》以本品配伍干姜,治妇人带下。

【用量用法】内服:10～20 克。

【使用注意】本品功专收涩,故实证忌用。《本草纲目》记载有"催生"功效,故孕妇慎用。

【本草摘要】

《神农本草经》:"主下赤白。"

《药性本草》:"主崩中。"

《本草纲目》:"催生,固大肠。"又云:"禹余粮手足阳明血分重剂也,其性涩,故主下焦前后诸病。"

《本经逢原》:"重可以去怯。禹余粮之重,为镇固之剂,手足阳明血分药……其性涩,故主赤白带下,前后诸病。仲景治伤寒下利不止,心下痞鞕,利在下焦,赤石脂禹余粮丸主之,取重以镇痞逆,涩以固滑脱也。"

《本草求真》:"禹余粮功与赤石脂相同,而禹余粮之质重于石脂,石脂之温过于余粮,不可不辨。"

肉 豆 蔻 《开宝本草》

【来源】为肉豆蔻科高大乔木植物肉豆蔻 *Myristica fragrans* Houtt. 的种仁。我国广东有栽培。国外印尼及西印度群岛、马来半岛等地亦产。4～6月及11～12月各采一次。早晨摘取成熟果实,剖开果皮,剥去假种皮,再敲脱壳状的种皮,取出,用石炭乳浸一天后,缓火焙干。煨制后入药。

【处方用名】肉豆蔻　肉果　玉果　煨肉果

【性能概要】味甘,性温。归脾、胃、大肠经。本品芳香而性燥,且具收涩之性,故有温中行气,涩肠止泻的功效。适用于肠胃虚寒气滞,脘腹胀痛、纳呆呕吐,以及肠滑不固,久泻不止。

【功效主治简表】

肉豆蔻 { 温中行气——脘腹胀痛、食少、呕吐
涩肠止泻——久泻不止

【配伍应用】

1. 用于脾胃虚寒气滞所致脘腹胀痛、食欲不振、呕吐反胃等,常与温中行气开胃药配伍,如《普济方》以本品配伍木香、姜半夏为丸,治胃寒少食、呕吐及气滞胸满作痛。

2. 用于虚寒性的久泻不止,常与益气、温阳、固涩药同用。如《和剂局方》养脏汤,即用本品与党参、白术、肉桂、诃子、白芍等药配伍,治脾胃虚寒,久泻不止;《内科摘要》四神丸,配伍补骨脂、吴茱萸、五味子,治脾肾阳虚,五更泄泻。

【用量用法】内服:3～10克;散剂1.5～3克。煨熟去油可增强温中止泻功能。

【使用注意】本品温中固涩,故湿热泻痢忌用。

【本草摘要】

《开宝本草》:"主温中消食,止泄,治积冷心腹胀痛,霍乱中恶。"

《海药本草》:"主脾胃虚,冷气,并冷热虚泄。"

《日华子本草》:"调中下气,止泻痢,开胃。"

《本草纲目》:"暖脾胃,固大肠。"

《本草正义》:"肉豆蔻,除寒燥湿,解结行气,专理肠胃,颇与草果相近,则辛温之功效本同,惟涩味较甚,并能固及大肠之滑脱,四神丸中有之。温脾即以温肾,是为中下两焦之药,与草果之专主中焦者微别。"

【现代研究】

成分:含挥发油、肉豆蔻醚、丁香酚、异丁香酚等。

药理:有镇静、抗肿瘤、抗炎等作用。

诃 子 《药性本草》

【来源】为使君子科落叶乔木植物诃子 *Terminalia chebula* Retz. 或绒毛诃子

361

T. chebula Retz. var. *tomentella* Kurt. 的成熟果实。产于西藏、云南、广东、广西等地。原产于印度、缅甸等国。秋、冬果实成熟时采摘,晒干。生用或煨用。去核者名"诃子肉"。

【处方用名】诃子　诃子肉　煨诃子

【性能概要】味苦、酸,性平。归肺、大肠经。本品苦则降气,酸涩收敛,生用入肺,既能敛肺气止咳逆,又能下气降火,开音利咽,可用于肺虚喘咳、久咳失音及痰嗽气壅;煨用入肠,有涩肠止泻之功,并有下气消胀之效,常用于久泻、久痢或脱肛。

诃子的未成熟果实为藏青果,其降火利咽开音之功更好,故可用于咽喉肿痛、声音嘶哑。

【功效主治简表】

诃子 {
涩肠止泻—久泻、久痢
敛肺,下气,开音 { 肺虚喘咳
久咳失音

【配伍应用】

1. 用于久泻久痢,可根据证候的寒热不同而适当配伍。如《保命集》诃子散,以之配伍黄连、木香、甘草,治痢疾腹痛偏热者;《兰室秘藏》诃子皮散,以之与干姜、罂粟壳、橘皮等配伍,治虚寒久泻或脱肛。

2. 用于肺虚喘咳、久嗽失音。如《宣明论方》诃子汤,以之配伍桔梗、甘草,治失音不能言语者;《济生方》诃子饮,以之配伍杏仁、通草、煨姜,治久咳语言不出。

此外,还可用于崩漏、带下、遗精、尿频,此也取其固涩之性。

【用量用法】内服:3~10克。用当去核。敛肺降火开音宜生用,涩肠止泻宜煨用。

【使用注意】本品酸涩收敛,有留邪之弊,故痰嗽及泻痢初期者忌用。

【本草摘要】

《新修本草》:"治痰嗽咽喉不利,含三数枚殊胜。"

《本草衍义补遗》:"实大肠,敛肺降火。"

《本草通玄》:"生用则能清金行气,煨用则能暖胃固肠。"

《本草逢原》:"诃子苦涩降敛,生用清金止嗽,煨用固肠止泻,古方取苦以化痰涎,涩以固滑泄也。"

【现代研究】

成分:含大量鞣质,主要为诃子酸、诃黎勒酸、异没食子酸、没食子酸等。

药理:有收敛、止泄作用;对平滑肌有罂粟碱样的解痉作用;对各种痢疾杆菌、绿脓杆菌、白喉杆菌等多种病菌有抑制作用。

临床报道:治疗大叶性肺炎,取诃子、瓜蒌各5钱,百部3钱,水煎分2次服用。观察20

例,多数在 1~3 天内退热,3~6 天白细胞下降至正常,6~11 天内炎症吸收。

罂 粟 壳 《开宝本草》

【来源】为罂粟科一年生或二年生草本植物罂粟 *Papaver somniferum* L. 的成熟蒴果的外壳。我国药材部门有栽培。夏季采收,去蒂及种子,晒干。醋炒或蜜炙。

【处方用名】罂粟壳　米壳　御米壳

【性能概要】味酸、涩,性平。归肺、大肠、肾经。本品功专收敛固气,上能收敛肺气以止咳,下能固涩肾气以止遗,中能固涩大肠以止泻痢。故凡肺虚久咳、久泻久痢及肾气不固之遗精滑泄者,皆可借其酸涩收敛之性以治之。此外,尚有较好的定痛作用,心腹、筋骨诸痛,用此均有止痛效果。

罂粟壳与诃子的酸收之性相似,凡上焦肺虚久咳、中焦久泻久痢及下焦肾虚遗泄之证,两药均可用之。然罂粟壳以收敛固气为主,且有较好的止痛作用;诃子性偏苦凉,下气降火,利咽消痰开音较好。

【功效主治简表】

罂粟壳 ┤
- 敛肺止咳—肺虚久咳
- 涩肠止泻—久泻、久痢
- 止痛—心腹、筋骨诸痛
- 此外,还可用于肾气不固的遗精滑泄

【配伍应用】

1. 用于肺虚久咳不止,如《宣明论方》小百劳散,以之配伍乌梅,治虚劳喘嗽不已,自汗者。

2. 用于久泻、久痢不止。如《经验方》,以此配伍乌梅肉、大枣肉煎服,治水泄不止;《本事方》木香散,配伍木香、黄连、生姜,治久痢及血痢等。

3. 用于心腹及筋骨、肌肉疼痛,可单用或配入复方中应用。

此外,也可用于肾虚遗精、滑泄之证。

【用量用法】内服:3~10 克。止咳可蜜炙用;止泻、止痛、止遗可醋炒用。

【使用注意】本品酸涩收敛,故咳嗽及腹泻初起者不宜用。又本品有毒,不宜过量及持续服用。

【本草摘要】

李杲:"罂粟壳收敛固气,能入肾,故治骨病尤宜。"

《丹溪心法》:"治嗽多用粟壳,不必疑,但要先去病根,此乃收后药也。治痢亦同。"

《本草纲目》:"罂子粟壳,酸主收涩,故初病不可用之。泄泻下痢既久,则气散不固而肠滑脱肛。咳嗽诸病既久,则气散不收,而肺胀痛剧,故俱宜此涩之、固之、收之、敛之。"

《本草求真》:"功专敛肺涩肠固肾,凡久泻、久痢脱肛、久嗽气乏,并心腹筋骨诸痛者

363

最宜。"

【现代研究】

成分:含吗啡、可待因、蒂巴因、那可汀、罂粟碱及罂粟壳碱等。

药理:主要有镇痛、催眠、镇咳、抑制呼吸、止泻等作用。

乌　　梅 《本经》

【来源】为蔷薇科落叶乔木植物梅树 *Prunus mume* (Sieb.) Sieb. et Zucc. 的近成熟果实(青梅)。主产于四川、浙江、福建、湖南、贵州等地。五月立夏前后,果实即将熟时采收,干燥。生用或炒炭用。去核用肉者称"乌梅肉"。

【处方用名】乌梅　乌梅肉　乌梅炭

【性能概要】味酸、涩,性平。归肝、脾、肺、大肠经。本品性主收涩,能涩肠止泻,敛肺止咳,固崩止血;酸以开胃生津,"虫得酸则伏",故又有止渴安蛔的功效。凡肺虚久咳、脾虚久泻、久痢、崩漏、便血、烦热口渴、胃呆不食,及蛔虫引起的呕吐、腹痛等症,均能治之。此外,外用有消疮毒及去胬肉外突的功效。

乌梅、诃子均为酸涩之品,敛肺涩肠的功能相近。但乌梅之酸,能生津安蛔,外用能消疮毒,蚀胬肉;诃子苦降之性较好,能降火利咽开音。

【功效主治简表】

乌梅 ┤
敛肺止咳——肺虚久咳
涩肠止泻——久泻、久痢
和胃安蛔——蛔厥腹痛呕吐
固崩止血——便血、尿血、崩漏
生津开胃 ┤ 虚热烦渴 / 胃呆不饥
外敷能消疮毒、蚀胬肉

【配伍应用】

1. 用于肺虚久咳。如《本草纲目》治久咳,即以本品配伍罂粟壳等份为末,每服 2 钱,睡时蜜汤调下;《世医得效方》一服散,治肺虚久咳,则与罂粟壳、半夏、杏仁、阿胶等配伍。

2. 用于久泻、久痢。如《证治准绳》固肠丸,以之配伍肉豆蔻、诃子、罂粟壳、苍术、党参、茯苓、木香等,治久痢滑泻;《圣惠方》乌梅丸,以之配伍黄连,治下痢不能食者。

3. 用于蛔虫引起的腹痛、呕吐,常与黄连、花椒等配用,如《伤寒论》乌梅丸。

4. 用于便血、尿血、崩漏等。如《济生方》单用本品烧存性,研末用醋糊丸,治大便下血不止;《妇人良方》以本品烧灰为末,以乌梅汤调下,治妇人崩漏不止。

5. 用于虚热烦渴,可单味煎水服或配入复方用之。如《沈氏尊生书》玉泉丸,以之配伍天花粉、葛根、党参、麦冬、黄芪、甘草,治虚热烦渴。用于胃呆不饥,可与木瓜、石斛同用。

此外,对于外疡胬肉可以乌梅炭敷之。

【用量用法】内服:3~10克,大剂量30~60克。外用:适量,捣烂或炒炭研末外敷。止泻、止血宜炒炭。

【使用注意】本品酸敛之性颇强,故外有表邪及内有实热积滞者均不宜服。

【本草摘要】

《神农本草经》:"下气,除热烦满,安心,止肢体痛,偏枯不仁,死肌,去青黑痣,蚀恶肉。"

《名医别录》:"止下痢,好唾口干。"

《本草拾遗》:"止渴……止吐逆,除冷热痢。"

《本草纲目》:"敛肺涩肠,止久嗽泻痢……蛔厥吐利。"

《本草求真》:"乌梅,酸涩而温,似有类于木瓜,但此入肺则收,入肠则涩,入筋与骨则软,入虫则伏,入于死肌、恶肉、恶痣则除,刺入肉中则拔……中风牙关紧闭可开,蛔虫上功眩仆可治,口渴可止,宁不为酸涩收敛之一验乎。"

【现代研究】

成分:含枸橼酸、苹果酸、琥珀酸、酒石酸、齐墩果酸等。

药理:对蛔虫具有兴奋和刺激蛔虫后退作用;能促进胆汁分泌作用;有抗菌、抗癌等作用。

临床报道:治疗牛皮癣,用乌梅浓缩膏(5斤乌梅浓1斤膏),每服半汤匙(约3钱),每日3次。治疗12例,服药12~37天不等,基本治愈5例,显著好转4例。

石　榴　皮 《别录》

【来源】为石榴科落叶灌木或小乔木石榴 Punica granatum L. 的果皮。我国大部分地区均有栽培。采收未成熟的果皮或食用后的石榴果皮,洗净,切小块,晒干入药。

【处方用名】石榴皮

【性能概要】味酸、涩,性温。归肝、胃、大肠经。本品药性收敛,既能涩肠止泻,又能固崩止血,且酸以安蛔驱虫。故凡久泻、久痢、脱肛、崩漏、带下及虫积腹痛,均可用之。外用尚有杀虫止痒作用,故牛皮癣也宜用之。

石榴根皮的作用与石榴皮相似,但杀虫力较强,主要用于虫积腹痛,且有毒性,服后对胃有刺激,胃病者不宜用。

【功效主治简表】

石榴皮 { 涩肠止泻止血 { 久泻、久痢、脱肛 / 崩漏、带下 } 杀虫——蛔虫、绦虫、蛲虫 }

365

【配伍应用】

1. 用于久泻、久痢、脱肛,可单味煎服或研末冲服,也可与黄连等配用。如《千金方》黄连汤,即本品与黄连、当归、阿胶、干姜、黄柏、甘草同用,治久痢不止;《医钞类编》用石榴皮、陈壁土、白矾浓煎熏洗,再加五倍子炒研敷托,治脱肛。

2. 用于蛔虫,也可用于绦虫、蛲虫,可与槟榔配伍煎服或研末冲服。

此外,内服可治崩漏、带下。外用治牛皮癣,以石榴皮炒炭研末油调涂。

【用量用法】内服:3 ~ 10 克;或入丸、散。外用:适量,研末调敷或煎水熏洗。

【使用注意】泻痢初期忌服。

【本草摘要】

《名医别录》:"疗下痢,止漏精。"

《药性本草》:"主涩肠,止赤白下痢。"

《本草拾遗》:"主蛔虫,煎服。"

《滇南本草》:"治日久水泻,同炒砂糖煨服,又治痢脓血,大肠下血","同马兜铃煎,治小儿疳虫。"

《本草纲目》:"止泻痢,下血,脱肛,崩中带下。"

【现代研究】

成分:含鞣质、没食子酸、苹果酸、果酸、异槲皮苷等。

药理:有驱杀绦虫作用;有抗菌、抗病毒作用。

临床报道:治疗痢疾,制成50%或60%煎剂,每次10~20毫升,日服3~4次,连服7~10天为1个疗程。治疗急性菌痢50例,经1个疗程后,治愈49例,进步1例;40例阿米巴痢疾患者,经1个疗程后追访半年,均无任何症状,其中36例连续粪检3次均为阴性。

五 倍 子 《开宝本草》

【来源】为漆树科落叶灌木或小乔木植物盐肤木 *Rhus chinensis* Mill. 、青麸杨 *Rhus potaninii* Maxim. 或红麸杨 *Rhus punjabensis* Stew. var. *sinica*(Diels) Rehd. et Wils. 叶子上寄生的虫瘿。主要由五倍子蚜 *Melaphis chinensis*(Bell) Baker 寄生而形成。主产于四川。9 ~ 10 月间摘下虫瘿,煮死其中的蚜虫,取出,干燥。生用或煅用。

【处方用名】五倍子

【性能概要】味酸、涩,性寒。归肺、大肠、肾经。本品药性收敛,又能降火,具有敛肺降火,涩肠止泻,固崩止血,涩精缩尿,敛汗生津等功能。凡肺虚久咳,及久泻、久痢、崩漏下血、遗精、滑精、小便不禁、自汗、盗汗、消渴等症,皆可用之。外用能解毒消肿,收湿敛疮,止血,可治疮疖肿毒、湿疮流火、溃疡不敛、肛脱不收、子宫脱垂等。

【功效主治简表】

五倍子 {
敛肺降火——肺虚久咳
涩肠止泻——久泻、久痢、脱肛
固崩止血——崩漏、便血、尿血
涩精缩尿——遗精、遗尿
敛汗生津——自汗、盗汗、消渴
外用能解毒消肿,收涩敛疮止血
}

【配伍应用】

1. 用于肺虚久咳,可与五味子、罂粟壳等敛肺药同用。

2. 用于久泻、久痢、脱肛等症,可单用,或与其他涩肠止泻药同用。如《本草纲目》单用五味子半生半烧,为末制丸,治泻痢不止;《新方八阵》玉关丸,配伍枯矾、诃子、五味子为丸,治久泻、便血等症。

3. 用于崩漏、便血、尿血等出血证,可单味应用,也可入复方。如上述玉关丸,既治久泻便血,也可治妇女崩漏、带下。

4. 用于遗精、遗尿,如《和剂局方》玉锁丹,以之配伍白茯苓、龙骨,治虚劳遗浊。

5. 用于盗汗、消渴,可单味应用。如《本草纲目》治寐盗汗、《世医得效方》治消渴多饮,皆单味五倍子用之。

此外,外用治疮癣肿毒、皮肤湿烂及肛脱不收、子宫脱垂等,可单味研末外敷或煎水熏洗,也可配合枯矾同用。

【用量用法】内服:1.5~6克;或入丸、散用。外用:适量,煎汤熏洗或研末撒敷。

【使用注意】本品酸涩收敛,故外感咳嗽及湿热泻痢忌用。

【本草摘要】

《本草拾遗》:"治肠虚泄痢。"

《本草图经》:"生津液。"

《本草衍义》:"口疮,以末掺之。"

《本草纲目》:"敛肺降火,化痰饮,治咳嗽,消渴,盗汗,呕吐,失血,久痢,黄病,心腹痛,小儿夜啼,乌须发,治眼赤湿烂,消肿毒,喉痹,敛溃疮、金疮,收脱肛、子肠坠下。"

【现代研究】

成分:含大量鞣质及树脂等。

药理:有抗菌、抗肿瘤、止泻作用;能杀精子。

五 味 子 《本经》

【来源】为木兰科多年生落叶木质藤本植物五味子 *Schisandra chinensis* (Turcz.) Baill. 或华中五味子 *S. sphenanthera* Rehd. et Wils. 的成熟果实。前者

习称"北五味子",主产于辽宁、吉林、黑龙江、河北等地。后者习称"南五味子",主产于四川、湖北、陕西、山西、云南等地。秋季果实成熟时采摘,晒干或蒸后晒干。

【处方用名】五味子　北五味子

【性能概要】味酸,性温。归肺、心、肾经。本品五味俱备,唯酸独胜,虽曰性温,但温而能润,上能敛肺气而止咳喘,下能滋肾水以固涩下焦,内能益气生津,宁心止烦渴,外能收敛止汗。故凡肺虚久咳、气短喘促、肾虚精滑、五更泄泻、自汗、盗汗、津枯口渴,以及心虚所致的心惊怔忡、失眠多梦之证,均为适用。

本品有南、北之分,以北五味子为常用。

五味子与五倍子功能相近,但五味子性偏温,酸敛之中尚有滋养之性;五倍子性偏寒,功专收敛,又能降火,而无滋养之功。

【功效主治简表】

$$
五味子
\begin{cases}
敛肺止咳定喘——肺虚或肺肾两虚的咳喘 \\[1ex]
滋肾涩精,止泻
\begin{cases}
肾虚精关不固,遗精、滑精 \\
五更泄泻
\end{cases} \\[1ex]
益气生津,宁心敛汗——气阴两伤
\begin{cases}
口渴、消渴 \\
心悸、怔忡、失眠、多梦 \\
自汗、盗汗
\end{cases}
\end{cases}
$$

【配伍应用】

1. 用于肺虚或肺肾不足的咳喘。如《卫生家宝方》五味子丸,配伍罂粟壳,治肺虚久嗽;《医宗己任编》都气丸,以本品配伍六味地黄丸,治肾虚咳喘;上述都气丸再加麦冬为麦味地黄丸(《医级》),治虚喘咳血,均使用本品敛肺滋肾,而平喘止咳。对肺寒咳嗽,本品也可应用,但需配伍辛温之品,如《鸡峰普济方》五味细辛汤,配伍细辛、干姜等温肺化饮之品,治肺经感寒,咳嗽不已。

2. 用于肾虚精滑不固及五更泄泻等症。如《医学入门》五味子膏,单用本品,治梦遗虚脱;《世医得效方》桑螵蛸丸,以之配伍桑螵蛸、龙骨等,治精滑不固;《证治准绳》四神丸,以之配伍补骨脂、肉豆蔻、吴茱萸,治脾肾虚寒,五更泄泻。

3. 用于气阴两伤所致的心悸怔忡、失眠多梦、口渴心烦及自汗、盗汗等症。如《千金方》生脉散,配伍人参、麦冬,治热伤气阴,体倦多汗、心悸脉虚之证;《摄生秘剖》天王补心丹,配伍生地、枣仁、人参、丹参等药,治心肾阴血亏损所致的虚烦不眠、心悸梦多;《本事方》柏子仁丸,配伍柏子仁、人参、麻黄根、牡蛎等,治阴虚盗汗。此外,治消渴证,也常用五味子配伍黄芪等应用,如《外台秘要》黄芪汤、《衷中参西录》玉液汤,均以本品配伍黄芪、天花粉等药同用,治疗消渴多饮之证。

【用量用法】内服:2~10克。

【使用注意】本品酸涩收敛,凡表邪未解,内有实热及痧疹初发者慎用。

【本草摘要】

《神农本草经》:"主益气,咳逆上气,劳伤羸瘦,补不足,强阴,益男子精。"

《名医别录》:"养五脏,除热,生阴中肌。"

李杲:"生津止渴,治泻痢,补元气不足,收耗散之气,瞳子散大。"

《本草备要》:"性温,五味俱备,酸咸为多,故专收敛肺气而滋肾水,益气生津,补虚明目,强阴涩精,退热敛汗,止呕住泻,定嗽定喘,除烦渴。"

【现代研究】

药理:有镇静、强心、止咳、祛痰作用;能保肝、促进胆汁分泌、调节糖代谢、兴奋子宫,改善视力及听力;并能抗溃疡、抗过敏、抗菌、抗癌。

临床报道:治疗神经衰弱,用50%酒精浸液,成人每次2.5毫升,日服3次,1个疗程总量不超过100毫升。能使患者失眠、头痛、头晕、眼花、心跳、遗精等症状消失或改善。

银　　杏《品汇精要》

【来源】为银杏科落叶乔木植物银杏 *Ginkgo biloba* L. 的成熟种子。全国各地皆有栽培。秋季种子成熟时采收,除去肉质外果皮,洗净,晒干。用时去内果壳,取种子捣碎入药。

【处方用名】白果仁　白果肉　炒白果　白果

【性能概要】味甘、苦、涩,性平,有小毒。归肺经。本品涩敛苦降,上能敛肺气,平痰喘,下能止带浊,缩小便。适用于痰多喘哮、带下白浊、小便频数等症,喘嗽多痰而偏热者,用之更宜。

【功效主治简表】

银杏 ┌ 平痰喘——喘嗽痰多
　　　├ 止带浊——虚寒或湿热带下、小便白浊
　　　└ 缩小便——小便频数

【配伍应用】

1. 用于喘嗽痰多之证。如《摄生方》鸭掌散,以本品配麻黄、甘草,治哮喘痰嗽;肺热痰多气喘者,可再加黄芩、桑白皮等清泻痰热药,如《摄生众妙方》定喘汤。

2. 用于虚寒或湿热带下及小便白浊等症。如《集简方》治下元虚损,带下赤白,用白果配伍胡椒、莲肉等同乌骨鸡煮食;《傅青主女科》易黄汤,以之配伍黄柏、芡实等,治湿热带下黄稠者;《本草纲目》用生白果擂水饮,治小便白浊。

此外,将白果煨熟嚼食,可治小便频数。

【用量用法】内服:3~10克,或5~10枚。入煎剂可生用;入散剂或嚼食者宜煨熟用。

【使用注意】本品有毒,注意用量。咳嗽痰稠不利者不宜用。

【本草摘要】

《品汇精要》:"煨熟食之,止小便频数。"

《医学入门》:"清肺胃浊气,化痰定喘,止咳。"

《本草纲目》:"熟食温肺益气,定喘嗽,缩小便,止白浊;生食降痰,消毒杀虫。"

《本草便读》:"上敛肺金除咳逆,下行湿浊化痰涎。"

【现代研究】

成分:含氰苷、赤霉素、多种氨基酸等。

药理:有平喘、抗过敏、降血压、抑制免疫作用;对多种病菌及一些皮肤真菌有抑制作用。过食白果可致中毒,严重可因呼吸麻痹而死。

临床报道:治疗肺结核,用鲜白果浸入生菜油内100天,每日早、中、晚各服1粒(小儿酌减),饭前服,视病情连服1~3个月。服药后部分病人的发热、盗汗、咳嗽、气喘、咳血、食欲不振等,可见不同程度的好转。

椿　根　皮 《新修本草》

【来源】为苦木科落叶乔木臭椿 *Ailanthus altissima* (Mill.) Swingle 的根皮或树皮。主产于山东、辽宁、河南、安徽等地,全年可采。剥下根皮或干皮,刮去外层粗皮,晒干,切段。生用或炒用。

【处方用名】椿根皮　椿白皮　樗白皮　樗根白皮

【性能概要】味苦、涩,性寒。入大肠、胃、肝经。本品既走气分,又入血分,既有良好的收涩凉血之功,又有清热燥湿之效。故凡妇女湿热赤白带下、血热崩漏及湿热泻痢、便血痔漏等病证,均为适用。外洗,还治疥癣、湿疮。

【功效主治简表】

椿根皮 ┬ 止带—湿热带下
├ 固崩止漏 ┬ 月经过多、崩漏不止
│　　　　 └ 痔漏便血
└ 涩肠止泻—湿热泻痢、久泻、久痢

【配伍应用】

1. 用于湿热带下或赤白带下,常与黄柏配用,如《摄生众妙方》樗树根丸。

2. 用于月经过多、崩漏不止及痔漏便血等症。如《医学入门》固经丸,配伍黄柏、黄芩、白芍、龟甲、香附,治经行不止及崩中漏下;《济生方》椿皮丸,即单用本品研末,醋糊为丸服,治痔漏下血。

3. 用于湿热泻痢及久泻、久痢。如《脾胃论》诃黎勒丸,以本品配伍诃子、母丁香,治休息痢;《丹溪心法》以本品配伍滑石,治湿气下痢、便血、白带等。

【用量用法】内服:3~10克。外用:适量,煎汤外洗。

【使用注意】脾胃虚寒者不宜用。

【本草摘要】

《本草拾遗》:"赤白久痢。"

《日华子本草》:"主女子血崩,产后血不止,赤带,肠泻血不住,肠滑泻,缩小便。"

《本草备要》:"治湿热为病,泄泻,久痢,崩带,肠风,梦遗,便数,有断下之功。"

【现代研究】

成分:含臭椿苦酮、臭椿苦内酯、苦木素等。

药理:抗癌、抗阿米巴原虫。

临床报道:①治疗急性菌痢,用鲜樗根皮1两,水煎分2次服。共治疗82例,治愈81例。②治疗便血,取樗根皮、白萝卜、黄豆芽、红糖各120克。煎前3味,加水2000毫升,煎1小时,除去渣加红糖,浓缩至600毫升,每次50毫升,日服3次,小儿酌减。治46例,全部有效。

山 茱 萸 《本经》

【来源】为山茱萸科落叶小乔木植物山茱萸 *Cornus officinalis* Sieb. et Zucc. 除去果核的成熟果肉。主产于浙江、安徽、河南、陕西、山西等地。10~11月,果实颜色变红时采摘,用文火烘焙或置沸水中略烫,及时挤除果壳核,晒干或烘干。生用。

【处方用名】山萸肉 净萸肉 山茱萸 枣皮

【性能概要】味甘、酸,性温。归肝、肾经。本品既具收敛之性,以秘藏精气固摄下元,又能补益肝肾,以滋养精血而助元阳之不足。故凡肝肾不足,精气失藏之证,如腰膝酸冷、耳鸣耳聋、阳痿遗精、小便不禁、崩漏带下等症,均为适用。此外,元气欲脱,大汗淋漓,用之也有良好功效。

【功效主治简表】

$$
山萸肉\begin{cases} 补益肝肾,收敛固涩\begin{cases} 肝肾亏虚,腰膝酸软、头晕目眩、 \\ 阳痿滑精,小便频数不禁 \\ 冲任损伤,崩漏、月经过多 \end{cases} \\ 敛汗固脱——大汗欲脱、久病虚脱 \end{cases}
$$

【配伍应用】

1. 用于肝肾不足,精气失藏之证。如《小儿药证直诀》六味地黄丸,以之配合熟地、山药、泽泻等,治肝肾阴亏,腰膝酸软,头目眩晕之证;《扶寿方》草还丹,以之配伍补骨脂、当归、麝香,治肝肾亏虚,腰酸、眩晕、阳痿精滑、小便频数不禁等症;《衷中参西录》固冲汤,本品与茜草、乌贼骨、棕皮炭等配用,治冲任损伤,崩漏及月经过多。

2. 用于大汗欲脱及久病虚脱,常与党参、龙骨、牡蛎等同用,如《衷中参西录》来复汤;也可配合四逆汤、参附汤同用。

【用量用法】内服:6~15克,大剂量可用30克。

【使用注意】本品温补收敛,故命门火炽,素有湿热,及小便不利者不宜用。

【本草摘要】

《雷公炮炙论》:"壮元气,秘精。"

《药性本草》:"治脑骨痛,止月水不定,补肾气,兴阳道,添精髓,疗耳鸣,止老人尿不节。"

《日华子本草》:"暖腰膝,助水藏。"

《珍珠囊》:"温肝。"

《汤液本草》:"滑则气脱,涩剂所以收之,山茱萸止小便利,秘神气,取其味酸涩以收滑也。"

《衷中参西录》:"山茱肉味酸性温,大能收敛元气,振作精神、固涩滑脱。"

【现代研究】

成分:含山茱萸苷、皂苷、鞣质、没食子酸、苹果酸等。

药理:有强心、利尿、降压、降血糖作用;对痢疾杆菌、金黄色葡萄球菌及堇色毛癣菌等有抑制作用;有抗癌及升高因化疗及放疗所致的白细胞下降作用。

金　樱　子《别录》

【来源】为蔷薇科常绿攀援灌木植物金樱子 *Rosa laevigata* Michx. 的成熟假果或除去瘦果的成熟花托(金樱子肉)。主产于广东、四川、云南、湖北、贵州等地。9～10月果实成熟时采收。擦去刺,剥去核,洗净,晒干。生用。

【处方用名】金樱子

【性能概要】味酸、涩,性平。归肾、膀胱、大肠经。本品性专收敛,固涩下焦为其所长,功能固精,缩尿,止泻,固崩,止带。凡肾虚精关不固的遗精、滑泄;膀胱不约的遗尿、尿频;脾肾虚损的泄泻不止;以及妇女虚损的崩漏、带下等症,均为适用。

金樱子、山茱肉均为酸涩之品,收敛固下以治下焦虚损的滑脱不禁等,为其共同特点。然金樱子功专收敛,无补益作用;山茱肉收涩之中又具补益肝肾之功,并能固摄元气以治虚脱,故除下焦滑脱不禁外,凡肝肾不足之证及元阳欲脱之证,均为适用。

【功效主治简表】

金樱子 { 固精,缩尿,止带 { 遗精、遗尿、尿频 / 崩漏、带下 } 涩肠止泻——久泻、久痢 }

【配伍应用】

1. 用于遗精、遗尿、尿频及崩漏、带下等症,可单味熬膏服,也可配伍其他收涩药同用。如《明医指掌》金樱子膏,即以单味熬膏服用,治遗精、尿频等病证;《仁存堂经验方》水陆二仙丹,即用本品与芡实为丸服,治遗精、白浊、小便频数、妇女带下。

2. 用于久泻、久痢,可单味煎服,也可配伍益气健脾药党参、白术、山药等同

372

用。如《寿亲养老新书》金樱子煎,即单味煎服,治脾泄下利等症;《泉州本草》以本品配伍党参煎服,治久虚泄泻下痢。

此外,也可用于脱肛、子宫脱垂及崩漏等。

【用量用法】内服:6~20克。

【使用注意】本品功专收涩,故有实火、实邪者不宜用。

【本草摘要】

《名医别录》:"止遗泄。"

《蜀本草》:"治脾泄下痢,止小便利,涩精气。"

《滇南本草》:"治日久下痢,血崩带下,涩精遗泄。"

《本草经疏》:"脾虚滑泄不禁,非涩剂无以固之。膀胱虚寒则小便不禁,肾与膀胱为表里,肾虚则精滑,时从小便出,此药气温,味酸涩,入三经而收敛虚脱之气,故能主诸证也。"

【现代研究】

成分:含枸橼酸、苹果酸、鞣质、皂苷等。

药理:有助消化、止泻、抗病毒作用。

临床报道:治疗子宫脱垂,用其100%煎液,每日120毫升早晚分服,3天为1个疗程,间隔3天,再服第2个疗程。治疗203例,有效率76%。

桑　螵　蛸《本经》

【来源】为螳螂科昆虫大刀螂 *Tenodera sinensis* Saussure、小刀螂 *Statilia maculata* (Thunberg) 或巨斧螳螂 *Hierodula patellifera* (Serville) 的卵鞘。全国大部分地区均产。深秋至第二年春季均可采收,除去树枝和泥土杂质,沸水浸或蒸,以杀死其卵,晒干。

【处方用名】桑螵蛸

【性能概要】味甘、咸、涩,性平。归肝、肾二经。本品既能补益,又具收涩,为补肾助阳,固精缩尿的良药。适用于肾虚阳痿、梦遗滑精、遗尿尿频、白带过多等症,而遗尿尿频尤为常用。

桑螵蛸、海螵蛸都为收敛固涩之品,走肾经都能止带。但桑螵蛸又能补肾助阳,偏于固肾精,缩小便;海螵蛸功专收敛,偏于止血,止带,并能制酸止痛,外用尚有祛湿生肌作用。

【功效主治简表】

$$桑螵蛸\begin{cases}补肾助阳—肾虚阳痿 \\ 固精—遗精、滑精 \\ 缩尿—遗尿、尿频、白带过多\end{cases}$$

【配伍应用】

用于阳痿、遗精、滑精、遗尿、尿频及带下等,可单味用,也可入复方配用。如《产书方》单用桑螵蛸捣为散,用米汤送服,治妊娠小便数不禁;《外台秘要》用本品配伍龙骨为末,盐汤送服,治遗精、白浊、盗汗、虚劳;《本草衍义》桑螵蛸散,以本品为主,配伍远志、菖蒲、龙骨、人参、茯神等,治肾虚遗尿、白浊、小便频数、遗精、滑精、心神恍惚。

【用量用法】内服:3~10克,宜入丸、散剂。

【使用注意】本品助阳固涩,故阴虚多火、膀胱有热而小便短数者忌服。

【本草摘要】

《神农本草经》:"主阴痿,益精生子,女子血闭腰痛,通五淋,利小便水道。"

《名医别录》:"疗男子虚损,五藏气微,梦寐失精,遗溺。"

《本经逢原》:"桑螵蛸,肝肾命门药也,功专收涩,故男子虚损,肾衰阳痿,梦中失精,遗溺白浊方多用之。"

【现代研究】

成分:含蛋白质、脂肪等。

临床报道:治疗遗尿症,取桑螵蛸、益智仁各45克(5~12岁儿童用30克)水煎,日服1剂。治疗11例,一般连服3~4剂即可见效,再服2~3剂,可巩固疗效。

覆 盆 子《别录》

【来源】为蔷薇科落叶灌木植物华东覆盆子 *Rubus chingii* Hu. 的未成熟果实。分布于华北地区。于夏、秋季果实由绿变绿黄时采摘,入沸水中略烫或略蒸,取出,晒干。

【处方用名】覆盆子

【性能概要】味甘、酸,性微温。归肝、肾经。本品甘温补益,酸以收敛,既能滋养肝肾,又能收敛固涩,具有固肾,涩精,缩尿的功能。故凡肾虚不能固摄的小便频数、遗尿、遗精、早泄及阳痿之证,均可应用。

覆盆子与桑螵蛸的性能相近,都为补而固涩之品,均治肾虚之遗尿、尿频、遗精、阳痿等症。但桑螵蛸助阳之力强于覆盆子,在临床上也以桑螵蛸为常用;覆盆子偏于滋养真阴。

【功效主治简表】

覆盆子:滋养肝肾,收敛固涩—肾虚不固 $\begin{cases} 遗尿、尿频 \\ 遗精、早泄、阳痿 \end{cases}$

【配伍应用】

用于小便频多、遗尿、遗精、早泄、阳痿等症。治小便频数,常与桑螵蛸、益智仁、山萸肉等同用;《千金方》治梦遗失精,与沙苑子、山茱萸、芡实、龙骨、莲须等固肾涩精药同用;《丹溪心法》五子衍宗丸,以之配伍菟丝子、枸杞子、五味子、车前子,治肾虚阳痿、精滑不固及不育等症。

此外,也可用于肝肾不足所致的目暗不明。

【用量用法】内服:3~10克。

【本草摘要】

《名医别录》:"益气轻身,令发不白。"

《药性本草》:"男子肾精虚竭,阴痿能令坚长,女子食之有子。"

《本草衍义》:"益肾脏,缩小便。"

《本草图经》:"强肾无燥热之偏,固精无凝涩之害。"

《本草备要》:"益肾脏而固精,补肝肾而明目,起阳痿,缩小便。"

【现代研究】

成分:含枸橼酸、苹果酸、水杨酸等。

药理:对葡萄球菌、霍乱弧菌有抑制作用;似有雌激素样作用。

莲　子《本经》

附药:石莲子、莲子心、莲须、荷叶、荷梗、荷蒂、莲房

【来源】为睡莲科多年生水生草本植物莲 *Nelumbo nucifera* Gaertn. 的成熟种子,产于湖南(湘莲)、福建(建莲)、江苏(湖莲)、浙江及南方各地池沼湖塘中。8~9月采收成熟莲房取出果实,除去果皮,晒干。生用。

石莲子,为莲子老熟坠于淤泥,经久坚黑如石者,又称甜石莲(另有一种豆科植物喙荚云实种子,名苦石莲)。莲子心,为莲种子中的青嫩胚芽,俗称莲心。莲须,系莲花中的花蕊。荷叶,为莲的叶片。荷梗,为莲的叶柄及花柄。荷蒂,为荷叶中央近叶柄处剪下的叶片。莲房,即莲蓬壳。

【处方用名】莲子　莲子肉　建莲肉　湘莲肉　石莲子　莲子心　莲须　荷叶　荷梗　荷蒂　莲房

【性能概要】味甘、涩,性平。归脾、肾、心经。本品既能补益,又有收敛之功,最益脾胃,兼能养心益肾,素有"脾果"之称。功能健脾止泻,养心安神,益肾固精。凡脾虚泄泻、心肾不交的心悸虚烦失眠,及肾亏遗精崩带等病证,均可应用。

石莲子,味苦,性寒,功能除湿热,开胃进食。专治热毒噤口痢疾,常与菖蒲、黄连等同用,如《医学心悟》开噤散。用量:2~10克。

莲子心,味苦,性寒,功能清心除热。治温热病烦热神昏,常与元参、麦冬、竹叶心、连翘、犀角配伍,如《温病条辨》清宫汤。用量:1~5克。

莲须,味甘涩,性平,功能清心固肾,涩精止血。可治梦遗滑精、尿频遗尿、吐血崩漏等症,常与沙苑子、芡实、龙骨、牡蛎等同用,如《医方集解》金锁固精丸。用量:1.5~5克。

荷叶,味苦涩,性平,功能清暑利湿,升阳止血。可用于夏季暑热病证、脾虚泄泻及多种出血证。暑病常与银花、西瓜翠皮、扁豆花等同用,如《温病条辨》清络饮;出血证常与生地、侧柏叶等同用,如《经验方》荷叶丸、四生饮。用量:3~10克。

375

荷梗,味苦,性平,功能通气宽胸。常用于夏受暑湿,胸闷不畅,可与藿梗、苏梗等配用。用量:1~2尺。

荷蒂,味苦性平,功能清暑祛湿,和胃安胎,和血止血。可用于血痢、泄泻、妊娠胎动不安等。用量:5~10克,或3~7枚。

莲房,味苦涩,性温,走血分,功能消瘀止血。用于一切下血、溺血、崩漏等出血证,也用于脱肛。用量:5~10克。炒炭用。

【功效主治简表】

莲子 { 健脾止泻—脾虚久泻
养心安神—心悸、虚烦、失眠
益肾固精—遗精、崩漏、带下

【配伍应用】

1. 用于脾虚久泻,常与补脾益胃药白术、党参、茯苓、山药、砂仁等并用,如《和剂局方》参苓白术散。

2. 用于心肾不交,下元虚损,不能固摄所致的遗精、白浊、崩带及虚烦不眠等症,常与其他滋养固涩药同用。如《奇效良方》莲肉散,以本品配伍益智仁、龙骨各等份为末,每服2钱,清米饮调下,治小便白浊、梦遗泄精;《和剂局方》清心莲子饮,以本品为主,配伍茯苓、车前子、麦冬、人参等,治心火上炎,肾阴不足,小便赤涩、烦躁不眠、淋浊崩带、遗精滑泄之证。

【用量用法】口服:6~15克。

【本草摘要】

《神农本草经》:"主补中、养神、益气力。"

《日华子本草》:"益气,止渴,助心,止痢。治腰痛,泄精。"

《本草纲目》:"交心肾,厚肠胃,固精气,强筋骨,补虚损,利耳目,除寒湿,止脾泄久痢,赤白浊,女子带下崩中诸血病。"

《玉楸药解》:"莲子甘平,甚益脾胃,而固涩之性,最宜滑泄之家,遗精便溏,极有良效。"

【现代研究】

药理:有滋养、滋润、收敛作用。

芡　实 《本经》

【来源】为睡莲科一年生水生草本植物芡 *Euryale ferox* Salisb. 的成熟种仁。主产于湖南、江苏、安徽、山东等地。8~9月采收成熟果实,击碎果皮,取出种子,除去硬壳,晒干。捣碎生用或炒用。

【处方用名】芡实　芡实米　南芡实　北芡实　苏芡实

【性能概要】味甘、涩,性平。归脾、肾经。本品甘补益,涩固敛,既能扶脾气以止泻,又能益肾精以固下元。故凡脾虚不运,久泻不止,及下元虚损所致的梦遗滑精、白浊带下、小便不禁等症均为适用。

芡实与莲子的性能相近,都能补脾止泻,益肾固下。但芡实偏于固肾涩精,故肾虚遗精、遗尿及带下病多用之;莲子益脾强于芡实,且能养心宁神,故脾虚泄泻及心肾不交之证,又较为常用。

【功效主治简表】

$$
芡实
\begin{cases}
健脾止泻—脾虚久泻 \\
\\
固肾涩精,缩尿止带
\begin{cases}
梦遗、滑精 \\
小便不禁 \\
白带过多
\end{cases}
\end{cases}
$$

【配伍应用】

1. 用于脾虚泄泻,日久不止者,可与党参、白术、山药、莲子等配用。

2. 用于肾虚梦遗滑精、小便不禁等症,常与金樱子相须为用,如《仁存堂经验方》水陆二仙丹。用于湿热带下,常与黄柏、车前子、白果、山药等清湿热药及固涩药同用,如《傅青主女科》易黄汤;用于脾肾虚损,带下清白者,可与茯苓、山药、菟丝子、海螵蛸、煅龙骨等益脾肾、固涩止带药配用。

【用量用法】内服:10～15克。

【使用注意】本品滋补敛涩,故大小便不利者不宜用。

【本草摘要】

《神农本草经》:"主治湿痹腰脊膝痛,补中,除暴疾,益精气,强志,令耳目聪明。"

《本草纲目》:"止渴益肾,治小便不禁,遗精白浊带下。"

《本草求真》:"功与山药相似,然山药之补,本有过于芡实,而芡实之涩,更有胜于山药,且山药兼补肺阴,而芡实则止于脾肾,而不及于肺。"

【现代研究】

药理:有滋养、滋润、收敛作用。

刺 猬 皮 《本经》

【来源】为刺猬科动物刺猬 *Erinaceus europaeus* L. 的皮。主产于河北、江苏、山东、河南、陕西、吉林、湖北等省。全年均可捕捉。捕得后,用刀纵剖腹部,将皮剥下,翻开,撒上一层石灰,于通风处阴干。切片,炒用。

【处方用名】刺猬皮 炙刺猬 猬皮

【性能概要】味苦,性平。归胃、大肠、肾经。本品味苦泄降,炙炒后又有收敛之性,而有固精缩尿,收敛止血,化瘀止痛的功能。适用于遗精、遗尿、痔漏出血及胃脘瘀滞疼痛等。

【功效主治简表】

$$
刺猬皮
\begin{cases}
固精缩尿—遗精、遗尿 \\
收敛止血—痔漏下血 \\
化瘀止痛—胃痛
\end{cases}
$$

【配伍应用】

1. 用于遗精、遗尿、小儿尿频等症,可单味炒炙研末服,也可配伍益智仁、龙骨等温肾固涩药同用。

2. 用于痔漏下血、脱肛等,可内服,也可外敷。如《疡医大全》猬皮丸,以本品配伍槐角子、当归研末,蜜丸服,治痔漏;《简要济众方》治痔疮如虫啮,以猬皮烧末,生油和敷之。

3. 用于血瘀气滞所致的胃脘疼痛,可单味猬皮炒炙研末,每服3克,温黄酒送服。

【用量用法】内服:6~10克;入丸、散2~3克。外用:适量。

【本草摘要】

《神农本草经》:"主五痔阴蚀,下血赤白,五色血汁不止,阴肿,痛引腰背。"

《名医别录》:"疗腹痛疝积。"

孟诜:"烧灰酒服治胃逆,又煮汁服止反胃。"

《随息居饮食谱》:"煅研服,治遗精。"

【现代研究】

成分:含角蛋白、胶原、弹性硬蛋白、脂肪等。

临床报道:治遗精滑精,以刺猬皮50克,焙黄,研极细末,炼蜜为丸,如黄豆大,每服5克,温开水送下,日服2次。共治13例,治愈8例,好转3例,无效2例。

鸡 冠 花 《滇南本草》

【来源】为苋科一年生草本植物鸡冠花 Celosia cristata L. 的干燥花序。全国大部分地区均产。8~10月间,花序充分长大,并有部分果实成熟时,剪下花序,晒干。

【处方用名】鸡冠花

【性能概要】味甘、涩,性凉。归肝、大肠经。本品为收敛清热之品,既能止血,又能止痢,还能止带,对崩漏、痔血、久痢、久带,颇有疗效。

鸡冠花有红白之分,习惯治血证用红鸡冠花为多,治带下病以白鸡冠花为多。

【功效主治简表】

鸡冠花 {
收敛止血—崩漏、痔血
涩肠止痢—久痢
固涩止带—久带
}

【配伍应用】

1. 用于崩漏、下血等多种出血证。可单用,也可配合他药同用。如治便血,每与地榆、槐花等同用;治痔血,常与防风炭、黄芩炭等同用,或配合凤眼草煎汤熏洗,如《卫生宝鉴》淋渫鸡冠散,即用此两味药煎水熏洗,治痔漏脓血有效;用于崩漏下血,常与血余炭、棕榈炭、乌贼骨等同用,若属脾虚失于统摄者,又可酌加党参、黄芪等益气药同用。

2. 用于赤白下痢及久痢不止。如《濒湖集简方》用鸡冠花一味煎酒服,治赤白下痢;也可配伍椿根皮、石榴皮、罂粟壳等同用,治久痢不止。

3. 用于妇人白带,可单味研末服,也可配伍乌贼骨、芡实等收敛止带药同用。

【用量用法】内服:6～15克。

【本草摘要】

《滇南本草》:"止肠风下血,妇人崩中带下,赤痢。"

《本草纲目》:"治痔漏下血,赤白下痢,崩中,赤白带下,分赤白用。"

《玉楸药解》:"清风退热,止衄敛营。治吐血、血崩、血淋诸失血证。"

【现代研究】

成分:含苋菜红素。

药理:有止血、引产、杀灭阴道滴虫作用。

第十四章
芳香开窍药

凡气味芳香,而以通关开窍,苏醒神识为其主要作用的药物,称为芳香开窍药。

心主神志,如邪气内扰,则神志昏迷。芳香开窍药均能入心以开窍,辟邪以开闭,可使神志昏迷恢复常态。故凡热病神昏、中风、昏厥、惊风癫痫等证,均可施用芳香开窍药以急救,待神识苏醒之后,再随证用药。

神志昏迷证有虚实之分。实证即闭证,其症状为两手握固、牙关紧闭、脉象有力等,可用芳香开窍药。如闭证见面青身冷、苔白脉迟者,称为寒闭,宜温开宣窍,须配祛寒药同用。如闭证见身热面赤、苔黄脉数者,宜凉开宣窍,须配清热药同用。虚证即脱证,多由大汗、大吐、大下,或久病,或年高体弱,气血不足所引起的,症状为神识不清、冷汗淋漓、肢冷脉微等,当用人参、附子等回阳固脱,禁用芳香开窍药,以免耗散元气。

麝　　香《本经》

【来源】为鹿科动物原麝 *Moschus moschiferus* L.、林麝 *M. berezovskii* Flerov 或马麝 *M. sifanicus* Przewalski 的雄性动物脐下香囊(腺囊)中的分泌物。产于四川、西藏、陕西、内蒙古等省区。野生或饲养。宜于冬、春两季采取。"打麝取香"或"手术取香",取下香囊阴干,须频换纸捻,插入囊孔中吸取水分,悬置阴凉通风处阴干,贮密闭避光容器中,用时破皮取香。呈颗粒状的优质麝香,习称"当门子"。

【处方用名】麝香　当门子　元寸香

【性能概要】味辛,性温。通行十二经。本品辛散温通,芳香走窜,故能开窍醒神,行经通络,消肿止痛。为治中风、痰厥、高热等引起的神昏不醒的主药;并可用于经络阻滞所致的经闭、癥瘕、难产、死胎不下等症;而对痈疽肿毒或跌打损伤疼痛,其消肿止痛之功尤为显著,所以又为外科良药。

【功效主治简表】

麝香 { 开窍醒神——中风、痰厥、高热神昏
　　　 行经通络——经闭、癥瘕
　　　 消肿止痛——痈疽肿毒、跌打损伤

【配伍应用】

1. 用于中风、痰厥、高热神昏等症,多用本品研末,制成丸、散服。如常用的安宫牛黄丸、至宝丹等,都有使神志清醒的功效。

2. 用于经闭、癥瘕,可配伍桃仁、红花、赤芍、川芎等活血化瘀药同用。用于难产、死胎、胞衣不下,可用《张氏医通》香桂散,即麝香五厘、肉桂五分,研末分两次服。

3. 用于痈疽肿毒、跌打损伤。如《中药制剂手册》六神丸,即本品配伍牛黄、冰片、雄黄、珍珠、蟾酥等研末为小丸,每服 10 ~ 15 丸,治痈肿疮毒、咽喉肿痛有良效;《良方集腋》七厘散,以本品配伍冰片、血竭、乳香、没药、红花、朱砂、儿茶等,制成散剂,每服 7 厘 ~ 3 分,治跌打损伤,瘀血肿痛,确有功效。又以本品研末,配伍乳香、没药等,制成膏药外贴,消肿止痛的功效也很显著。

【用量用法】内服:0.1 ~ 0.2 克,多入丸、散服。外用:0.3 ~ 0.6 克,研末入膏药中敷贴。

【使用注意】孕妇忌用。

【本草摘要】

《神农本草经》:"主辟恶气,杀毒精物,温疟,蛊毒,痫痉,去三虫。"

《名医别录》:"疗中恶,心腹暴痛,胀急痞满,风毒,妇人难产,堕胎。"

《药性本草》:"除心痛,小儿惊痫。"

《本草纲目》:"通诸窍,开经络,透肌骨,解酒毒,消瓜果食积。治中风,中气,中恶,痰厥,积聚癥瘕。"

【现代研究】

成分:含麝香酮、麝香醇等。

药理:小剂量能兴奋呼吸中枢,故能回苏救急,但大剂量反而抑制中枢;有强心、升血压、兴奋子宫、抗炎、抗菌、抗肿瘤等作用。

临床报道:治疗冠心病心绞痛,以人工麝香制成片剂(每片含 30 毫克),疼痛时舌下含化。治疗 160 例,其中含后 2 ~ 5 分钟发挥作用占 74.37%,7 ~ 10 分钟发挥作用占 16.68%,无效占 5%。另对治疗偏头痛、血管性头痛、支气管哮喘、急性扁桃体炎、麻痹性肠梗阻、以消化道为主的肿瘤,以及白癜风等有效。

牛　　黄 《本经》

【来源】为牛科动物牛 Bos taurus domesticus Gmelin 的胆囊结石(少数为胆管中的结石,亦称空心黄),称天然牛黄。我国西北、东北、河南、河北、江苏等地均产。现以牛胆汁或猪胆汁为原料,经化学合成而得到的牛黄代用品称人工牛黄。研末冲服或入丸散用。

【处方用名】牛黄　西黄　犀黄

【性能概要】味苦,性凉。归心、肝经。本品苦凉芳香,既有凉肝息风定惊之效,又有清心开窍豁痰之功,且有良好的凉血解毒功能。对于热病神昏谵语、中风痰迷昏厥、癫痫发狂、惊风抽搐等症,均为适用;对于痈疽疔毒、咽肿目赤、牙疳口疮之证,不论内服、外用,都有良好疗效。

【功效主治简表】

牛黄
- 开窍豁痰
  - 热病神昏谵语、烦躁
  - 癫痫、发狂
  - 中风神昏、痰热壅盛
- 息风定惊——热盛惊风、抽搐
- 清热解毒——痈肿疮毒、口舌生疮、咽喉肿烂

【配伍应用】

1. 用于热病神昏谵语、烦躁不安,以及中风窍闭、痰热壅盛等症,常与犀角、麝香、朱砂等配伍。如《温病条辨》安宫牛黄丸,以之配伍犀角、黄连、山栀、朱砂、麝香等,治温病邪入心包,神昏谵语,以及突然昏厥之证属于热者;《痘疹世医心法》万氏牛黄清心丸,以牛黄配伍朱砂、黄连、黄芩、山栀、郁金,治热病神昏、中风痰闭,及小儿惊厥等症。

2. 用于热盛所致的惊厥、抽搐之证,常与天竺黄、朱砂、钩藤、全蝎等息风止痉药配用。如《明医杂著》牛黄抱龙丸,配伍天竺黄、雄黄、朱砂、麝香、陈胆星,治小儿急惊,痰迷心窍,手足抽搐、谵语狂乱等症。

3. 用于痈毒疮疡以及各种火毒证候。如《外科全生集》犀黄丸,牛黄同麝香、乳香、没药配伍,治疗乳癌、瘰疬、痰核、肺痈、肠痈等证;《证治准绳》牛黄解毒丸,配伍甘草、银花、草河车,治疗一切痈肿疮疡;《经验方》八宝吹喉散,配伍麝香、珍珠、冰片等药,外治咽喉肿痛溃烂、白喉、口舌疮疡等症。

【用量用法】内服:0.15~0.3克,入丸、散。外用:适量。

【使用注意】非实热证及孕妇慎用。

【本草摘要】

《神农本草经》:"主惊痫,寒热,热盛狂痉。"

《名医别录》:"疗小儿百病,诸痫热口不开,大人狂癫。又堕胎。"

《日用本草》:"治大人小儿惊痫抽搐烦热之疾,清心化热,利痰凉惊。"

《本草求真》:"古人用此解心经热邪,及平肝木,通窍利痰定惊,及痰涎上壅,中风不语等证……取其长于清心化热,故尔用此,以除惊痰之根耳。至于中风不语,必其邪已入藏,九窍多滞,方可投服。"

【现代研究】

成分:含胆酸、胆红素、脱氧胆酸等。

药理:有镇静、强心、解热、降压、抗炎、利胆作用;并有镇咳、祛痰、平喘、抗菌、抗病毒、抗癌等作用。

临床报道:对治疗感染性发热、上呼吸道感染及病毒性肝炎等疾病有效。

冰　片《新修本草》

【来源】为龙脑香科常绿乔木龙脑香 *Dryobalanops aromatica* Gaertn. f. 树脂

加工而成的结晶品。现在以松节油为主要原料,经化学方法合成,俗名机片。此外,用菊科多年生植物艾纳香 *Blumea balsamifera* DC. 叶的升华物加工制成的,称为艾片。龙脑香主产于东南亚地区,我国广东、海南岛等地亦有栽培。艾纳香主产于我国广东、广西、云南等地。机片产于上海、天津等地。成品贮于阴凉处,密闭。多作成药用。

【处方用名】冰片　梅片　梅花冰片

【性能概要】味辛、苦,性微寒。归心、脾经。本品辛散苦泄,芳香走窜,能散郁热,有类似麝香的开窍醒神作用,但药力较逊,可以作为麝香的辅助药。用于中风、痰厥、高热等引起的神昏不醒。外用能清热止痛生肌,为外科、伤科、眼科、喉科所常用。

【功效主治简表】

$$冰片\begin{cases}开窍醒神——中风、痰厥、高热神昏 \\ 清热止痛生肌\begin{cases}痈疽疮疡,溃后不敛 \\ 咽喉肿痛、口舌生疮\end{cases}\end{cases}$$

【配伍应用】

1. 用于中风、痰厥、高热神昏等证,多与麝香同用,如《温病条辨》安宫牛黄丸、《和剂局方》至宝丹等开窍醒神的成药中均有本品。

2. 为常用的外用药,如《疡医大全》生肌散,以本品配伍珍珠、象皮、乳香、没药、血竭、白蜡等研细末,用少许掺患处,治痈疽疮疡溃后不敛;《经验方》八宝眼药,以本品配伍炉甘石、硼砂、琥珀、煅珊瑚、朱砂、熊胆、珍珠、麝香等组成,研细末点眼,治目赤肿痛、目生云翳;《外科正宗》冰硼散,以本品配伍硼砂、元明粉、朱砂等研细末,外用吹口,治咽喉肿痛或口舌生疮。

【用量用法】内服:0.03～0.1克,入丸、散,不入煎剂。外用:少量,研细末。

【使用注意】孕妇慎用。

【本草摘要】
《新修本草》:"主心腹邪气,风湿积聚,耳聋。明目,去目赤肤翳。"
《本草纲目》:"疗喉痹,脑痛,鼻瘜,齿痛,伤寒舌出,小儿痘陷,通诸窍,散郁火。"

【现代研究】
成分:龙脑含右旋龙脑等。合成冰片为消旋混合龙脑。
药理:有镇静、镇痛、抑菌、抗炎等作用。
临床报道:治疗化脓性中耳炎,用冰片1克研末,放入核桃油16毫升中溶解。先清除耳道脓液,再滴入药液2～3滴,并用棉球堵住外耳道孔。治疗急慢性化脓性中耳炎27例,一般5天痊愈,慢性患者8～10天治愈。并可用于带状疱疹、外科感染未形成脓肿或表皮未溃破者,外敷即有效。

苏　合　香 《别录》

【来源】为金缕梅科乔木苏合香树 *Liquidambar orientalis* Mill. 的树脂。主产

383

于非洲、印度及土耳其等地。初夏将树皮击伤或割破深达木部，使产生香树脂，渗入树皮内。于秋季剥下树皮，榨取香树脂，即为普通苏合香。将其溶解在酒精中，蒸去酒精，则成精制苏合香。成品置阴凉处，密闭保存。

【处方用名】苏合香 苏合香油

【性能概要】味甘、辛，性温。归心、脾经。本品辛散温通，芳香辟恶，有类似麝香的开窍作用，但药力较麝香为逊。用治中风、气厥、中恶、痰厥等，卒然昏倒，牙关紧闭，不省人事者，有开窍回苏之功；又治心腹卒痛，有温通止痛之效。

【功效主治简表】

$$苏合香\begin{cases}辟恶开窍——寒闭昏厥 \\ 温通止痛——心腹卒痛\end{cases}$$

【配伍应用】

用于卒然昏倒，牙关紧闭，不省人事而属于寒闭者，以及心腹卒痛。多用于成药，如《和剂局方》苏合香丸，即以本品为主药，配伍麝香、冰片、丁香、木香、乳香、香附、荜茇、檀香、安息香等药所组成，可治上述病证。

【用量用法】内服：0.03~0.1克，入丸、散服。

【使用注意】本品为温开之药，只适用于闭证之有寒者，如属热闭或正气虚脱者忌服。

【本草摘要】

《名医别录》："主辟恶，温疟，痫痓。"

《本草正》："杀虫毒。疗癫痫，止气逆疼痛。"

《本草备要》："走窜，通窍开郁，辟一切不正之气。"

【现代研究】

药理：抗血小板聚集、改善冠脉流量和降低心肌耗氧。

临床报道：用治冠心病心绞痛，如冠心苏合丸（苏合香酯、冰片、木香、朱砂、檀香）治疗冠心病心绞痛146例，有效达91.5%；苏冰滴丸（苏合香酯、冰片），共治301例，有效率83.4%。另外苏合香丸治疗各种痛症（腹痛、胁痛、巅顶头痛）20余例，均获痊愈。

安 息 香 《新修本草》

【来源】为安息香科乔木白花树 *Styrax tonkinensis*（Pierre）Craib ex Hart. 树干割伤后流出的香树脂。主产于广西、广东、云南等省区。于每年4~9月，选择6~10年的树干，在距地面40厘米处，用刀在树干周围割数个三角形的切口，深度达木质部为止，每隔1个月至1个半月割一次。割脂后1个月至1个半月，树脂凝成乳白色固体时采收。多配制成药用。

【处方用名】安息香

【性能概要】味辛、苦，性温。归心、肝、脾经。本品功能辟恶开窍，行气活血。适用于卒中暴厥、心腹疼痛以及产后血晕、血胀等症。

麝香、苏合香、安息香均有开窍作用,常同用于卒然昏厥,牙关紧闭,不省人事之证。但麝香作用最强,兼有行气通络,消肿止痛功效;苏合香亦为温开之药,温通开窍之力虽不及麝香,然为常用之品,又可用于心腹卒痛;安息香开窍之功与苏合香相近,兼可行气活血,也可用于心腹疼痛,又治产后血晕。

【功效主治简表】

安息香 { 辟恶开窍 { 寒闭昏厥 / 心腹卒痛 } 行气活血 { 心腹疼痛 / 产后血晕 } }

【配伍应用】

1. 用于卒然昏厥,牙关紧闭,不省人事,以及心腹卒痛,如《和剂局方》苏合香丸中即有本品。

2. 用于血瘀气滞,心腹疼痛,可单味研末服,或与木香、香附等作丸、散服。用于产后血晕、血胀,如《本草汇言》方,用安息香一钱,五灵脂(水飞净,为末)五钱,和匀,每服一钱,姜汤调下。

【用量用法】内服:0.5~1.0克,入丸、散服。

【使用注意】阴虚火旺及脱证忌服。

【本草摘要】

《新修本草》:"主心腹恶气。"

《海药本草》:"辟恶气。"

《日华子本草》:"治产后血晕。"

《本经逢原》:"止卒然心痛,呕逆。"

《本草从新》:"宣行气血,研服行血下气,安神。"

【现代研究】

药理:利痰排出。

石 菖 蒲 《本经》

【来源】为天南星科多年生草本植物石菖蒲 *Acorus tatarinowii* Schott 的根茎。主产于四川、江苏、浙江、福建等省。春、秋两季采挖,除去须根,洗净泥土,晒干。生用或鲜用。

【处方用名】石菖蒲　鲜菖蒲　九节菖蒲

【性能概要】味辛、苦,性温。归心、胃经。本品芳香燥散,有除痰开窍作用,适用于痰浊壅闭或高热引起的神昏,以及癫狂、健忘、耳鸣、耳聋等症;又有祛湿开胃之功,可治湿阻脾胃,胸脘胀闷、苔腻不饥,或下痢噤口等症;外治皮肤湿疮,有祛湿止痒之效。

本品善去痰浊,主要适用于痰浊蒙蔽清窍之证,其开窍作用较弱。一般除痰开窍可用九节菖蒲,热病神昏当用鲜菖蒲,祛湿开胃宜用石菖蒲。

【功效主治简表】

石菖蒲 ┫
　　除痰开窍 ┫
　　　　痰浊壅闭,高热神昏
　　　　癫狂
　　　　健忘、耳鸣、耳聋
　　祛湿开胃 ┫
　　　　湿阻脾胃,胸脘胀闷、苔腻不饥
　　　　噤口痢
　　祛湿止痒(外用)—治皮肤湿疮

【配伍应用】

1. 用于痰浊蒙蔽清窍,配伍郁金、连翘、竹叶、天竺黄、栀子等,可治热病神昏,如《温病全书》菖蒲郁金汤;配伍远志、龙齿、茯神等,可治癫狂,如《医学心悟》安神定志丸;配伍人参、茯苓、远志,治健忘,如《千金方》开心散。又以本品配伍柴胡、熟地黄、山萸肉、山药等,治肾虚耳鸣、耳聋,如耳聋左慈丸(《全国中药成药处方集》)。

2. 用于湿阻脾胃,胸脘胀闷、苔腻不饥,多与苍术、厚朴、陈皮等配伍。用于噤口痢,如《医学心悟》开噤散,配黄连、石莲子、冬瓜仁、陈皮、人参、茯苓等药同用。

【用量用法】内服:5~10克。外用:适量,研末敷患处或煎汤洗。

【使用注意】凡阴亏血虚及精滑多汗者,均不宜服。

【本草摘要】

《神农本草经》:"主风寒湿痹,咳逆上气,开心孔,补五脏,通九窍,明耳目,出音声,主耳聋痈疮,温肠胃,止小便利。"

《本草从新》:"辛苦而温,芳香而散,开心孔,利九窍,明耳目,发声音,去湿除风,逐痰消积,开胃宽中,疗噤口毒痢。"

【附注】

本品古名有"九节菖蒲"。今日所用九节菖蒲的原植物为毛茛科植物阿尔泰银莲花 *Anemone altaica* Fisch. ,不应混淆。另有水菖蒲(白蒲)*Acorus calamus* L. 与石菖蒲同科,亦可药用,功略同。

【现代研究】

成分:含 β-细辛醚、α-细辛醚等多种成分的挥发油。

药理:有镇静、抗惊厥、平喘、镇咳、抗菌等作用;能促进消化液分泌及制止胃肠异常发酵。

临床报道:以石菖蒲治疗各种原因引起的癫痫大发作60例,总有效率达75%。其中对原发性(16例)及颅脑外伤性(13例)疗效较好;对痰湿型(38例)和痰热型(11例)的有效率分别为80%和55%。

第十五章

安 神 药

凡以安神定志为主要功效的药物,称为安神药。

安神药分为两类:一类属于质重的金石药及介类药,取其重则能镇,重可去怯的作用,为重镇安神药;一类属于植物药,取其养心滋肝的作用,为养心安神药。

重镇安神药,多用于阳气躁动,心神不安的实证,有镇定安神之功。养心安神药,多用于心肝血虚,神志不宁的虚证,有补益安神之效。

虽然重镇安神药大多用于实证,养心安神大多用于虚证,但若虚实相兼,亦常配合应用,以提高疗效。

第一节 重镇安神药

本类药物具有重镇安神作用,适用于阳气躁动,心悸失眠、惊痫狂乱、烦躁易怒等症。如因邪热内炽者,须配合清热降火药;倘兼痰蒙清窍,神志不清者,当配合豁痰开窍药等。

朱 砂 《本经》

【来源】为天然的矿石辰砂 Cinnabar。产于湖南、四川、贵州、云南的部分地区。随时可采。将辰砂矿石击碎后,除去石块杂质,研细水飞,晒干装瓶。忌火煅,见火则析出水银,有大毒。

【处方用名】朱砂 丹砂 辰砂

【性能概要】味甘,性微寒,有毒。归心经。本品微寒清热,"重可镇怯",故有镇心安神,解毒明目等作用。为治心经有热,惊悸失眠、癫痫狂乱,以及小儿惊风抽搐等症的主药;并可用治热毒疮疡、目暗不明等症。

【功效主治简表】

$$朱砂 \begin{cases} 镇心安神—惊悸失眠、癫狂、小儿惊风 \\ 解毒明目 \begin{cases} 热毒疮疡 \\ 目暗不明 \end{cases} \end{cases}$$

【配伍应用】

1. 用于心神不安之证。如《兰宝秘藏》朱砂安神丸,以本品配伍黄连、生地、当归、甘草同用,治心烦、惊悸失眠;《百一选方》归神丹,配伍灯心草、麦冬等药,治癫痫、狂乱;《普济方》配伍牛黄、犀角,治小儿惊热夜啼。

2. 用于热毒疮疡、目暗不明。如《验方》玉枢丹,以本品配伍山慈菇、千金子、雄黄、麝香等药,研末外涂,消疮毒肿痛;《三因方》玉钥匙,配伍冰片、西瓜霜等研末吹口,治咽喉肿痛、口舌生疮;《千金方》磁朱丸,配伍磁石、神曲为丸服,治视物眼花。

【用量用法】内服:0.3～1.0克,研末入散服;入汤剂可研末冲服。可作丸药挂衣。外用:随方配制。忌用火煅。

【使用注意】本品不能过量服用或持续服用,以防中毒。

【本草摘要】

《神农本草经》:"养精神,安魂魄,益气,明目。"

《药性本草》:"镇心,主抽风。"

《珍珠囊》:"心热非此不能除。"

《本草纲目》:"治惊痫,解胎毒、痘毒。"

《本经逢原》:"丹砂入火则烈毒,能杀人,急以生羊血、童便、金汁等解之。"

《本草从新》:"独用多用,令人呆闷。"

【现代研究】

成分:主要含硫化汞。

药理:有抗惊厥作用;外用能抑制和杀灭细菌、寄生虫等。

临床报道:对治疗癫狂、癫痫、精神分裂症有效;用于产后血晕、小儿夜啼、面神经炎等亦有效。

磁　　石《本经》

【来源】为天然的磁铁矿 Magnetite。产于河北、山东、辽宁、江苏等省。随时可采。采得后,除去泥沙杂质,置于燥处。击碎生用,或火煅醋淬,研细用。

【处方用名】磁石　灵磁石　活磁石　煅磁石

【性能概要】味辛、咸,性寒。归肝、肾经。本品为补肾益精,重镇安神之品。用治肾虚精亏,耳鸣耳聋、目暗不明,可以聪耳明目;用治肾亏不能养肝,肝阳上亢,头晕目眩,可以补肾潜阳;用治肾不纳气的虚喘,可以纳气平喘;用治恐怯怔忡、失眠、惊风、癫痫等症,可以重镇安神。

磁石的重镇安神作用不如朱砂,但能补肾益精,而有聪耳,明目,潜阳,纳气等功效;朱砂兼有解毒明目的作用。

【功效主治简表】

磁石 { 补肾益精——肾虚精亏,耳鸣、耳聋、目暗不明
平肝潜阳——肝阳上亢,头晕目眩
纳气平喘——肾不纳气虚喘
重镇安神——恐怯怔忡、失眠、惊风、癫痫

【配伍应用】

1. 用于肾虚精亏,耳鸣耳聋、目暗不明。如《全国中药成药处方集》耳聋左慈丸,以本品配伍熟地、山药、山萸肉、茯苓、泽泻、丹皮、菖蒲同用,治肾虚耳鸣、耳聋;《千金方》磁朱丸,以本品配朱砂、神曲同用,治肾虚目暗不明。

2. 用于肝阳上亢,头晕目眩,多与石决明、生牡蛎等平肝潜阳药配伍。

3. 用于肾不纳气的虚喘,可配伍熟地、山药、山萸肉、五味子、沉香等药同用。

4. 用于恐怯怔忡、失眠、癫痫等症,如上述磁朱丸。

【用量用法】内服:10~30克。入汤剂宜打碎先煎;入丸、散内服,必须煅透,否则令人腹痛。

【本草摘要】

《神农本草经》:"除大热烦满及耳聋。"

《名医别录》:"养肾脏……小儿惊痫,炼水饮之。"

《药性本草》:"补男子肾虚风虚,身强、腰中不利,加而用之。"

《本草衍义》:"肾虚耳聋目昏者皆用之。"

《本草纲目》:"明目聪耳,止金疮血。"

《本草从新》:"治恐怯怔忡。"

《本草求原》:"治瞳神散大及内障。"

《本草便读》:"纳气平喘。"

【现代研究】

成分:主含四氧化三铁。

药理:有镇静、抗惊厥作用;对缺铁性贫血有补血作用。

临床报道:以磁石为主药的磁珠丸,治疗白内障,特别是老年性白内障,以及幻听症有效果。

琥 珀 《别录》

【来源】琥珀 Amber,为古代枫树、松树的树脂埋藏地层中,经过多年而成的化石样物质。主产于云南、广西、河南、辽宁等省区。采得除去杂质。研末用。

【处方用名】琥珀 血珀 琥珀屑

【性能概要】味甘,性平。归心、肝、肺、膀胱经。本品入心、肝二经血分,可以镇心安神,行血散瘀,且甘淡入肺,能使肺气下降,通调水道,下输膀胱,而利尿通淋。用治惊风癫痫、心悸失眠、经闭癥瘕、产后瘀血腹痛,以及血淋尿道涩痛,小便不利等症均有功效。研末外敷,可以止血,生肌,敛疮。

【功效主治简表】

琥珀 { 镇心安神—惊风癫痫、心悸失眠
行血散瘀—经闭癥瘕、产后瘀阻
利尿通淋—血淋尿道涩痛,小便不利

【配伍应用】

1. 用于惊风癫痫、心悸失眠。如《活幼心书》琥珀抱龙丸,即以本品配伍朱砂、胆南星、天竺黄、金箔等药同用,治小儿惊风,痰壅抽搐;《和剂局方》琥珀寿星丸,以本品配伍朱砂、制南星等,治癫痫;《景岳全书》琥珀多寐丸,以本品配伍羚羊角、远志、茯神、人参、甘草、金箔,治肝阳上扰,心悸失眠。

2. 用于经闭癥瘕、产后瘀阻,可配伍三棱、延胡、没药、大黄等同用,如《海药本草》琥珀散。

3. 用于血淋尿道涩痛、小便不利,可配伍蒲黄、海金沙、没药、通草同用,如《证治准绳》琥珀散。

【用量用法】内服:1.0~3.0克,多入丸、散;入汤剂可研末冲服。

【使用注意】阴虚内热的小便不利及无瘀滞者忌服。

【本草摘要】

《名医别录》:"安五脏,定魂魄,消瘀血,通五淋。"

《本草拾遗》:"止血生肌,合金疮。"

《珍珠囊》:"利小便,清肺。"

【现代研究】

成分:主含树脂、挥发油,包括琥珀松香酸、琥珀脂醇、琥珀酸等成分。

药理:有一定安神、抗惊厥作用。

临床报道:治疗泌尿系感染性血尿,用琥珀0.6克,研为粉末,1次口服,每日服3次,用温开水送服。共治5例,均于4天内血尿消失。并对治疗阴囊血肿亦有效。

珍　　珠《开宝本草》

附药:珍珠母

【来源】为珍珠贝科动物马氏珠母贝 *Pteria martensii*(Dunker)与蚌科动物三角帆蚌 *Hyriopsis cumingii*(Lea)、褶纹冠蚌 *Cristaria plicata*(Leach)等双壳类动物受刺激所形成的珍珠。海产的珍珠贝以广东、广西、海南岛、台湾等地为主;淡水产的河蚌在各地均有生产。捞取后,自体内取出珍珠,洗净,干燥。用时研末水飞,或以豆腐同煮,取出研磨。

珍珠母为上述贝类动物贝壳的珍珠层。全国各地的江河湖沼均产。通常在冬季潜到水底,自水草或石头上采收后,去肉,洗净,放在碱水中煮过,再刮去黑皮,煅烧而成。

【处方用名】珍珠　真珠　濂珠　珍珠母

【性能概要】味甘、咸,性寒。归心、肝经。本品主清心肝之火而益阴,适用于心肝火炽,惊悸怔忡、惊风癫痫之证,有镇心定惊之效;又治肝热内扰,目赤翳障,内服清肝明目,外用消翳。此外还可清热解毒,生肌敛疮,可治喉痹、口疮、溃疡不敛等症。

珍珠母,味咸,性凉,归心、肝经。功能平肝潜阳,明目安神。适用于肝阳上升、头眩头痛、目眩耳鸣、癫狂惊痫、目翳、心悸失眠等症;兼能止血,治吐衄、血崩。一般用量 15～30 克,先煎。

【功效主治简表】

珍珠 {
镇心定惊—惊悸怔忡、惊风癫痫
明目消翳—目赤翳障
清热解毒,生肌敛疮—喉痹、口疮、溃疡不敛
}

【配伍应用】

1. 用于惊悸怔忡、惊风癫痫。如《肘后方》单用本品研末,蜜和服,治惊悸不安;《圣惠方》以本品配伍生石膏研末服,治小儿惊风抽搐;《沈氏尊生书》金箔镇心丸,配伍牛黄、琥珀、朱砂、胆南星、天竺黄、雄黄、麝香、金箔等药同用,治惊悸怔忡、惊风癫痫等症。

2. 用于目赤翳障,如《邓苑方》七宝膏,以本品配伍琥珀、水晶、龙齿、石决明、熊胆、冰片各等份,研细末,外用点眼,明目消翳。

3. 用于喉痹、口疮,腐烂肿痛以及溃疡不敛。如《医级》珠黄散,即珍珠三分,牛黄一分,研细末吹口,治喉痹、口疳;《张氏医通》珍珠散,以本品配伍炉甘石、琥珀、龙骨、朱砂、赤石脂、钟乳石、冰片、血竭、象皮等药,共为细末,外敷疮口,治溃疡不敛。

【用量用法】内服:0.3～1.5 克,研细末入丸、散。外用:适量。

【使用注意】《本草纲目》云"主难产,下死胎胞衣",故孕妇不宜服。

【本草摘要】

《开宝本草》:"镇心,去肤翳障膜。"

《本草衍义》:"除小儿惊热。"

《本草汇言》:"解结毒,化恶疮,收内溃破烂。"

【现代研究】

成分:以碳酸钙为主。

药理:有抗衰老、抗氧化、抗肿瘤、促进创面肉芽增长等作用。

临床报道:治疗复发性口腔溃疡、单纯疱疹性口炎、创伤性口腔溃疡、药物疹口炎、天疱疮口腔溃疡均有效。对治疗下肢溃疡也有效。

龙 骨 《本经》

附药:龙齿

【来源】为古代大型哺乳动物如东方剑齿象 Stegodon orientalis Owen.、象类、犀类、三趾马、牛类、鹿类等的骨骼化石。主产于山西、内蒙古、陕西、甘肃、湖北等地。全年可采挖。除去泥沙杂物,贮于干燥处。用时打碎,或火煅用。

391

龙齿为古代多种大型哺乳动物的牙齿化石。采掘龙骨时即可收集龙齿。其中色呈青灰者为佳,称青龙齿;经火煅者称煅龙齿。

【处方用名】龙骨　花龙骨　煅龙骨　龙齿　青龙齿

【性能概要】味甘、涩,性平。归心、肝、肾经。本品"重可镇怯","涩可固脱",并能潜阳。故用治惊狂烦躁、心悸怔忡、失眠多梦等症,有镇惊安神之功;用治自汗、盗汗、遗精滑精、小便不禁、久泻久痢、便血以及妇女崩带不止等症,又有收敛固脱之效;用治肝阴不足,虚阳浮越的头晕目眩,能使虚阳下潜。此外,外用又能收湿止血,生肌敛疮。

龙齿,性凉质重,归心、肝经。本品为重镇安神药,但不如龙骨兼有收涩作用,故只适用于癫狂惊痫、烦躁不安、失眠多梦等症。一般用量10～20克。入汤剂宜先煎。

【功效主治简表】

龙骨｛
镇惊安神—惊狂烦躁、心惊怔忡、失眠多梦
平肝潜阳—肝阳上升,头晕目眩
收敛固脱｛自汗、盗汗、遗精滑精、小便不禁、久泻久痢、便血、崩带不止
外用—收湿止血,生肌敛疮

【配伍应用】

1. 用于惊狂烦躁,如《伤寒论》桂枝去芍药加蜀漆、龙骨、牡蛎救逆汤,即由桂枝、炙甘草、生姜、大枣、蜀漆、龙骨、牡蛎所组成,治伤寒证因亡阳而惊狂、卧起不安者。用于心悸怔忡、失眠多梦,多与牡蛎、酸枣仁、远志、茯神、朱砂等药同用。

2. 用于肝阳上升,头晕目眩,可以本品配伍牡蛎、龟甲、白芍、代赭石、牛膝等同用,如《衷中参西录》镇肝熄风汤。

3. 用于自汗、盗汗,多与牡蛎、五味子同用,属阳虚自汗,可加黄芪、白术、附子;属阴虚盗汗,可加生地、白芍、麦冬等。用于遗精、遗尿,如《梅师集验方》龙骨配韭菜子治遗精、滑精;龙骨配桑螵蛸治遗尿不止。用于泻痢不止,如《证治准绳》龙骨散,以本品配伍诃子、没食子、罂粟壳、赤石脂等同用。用于崩漏带下,如《衷中参西录》清带汤,即以本品配伍牡蛎、山药、黄芪、生地、白芍、海螵蛸、茜草等治赤白带下、月经过多或过期不止。

此外,用本品配枯矾等份研末,掺于患处,治溃疡不敛、湿疮流水以及金疮出血等症。

【用量用法】内服:10～30克。入汤剂宜先煎。镇惊安神潜阳宜生用,收敛固脱当煅用。外用:适量,研末掺或调敷。

【使用注意】有湿热、实邪者忌服。

【本草摘要】

《神农本草经》:龙骨"主泄痢脓血,女子漏下……小儿热气惊痫。"

《名医别录》:龙骨"止汗,缩小便,溺血,养精神,定魂魄,安五脏","疗梦寐泄精,小便泄精。"

《日华子本草》:龙骨"健脾,涩肠胃,止泻痢,怀孕漏胎,肠风下血,崩中带下,鼻洪、吐血、止汗。"

《本草纲目》:龙骨"收湿气,脱肛,生肌敛疮。"

《神农本草经》:龙齿"主大人惊痫,诸痉,癫疾狂走……小儿五惊十二痫。"

《药性本草》:龙齿"镇心,安魂魄。"

【现代研究】

成分:含碳酸钙、磷酸钙等。

药理:有增强免疫、促进组织损伤修复的作用。

临床报道:①治盗汗,用煅龙骨牡蛎粉,每晚睡前服9克,治愈盗汗2例。②对脂溢性皮炎,用生龙骨300克,朱砂、冰片各30克,与凡士林1000克制成软膏搽患处,共治20例,治愈19例。

牡　蛎《本经》

【来源】为牡蛎科动物长牡蛎 *Ostrea gigas* Thunberg、大连湾牡蛎 *O. talienwhanensis* Crosse 或近江牡蛎 *O. rivularis* Gould 等的贝壳。我国沿海一带均有分布。冬、春采集,去肉留壳,淘净,晒干。捣碎生用,或火煅粉碎用。

【处方用名】生牡蛎　煅牡蛎

【性能概要】味咸、涩,性微寒。归肾、肝、胆经。本品性寒质重,而有益阴潜阳、镇惊安神之功;味咸涩,又有收敛固涩,软坚散结之效。用治热病伤阴,虚风内动或肝阴不足,肝阳上亢,可以益阴潜阳;用治惊狂烦躁、心悸失眠,可以镇惊安神;用治自汗盗汗、遗精崩带、久泻不止,可以收敛固脱;用治瘰疬痰核,可以软坚散结。此外,用治胃痛吐酸,有止痛止酸的功效。

牡蛎、龙骨功效相近,常相须为用。而牡蛎又有益阴,软坚的作用,但镇惊,固涩之功不及龙骨。

【功效主治简表】

$$
牡蛎\begin{cases}
益阴潜阳\begin{cases}热病伤阴,虚风内动\\肝阴不足,肝阳上亢\end{cases}\\
镇惊安神——惊狂烦躁、心悸失眠\\
收敛固脱——自汗、盗汗、遗精、崩带、久泻不止\\
软坚散结——瘰疬、痰核\\
此外,可用于胃痛吐酸
\end{cases}
$$

【配伍应用】

1. 用于热病伤阴,虚风内动,如《温病条辨》二甲复脉汤,即以本品配伍鳖甲、炙甘草、生地、麦冬、阿胶、白芍同用。用于肝阴不足,肝阳上亢,如《衷中参西录》镇肝熄风汤,即以本品配伍龙骨、龟甲、玄参、麦冬、代赭石、牛膝等药所组成。

2. 用于惊狂烦躁、心悸失眠,多配伍龙骨或龙齿同用。

3. 用于自汗、盗汗,如《和剂局方》牡蛎散,以本品与黄芪、麻黄根、浮小麦同用,治自汗;《类证普济本事方》柏子仁丸,以本品配伍柏子仁、人参、五味子、麻黄根等药,治盗汗。用于遗精、崩带,如《医方集解》金锁固精丸,用煅龙骨、煅牡蛎、沙苑子、芡实、莲须、莲肉等,制丸剂服,治遗精、滑精;《衷中参西录》清带汤,以本品配伍龙骨、海螵蛸、山药、茜草、生地、白芍等同用,治赤白带下,亦治崩漏。

4. 用于瘰疬、痰核,如《医学心悟》消瘰丸,以牡蛎、玄参、贝母等份研末蜜丸服。

此外,用治胃痛吐酸,可以单用本品煅研末服。

【用量用法】内服:10～30克。入汤剂先煎。益阴潜阳、镇惊安神、软坚散结宜生用,收敛固涩宜煅用。外用:适量,研末,可作扑粉。

【使用注意】虚寒证不宜服。

【本草摘要】

《神农本草经》:"主惊恚怒气,除拘缓鼠瘘,女子带下。"

《名医别录》:"主虚热去来不定,烦满;止汗,心痛气结,止渴,除老血,涩大小肠,疗泄精。"

《本草拾遗》:"捣为粉,粉身,止大人小儿盗汗;同麻黄根、蛇床子、干姜为粉,去阴汗。"

《本草纲目》:"化痰软坚,清热除湿,止心脾气痛……消疝瘕积块,瘿核结核。"

《本草备要》:"咸以软坚化痰,消瘰疬结核,老血疝瘕。涩以收脱,治遗精崩带,止嗽敛汗,固大小肠。微寒以清热补水,治虚劳烦热。"

【现代研究】

成分:主含碳酸钙。

药理:抗消化性溃疡、镇静、盗汗、失眠、眩晕等。

临床报道:治疗肺结核盗汗,用牡蛎15克,加水500毫升,煎至200毫升,早晚分服,连服3剂,汗止后再服2～3剂,观察10例,7例有效。对胃及十二指溃疡治疗也有效。

紫 石 英《本经》

附药:白石英

【来源】为卤化物类矿石萤石 Fluorite 的矿石。产于浙江、江苏、辽宁、河北、甘肃等省。采得后,拣选紫色者入药。去净外附的砂砾及泥土,捣成小块。生用或煅用。

白石英为氧化物类矿物石英的矿石。主产于江苏、广东、湖北、河北、福建、陕西等地。采得后,拣选纯白的石英,洗净,晒干,砸碎。生用或煅用。

【处方用名】紫石英　白石英

【性能概要】味甘,性温。归心、肝经。本品重可镇怯,有镇心定惊之效。故可用治心悸怔忡、惊痫抽搐之证;又能温肺下气,治肺寒喘咳;并有益肝血,暖子宫作用,所以又治血海虚寒的不孕症。

白石英,味甘,性微温。功能温肺下气,助阳,安神,利尿,可治肺寒喘咳、阳痿、惊悸善忘,小便不利等症。用量禁忌同紫石英。

【功效主治简表】

紫石英 { 镇心定惊—心悸怔忡、惊痫抽搐
温肺下气—肺寒喘咳
益血暖宫—子宫虚寒不孕

【配伍应用】

1. 用于心悸怔忡、虚烦失眠,如《郑子来家秘》方,以本品配伍酸枣仁、远志、茯苓、柏子仁、当归、黄连、川贝等药同用。用于惊痫抽搐,如《金匮要略》风引汤,即以本品配伍龙骨、牡蛎、石膏、大黄等药同用。

2. 用于肺寒喘咳,如《青囊秘方》,以本品火煅,醋淬,水飞为细末,每日早服5分,花椒10粒,泡汤下。

3. 用于子宫虚冷不孕,可以本品配伍熟地、当归、川芎、枸杞子、白术、香附同用(《青囊秘方》)。

【用量用法】内服:10~15克。打碎先煎。

【使用注意】阴虚火旺者不宜服。

【本草摘要】

《神农本草经》:紫石英"主心腹咳逆邪气,补不足,女子风寒在子宫。"

《药性本草》:"虚而惊悸不安者,加而用之。"

《本草纲目》:"上能镇心,重以去怯也;下能益肝,湿以去枯也。心主血,肝藏血,其性暖而补,故心神不安,肝血不足,及女子血海虚寒不孕者宜之。"

《神农本草经》:白石英"主消渴,阴痿不足,咳逆,胸膈间久塞,益气,除风湿痹。"

《名医别录》:白石英"疗肺痿,下气,利小便,补五脏。"

【现代研究】

成分:主含氟化钙。

药理:有兴奋中枢神经作用;并有促进卵巢分泌功能的作用。

铁　　落《本经》

【来源】为生铁煅至红赤,外层氧化时被锤落的铁屑。取煅铁时打下的铁落,去其煤土杂质,洗净,晒干。多煅后醋淬用。

【处方用名】生铁落

【性能概要】味辛,性寒。归肝经。本品为重镇之品,功能平肝镇惊,可治肝火扰心,神志失常,善怒发狂、惊悸不安等症。

【功效主治简表】

铁落:平肝镇惊—肝火扰心,神志失常,善怒发狂、惊悸不安

【配伍应用】

用于善怒发狂、惊悸不安,可以单用本品水煎饮,如《素问》生铁落饮。现多配成复方应用,如《医学心悟》生铁落饮,即以本品与菖蒲、远志、丹参、朱砂、茯苓、连翘等药所组成。

【用量用法】内服:30～90克。入汤剂先煎。

【使用注意】中气虚寒者不宜服。

【本草摘要】

《日华子本草》:"治惊邪癫痫,小儿客忤。"

《本草纲目》:"平肝去怯,治善怒发狂。"

【现代研究】

成分:主含四氧化三铁。

药理:有补血作用,促进红细胞的新生和血红蛋白的增加;并有镇静作用。

第二节 养心安神药

本类药物具有养心滋肝,安定神志的作用。适用于心肝血虚,心神失养所致的心悸怔忡、失眠多梦等症。在复方中,常与养血补阴药同用。

酸 枣 仁 《本经》

【来源】为鼠李科落叶灌木或乔木植物酸枣 *Ziziphus jujube* Mill. var. *spinosa* (Bge.) Hu ex H. F. Chow. 的成熟种子。主产于河北、陕西、辽宁、河南等地。秋季果实成熟时采收,除去枣肉,碾破核,取种子干燥。生用或炒用。

【处方用名】酸枣仁 生枣仁 炒枣仁

【性能概要】味甘、酸,性平。归肝、胆、心经。本品甘酸收敛津液,善补肝胆,兼可宁心,为安神良药,且有敛汗生津功效。适用于虚烦不眠、惊悸多梦、体虚多汗、津少口渴等症。生用、熟用均可,炒熟用兼有醒脾之功。

【功效主治简表】

$$酸枣仁\begin{cases}补肝宁心—虚烦不眠、惊悸多梦\\敛汗生津\begin{cases}体虚多汗\\津亏口渴\end{cases}\end{cases}$$

【配伍应用】

1. 用于虚烦不眠、惊悸多梦,如《金匮要略》酸枣仁汤,以本品为主药,配伍川芎、知母、甘草、茯苓,治血不养肝,虚火扰心引起的上述各症。

2. 用于体虚多汗、津亏口渴,可以本品配伍人参、麦冬、五味子等药同用。

【用量用法】内服:10～20克,入汤剂应捣碎;研末服每次1.8克。治失眠睡前服。

【使用注意】有实邪郁火者不宜服。

【本草摘要】

《名医别录》:"治心烦不得眠……虚汗烦渴,补中,益肝气。"

《新修本草》:"本经用实疗不得眠,不言用仁。今方借用仁,补中益肝,坚筋骨,助阳气,皆酸枣仁之功。"

《本草从新》:"甘酸而润,生用酸平,专补肝胆,炒熟酸温而香,亦能醒脾。"

【现代研究】

成分:含三萜类、黄酮类和生物碱类成分等。

药理:有镇静、镇痛、催眠、抗惊厥作用,能对抗咖啡因引起的兴奋状态;能抗心律失常、心肌缺血、降血压、降血脂,防治动脉粥样硬化等。

临床报道:治疗失眠,每晚睡前1小时左右服枣仁散,每次3～10克,最多有1次服30克者,连服7日。治疗失眠患者87例,有效率73.5%。

柏 子 仁 《本经》

【来源】为柏科常绿乔木侧柏 *Platycladus orientalis*（L.）Franco 的种仁。秋后成熟时采收,晒干,除去外壳,阴干。

【处方用名】柏子仁　侧柏仁

【性能概要】味甘,性平。归心、脾、肝、肾经。本品味甘、质润,能补心脾,滋肝肾,但其主要作用为补心。心主血、藏神,汗为心液,因能补心益血,所以有安神止汗等功效,适用于惊悸失眠、阴虚盗汗等症;又因质润,能润燥滑肠,所以又治血枯津伤的肠燥便秘。

柏子仁与酸枣仁均能安神止汗,但柏子仁补心,酸枣仁补肝,作用稍有不同。又润燥之功柏子仁为胜,故可用于润肠通便。

【功效主治简表】

柏子仁 { 补心安神—惊悸失眠 / 止汗—阴虚盗汗 / 润肠—肠燥便秘

【配伍应用】

1. 用于惊悸失眠,可配伍酸枣仁、远志、五味子、茯神等药同用,如《证治准绳》养心汤。

2. 用于阴虚盗汗,可配伍煅牡蛎、五味子、麻黄根等药同用,如《本事方》柏子仁丸。

3. 用于肠燥便秘,常与桃仁、杏仁、松子仁、郁李仁等药同用,如《世医得效方》五仁丸。

【用量用法】内服:10~20克,入汤剂应捣碎。

【使用注意】便溏及痰多者忌服。

【本草摘要】

《神农本草经》:"主惊悸,安五脏,益气,除风湿痹。"

《名医别录》:"益血止汗。"

《本草纲目》:"养心气,润肾燥,益智宁神。"

《长沙药解》:"能滑肠开秘。"

【现代研究】

成分:主含脂肪油及小量挥发油等。

药理:有润肠、镇静作用。

临床报道:治口舌生疮,用新鲜柏子仁30克洗净,为1日量,用开水冲泡当茶饮,直至液汁色淡为止,可连服数日。共治66例,服药2~4日,均获佳效。

远　　志《本经》

【来源】为远志科多年生草本植物远志 *Polygala tenuifolia* Willd. 或卵叶远志 *P. sibirica* L. 的根。主产于山西、陕西、河南等地。春、秋二季采挖,除去须根及泥沙,抽去木心,晒干。生用或炙用。全草也入药,称小草。

【处方用名】远志　远志肉　炙远志

【性能概要】味辛、苦,性温。归心、肾、肺经。本品辛散、苦泄、温通,能助心阳,益心气,又能使肾气上交于心,以交通心肾,所以有安神益智之效,可治惊悸失眠、迷惑善忘之证;且有散郁化痰的作用,又治肺有寒邪痰饮的咳嗽;而对寒凝气滞、痰湿入络所致的痈疽肿毒,不论内服外敷,均有消肿止痛的功效。

【功效主治简表】

$$
远志\begin{cases} 安神益智 \begin{cases} 惊悸失眠 \\ 迷惑善忘 \end{cases} \\ 解郁化痰——寒痰咳嗽 \\ 消肿止痛——痈疽肿毒 \end{cases}
$$

【配伍应用】

1. 用于惊悸失眠、迷惑善忘,如《医学心悟》安神定志丸,以本品配伍菖蒲、龙齿、茯苓、茯神、人参、朱砂等,制丸剂服,治惊悸失眠;《证治准绳》不忘散,以本品与菖蒲、茯苓、茯神、人参同用,治迷惑善忘。

2. 用于寒痰咳嗽,多配伍半夏、陈皮、杏仁、桔梗、紫菀等同用。

3. 用于痈疽肿毒,如《三因方》远志酒,以本品为末,浸酒服,渣敷患处,有效。

【用量用法】内服:3～10克。

【使用注意】阴虚火旺及有实热之证忌服。

【本草摘要】

《神农本草经》:"主咳逆伤中,补不足,除邪气,利九窍,益智慧,耳目聪明,不忘,强志倍力。"

《名医别录》:"定心气、止惊悸。"

《本草从新》:"一切痈疽,敷服皆效,并善豁痰。"

《本草正义》:"用于寒凝气滞,痰湿入络,发为痈疽等症,其效最捷。"

【现代研究】

成分:含远志皂苷七种。

药理:有镇静、抗惊厥、祛痰、抑菌、降血压;并有兴奋子宫等作用。

临床报道:治疗轻微脑功能障碍综合征,用远志、菖蒲制成智力糖浆,每次10～15毫升,每日3次,口服。治疗100例,显效70例,有效20例,无效10例。

合 欢 皮《本经》

附药:合欢花

【来源】为豆科落叶乔木植物合欢 *Albizia julibrissin* Durazz. 的树皮。主产于长江流域各省。春、秋两季剥取树皮,晒干,切段。生用。

合欢花是合欢的花,在夏季半开时或未开时采集,分别称"合欢花"、"合欢米",均生用。

【处方用名】合欢皮　合欢花　合欢米

【性能概要】味甘,性平。归心、脾、肺经。本品具有解郁安神的功效,可治心神不安,忧郁失眠;又有和血消肿,止痛生肌等作用,善治肺痈;并治筋骨折伤以及痈肿等症,内服外敷均可。但本品药力缓和,需重用久服方能见效。

合欢花,味甘,性平,功能解郁安神,理气开胃,适用于忧郁失眠,胸闷食少。一般用量5～10克。

【功效主治简表】

合欢皮 { 解郁安神—忧郁失眠 / 和血消肿,止痛生肌 { 肺痈 / 痈肿 / 筋骨折伤

【配伍应用】

1. 用于心神不安,忧郁失眠,可以单用,也可与柏子仁、龙齿、琥珀、夜交藤等配成复方应用。

399

2. 用于肺痈,如《千金方》黄昏汤,即单用本品煎汤服,治肺痈唾浊、咳嗽胸痛;《景岳全书》合欢饮,以本品配白蔹同煎服,治肺痈日久不愈。用于筋骨折伤,如《百一选方》,合欢皮炒 4 两,芥菜子炒 1 两,研细末,酒调,临卧服酒,渣敷患处。

【用量用法】内服:10 ~ 15 克。

【本草摘要】

《神农本草经》:"主安五脏,利心志,令人欢乐无忧。"

《日华子本草》:"煎熬,消痈肿,并续筋骨。"

《本草纲目》:"和血,消肿,止痛。"

《本草求真》:"味甘气平,服之虽能入脾补阴,入心缓气,而令五脏安和,神气自畅,及单用煎汤而治肺痈唾浊,合阿胶煎汤而治肺痿吐血,皆验……然气缓力微,用之非止钱许可以奏效,故必重用久服,方有补益怡悦心志之效矣。"

【现代研究】

成分:含皂苷、鞣质、黄酮类、三萜酸及多糖等。

药理:有催眠、抗早孕作用。

临床报道:治肝脓肿,合欢皮 15 克、金钱草 50 克,水煎服。治疗 3 例,疗程 6 ~ 12 天,均治愈。

夜 交 藤 《开宝本草》

【来源】为蓼科多年生蔓生草本植物何首乌 *Polygonum multiflorum* Thunb. 的藤茎或带叶藤茎,又名首乌藤。主产于浙江、江苏、安徽、广西、湖南、四川、贵州等地。秋、冬割取地上部分,晒干。切断生用。

【处方用名】夜交藤　首乌藤

【性能概要】味甘,性平。归心、肝经。本品具有养心安神作用,常用于失眠、多汗;有通络祛风功效,可治血虚肢体酸痛,并可煎汤外洗皮肤,治疮疹作痒。

【功效主治简表】

夜交藤 { 养心安神—失眠、多汗
　　　　通络祛风 { 血虚肢体酸痛
　　　　　　　　　疮疹作痒(外用)

【配伍应用】

1. 用于失眠,常与龙齿、珍珠母、柏子仁、合欢花等药配伍同用,如《医醇賸义》甲乙归藏汤。用于多汗,可与浮小麦、五味子、煅牡蛎等药同用。

2. 用于血虚肢体酸痛,可配伍当归、白芍、鸡血藤等药同用。用于皮肤疮疹作痒,可用本品煎汤外洗。

【用量用法】内服:30 克。外用:适量,煎汤洗。

【本草摘要】

《本草纲目》:"风疮疥癣作痒,煎汤洗浴。"

《本草再新》:"补中气,行经络,通血脉,治劳伤。"

《本草正义》:"治夜少安寐。"

《饮片新参》:"养肝肾,止虚汗,安神催眠。"

【现代研究】

成分:含大黄素、大黄素甲醚、蒽苷类等。

药理:有镇静、催眠、降脂等作用。

临床报道:用鲜何首乌90~140克,鲜夜交藤140克(干品均为1/3~1/2量),红枣2~6个。治精神病95例,其中37例单用本方,晚上加服安定和异丙嗪;另58例联合氯丙嗪用。治一个月以上,治愈8例(均为单用组),总有效66例,占69.5%。

小　　麦 《本草经集注》

【来源】为禾本科一年生或越年生草本植物小麦 Triticum aestivum L. 的种子或面粉。全国各地广有栽培。种子成熟后采收,晒干入药。生用。

【处方用名】小麦　淮小麦

【性能概要】味甘,性微寒。归心经。本品具有养心安神作用,适用于神志失常,烦躁不安之证。

【功效主治简表】

小麦:养心安神—神志失常,烦躁不安

【配伍应用】

用于神志失常,烦躁不安,如《金匮要略》甘麦大枣汤,以本品配伍甘草、大枣同用,治妇人脏躁,悲伤欲哭,精神恍惚等症。

【用量用法】内服:30~60克。

【本草摘要】

《名医别录》:"除热,止燥渴。"

《千金食治》:"养心气,心病宜之。"

《本草纲目》:"止虚汗。"

秫　　米 《别录》

【来源】为禾本科一年生草本植物粟 Setaria italica (L.) Beauv. 一种黏性品种的种仁。我国北方地区广为栽培。秋季果实成熟时收割,打下果实晒干。碾去外壳入药。

【处方用名】秫米　北秫米

【性能概要】味甘,性微寒。归肺、胃、大肠经。本品功能益阴,和胃,安神,治阳盛阴虚,夜不得眠,及胃不和则卧不安之证。

401

【功效主治简表】

秫米:益阴和胃安神—阳盛阴虚,夜不得眠

【配伍应用】

用于夜卧不安或失眠,如《内经》半夏秫米汤,即以本品与半夏同用,治胃不和不得安眠。

【用量用法】内服:10～15克,包煎。

【本草摘要】

《名医别录》:"治寒热,利大肠,疗漆疮。"

《本草纲目》:"治阳盛阴虚,夜不得眠。"

402

第十六章
平肝息风药

凡以平肝阳、息肝风为主要作用的药物,称为平肝息风药。

平肝息风药,适用于肝阳上亢,头目眩晕,及肝风内动,惊痫抽搐等病症。

在使用平肝息风药时,当根据病因选择配伍。如因热引起的,当配伍清热药;因风痰引起的,当配伍化痰药;因阴虚引起的,当配伍补阴药;因血虚引起的,当配伍养血药。肝阳上亢,或肝风内动,又往往兼有心悸、失眠等症,所以平肝息风药也常与安神药同用。

本类药物性能各有不同,应区别使用。如药性寒凉者,不宜用于脾虚慢惊风等无热之证;药性温燥者,对阴亏血虚之证又当慎用。

羚 羊 角 《本经》

【来源】为牛科动物赛加羚羊 Saiga tatarica L. 的角。产于新疆、甘肃、青海等地。全年均可捕捉,秋季捕者为佳。猎后切取其角。镑为薄片或研末入药。

【处方用名】羚羊角　羚羊片　羚羊粉

【性能概要】味咸,性寒。归肝、心、肺经。本品主泻肝火,兼清心肺。肝主风,开窍于目而藏血,所以有明目,平肝息风,散血解毒等作用。用治肝火上升引起的目赤翳障、头痛眩晕,可以泻火明目;用治热甚风动引起的神昏痉厥、惊痫抽搐,可以平肝息风;用治热毒血瘀发为斑疹、痈肿、疮毒,可以散血解毒。

【功效主治简表】

羚羊角 $\begin{cases} \text{泻火明目——肝火上升,目赤翳障、头痛眩晕} \\ \text{平肝息风——热甚风动,神昏痉厥、惊痫抽搐} \\ \text{散血解毒——斑疹、痈肿、疮毒} \end{cases}$

【配伍应用】

1. 用于肝火上升,目赤翳障、头痛眩晕,如《和剂局方》羚羊角散,即以本品配伍龙胆草、栀子、黄芩、决明子、车前子等药同用。

2. 用于热甚风动,神昏痉厥或惊痫抽搐。如《通俗伤寒论》羚羊钩藤汤,与钩藤、鲜生地、生白芍、桑叶、菊花、茯神、川贝、竹茹、甘草同用,治肝风内动,手足瘈疭;《本事方》羚羊角散,以本品配伍防风、独活、川芎、当归、杏仁、薏苡仁、甘草等药,治子痫。

3. 用于斑疹、痈肿、疮毒。如王孟英方,以本品配伍犀角加入白虎汤中治温热病,壮热神昏谵语、斑疹不透;本品配伍清热解毒药同用,又可治痈肿、疮毒血热毒盛者。

【用量用法】内服:3～6克;搓末或磨汁冲服0.6～1.5克。

【使用注意】为泻火散邪之品,无火热之证忌服。

【本草摘要】

《神农本草经》:"主明目,益气起阴,去恶血注下,安心气。"

《本草衍义补遗》:"主惊梦狂越,心神不宁,小儿卒热惊搐,产后败血冲心,清心解毒,明目益气。"

【现代研究】

成分:含角质蛋白、胆固醇、磷脂类等。

药理:有镇静、催眠、抗惊厥、解热、降血压等作用。

临床报道:治疗高热病症,用水解羚羊角制成注射液(每支2毫升,合生药20毫克),成人每次1～2支,每日3～4次,肌肉注射。治疗流感、麻疹、小儿肺炎等所引起的发热100例。以降温为指标,显效41例,有效45例,无效14例。对治疗血管神经性头痛、早期脑血栓形成也有效。

石 决 明 《别录》

【来源】为鲍科动物杂色鲍 *Haliotis diversicolor* Reeve、皱纹盘鲍 *Haliotis discus hannai* Ino、羊鲍 *Haliotis ovina* Gmelin、澳洲鲍 *Haliotis ruber* (Leach)、耳鲍 *Haliotis asinina* Linnaeus 或白鲍 *Haliotis laevigata* (Donovan)的贝壳。多分布于沿海地区。夏季捕取,去肉后,洗净贝壳,除去附着的杂质,晒干。打碎生用或煅用。

【处方用名】石决明　生石决　九孔决明

【性能概要】味咸,性寒。归肝、肺经。本品善清肝火,又补肝阴,且介类可潜阳,故为平肝潜阳之品。肝开窍于目,能清热补肝阴,所以又为明目良药。用于肝阳上亢眩晕、惊风抽搐,可以平肝潜阳;用于目赤翳障,青盲雀目,可以清肝明目。此外,还能清肺热,可治骨蒸劳热。

石决明泻肝火作用虽不如羚羊角,但能补肝阴,所以为平肝潜阳明目的要药。对肝热风动,惊风抽搐之证,每以大量本品代羚羊角,或与羚羊角同用以加强疗效。

石决明与草决明(决明子)名称相近,但来源不同,作用亦异。草决明为植物种子,石决明为动物贝壳。二药均能明目,但草决明主清肝火明目,石决明善补肝阴,且为平肝潜阳要药;草决明又能润肠通便,治肠燥便秘,石决明兼清肺热,可治骨蒸劳热。

【功效主治简表】

石决明 { 平肝潜阳 { 肝阳眩晕 / 惊风抽搐

清肝明目—目赤、翳障、青盲、雀目

清肺—骨蒸劳热

【配伍应用】

1. 用于肝阳眩晕,常与菊花、枸杞子、白芍、生地、牡蛎等药同用。用于惊风抽搐,可以大量本品配伍龙胆草、钩藤、鲜生地、白芍等药同用。

2. 用于目赤翳障、青盲雀目。如《眼科龙木论》千里光汤,即以本品配菊花、甘草等药,治目赤羞明;《证治准绳》石决明散,以本品配伍菊花、桑叶、枸杞子、谷精草、蛇退等药物同用,治目生翳障;《眼科龙木论》方,以本品1两,苍术3两为末,每用3钱,将猪肝剖开,入药末扎定,煮熟,以气熏目,待冷,食肝饮汁,治青盲雀目。

3. 用于骨蒸劳热,可配伍桑白皮、地骨皮、青蒿、知母、生地等药同用。

【用量用法】内服:10~30克。入汤剂应先煎。生用作用较强,煅用药力则缓。外用:研末水飞点眼。

【使用注意】脾胃虚寒者不宜服。

【本草摘要】

《名医别录》:"主目障翳痛,青盲。"

《海药本草》:"主青盲内障,肝肺风热,骨蒸劳热。"

《本草从新》:"内服疗青盲内障,外点散赤膜外障。"

【现代研究】

成分:主含碳酸钙。

药理:有保肝作用。

临床报道:治疗血管性头痛有效。

玳 瑁《开宝本草》

【来源】为海龟科动物玳瑁 Eretmochelys imbricata(L.)的甲片。产于台湾、福建、广东、海南岛等地。全年均可捕捉。捕获后,将其倒悬,用沸醋浇泼,其甲即能逐片剥落,去尽残肉,洗净。切成细丝或研成细粉入药。

【处方用名】玳瑁 玳瑁片 明玳瑁

【性能概要】味甘,性寒。归心、肝经。本品能清心肝之火而有镇心平肝,清热解毒等功效。适用于热病惊狂谵语、小儿惊风抽搐、中风肝阳亢盛,以及痈肿疮毒等症。

【功效主治简表】

$$
玳瑁\begin{cases}镇心平肝\begin{cases}热病惊狂谵语\\小儿惊风抽搐\\中风肝阳上亢\end{cases}\\清热解毒——痈肿疮毒\end{cases}
$$

【配伍应用】

1. 用于热病惊狂谵语、小儿惊风抽搐。如《和剂局方》至宝丹,即有本品;也可与犀角、羚羊角、生石决明、钩藤、鲜生地、黄连等药配伍,以治上述证候。用于中风肝阳亢盛,可与羚羊角、石决明、生白芍、生牡蛎、龟甲、牛膝等药同用。

2. 用于痈肿疮毒,如《痘疹论》方,以本品配伍犀角、紫草,治痘疮黑陷。

【用量用法】内服:10～15克;或研末入丸、散。

【本草摘要】

《食性本草》:"解烦热。"

《日华子本草》:"消痈毒,止惊痫。"

《本草纲目》:"解痘毒,镇心神……伤寒热结,狂言"。又"解毒清热之功,同于犀角。"

【现代研究】

成分:主含角朊等多种氨基酸。

代　赭　石《本经》

【来源】为赤铁矿 Haematite 矿石。产于山西、河北、河南、山东等地的多种矿床和岩石中。掘出后,去土洗净。生用或火煅醋淬研粗末用。

【处方用名】代赭石　丁头赭石　煅赭石

【性能概要】味苦,性寒。归肝、心包经。本品为重镇降逆的要药,且有清火平肝,凉血止血的功效。用于气逆不降引起的噫气、呃逆、呕吐、喘息,可以重镇降逆;用于肝火上升引起的眩晕,可以清火平肝;用于血热引起的吐衄下血,可以凉血止血。

代赭石与磁石均为铁矿石,二药作用有所不同。代赭石重镇降逆,清火平肝,凉血止血,适用于噫气、呃逆、呕吐、喘息,以及肝阳上亢,头目眩晕,或血热吐衄下血;磁石能补肾潜阳,纳气镇惊,适用于肾虚精亏,肝火上升,眩晕目暗、耳鸣、耳聋、肾虚作喘,以及惊悸失眠等症。

【功效主治简表】

$$
代赭石\begin{cases}重镇降逆——噫气、呃逆、呕吐、喘息\\清火平肝——肝火上升,头目眩晕\\凉血止血——吐衄下血\end{cases}
$$

【配伍应用】

1. 用于噫气、呃逆、呕吐、喘息等症。如《伤寒论》旋覆代赭石汤,即以本品配伍旋覆花、半夏、生姜、人参、甘草、大枣同用,治虚气上逆,痰浊内阻引起的上述各症。

2. 用于肝火上升,头目眩晕,可配伍龙骨、牡蛎、龟甲、牛膝、白芍等药同用,如《衷中参西录》镇肝熄风汤。

3. 用于吐衄下血,如《本草纲目》方,单用本品研末,每服1钱,生地黄汁调服。

【用量用法】内服:10~30克,入汤剂应先煎。降逆、平肝宜生用,止血宜煅用。

【使用注意】本品苦寒重坠,故寒证及孕妇慎用。

【本草摘要】

《神农本草经》:"主贼风蛊毒,腹中毒邪气,女子赤沃漏下。"

《名医别录》:"主带下百病,产难,胞衣不出,堕胎,养气血,除五脏血脉中热。"

《日华子本草》:"止吐血,鼻衄,肠风,痔漏,月经不止,小儿惊痫。"

《衷中参西录》:"能生血兼能凉血,其质重坠,又善镇逆气,降痰涎,止呕吐,通燥结。"

【现代研究】

成分:主含三氧化二铁。

药理:有镇静作用,并能促进红细胞及血红蛋白的新生。因含有微量砷,长期或大量服用,可引起砷中毒。

临床报道:对治疗内耳眩晕症、呃逆、小儿癫痫、妊娠呕吐等病症有效。

紫 贝 齿 《唐本草》

【来源】为宝贝科动物山猫眼宝贝 *Cypraea lynx*(L.)或阿文绶贝 *Mauritia arabica*(L.)等的贝壳。产于海南、台湾、福建等省。洗净,晒干。生用或煅用。用时捣碎或研成细粉。

【处方用名】紫贝齿

【性能概要】味咸,性平。归肝经。本品功能清热平肝,明目安神。用于肝阳上升,眩晕头痛,可以清热平肝;用于肝火目赤肿痛,可以清肝明目;用于肝阳扰心,惊惕失眠,可以平肝安神。

【功效主治简表】

$$
紫贝齿 \begin{cases} 清热平肝—肝阳上升,眩晕头痛 \\ 明目—肝火上炎,目赤肿痛 \\ 安神—肝阳扰心,惊惕失眠 \end{cases}
$$

【配伍应用】

1. 用于肝阳上升,眩晕头痛,可配伍菊花、白芍、牡蛎、龟甲等药同用。

407

2. 用于肝火上炎,目赤肿痛,可配伍黄连、决明子等药同用。

3. 用于惊悸失眠,常与紫石英、龙骨、牡蛎、茯神、酸枣仁、麦冬等药配伍。

【用量用法】内服:10~15克,入汤剂应先煎。

【本草摘要】

《新修本草》:"明目,去热毒。"

《本草纲目》:"小儿斑疹,目翳。"

《饮片新参》:"清心,平肝安神,治惊悸不眠。"

【现代研究】

成分:主含碳酸钙。

天　　麻《本经》

【来源】为兰科植物天麻 *Gastrodia elata* Bl. 的根茎。主产于云南、四川、贵州等地。冬、春两季采挖。冬挖者名"冬麻",质量优良;春挖者名"春麻",质量较差。采后除去地上茎及须根,洗净泥土,用清水泡,及时擦去粗皮,随即放入清水或白矾水浸泡,再水煮或蒸透,至中心无白点时为度,取出晾干、晒干或烘干。生用或炒、煨用。

【处方用名】天麻　明天麻　煨天麻

【性能概要】味甘,性平。归肝经。肝藏血主风,肝血不足则虚风内动,本品甘平柔润入肝经,而有平肝息风定惊之效,为治虚风眩晕头痛、惊痫抽搐等症的良药。此外,亦有用治风湿痹着,麻木酸疼,以及中风瘫痪等症者,但只有平息内风之功,而无疏散外风之力。又古有"风药多燥"之说,认为天麻能耗血伤津,但实际甘润息风,并无燥烈之弊,故虽血虚津伤之证,亦可应用。

【功效主治简表】

$$
天麻\begin{cases} 平肝息风定惊\begin{cases} 肝阳上升,眩晕头痛 \\ 惊痫抽搐 \end{cases} \\ 此外,也可用于风湿痹着,麻木瘫痪 \end{cases}
$$

【配伍应用】

用于肝阳上升,眩晕头痛,常以本品配伍钩藤、生石决明、黄芩、山栀等药同用,如《杂病证治新义》天麻钩藤饮;痰多者当配伍半夏、白术、茯苓等药同用,如《医学心悟》半夏白术天麻汤。用于惊痫抽搐,可配伍僵蚕、全蝎等药同用,如《魏氏家藏方》天麻丸。

此外亦有用于风湿痹着,肢体酸疼或麻木,以及中风瘫痪等症者。如《医学心悟》秦艽天麻汤,即以本品配伍秦艽、羌活、当归、川芎、桑枝等药同用,治风湿肩背作痛。

【用量用法】内服:3~10克。

【本草摘要】

《神农本草经》:"久服益气力,长阴肥健。"

《开宝本草》:"主诸风湿痹,四肢拘挛,小儿风痫,惊气。"

《珍珠囊》:"治风虚眩晕头痛。"

【现代研究】

成分:含香荚兰醇、香荚兰醛等。

药理:有镇静、抗惊厥、镇痛、抗炎作用;有降血压、抑制血小板聚集作用;有增强机体非特异性免疫功能及细胞免疫和体液免疫功能的作用。

临床报道:对治疗神经系统疾病眩晕综合征、血管性头痛、中风后遗症、帕金森综合征、三叉神经痛、坐骨神经痛、中毒性多发性神经炎有效。对治疗面肌痉挛、癫痫、脑外伤综合征也有效果。

钩　　藤 《别录》

【来源】为茜草科常绿木质藤本植物钩藤 *Uncaria rhynchophylla* (Miq.) Jacks.、大叶钩藤 *Uncaria macrophylla* Wall.、毛钩藤 *Uncaria hirsuta* Havil.、华钩藤 *Uncaria sinensis* (Oliv.) Havil. 或无柄果钩藤 *Uncaria sessilifructus* Roxb. 的带钩茎枝。主产于广西、广东、湖南、浙江、江西等地。秋、冬二季采收,去叶,晒干。切段生用。

【处方用名】钩藤　双钩藤　嫩钩藤

【性能概要】味甘,性微寒。归肝、心包经。本品微寒质轻,善清肝与心包之火,息风定惊,常用于肝热风动,惊痫抽搐;肝火上升,头目眩晕等症。且兼有轻清透热作用,又可用于斑疹透发不快。但药力较轻,重症不宜单独应用。

【功效主治简表】

钩藤 { 清热平肝,息风定惊—肝热风动,惊痫抽搐
平肝阳、清头目—肝火上升,头目眩晕
清透作用—斑疹透发不畅

【配伍应用】

用于肝热风动,惊痫抽搐,如《通俗伤寒论》羚羊钩藤汤,即以本品与羚羊角、鲜生地、白芍、桑叶、菊花等配伍,治热动肝风,手足抽搐;《小儿药证直诀》钩藤饮,以本品配伍犀角、天麻、全蝎等药,治小儿惊风。用于肝火上升,头目眩晕,多配伍天麻、夏枯草、黄芩、菊花、白芍、生石决明等药同用。

此外,还可用于斑疹透发不快,有清透作用,如《小儿药证直诀》紫草散,以本品与紫草茸各等份为末,每服 5 分,温开水下。

【用量用法】内服:10～15 克,入汤剂宜后下。

【本草摘要】

《名医别录》:"治小儿寒热,十二惊痫。"

《本草纲目》:"平肝风,除心热,大人头旋目眩,小儿内钓腹痛,发斑疹。"

【现代研究】

成分:含钩藤碱、异钩藤碱等。

药理:有镇静、抗惊厥、降压、抗血栓等作用。煎煮超过20分钟以上,降压效果降低,故不宜久煎。

临床报道:治疗高血压,每日取钩藤30克,加水1000毫升,煎煮10分钟,治疗175例中,Ⅱ期高血压总有效率为77.5%,Ⅲ期高血压总有效率为73.33%。

白　蒺　藜 《本经》

【来源】为蒺藜科一年或多年生草本植物蒺藜(刺蒺藜)*Tribulus terrestris* L.的果实。主产于东北、华北、新疆、青海、西藏和长江流域等地。秋季果实成熟时割取全株,晒干,打下果实,除去杂质。炒黄去刺入药。

【处方用名】白蒺藜　刺蒺藜

【性能概要】味辛、苦,性微温。归肝经。本品辛散苦泄,轻扬疏散,善散肝经风热,又能疏肝解郁,行气破血。常用于肝经风热,头痛眩晕、目赤多泪、风疹瘙痒;肝气郁结,胸胁不舒或疼痛;以及气滞血瘀,经闭、乳难、癥瘕等症。

蒺藜有两种,一为白蒺藜,即刺蒺藜,为蒺藜科植物的果实;一为沙苑蒺藜,即潼蒺藜,又名沙苑子,为豆科植物扁茎黄芪的种子。沙苑蒺藜味甘性温,为补益肝肾,明目固精之品,与白蒺藜功效不同,用当区别。

【功效主治简表】

白蒺藜 疏散风热 { 肝经风热,头痛眩晕、目赤多泪 / 风疹瘙痒 } 疏肝解郁—胸胁不舒或疼痛 行气破血—经闭、癥瘕、乳难

【配伍应用】

1. 用于肝经风热,头痛眩晕、目赤多泪、风疹瘙痒。本品常与菊花、蔓荆子、钩藤、稆豆衣、苦丁茶等药配伍,治肝风头痛眩晕;《张氏医通》白蒺藜散,配伍菊花、连翘、决明子、青葙子等药同用,治目赤多泪;配伍蝉衣、荆芥、豨莶草、地肤子等药,治风疹瘙痒。

2. 用于胸胁不舒或疼痛,常与香附、郁金、青皮、橘叶等药同用。

3. 用于经闭、乳难、癥瘕等症。如《儒门事亲》方,以本品与当归同用,治经闭;《方龙潭家秘》方,单用本品研末服,治乳汁不下,乳房胀痛;又《方龙潭家秘》方,以本品配伍小茴香、乳香、没药,治疝瘕。

【用量用法】内服:5~10克。

【使用注意】气血虚弱及孕妇慎用。

【本草摘要】

《神农本草经》:"主恶血,破癥瘕积聚,喉痹,乳难。"

《名医别录》:"治身体风痒,头痛。"

《日华子本草》:"催生堕胎。"

《本草纲目》:"古方补肾治风皆用刺蒺藜,后世补肾多用沙苑蒺藜。"

【现代研究】

成分:含皂苷、脂肪油、挥发油、鞣酸、生物碱、黄酮类等。

药理:有降压、利尿作用;能抗动脉粥样硬化、抗血栓等作用。

临床报道:①治疗白癜风,取白蒺藜浸膏(10:1),加糖粉(1:4)制成冲剂。每包重30克,每服半包,每日2次,温开冲服。共治27例,全部治愈。②治疗手部脱屑发痒症,用白蒺藜、生甘草各100克,浸于75%乙醇300毫升内,7日后过滤备用。用药液擦患部,每日2~3次,共治40例,均获愈。

稽　豆　衣 《本草拾遗》

【来源】为豆科一年生草本植物大豆 *Glycine max*(L.)Merr. 的黑色种皮。全国各地多有栽培。取黑大豆用清水浸泡,待其发芽后,搓下种皮晒干。

【处方用名】稽豆衣　料豆衣　黑豆衣

【性能概要】味甘,性平。归肝、肾经。本品功能益肾平肝,适用于肝肾阴虚或血虚肝旺引起的眩晕、头痛等症;并有除虚热、止盗汗作用,可治阴虚盗汗。

稽豆衣据《本草纲目》记载为黑小豆之皮,目前商品为黑大豆之皮。

【功效主治简表】

稽豆衣 $\begin{cases} 益肾平肝—肝阳上升,眩晕头痛 \\ 除虚热,止盗汗—阴虚盗汗 \end{cases}$

【配伍应用】

1. 用于肝阳上升,眩晕头痛,多与白蒺藜、白菊花、枸杞子、生地、白芍等药配伍同用。

2. 用于阴虚盗汗,可配伍牡蛎、五味子、地骨皮等药同用。

【用量用法】内服:3~10克。

【本草摘要】

《本草拾遗》:"去贼风风痹,妇人产后冷血。"

《本草纲目拾遗》:"壮筋骨,止盗汗,补肾活血,明目益精。"

蚯　蚓 《本经》

【来源】为钜蚓科环节动物参环毛蚓 *Pheretima aspergillum*(E. Perrier)、通俗环毛蚓 *Pheretima vulgaris* Chen、威廉环毛蚓 *Pheretima guillelmi*(Michaelsen)或栉盲环毛蚓 *Pheretima pectinifera* Michaelsen 的全体。参环毛蚓主产于广东、广西、

411

福建等地;缟蚯蚓全国各地都有。蚯蚓又叫地龙,前者入药称广地龙,质优。夏、秋捕捉。捕得后用草木灰呛死,去灰,晒干;或剖开,用温水洗净体内泥土,晒干。生用或鲜用。

【处方用名】地龙　广地龙

【性能概要】味咸,性寒。归肝、肾、肺经。本品具有清热定惊,平喘,通络等作用。用治高热狂躁、惊风抽搐,可以清热定惊;用治肺热喘咳,可以清肺平喘;用治风湿痹痛或半身不遂,可以行经通络。此外,还有利尿作用,可治热结膀胱,小便不利。

【功效主治简表】

蚯蚓
- 清热定惊—高热狂躁、惊风抽搐
- 清肺平喘—肺热喘咳
- 行经通络
  - 风湿痹痛
  - 中风半身不遂
- 利尿—热结膀胱,小便不利

【配伍应用】

1. 用于高热狂躁、惊风抽搐,如《补缺肘后方》,单用本品煎服或绞汁服;一般可配成复方应用,如地龙解痉汤(新方),即以本品与钩藤、全蝎、生石膏、银花、连翘等配伍。

2. 用于肺热喘咳,可以单用本品研末服,也可与麻黄、杏仁、白果等药同用。

3. 用于风湿痹痛或半身不遂。如《和剂局方》小活络丹,即以本品配伍川乌、草乌、乳香、没药、制南星等药,治风湿疼痛;《医林改错》补阳还五汤,以本品配伍黄芪、当归、赤芍、桃仁、红花、川芎等药,治半身不遂。

此外还可用于小便不通,如《斗门方》单用本品打烂,加冷水过滤服;也可与滑石、木通、车前子等同用。

【用量用法】内服:5~10克;研末吞服每次3~4克。

【使用注意】本品咸寒能伤脾胃,故无实热及脾胃虚弱者忌服。

【本草摘要】

《名医别录》:"疗伤寒伏热狂谬。"

《滇南本草》:"治小儿瘈疭惊风,口眼歪斜。"

《本草纲目》:"性寒而下行,性寒故能解诸热疾,下行故能利小便,治足疾而通经络。"

【现代研究】

成分:含蚯蚓解热碱、蚯蚓素、蚯蚓毒素,以及多种氨基酸、胆碱等,广地龙又含6-羟基嘌呤等。

药理:有溶栓、抗凝、降压、解热、平喘、抗癌等作用。

临床报道:对治疗精神分裂症、高血压、脑血管意外引起的偏瘫、慢性支气管炎、消化性溃疡、中耳炎、慢性荨麻疹,以及外用治疗带状疱疹、烧伤等都有效。

僵　　蚕《本经》

【来源】为蚕蛾科昆虫家蚕 *Bombyx mori* L. 的幼虫在未吐丝前，因感染白僵菌而致死的僵化虫体。主产于浙江、江苏、四川等养蚕区。近年来亦有用人工感染以制取药用僵蚕的。僵蚕虫体晒干。生用或炒黄用。

【处方用名】制僵蚕　炙僵蚕　白僵蚕　制天虫

【性能概要】味咸、辛，性平。归肺、肝经。本品辛能发散，咸能软坚，而为祛风解痉，化痰散结之药。适用于风热头痛、皮肤疮疹作痒、风痰喘咳、中风口喎、小儿惊痫抽搐等症；并治咽喉肿痛、瘰疬痰核，而对咽喉肿痛，功效尤捷。

地龙清热定惊，僵蚕祛风解痉，二药均可止痉，但药力不强，只可用于抽搐瘛疭的轻症。又地龙有平喘，通络，利尿作用；而僵蚕有化痰，散结，消肿的功效。

【功效主治简表】

僵蚕
- 祛风
  - 风热头痛
  - 皮肤疮疹作痒
- 祛风解痉化痰
  - 中风口喎
  - 小儿惊痫抽搐
- 祛风化痰，消肿散结——咽喉肿痛、瘰疬痰核

【配伍应用】

1. 用于风热头痛，如《证治准绳》白僵蚕散，即以本品配伍桑叶、荆芥、细辛、木贼草、旋覆花、甘草等药同用。用于皮肤疮疹作痒，如《圣惠方》单用本品研末服；一般可配伍蝉衣、白蒺藜、豨莶草、地肤子等药同用。

2. 用于中风口喎、小儿惊痫抽搐。如《杨氏家藏方》牵正散，以本品配伍全蝎、白附子，治中风口眼喎斜；《寿世保元》千金散，配伍全蝎、天麻、牛黄、朱砂、胆星、黄连、冰片等药，治小儿惊风，痰喘发痉。

3. 用于咽喉肿痛、瘰疬痰核。如《咽喉秘集》六味汤，以本品配伍荆芥、防风、桔梗、薄荷，治外感风热，咽喉肿痛；治瘰疬痰核，可配伍玄参、贝母、牡蛎、天花粉、夏枯草等药同用。

【用量用法】内服：3～10 克；研末吞服每次 1～2 克。一般多制用，散风热宜生用。

【本草摘要】

《神农本草经》："主小儿惊痫夜啼。"

《本草图经》："治中风急喉痹。"

《本草纲目》："散风痰结核瘰疬，头风，风虫齿痛，皮肤风疮，丹毒作痒，痰疟癥结，妇人乳汁不通。"

【现代研究】

成分:含蛋白质、脂肪、多种氨基酸等。

药理:有催眠、镇静、抗惊厥、抗菌、抗肿瘤、抗凝血、降血糖等作用;僵蛹亦有上述作用,且略优于白僵蚕。

临床报道:治疗糖尿病,取僵蚕研为细末,每次5克,每日3次,饭前温开水送服,2个月为1个疗程,休息半月,再进行第2个疗程。治疗原发性成年型非胰岛素依赖性糖尿病52例,平均服药2年,最短2个月,最长7年,显效21例,有效29例,无效2例,总有效率98.1%。对治疗高脂血症、顽固性血管神经性头痛,以及癫痫也有效。

全　　蝎《开宝本草》

【来源】为钳蝎科动物东亚钳蝎 *Buthus martensi* Karsch 的全虫。产于河南、山东、湖北、安徽等地。野生蝎由仲春至初秋捕捉。清明至谷雨前后捕捉者称为"春蝎",此时未食泥土,品质较佳;夏季产量较多称为"伏蝎",品质较次。饲养蝎,隔年收捕1次。捕得后,先浸入清水中,待其吐出泥土,然后捞出置沸水锅中,加少量食盐,煮沸后,清水漂过,晾干,或微火焙干入药。

【处方用名】全蝎　全虫　蝎尾

【性能概要】味甘、辛,性平,有毒。归肝经。本品为祛风镇痉之品,适用于中风口㖞、惊痫抽搐、破伤风等症;也可用于较重的风湿痹痛,有祛风止痛之效;又有攻毒散结作用,可治瘰疬、疮毒。

本品止痉作用较僵蚕强,且可攻毒散结,但不如僵蚕能除风热、化痰。

【功效主治简表】

$$全蝎\begin{cases}祛风镇痉\begin{cases}中风口㖞\\惊痫抽搐、破伤风\\风湿痹痛\end{cases}\\攻毒散结——瘰疬、疮毒\end{cases}$$

【配伍应用】

1. 用于中风口㖞、惊痫抽搐、破伤风、风湿痹痛。如《杨氏家藏方》牵正散,以本品配伍僵蚕、白附子同用,治中风口眼㖞斜;《证治准绳》撮风散,与蜈蚣、僵蚕、钩藤、朱砂、麝香同用,治惊痫抽搐、破伤风;配伍乌梢蛇、地龙、川乌、草乌等药,可治风寒湿痹疼痛较重者。

2. 用于瘰疬、疮毒。如《衷中参西录》方,单用本品7枚,焙焦分2次黄酒下,连服3日消颔下肿硬;《谵寮方》用本品7枚,栀子7枚,麻油煎黑去渣,入黄蜡化成膏外敷,治诸疮肿毒。

【用量用法】内服:全蝎3~5克;蝎尾1~2克;入丸、散酌减。蝎尾功效较全蝎为胜。

【使用注意】本品有毒,虚证及孕妇慎用。

【本草摘要】

《开宝本草》:"疗诸风瘾疹,及中风半身不遂,口眼㖞斜,语涩,手足抽掣。"

《本草图经》:"治小儿惊搐。"

《本草会编》:"破伤风宜以全蝎、防风为主。"

《玉楸药解》:"穿筋透骨,逐湿除风。"

《本草备要》:"治诸风掉眩,惊痫抽掣,口眼㖞斜,疟疾,风疮。"

【现代研究】

成分:含蝎毒等。

药理:有抗惊厥、抗癫痫、镇痛、抗血栓、抗真菌、抗肿瘤作用。蝎毒能使呼吸麻痹、催涎、宫缩等。

临床报道:治疗淋巴结核,全蝎、蜈蚣各1只,研末,打入鸡蛋1个搅拌,用食油炒熟(忌铁锅)服用,每晨1次。约服30余次即可收到效果。另对治疗癫痫、痛证、乳腺小叶增生、慢性荨麻疹、腮腺炎、百日咳,以及外用治疗化脓性中耳炎、大面积烧伤后期残余创面均有效。

蜈　　蚣《本经》

【来源】为蜈蚣科动物少棘巨蜈蚣 *Scolopendra subspinipes mutilans* L. Koch 的干燥全虫。全国各地多有分布。4~6月间捕捉,捕得后,用两端削尖的竹片,插入头尾两部,绷直晒干;或先用沸水烫过,然后晒干或烘干。生用,或烘炙研末用。

【处方用名】蜈蚣

【性能概要】味辛,性温,有毒。归肝经。本品为祛风镇痉之品,作用颇为强烈,适用于惊痫抽搐、破伤风、中风口眼㖞斜,以及较重的风湿痹痛等症;还有攻毒散结作用,可治瘰疬、疮毒、蛇虫咬伤,内服、外用均有功效。

本品作用与全蝎相似,然药力较全蝎更强,二药同用能增强疗效。

【功效主治简表】

蜈蚣　｛祛风镇痉｛惊痫抽搐、破伤风／中风口㖞／风湿痹痛　攻毒散结｛瘰疬、疮毒／毒蛇咬伤｝

【配伍应用】

1. 用于惊痫抽搐,本品止痉作用较强,与全蝎配合应用,名止痉散(上海中医学院《方剂学》),功效更好,如有热者,可配伍生石膏、钩藤等药。用于破伤风,如《医宗金鉴》蜈蚣星风散,以本品配伍制南星、防风、鱼鳔同用。用于口眼㖞斜,可以本品研末,每次服1克,一日3次,以防风、僵蚕各10克煎汤送服。用于风湿痹痛较重者,可以本品与甘草等份研末为丸,每次服1~2克,一日3次

（蜈蚣甘草丸）。

2. 用于瘰疬、疮毒、蛇虫咬伤。如《验方》用本品与全蝎、土鳖虫等份研末，成人每次服 10 克，混入鸡蛋内捣匀煮熟食，一日 3 次，儿童酌减，治瘰疬；《枕中方》以本品与茶为末，外敷瘰疬溃烂；《验方》单用本品研末，每次服 1~3 克，一日 3 次，治毒蛇咬伤。此外，以本品油浸外涂，可治烫伤。

【用量用法】内服：1~5 克；入丸、散减半。外用：适量，研末敷或油浸涂。

【使用注意】虚证及孕妇忌用。

【本草摘要】

《神农本草经》："主啖诸蛇虫鱼毒。"

《名医别录》："堕胎，去恶血。"

《本草纲目》："治小儿惊痫风搐，脐风口噤，丹毒，秃疮，瘰疬，便毒，痔漏……蛇伤。"

【现代研究】

成分：含两种类似蜂毒的有毒成分。另含酪氨酸、亮氯酸、蚁酸等。

药理：有抗惊厥、抗肿瘤、抑菌、扩血管作用；能增强免疫功能。

临床报道：治疗结核病，取蜈蚣去头足焙干研末内服，每次约 3~5 次，每日 2~3 次。治疗 7 例不同类型的结核病，均治愈。对治疗周围性面神经麻痹、无名肿毒、复发性口腔溃疡，以及急、慢性肾炎也有效。

第十七章
行 气 药

凡能调理气分,疏畅气机,消除气滞的药物,称为行气药。

行气药大多辛温芳香,具有行气消胀,解郁止痛,降逆止呕,顺气宽胸,止呃平喘等作用。如结合归经而言,它们分别具有调脾气,和胃气,疏肝气,理肺气等不同作用。

一般偏于理脾和胃的行气药,主要适用于饮食不节或思虑过度,伐伤脾胃,使气机升降失调,所出现的脘腹胀痛、嗳气吞酸、恶心呕吐、不思饮食、大便秘结或泻痢不爽等脾胃气滞的病证。具有疏肝理气作用的药物,主要适用于情志失调,或寒暖不适,或瘀血阻滞,影响了肝的疏泄,所产生的胸胁胀痛、烦躁易怒、疝气癥瘕、月经不调、乳房胀痛或有结块等肝郁气滞的病证。具有理肺气作用的药物,主要适用于外邪客肺或痰湿壅肺,影响了肺的宣发肃降,使肺失治节,所产生的胸闷作痛、咳逆气喘等肺气壅滞的病证。

使用本类药物,要针对病情,并根据药物的特长,作出适宜的选择和配伍。如脾胃气滞,除选用理脾和胃的行气药外,如因食积停留者,当配合消食导滞药同用;因脾胃虚弱者,当配合补中益气药同用;如兼有夹寒、夹热、夹湿的不同,又要适当配合温中、清热、燥湿药同用。肝郁气滞所致诸证,也要区别情况,在选用疏肝理气药的同时,如因肝血不足者,当配合养血柔肝药;寒滞肝脉的,当配合暖肝散寒药;月经不调的,当配合活血调经药;血瘀气滞者,当配合活血化瘀药同用。肺气壅滞如因外邪客肺者,当配合止咳平喘药;肾不纳气虚喘者,又当配合补肾纳气平喘药。

本类药物易于耗气伤液,故气虚液亏的病人不宜多用。

橘　　皮《本经》

附药:橘红、橘白、橘络、橘核、橘叶

【来源】为芸香科常绿小乔木橘 *Citrus reticulata* Blanco 等多种橘类的成熟果实之果皮。主产于广东、福建、四川、浙江等省。采集成熟果实之果皮,干燥后切丝入药。生用或麸炒用。入药以陈久者佳,故名陈皮。

橘红为橘类果皮的外层红色部分。橘白为橘类果皮的白色内层部分。橘络为橘类果皮内层的筋络。橘核为橘类的种子。橘叶为橘类的叶。

【处方用名】橘皮　陈皮　广陈皮　新会皮　橘红　橘白　橘络　橘核　橘络　橘叶

【性能概要】味辛、苦,性温。归脾、肺经。本品辛散苦降,温和不峻,芳香醒脾,长于理气健脾,和胃止呕,燥湿化痰,为脾、肺二经气分药。既可用于脾胃气滞,脘腹胀满、食少吐泻、消化不良,又可用治痰湿壅肺,喘满痰多。

橘红,味辛苦,性温,归肺、脾经。温燥之性较橘皮为胜,长于发表散寒,行气宽中,燥湿化痰,故常代橘皮用治外感风寒,咳嗽痰多、黏稠难咯等症。用量:2~5克。

橘白,味辛苦,性温。功同橘皮,而燥散之性甚微,作用亦较薄弱,长于和中化湿。故临床一般健脾和中宜用橘皮;理肺化痰宜用橘红;欲其和中化湿而无燥散之弊,可用橘白。用量:2~5克。

橘络,味甘苦,性平,归肝、肺经。功能通络化痰,顺气活血。故可用治痰滞经络,久咳胸痛、痰中带血等症。用量:2~5克。

橘核,味苦,性平,无毒,归肝、肾经。功能理气散结止痛,主入肝经,为治疗寒疝腹痛、睾丸肿胀作痛之专用药,常配川楝子、延胡索、木香等同用,如《济生方》橘核丸;兼入肾经,还可用治肾虚腰痛,如《简便单方》常用本品配杜仲等份炒研末服,每服2钱,盐酒下。单用本品适量研末酒调外敷患处,治疗乳痈有效,亦取本品理气散结之效。用量:3~10克。

橘叶,味苦辛,性平,归肝、胃经。本品苦降辛散,专散肝、胃二经滞气,长于行气疏肝,散结消肿。临床主要用治肝郁气滞,胸闷胁痛,常与柴胡、郁金、赤芍等同用。还可用治肝胃气滞,乳痈肿痛,常与蒲公英、金银花、全瓜蒌同用,如橘叶瓜蒌汤。如痰火凝结,乳房结块,又常与夏枯草、大贝母、穿山甲等同用。用量:6~15克。

【功效主治简表】

橘皮 $\begin{cases} 理气健脾——脾胃气滞,脘腹胀满、食少吐泻、消化不良 \\ 燥湿化痰——痰湿壅滞,胸膈满闷、咳嗽痰多 \end{cases}$

【配伍应用】

1. 用于脾胃气滞,脘腹胀满、食少吐泻、消化不良等症,常与木香、砂仁、枳壳等同用。若痰湿阻滞,脘痞呕恶、纳呆苔腻,又当配合苍术、厚朴、甘草同用,如《和剂局方》平胃散;若脾胃虚弱,倦怠乏力、食少吐泻,又常与党参、白术、茯苓等同用,如《医学正传》六君子汤;若胃虚夹热,呕逆脘胀,又常与竹茹、半夏、党参等同用,如《金匮要略》橘皮竹茹汤;若肝气乘脾,腹痛泄泻,又当配合白术、白芍、防风同用,如《丹溪心法》痛泻要方。

2. 用于痰湿壅滞,胸膈满闷、咳嗽痰多等症,常与半夏、茯苓、甘草同用,如《和剂局方》二陈汤。又痰湿阻络,胸胁胀满,气塞短气,胸痹轻症,也可使用本品配枳实、生姜同用,如《金匮要略》橘皮枳实生姜汤。

【用量用法】内服:3~10克;或入丸、散。

【使用注意】因能耗气,故无气滞、痰湿者不宜使用;气虚及吐血证慎用。

【本草摘要】

《名医别录》:"下气,止呕咳,除膀胱留热,停水,五淋,利小便,主脾不能消谷,气冲胸中,吐逆霍乱,止泄,去寸白。"

《本草纲目》:"疗呕哕反胃嘈杂,时吐清水,痰痞,痎疟,大肠闭塞,妇人乳痈。入食料解鱼腥毒。""橘皮,苦能泄能燥,辛能散,温能和。其治百病,总是取其理气燥湿之功。同补药则补,同泻药则泻,同升药则升,同降药则降。脾乃元气之母,肺乃摄气之籥,故橘皮为二经气分之药,但随所配而补泻升降也。"

【现代研究】

成分:含挥发油(其中主要为柠檬烯)、橙皮苷、柑橘素、川陈皮素等。

药理:有排胃肠积气、助消化、祛痰平喘作用;有抗炎、抗溃疡、抗菌、抗过敏作用;有利胆、降低胆固醇作用。

临床报道:治疗急性乳腺炎,每日陈皮20克、甘草6克,水煎分2次服,重症加倍。治疗88例,其中未化脓的85例均治愈,2日内治愈率为70.4%。

青　　皮《图经本草》

【来源】为芸香科常绿小乔木橘 *Citrus reticulata* Blanco 等多种橘类的未成熟果实或青色果皮。主产于福建、浙江、四川等省。夏、秋间采摘未成熟幼果,洗净,晒干。较大者用沸水烫过后,十字形剖开,除去瓤肉,晒干。生用或醋炒用。

【处方用名】青皮　小青皮

【性能概要】味辛、苦,性温。归肝、胆、脾经。本品辛苦而温,主入肝、胆二经,其气峻烈,沉降下行,功能疏肝胆,破气滞,散结消坚止痛,常可用治肝郁气滞所致胁痛、乳痈、寒疝、疟疾等症;兼入脾经,又能消积化滞,还可用治食积痰滞,脘腹胀痛。

青皮、橘皮均能行气消积化滞,同可用治食积痰滞,脘腹胀痛、食少吐泻。然橘皮力缓,温和不峻,质轻上浮,主理肺脾气滞,长于健脾理气,燥湿化痰;青皮力猛,沉降下行,主疏肝胆,破气滞,散结止痛,主要用治肝郁诸证,且消积化滞也较橘皮为胜。故张子和云"陈皮升浮,入脾肺治高而主通;青皮沉降,入肝胆治低而主泻。"若肝病及脾、肝脾不调、肝胃不和,二药又常同用。

【功效主治简表】

青皮 ┫ 疏肝破气 ┫ 肝郁气滞,胸胁胀痛 / 乳痈 / 疝气 / 疟疾
　　　┗ 消积化滞—食积痰滞,脘腹胀痛

【配伍应用】

1. 用于肝郁气滞,胸胁胀痛,常与柴胡、郁金、枳壳等同用。若气滞血瘀,肝脾肿大,又当配丹参、鳖甲、莪术等同用。若肝郁化火,发为乳痈,当与瓜蒌、蒲公英、鹿角霜等同用,如橘叶瓜蒌散。若气滞痰凝,乳房结块,肿硬不消,又可与贝母、夏枯草、穿山甲等同用。若寒滞肝脉,疝气肿痛,常配乌药、木香、小茴香等同用,如《医学发明》天台乌药散。若用于疟邪与痰湿交争所致热多寒少,胸脘痞闷的疟疾,本品常与柴胡、黄芩、草果等同用,如清脾饮,亦取本品破气消积化滞之效。

2. 用于食积痰滞所致的脘腹胀痛、食少吐泻、嗳腐吞酸,常与神曲、山楂、麦芽等同用,如《沈氏尊生书》青皮丸。

【用量用法】内服:3～9克;或入丸、散。用于疏肝醋炒为佳。

【使用注意】其性峻烈,能损真气元,气虚者慎用。

【本草摘要】

《本草图经》:"主气滞,下食,破积结及膈气。"

《医学启源》:"《主治秘诀》云,其用有五:厥阴、少阳之分有病则用之一也;破坚癖二也;散滞气三也;去下焦诸湿四也;治左胁有积气五也。"

【现代研究】

成分:含挥发油及黄酮苷等。

药理:有解痉、祛痰平喘、利胆、升压、抗休克等作用。

临床报道:对治疗阵发性室上性心动过速、出血热低血压休克期均有效。

木　香《本经》

【来源】为菊科多年生草本植物木香 *Aucklandia lappa* Decne. 的根。产于云南丽江地区的称云木香;产于四川安县、阿坝、凉山等地的称川木香;产于国外印度、缅甸等地的称广木香。9～10月采挖。生用或煨用。

【处方用名】木香　广木香　云木香　煨木香

【性能概要】味辛、苦,性温。归肺、肝、脾、胃、大肠经。本品辛散、苦降、温通、芳香而燥,可升可降,通理三焦,尤善行脾胃之气滞,为行气止痛要药,兼能健脾消食。主治脘腹气滞胀痛、呕吐泻痢、里急后重、食积不消或不思饮食等症。又本品常用于补剂之中,能疏通气机以免滋腻重滞,窒而不灵,可以收到补而不滞的效果。

【功效主治简表】

木香 { 行气止痛 { 湿热或食积泻痢、腹痛里急后重 / 肝郁气滞,胸胁胀痛 / 肝胃气滞,脘腹胀痛 } 健脾消食—食积不消或不思饮食

【配伍应用】

1. 用于湿热或食积泄痢、胃肠气滞、脘腹疼痛、里急后重等症。如配黄连同用,治湿热泻痢,即《和剂局方》香连丸;配青皮、枳实、槟榔等同用,如《儒门事亲》木香槟榔丸,治食积泻痢。由于本品善于宣通胃肠气机,故为泻痢腹痛、里急后重必用之品,又常与香附、陈皮、砂仁等同用,如《和剂局方》木香调气散,适用于肝胃气滞,胸腹胀痛。此外,本品还可用治肝郁气滞、湿热交蒸所致的胁肋胀痛,甚则攻窜剧痛、口苦苔黄,或黄疸,常与疏肝理气的柴胡、赤芍、川楝子及清热利湿的茵陈、大黄、金钱草等药同用。

2. 用于中虚气滞,脾失运化,胃失和降所致的脘腹满闷、呕恶食少、消化不良等症,常与砂仁、党参、白术等同用,如《和剂局方》香砂六君子汤。若食积不消,脘腹胀痛,还可与砂仁、枳实、白术同用,如《摄生秘剖》香砂枳术丸,以健脾开胃,消食化滞。

【用量用法】内服:3~10克;或入丸、散。生用专行气滞,煨熟实肠止泻。

【使用注意】因性味香燥,故阴虚津亏火旺者慎用。

【本草摘要】

《神农本草经》:"主邪气,辟毒疫。"

《日华子本草》:"治心腹一切气,止泻,霍乱,痢疾,安胎,健脾消食,疗羸劣,膀胱冷痛,呕逆反胃。"

《本草衍义》:"木香专泄决胸腹间滞塞冷气。"

《珍珠囊》:"散滞气,调诸气,和胃气,泄肺气。"

《本草衍义补遗》:"行肝经气,煨熟实大肠。"

《本草纲目》:"木香乃三焦气分之药,能升降诸气。"

【现代研究】

成分:含挥发油、木香碱等。

药理:有扩张血管及降压、抗菌、解痉等作用;对阴道毛滴虫也有抑制作用。

临床报道:治疗胃肠气胀,以100%木香注射液2毫升肌注,日2次,儿童酌减,治疗小儿消化不良、急性胃肠炎、慢性胃炎、胃肠神经官能症、股疝及绝育结扎术后等之胃肠气胀29例,总有效率93%。另对治疗急性腹泻、麻痹性肠梗阻、胆绞痛等也有效。

香　　附 《别录》

【来源】为莎草科多年生草本植物莎草 *Cyperus rotundus* L. 的根茎。主产于广东、河南、山东、浙江、四川等省。秋季采挖,除去须根,晒干入药。生用、醋炒或炒炭用。尚可用黄酒、醋同煮,名制香附。

【处方用名】香附　生香附　制香附　香附米

【性能概要】味辛、微苦、甘,性平。归肝、三焦经。本品味辛能散,微苦能降,微甘能和,性平不寒,芳香走窜,为理气之良药。气理则郁解,气行则血行,故有疏肝解郁,除三焦气滞之功。又气血通利,疏泄调达,则月经自调,疼痛自止,故又为调经止痛之要药。凡属肝郁气滞所引起的胸胁脘腹胀满、月经不调、经行腹痛以及胎产诸病,均有良效。所以李时珍称它为"气病之总司,女科之主帅"。然究属辛香之品,独用、多用、久用能耗气损血,用当注意。

【功效主治简表】

香附 { 理气解郁——肝郁气滞,胸胁脘腹胀痛
调经止痛——月经不调、痛经、胎前产后诸痛

【配伍应用】

1. 用于肝郁气滞,胸胁胀痛,常与柴胡、川芎、枳壳等同用,如《景岳全书》柴胡疏肝散。还可用于气、血、痰、湿、热、食六郁所致的胸膈满闷、呕吐吞酸、饮食不消等症,常用本品为行气解郁之主药,配川芎、苍术、神曲、栀子同用,如《丹溪心法》越鞠丸。若因寒凝气滞,胃脘作痛,常配良姜同用,如《良方集腋》良附丸。若乳房胀痛,属乳痈初起者,可与橘叶、蒲公英、赤芍等同用。若寒滞肝脉,疝气腹痛,还可与吴茱萸、小茴香、乌药等同用。

2. 用于肝郁气滞引起的月经不调、经行腹痛,常用《济阴纲目》四制香附丸,用香附1斤,分成4等份,分别以酒、盐水、童便、醋,浸3日,焙干为末,糊丸服;亦可配《和剂局方》四物汤同用,组成调经基本方剂,有热者加黄芩、黄连、丹皮;有寒者加干姜、艾叶、肉桂;有瘀者加桃仁、红花、泽兰等同用。又《中藏经》铁罩散,用本品配紫苏有理气安胎之效。

【用量用法】内服:6~12克;或入丸、散。

【使用注意】气虚无滞、阴虚血热者忌用。

【本草摘要】

《名医别录》:"除胸中热,充皮毛。"

《图经本草》:"治膀胱间连胁下气妨,常日忧愁不乐,心松少气。"

《本草纲目》:"利三焦,解六郁,消饮食积聚,痰饮痞满,胕肿,腹胀,脚气,止心腹、肢体、头、目、齿、耳诸痛……妇人崩漏带下,月候不调,胎前产后百病。"

【现代研究】

成分:含挥发油、酚性成分等。

药理:有雌激素样作用;有解热、镇痛、镇静、强心、降压、抗炎、抗菌、利胆等作用。

临床报道:治疗急性膀胱炎,用香附30克,加水300毫升,煎至200毫升,两煎兑匀,1次顿服,当日再如法服2剂,一般不超过3日。共治疗98例,92例在3日内尿痛、尿频、尿急等症状消失,尿常规正常。

乌　　药 《本草拾遗》

【来源】为樟科常绿灌木或小乔木植物乌药 *Lindera aggregata* (Sims) Kosterm. 的块根。主产于浙江、安徽、江西等地。8月采根,洗净,切片,晒干。生用

或麸炒用。

【处方用名】乌药　台乌药　乌药片

【性能概要】味辛,性温。入肺、脾、肾、膀胱经。本品辛温香窜,上走脾与肺,下达肾与膀胱,有行气止痛,温肾散寒之功。故适用于寒郁气逆喘急、胸腹胀痛、寒疝作痛、经行腹痛以及膀胱虚冷,遗尿、尿频等症。虽药力不甚猛烈,然亦属辛温走窜之品,用当注意。

木香、香附、乌药均能行气止痛。然木香温燥,能升能降,可通利三焦,尤善行胃肠气滞,常用治脘腹胀痛、泻痢后重、不思饮食;香附药性和平,偏于疏肝气,解郁结,调经止痛,主要用治肝郁气滞,胸胁胀痛、月经不调、经行腹痛;乌药辛温,上入脾肺,理胸腹气滞,治寒郁气逆,胸腹胀痛,下行肾与膀胱,善除膀胱之冷气,温肾缩小便,还可用治少腹冷痛、寒疝尿频。

【功效主治简表】

乌药 ┤
　　　行气止痛 ┤ 寒郁气逆喘急
　　　　　　　　 胸腹胀痛
　　　　　　　　 经行腹痛
　　　　　　　　 寒疝作痛
　　　温肾散寒——膀胱虚冷,遗尿、尿频

423

【配伍应用】

1. 用于七情郁结,复感寒邪,寒郁气逆,上犯于肺,则气逆喘急,横扰于脾,则胸腹胀痛,本品常与槟榔、沉香、人参等同用,如《济生方》四磨汤。用于寒疝腹痛,与木香、茴香、川楝子等同用,如《医学发明》天台乌药散。用于气滞血瘀,经行腹痛,又配香附、延胡索、木香等同用,即《济阴纲目》加味乌药汤。本品还常与香附同用,等份为末,即《乾坤秘蕴》香乌散,常可用治胸腹冷气作痛、少腹冷痛,效果尤佳。

2. 用于下元不足,膀胱虚冷,小便频数及小儿遗尿等症,常与益智仁、山药同用,如《朱氏集验方》缩泉丸。

【用量用法】内服:3~10克;或入丸、散。

【使用注意】本品能散气耗血,故气血虚而有内热者不宜使用。

【本草摘要】

《本草拾遗》:"主中恶心腹痛……膀胱肾间冷气攻冲背膂,妇人血气。"

《本草纲目》:"主中气,脚气,疝气,气厥头痛,肿胀喘息,止小便频数及白浊。"

《本草求真》:"凡一切病之属于气逆,而见胸腹不快者,皆宜用此。功与木香、香附同为一类。但木香苦温,入脾爽滞,每于食积则宜。香附辛苦,入肝胆二经,开郁散结,每于忧郁则妙。此则逆邪横胸,无处不达,故用以为胸腹逆邪药耳。"

【现代研究】

成分:含乌药醇、乌药环氧内酯及多种生物碱。

药理:有止血、抗炎、镇痛、抗肿瘤等作用。

枳　　实《本经》

附药:枳壳

【来源】为芸香科常绿小乔木酸橙 *Citrus aurantium* L. 及其栽培变种或甜橙 *Citrus sinensis* Osbeck 的幼果。主产于四川、江西、福建、浙江等省。7～8月间采收,横剖成两半,晒干,用时将原药洗净,闷一夜质软,切片。生用或麸炒用。

枳壳与枳实同属一类,为接近成熟的果实。产地、炮制及用法同枳实。

【处方用名】枳实　江枳实　炒枳实　枳壳　江枳壳　炒枳壳

【性能概要】味苦,性微寒。归脾、胃经。本品苦降下行,气锐力猛,为破气消积,化痰除痞的要药,作用颇为强烈,朱丹溪说它有“冲墙倒壁之功”。适用于食积痰滞,胸腹痞满胀痛、大便不通或泻痢后重等症。《药品化义》云“消痰癖,祛停水,逐宿食,破结胸,通便闭,非此不能也。”然破气之药必损真气,若非实证,切勿妄投。

枳壳,性味、归经、功能主治与枳实相同,而作用较缓,长于理气宽胸,消胀除痞,临床主要用治胸腹气滞,痞满胀痛等症。如《本事方》枳壳散,用枳壳配白术、香附、槟榔同用为末服,治消化不良、胸膈痞满胀闷、噫败卵气或胸部胀痛等症;又《杂病源流犀烛》枳橘汤,用枳壳配橘皮、生姜同用,治气郁上焦,胸膈痞气;又枳壳常与柴胡、香附、赤芍等同用,治肝郁气滞,胸胁胀痛,如《景岳全书》柴胡疏肝散。现代以本品或枳实配伍党参、黄芪等补气药用治子宫脱垂、胃下垂、脱肛等病证,疗效也颇显著,是临床应用的发展。用量用法及使用注意同枳实。

枳实、枳壳本属一类,大者为壳,小者为实。李时珍说“枳实、枳壳,性味功用俱同,上世亦无分别,魏晋以来始分实、壳之用。”但在实际应用上,枳实作用猛烈,枳壳比较和缓。所以破积导滞,通利大便多用枳实;理气宽中,消除胀满多用枳壳。

【功效主治简表】

$$
枳实\begin{cases} 破气消积——饮食停滞,脘腹胀满 \\ 化痰消痞——痰湿阻滞\begin{cases} 胸膈痞满 \\ 胸痹证 \end{cases} \end{cases}
$$

【配伍应用】

1. 用于饮食停滞,脾胃失运,腹胀痞满,常与白术同用,寓消于补,功补兼施,如《脾胃论》枳术丸。若湿热积滞,停留肠胃,脘痞呕吐、泻痢后重或大便不通,常与大黄、泽泻、神曲等同用,如《内外伤辨惑论》枳实导滞丸。若热结便秘、腹痛脉实,又当与大黄、芒硝、厚朴同用,如《伤寒论》大承气汤。

2. 用于痰湿阻滞,胸膈痞满。如本品配橘皮、生姜同用,即《金匮要略》橘枳生姜汤,治寒邪痰饮停留胸膈,胸中气塞、短气痞闷的胸痹轻症;若与厚朴、薤白、桂枝等同用,即《金匮要略》枳实薤白桂枝汤,主治痰浊痹阻胸阳,气逆不下的胸痹重症,均取本品行气宽中,化痰消痞的功效。

【用量用法】内服:3~10克,大剂量至30克;或入丸、散。麸皮拌炒黄后名炒枳实,药性比生用和缓。

【使用注意】体虚及孕妇均当慎用。

【本草摘要】

《药性本草》:"主心腹结气,两胁胀虚,关膈壅塞。"

《开宝本草》:"散留结胸膈痰滞,消肿满逐水。"

《本草衍义》:"枳实、枳壳,一物也,小则其性酷而速,大则其性和而缓。"

《本草纲目》:"大抵其功能皆能利气,气下则痰喘止,气行则痞胀消,气通则痛刺止,气利则后重除。"

【现代研究】

成分:含黄酮苷、挥发油等。

药理:有强心、升压、利尿、抗过敏、抗炎、抗菌、抗病毒等作用。

临床报道:治疗休克,用枳实注射液(每1毫升相当于原生药4克),首次静脉推注4~8克,继以8~10克/100毫升静脉滴注。治疗各类型休克94例,升压显著占74.5%,有短暂效果者占22.3%。

厚　　朴 《本经》

附药:厚朴花

【来源】为木兰科落叶乔木植物厚朴 *Magnolia officinalis* Rehd. et Wils. 或凹叶厚朴 *Magnolia officinalis* Rehd. et Wils. var. *biloba* Rehd. et Wils. 的干燥干皮、根皮及枝皮。主产于四川、浙江、湖北、安徽、陕西等省。夏至采取树皮,阴干,蒸热再卷成筒,或摊开压平后晒干。切片或切丝入药。生用或与生姜制用。

厚朴花为厚朴的花蕾。历代本草未著功用,近世始以入药。

【处方用名】厚朴　川厚朴　川朴　制川朴　厚朴花

【性能概要】味苦、辛,性温。归脾、胃、肺、大肠经。本品苦能下气,辛以散结,温可燥湿,故有下气除满、燥湿消痰之功,既可下有形实满,又可除无形湿满。凡食积停留,大便秘结;气滞不通,脘腹胀痛;及湿滞伤中,脾胃失和而致胸腹满闷、呕吐泻痢等症,均可用之。又治痰饮阻肺,肺气不降而致喘咳,此亦属燥湿消痰,下气降逆之功。

厚朴花,味辛,性温,气芳香,功能宽中利气,开郁化湿。适用于湿阻气滞,胸闷不适,常与代代花等芳香健胃药同用。用量同厚朴。

枳实、厚朴均能用治食积便秘,去有形实满及湿滞伤中,散无形湿满。然厚朴苦温燥湿,散满力强,又长于燥湿化痰,以治湿满为优;枳实苦降下行,气锐力猛,尤善逐宿食,通便闭,以治实满为良。

【功效主治简表】

厚朴 { 下气除满—食积停留,大便秘结、脘腹胀痛
燥湿消痰—痰饮阻肺,气逆喘咳

【配伍应用】

1. 用于食积停留,大便秘结、脘腹胀痛等症,常与大黄、枳实同用,如《金匮要略》厚朴三物汤。若热结便秘、腹痛脉实,又当配大黄、芒硝、枳实同用,如《伤寒论》大承气汤。还可用治湿滞伤中,脾胃失和而致胸腹滞闷、呕吐便溏者,常与苍术、陈皮、甘草同用,如《和剂局方》平胃散。

2. 用于痰饮阻肺,气逆不降的气喘咳嗽,常与麻黄、半夏、杏仁等同用,如《金匮要略》厚朴麻黄汤。

【用量用法】内服:3~9克;或入丸、散。

【使用注意】体虚及孕妇慎用。

426

【本草摘要】

《神农本草经》:"主中风伤寒,头痛,寒热惊悸,气血痹,死肌,去三虫。"

《名医别录》:"消痰下气,疗霍乱及腹痛胀满。"

《药性本草》:"治积年冷气,腹内雷鸣,虚吼,宿食不消,除痰饮。"

《汤液本草》:"主肺气胀满,膨而喘咳。"

【现代研究】

成分:含挥发油、厚朴酚、厚朴碱及少量木兰箭毒碱,

药理:能松弛肌肉、抑制中枢、降血压、抗菌、抗肿瘤等作用。

临床报道:①预防鼓胀,在腹部针麻手术前12小时吞服5~10克厚朴粉。据36例子宫切除术观察,对消除和减轻鼓胀现象有较好效果。②治疗肌强直,取厚朴9~15克,水煎2次,顿服,1小时后症状得到改善,疗效可维持5~6小时。以后改服厚朴粉,每次1.5~3克,1天3次,每次服后可维持4~5小时。

砂　　仁《开宝本草》

附药:砂仁壳、砂仁花

【来源】为姜科多年生草本植物阳春砂 *Amomum villosum* Lour. 、绿壳砂 *Amomum villosum* Lour. var. *xanthioides* T. L. Wu et Senjen 或海南砂 *Amomum longiligulare* T. L. Wu 的干燥成熟果实。阳春砂主产于我国广东、广西等地。缩砂仁产于越南、缅甸、泰国、印尼等地。7~8月间,果实成熟时采收,低温焙干,用时打碎。

砂仁壳、花为砂仁的果壳和花。

【处方用名】砂仁　缩砂仁　春砂仁　阳春砂　砂仁壳　砂仁花

【性能概要】味辛,性温。归脾、胃、肾经。本品辛散温通,芳香理气,偏行中下二焦之气滞,尤善理脾胃之气滞,为醒脾和胃之良药。本品有行气和中,开胃消食的功效,专用于脾胃气滞,脘腹胀痛、呕吐少食等症;并能温脾止泻,还可用治脾胃虚寒,呕吐泻痢。脾胃为后天之本,脾胃和则胎气安,故对妊娠中虚气滞的胎动不安,又有行气和中,止痛安胎之效。

砂仁壳、花,性味、功效与砂仁相同,而温性略减,药力薄弱,适用于脾胃气滞,脘腹胀痛、呕恶食少等症。用量同砂仁。

【功效主治简表】

砂仁 {
　行气和中,开胃消食 {
　　脾胃气滞,脘腹胀痛
　　食积不消
　　不饥食少
　}
　温脾止泻—脾胃虚寒,食少吐泻
　理气安胎—妊娠呕吐、胎动不安
}

【配伍应用】

1. 用于脾胃气滞,食积不消,脘腹痞闷胀满、呕恶便泄、饮食少进等症,常与木香、枳实、白术同用,如《摄生秘剖》香砂枳术丸。如湿浊中阻,脾胃失和,脘痞呕恶、不饥食少,则又当与化湿行气的厚朴、陈皮、白豆蔻等同用,以化湿开胃。

2. 用于脾胃虚寒,呕吐泄泻、消化不良、不饥食少等症,常与木香、党参、茯苓、白术等同用,如《和剂局方》香砂六君子汤。

3. 用于妊娠胃虚,呕逆不食、胎动不安之证,古方常单用本品,炒熟研末吞服,如《济生方》缩砂散。临床上常配白术、桑寄生、续断等同用,治胎动不安;配半夏、竹茹、黄芩等同用,治妊娠恶阻。

【用量用法】内服:3~6克,入煎剂当后下;或入丸、散服。

【使用注意】本品辛散温燥,阴虚火旺不宜服用。

【本草摘要】

《开宝本草》:"治虚劳冷泻,宿食不消,赤白泻痢,腹中虚痛,下气。"

《药性本草》:"主冷气腹痛,止休息气痢,劳损,消化水谷,温暖脾肾。"

杨士瀛:"和中,行气,止痛,安胎。"

《珍珠囊》:"治脾胃气结滞不散。"

【现代研究】

成分:含挥发油,主要为 d - 樟脑。并含皂苷。

药理:有抗血小板聚集、抗溃疡、促进肠道运动、镇痛等作用。

临床报道:止呃逆,以砂仁 2 克,细嚼后咽下,日 3 次。观察 11 例,效果良好,一般用 2 次即可。

427

白 豆 蔻 《开宝本草》

附药:豆蔻壳、豆蔻花

【来源】为姜科多年生草本植物白豆蔻 *Amomum Kravanh* Pierre ex Gagnep. 或爪哇白豆蔻 *Amomum compactum* Soland ex Maton 的成熟果实。主产于云南、泰国、缅甸等地,我国云南、广东、广西等省区也有栽培。秋季果实成熟时采下,除去枝梗,晒干或用硫黄熏过。用时去果皮或连皮。打碎生用。

豆蔻壳、花为白豆蔻的果壳和花,也供药用。

【处方用名】白豆蔻　白蔻仁　紫豆蔻　豆蔻壳　豆蔻花

【性能概要】味辛,性温。归肺、脾、胃经。本品辛散温通,芳香理气,偏行中上二焦之气滞,尤善行脾肺气滞,有行气温中、化湿消痞、开胃消食的功效。适用于寒湿气滞,胸闷不畅、脘腹胀痛、不饥呕吐、呃逆反胃;湿温初起,胸闷不畅;以及脾胃气滞,不饥食少、消化不良等症。此外兼能解酒,还可用治酒醉不醒。

豆蔻壳、豆蔻花,性味、功效与白豆蔻相同,而温性略减,药力薄弱,适用于脾胃气滞,脘腹胀痛、呕恶食少等症。用量同蔻仁。

白豆蔻、砂仁性味相同,作用相似,均为行气宽中,化湿除痞,健胃消食之要药。但白豆蔻芳香气清,偏行中上二焦气滞,且温燥之性亦弱,故还可用于湿温初起,湿滞偏热者;砂仁则香浓气浊,温燥之性较强,偏行中下二焦气滞,故可温脾止泻,理气安胎。

【功效主治简表】

白豆蔻 {
　行气温中,化湿消痞 {
　　寒湿气滞,胸闷不畅、脘腹胀痛、不饥呕吐、呃逆反胃
　　湿温初起,胸闷不畅、舌苔浊腻
　}
　开胃消食—脾胃气滞,不饥食少、消化不良
　解酒—酒醉不醒
}

【配伍应用】

1. 用于寒湿气滞,胸闷不畅、脘腹胀痛、不饥呕吐、呃逆反胃等症,常配厚朴、木香、甘草同用,即利膈宽中饮。用于寒湿气滞,脘腹胀痛,配藿香、陈皮、生姜同用,如白豆蔻汤,或配半夏、丁香等同用,治胃寒呕吐反胃。还可用于湿温初起,胸闷不畅,舌苔浊腻等症,若湿盛者,可配苡仁、竹叶、通草等同用,如《温病条辨》三仁汤;湿热胶结者,又当配黄芩、滑石、大腹皮等同用,如《温病条辨》黄芩滑石汤。

2. 用于脾胃气滞,不饥食少、食积不消、消化不良等症,常与砂仁、陈皮、神曲等同用,有醒脾开胃之效。

此外还可用治嗜酒中虚,湿伤脾胃,头晕呕吐、胸膈痞闷、食少体倦等症,常

与砂仁、泽泻、葛花等同用,如《兰室秘藏》葛花解醒汤。

【用量用法】内服:3~6克,入煎剂当后下;或入丸、散。

【使用注意】火升作呕、热证腹痛及气虚者,均不宜用。

【本草摘要】

《开宝本草》:"治积冷气,止吐逆反胃,消谷下气。"

《用药法象》:"散肺中滞气,宽膈进食。"

《本草纲目》:"治噎膈,除疟疾寒热,解酒毒。"

《本草备要》:"除寒燥湿,化食宽膨。"

【现代研究】

成分:含挥发油,其中有 d-龙脑、d-樟脑、葎草烯等。

药理:有健胃、止呕、增进胃肠蠕动、抑菌等作用。

大 腹 皮 《开宝本草》

【来源】为棕榈科常绿乔木植物槟榔 *Areca catechu* L. 的果皮。主产于广东、广西、云南、福建、台湾等省区。于槟榔成熟时采摘,剥取果皮,打松,置水中浸润透,晒干,再打松,除去外果皮及内果皮。生用。

【处方用名】大腹皮　大腹绒

【性能概要】味辛,性微温。归脾、胃、大肠、小肠经。本品既散无形之气滞,又泄有形之水湿,故有宽中下气,行水消肿之功。用治气滞湿阻,脘腹痞满胀闷及水肿脚气,均有功效。

【功效主治简表】

$$大腹皮\begin{cases}下气宽中——气滞湿阻,脘腹痞满胀闷\\行水消肿——水肿、脚气\end{cases}$$

【配伍应用】

1. 用于湿阻气滞,升降失司,脘腹痞闷胀满、大便不爽等症,常与藿香、厚朴、茯苓等同用,如《和剂局方》藿香正气散。

2. 用于水湿外溢,面目虚浮、皮肤水肿,常与陈皮、生姜皮、五加皮等同用,如《和剂局方》五皮饮。用于脚气,肿满腹胀、二便不通,常与槟榔、牵牛子、郁李仁及桑白皮、木通、木香等同用。

【用量用法】内服:3~10克;或入丸、散。

【使用注意】气虚者慎用。

【本草摘要】

《开宝本草》:"治冷热气攻心腹,大肠虫毒,痰膈,醋心。"

《日华子本草》:"下一切气,止霍乱,通大小肠,健脾开胃调中。"

《本草纲目》:"降逆气,消肌肤中水气浮肿,脚气壅逆,瘴气痞满,胎气恶阻胀闷。"

《本草求真》:"槟榔性苦沉重,能泄有形之积滞。腹皮其性轻浮,能散无形之积滞,故痞满膨胀,水气浮肿,脚气壅逆者宜之。惟虚胀禁用,以其能泄真气也。"

【现代研究】

成分:含槟榔碱及槟榔副碱。

药理:煎剂能使肠管收缩加强,提高其紧张性。

佛 手 《图经本草》

附药:佛手花

【来源】为芸香科常绿小乔木或灌木植物佛手 *Citrus medica* L. var. *sarcodactylis* Swingle 的果实。主产于广东、福建、云南、四川、浙江等省。冬季果实成熟时采摘,切片,晒干。

佛手花为佛手的花朵及花蕾。

【处方用名】佛手 佛手柑 佛手片 佛手花

【性能概要】味辛、苦、酸,性温。归肝、脾、肺经。本品芳香辛散,苦降温通,长于舒肝和胃,行气止痛。其功近香橼,然清香之气尤胜,故醒脾开胃,理气快膈之功较佳。主要用治肝胃气滞,胸腹胀痛、食少呕吐等症。前人谓之能化痰,还可用治痰气咳嗽,但目前临床应用不多。

佛手花,性味,微苦温,功能醒脾开胃,快膈止呕。适应证与佛手相似,用量亦相同。

【功效主治简表】

佛手:舒肝和胃,行气止痛—肝胃不和所致胸胁胀痛、脘腹痞闷、呕吐食少

【配伍应用】

用于肝郁气滞、肝胃不和所致胁肋胀痛、脘腹痞闷、呕吐食少等症,常与香附、木香、青皮等同用。

【用量用法】内服:3~9克。

【使用注意】阴虚火旺无气滞者慎用。

【本草摘要】

《滇南本草》:"补肝暖胃,止呕吐,消胃家寒痰,治胃气疼,止面寒疼,和中行气。"

《本草纲目》:"煮酒饮,治痰气咳嗽;煎汤,治心下气痛。"

《本经逢原》:"专破滞气,治痢下后重,取陈年者用之。"

《本草再新》:"治气舒肝,和胃化痰,破积,治噎膈反胃,消癥瘕瘰疬。"

【现代研究】

成分:含佛手内酯、橙皮苷、挥发油等。

药理:有平喘、解痉、镇痛、抗炎、降压等作用。

临床报道:治疗小儿传染性肝炎,每日佛手 10~30 克,加败酱草每日每岁 1 克(10 岁以上每 2 岁加 1 克),水煎分 3 次服,7~10 天为 1 个疗程。治疗 64 例,平均 4~5 天黄疸消失,精神及食欲转佳。

香　橼 《图经本草》

【来源】为芸香科常绿小乔木枸橼 *Citrus medica* L. 或香圆 *Citrus wilsonii* Tanaka 的果实。主生于浙江、江苏、广东、广西等省区。11 月果实将成熟时摘下，洗净、晒干。若乘鲜时剥去瓤及子，切片晒干者，名香橼片。

【处方用名】香橼　香橼皮　陈香橼

【性能概要】味辛、苦、酸，性温。归肝、脾、肺经。本品功近佛手，均可行气止痛，舒肝和胃，适用于肝郁不舒、脾胃气滞所致脘腹痞满、胁肋胀痛、呕吐、噫气、食少等症。虽清香之气不及佛手，但化痰之力较胜，故还可用治痰饮咳嗽。

【功效主治简表】

香橼 { 行气止痛，舒肝和胃—肝郁气滞，脘腹痞满、呕吐、噫气、食少
　　　 化痰—痰饮咳嗽

【配伍应用】

1. 用于肝郁不舒、脾胃气滞所致脘腹痞满、胁肋胀痛、呕吐噫气食少等症，常与陈皮、香附、甘松等同用，以增强疗效。

2. 用于痰饮咳嗽，胸膈不利，常与半夏、茯苓、生姜等药配伍应用。

【用量用法】内服：3～10 克；或入丸、散。

【本草摘要】

《本草拾遗》："去气，除心头痰水。"

《本草通玄》："理上焦之气，止呕逆，进食，健脾。"

《本草逢原》："治咳嗽气壅。"

《医林纂要》："治胃脘痛，宽中顺气，开郁。"

《本草再新》："平肝舒郁，理肺气，通经利水，治腰脚气。"

【现代研究】

成分：含橙皮苷、柠檬酸、苹果酸、果胶、鞣质、维生素 C 及挥发油等。

药理：有抗炎、抗病毒作用。

沉　香 《别录》

【来源】为瑞香科常绿乔木植物白木香 *A. sinensis* (Lour.) Gilg 含有黑色树脂的木材。主产于广东、台湾。采取含有树脂的木部和根部，阴干。锉或磨粉用。

【处方用名】沉香　沉香片　沉香屑

【性能概要】味辛、苦，性温。归脾、胃、肾经。本品芳香辛散，温通祛寒，质重沉降，故有行气止痛，温中止呕，暖肾纳气之功。《本草通玄》谓本品"温而不燥，行而不泄，扶脾而运行不倦，达肾而导火归源，有降逆之功，而无破气之害"，故为理气之佳品。用治冷气攻冲，胸腹疼痛、呕吐呃逆、肾虚喘急等症，疗效颇捷；还可用治男子精冷、大便虚秘等症。

【功效主治简表】

$$沉香\begin{cases}行气止痛——寒凝气滞,胸腹胀痛\\温中止呕——脾胃虚寒,呕吐呃逆\\温肾纳气——肾不纳气的虚寒性气逆喘急\\此外,还可用治大肠气滞虚秘不行\end{cases}$$

【配伍应用】

1. 用于寒凝气滞,胸腹胀痛,常与乌药、槟榔、木香等同用,如《卫生家宝》沉香四磨汤。兼能温中暖肾,还可用于脾胃虚寒积冷,脘腹胁肋胀疼,常与肉桂、附子、干姜等同用,如《卫生宝鉴》沉香桂附丸。若命门火衰,手足厥冷、脐腹疼痛,又当配附子、丁香、麝香等同用,以回阳救逆,如接真汤。

2. 用于脾胃虚寒,呕吐呃逆,经久不愈者,常与丁香、白豆蔻、紫苏同用为散,柿蒂煎汤送服,即《活人心统》沉丁二香散。

3. 用于肾不纳气的虚寒性气逆喘急之证,常与熟地、补骨脂、五味子及人参、蛤蚧、胡桃肉等同用。用于男子精冷早泄,可与附子、阳起石、补骨脂等同用,如《和剂局方》黑锡丹,取本品有补火暖肾之功。

此外,本品配肉苁蓉、当归、枳壳等同用,即《方脉正宗》方,治大肠气滞,虚闭不行,亦取本品有温中暖肾,行气导滞的功效。

【用量用法】内服:1～3克,入煎剂当后下;亦可磨汁或入丸、散。

【使用注意】阴虚火旺、气虚下陷者慎用。

【本草摘要】

《名医别录》:"主风水毒肿,去恶气。"

《海药本草》:"主心腹痛,霍乱中恶。"

《珍珠囊》:"补右肾命门。"

《本草纲目》:"治上热下寒,气逆喘急,大肠虚秘,小便气淋,男子精冷。"

《医林纂要》:"坚肾,补命门,温中、燥湿,泻心,降逆气,凡一切不调之气,皆能调之。"

【现代研究】

成分:含挥发油、萜烯醇类和桂皮酸等。

药理:有解痉、镇静、止痛、肌松、止喘、促进消化液和胆汁分泌等作用。

临床报道:治疗呃逆,将沉香粉3克用纸卷成香烟状,点燃后深吸将烟咽入,3次吸入无效,间隔30分钟现再重复1次,直至呃逆消失。治疗36例,有效34例。

降　香　《海药本草》

【来源】为豆科常绿小乔木降香檀 *Dalbergia odorifera* T. Chen 的茎干心材。主产于广东、广西、云南等地。全年可采,削去外皮,锯成短段,劈成小块,阴干。

【处方用名】降香　降真香　紫降香　降香片　降香屑

【性能概要】味辛,性温。归肝、脾经。本品辛温芳香,其性主降,既能入气分以降气辟秽化浊,又能入血分以散瘀止血定痛。故可用治秽浊内阻,恶心呕吐腹痛;气滞血瘀所致的胸胁疼痛及瘀血痹阻心脉的胸痹刺痛;还可用治跌打损伤,外伤出血等症。

【功效主治简表】

降真香 { 降气辟秽化浊——夏月受秽浊之气,恶心呕吐、脘腹胀痛
散瘀止血定痛 { 气滞血瘀,胸胁疼痛
跌打损伤,瘀血肿痛

【配伍应用】

1. 用于夏月感受秽浊之气所致的恶心呕吐、脘腹疼痛,常与藿香、木香、肉桂等同用。

2. 用于气滞血瘀所致的胸胁疼痛,常与郁金、桃仁、丝瓜络等同用。瘀血痹阻心脉的胸痹刺痛,又常与红花、丹参、川芎等同用,如冠心Ⅱ号。用于跌打损伤,瘀血肿痛,常与乳香、没药、血竭等同用。又本品研末外敷,用治创伤出血,有良好的止血定痛的作用。

【用量用法】内服:3~6克;或入丸、散。外用:适量,研末敷。

【本草摘要】

《海药本草》:"主天行时气。"

《本草纲目》:"疗折伤金疮,止血定痛,消肿生肌。"

《本草再新》:"治一切表邪,宣五脏郁气,利三焦血热,止吐,和脾胃。"

【现代研究】

成分:含多种黄酮类成分。

药理:降血脂、降血黏度、抗血栓;有降压、镇静、抗惊厥、镇痛等作用。

檀　　香 《别录》

【来源】为檀香科常绿小乔木檀香 *Santalum album* L. 的心材。主产于印度、印度尼西亚及马来西亚,我国广东等地有栽培。采伐木材后,锯成段,除去边材,阴干。刨成或劈碎。生用。

【处方用名】檀香　白檀香

【性能概要】味辛,性温,归脾、胃、肺经。本品辛散温通,气味芳香,善调膈上诸气,畅脾肺,利胸膈,有理气散寒,止痛开胃之功,为理气要药。故可用治胸腹气滞疼痛、噎膈呕吐等症。

【功效主治简表】

檀香:理气散寒,止痛开胃 { 胸腹气滞疼痛
噎膈呕吐反胃

【配伍应用】

用于寒凝气滞,胸腹疼痛,常与藿香、白豆蔻、砂仁、丁香、乌药同用,如《直指方》沉香磨脾散。近年临床用本品配荜茇、延胡索、高良姜、冰片同用,即《验方》宽胸丸,用治胸痹绞痛获得良效,也取本品有宽胸理气,散寒止痛之功。又《本草汇言》方,用本品配茯苓、橘红为末,人参汤调下,治噎膈饮食不入,又有开胃止呕之效。

【用量用法】内服:3～6克;或入丸、散。

【使用注意】阴虚火旺、气热吐衄者慎用。

【本草摘要】

《本草拾遗》:"主心腹霍乱,中恶,杀虫。"

《日华子本草》:"治心痛,霍乱,肾气腹痛。"

《珍珠囊》:"引胃气上升,进食。"

《本草纲目》:"治噎膈吐食。"

陶弘景:"消风肿。"

【现代研究】

成分:含挥发油(白檀油)、檀萜烯等。

药理:有抗菌作用,曾用作尿道消毒剂;对由四逆汤、五加皮中毒所致心律不齐有拮抗作用。

薤　　白《本经》

【来源】为百合科多年生草本植物小根蒜 *Allium macrostemon* Bge. 或薤 *Allium chinense* G. Don. 的干燥地下鳞茎。我国各地均有分布,以江苏、浙江产者为佳。5月采挖,去苗,洗净,晒干。生用或蒸熟用。

【处方用名】薤白　薤白头

【性能概要】味辛、苦,性温。归肺、胃、大肠经。本品辛散苦降,温通滑利,上能通胸中之阳气,散阴寒之凝结,为治胸痹刺痛的要药;下能行大肠之气滞,还可用治泻痢后重。上开胸痹,下泄气滞,均取本品温通滑利之效。

【功效主治简表】

薤白 { 通阳散结—胸痹刺痛 / 下泄气滞—泻痢后重

【配伍应用】

1. 用于胸阳不振,水饮痰浊停聚,痹阻心脉所引起的胸痹,"喘息咳唾、胸背痛、短气"等症,用之有效,可以单用,也可配半夏、瓜蒌、桂枝、枳实等同用,如《金匮要略》瓜蒌薤白白酒汤、瓜蒌薤白半夏汤及枳实薤白桂枝汤,都是以本品为主药,为治疗胸痹有效的方剂。若兼血瘀者,还可配桃仁、红花、丹参等活血化瘀药同用。

2. 用于胃肠气滞,下痢后重。如《食医心镜》治赤白痢下,以本品同米煮粥食之;陈藏器治赤痢不止,用薤白同黄柏煮汁服之;也可配柴胡、白芍、枳实等复方使用,如四逆散加薤白方。

【用量用法】内服:9～15克。

【使用注意】气虚无滞者不宜用。

【本草摘要】

《神农本草经》:"主金疮疮败。"

《名医别录》:"温中散结。"

《日华子本草》:"煮食耐寒调中……止久痢,冷泻。"

《用药法象》:"治泻痢下重,能泄下焦阳明气滞。"

《本草纲目》:"治胸痹刺痛","温补助阳道。"

【现代研究】

成分:含薤白苷、腺苷、琥珀酸、前列腺素 A1 及 B1 等。又含具特异臭气的挥发油。

药理:有抗动脉粥样硬化、镇痛、降血脂、抗血栓、抗菌、抗癌等作用。

临床报道:防治动脉粥样硬化,用薤白提取物,每次 2 丸(每丸相当于生药 6.1 克),日服 3 次,连服 4 周为 1 个疗程。观察 132 例,表明有降血脂,提高血浆 6-酮-前列腺素 F1α 水平及抑制血小板聚集作用。

柿　蒂 《别录》

附药:柿霜

【来源】为柿树科落叶乔木柿 *Diospyros kaki* Thunb. 的宿存花萼。主产于四川、广东、福建、山东、河南等省。8～9 月果实成熟时采摘。取下花萼晒干入药。

柿霜为柿子制成柿饼时,外表所生的白色粉霜。

【处方用名】柿蒂　柿钱　柿霜

【性能概要】味苦、涩,性平。归胃经。本品善降逆气,为止呃逆之要药。临证时当根据寒热虚实的不同适当配伍,疗效显著。

柿霜,味甘,性凉,归心、肺经。甘凉清润,能清上焦心肺之热、生津润燥、化痰止咳,适用于肺热燥咳、劳嗽吐血、咽喉及口疮疼痛等症。用治内热痰火咳嗽,常与黄芩、瓜蒌霜、海浮石等同用,如《本草汇言》方。用治咽喉疼痛,常与硼砂、天冬、麦冬等同用,如《杂病源流犀烛》柿霜丸。用量:3～10 克,冲服。

【功效主治简表】

柿蒂:降气止呕—呃逆

【配伍应用】

用于多种病因引起的呃逆证。如因于寒者,当温胃散寒,降逆止呃,常与丁香、生姜同用,即《济生方》丁香柿蒂散;若因于热者,当清胃降火,降逆止呃,常与竹茹、黄连同用,如竹茹黄连柿蒂汤;若因于痰浊内阻,上逆犯胃作呃者,可用平胃二陈汤加柿蒂,以燥湿化痰,降逆止呃;气虚呃逆者,当配伍人参、丁香同用,即《洁古家珍》柿钱散,以补虚止呃;若命门火衰,元气暴脱,上逆作呃,又当与附子、人参、丁香等同用,以回阳救急,降逆止呃,如丁附柿蒂散。

【用量用法】内服:3~12克;或入丸、散。

【本草摘要】

《食疗本草》:"治咳逆,哕气,煮汁服。"

《滇南本草》:"治气膈反胃。"

《本草备要》:"止呃逆。"

【现代研究】

成分:含鞣质、羟基三萜酸等。

药理:有抗心律失常、镇静、抗生育作用。

甘　松《本草拾遗》

【来源】为败酱科多年生草本植物甘松香 *Nardostachys chinensis* Batal. 或匙叶甘松 *Nardostachys jatamansi* DC. 的根及根茎。主产于四川、甘肃、青海等省。秋季采挖,去净泥沙,不可用水洗,以免损失香味,除去残茎及须根,阴干,切片入药。

【处方用名】甘松　甘松香

【性能概要】味辛、甘,性温。归脾、胃经。本品温而不热,甘而不滞,香而不燥,辛香行散,善开脾郁,为理气止痛,醒脾开胃之佳品。主要用治气郁胸闷、胃脘疼痛。外用收湿拔毒,治湿脚气。

【功效主治简表】

甘松:理气止痛,醒脾开胃—气郁胸闷、脘腹胀痛

【配伍应用】

用于气郁胸闷、脘腹胀痛,常与木香、厚朴或香附、沉香同用。若脾胃虚寒,心腹满痛,又可配官桂、丁香、砂仁等同用,如《和剂局方》大七香丸。

此外,本品配荷叶、藁本煎汤外洗,能收湿拔毒,还可用治湿脚气。

【用量用法】内服:3~6克。外用:适量,煎汤外洗。

【使用注意】气虚及血热者忌服。

【本草摘要】

《日华子本草》:"治心腹胀、下气。"

《开宝本草》:"主恶气,卒心腹痛满。"

王好古:"理元气,去气郁。"

《本草纲目》:"治脚气膝浮、煎汤淋洗。"

【现代研究】

成分:含马兜铃烯、甘松酮、德比酮、广藿香醇等。

药理:有镇静作用,并有抗心律不齐作用,且为较安全的药物;对子宫、大小肠等平滑肌有解痉作用。

临床报道:治疗早搏,用甘松配用健心灵(黄芪、丹参、川芎、桂枝)组成健心复脉灵。治疗 60 例,早搏总有效率 88.33% ,症状总有效率 91.67。

荔 枝 核 《本草衍义》

【来源】为无患子科常绿乔木植物荔枝 *Litchi chinensis* Sonn. 的种子。主产于福建、广东、广西、四川等省区。6 ~ 7 月间,当果实成熟时采摘,去净皮肉,取出种子,洗净,晒干。用时捣碎,或盐水炒用。

【处方用名】荔枝核　大荔核　荔仁

【性能概要】味甘、性温。归肝、肾经。本品行滞气,散寒邪,而有理气,散寒,止痛之功。主要用治肝郁气滞寒凝所引起的寒疝腹痛、睾丸肿痛等症。还可用治胃脘疼痛、妇女血气刺痛,也取理气,散寒,止痛之效。

【功效主治简表】

荔枝核:理气散寒止痛 ⎰ 寒疝腹痛、睾丸肿痛 / 胃脘疼痛 / 妇女血气刺痛

【配伍应用】

用于肝郁气滞寒凝所致的寒疝腹痛、睾丸肿痛等症,常配小茴香、青皮等份为散,白酒调下,如《世医得效方》荔核散;临床也常配橘核、山楂、枳壳等同用,煎服。用于胃脘疼痛,配木香为散服,即《景岳全书》荔香散。用于妇人血气刺痛,配香附为散服,即《妇人良方》蠲痛散。

【用量用法】内服:5 ~ 10 克;或入丸、散。

【本草摘要】

《本草衍义》:"以核熳火中烧存性,为末,新酒调一枚半服,治心痛及小肠气。"

《本草纲目》:"治癫疝气痛、妇人血气刺痛。"

《本草备要》:"入肝肾,散滞气,辟寒邪,治胃脘痛,妇人血气痛。"

【现代研究】

成分:含皂苷、鞣质等。

药理:有类似双胍类降糖药的降糖作用;能调节血脂代谢紊乱等作用。

临床报道:治疗糖尿病,将荔枝核水煎浓缩至厚浸膏,干燥,制粒,压片,片重 0.3 克,每日 3 次,每次 4 ~ 6 片,连续 3 个月为 1 个疗程。治疗 30 例,显效 9 例,有效 10 例,好转 6 例,总有效率为 83.33% 。

437

第十八章
活血化瘀药

凡以疏通血脉,促进血行,消散瘀血为主要作用的药物均称为活血化瘀药。

本类药物性味多辛温,辛能散瘀化滞,温可通行血脉,促进血行。除了具有通行血脉,消散瘀血的作用外,还有通经止痛,散瘀消肿的作用。

活血化瘀药主要适用于血行障碍、瘀血阻滞所引起的多种疾病。如血瘀经闭、产后瘀阻、癥瘕痞块、跌打损伤、瘀血肿痛,以及关节痹痛、疮疡肿痛、瘀血阻滞所引起的出血等症。

使用本类药物,要根据气行则血行,气滞则血凝的道理,多配伍行气药同用,以增强活血化瘀药的作用。并须根据不同病因,适当配伍其他药应用:如寒凝气滞血瘀者,当配合温里药同用;如关节痹痛,当配合祛风湿药同用;痈疽肿痛者,又当配合清热解毒药同用;癥瘕积聚者,又当配合软坚散结药同用。

本类药物大多能活血通经,有的还可以堕胎催产,故妇女月经过多,或血虚无滞的经闭及孕妇,均当慎用或忌用。

川　　芎 《本经》

【来源】为伞形科多年生草本植物川芎 Ligusticum chuanxiong Hort. 的干燥根茎。主产于四川的灌县、崇庆,此外云南、湖北、贵州、甘肃、陕西等省亦有栽培。夏季当茎下的节盘显著突出,并略带紫色时采挖,除去泥沙,晒后炕干,再去须根。生用、酒炒或麸炒用。

【处方用名】川芎　芎䓖　大川芎

【性能概要】味辛,性温。归肝、胆、心包经。本品辛散温通,能下行血海,为血中之气药,有活血化瘀,行气止痛的功效。故可用治寒凝气滞血瘀的月经不调、经闭、痛经、癥瘕腹痛;肝郁气滞血瘀,胁肋疼痛;瘀血痹阻心脉,胸痹绞痛;气滞血瘀的痈疽肿痛;跌打损伤,瘀血肿痛。又本品辛温升散,性善疏通,能上行头目,外达皮肤,又有祛风止痛之功,为治头痛、风湿痹痛的良药,尤善治头痛,无论风寒、风热、瘀血、血虚头痛,只要配伍适当,均可应用。

【功效主治简表】

$$川芎\begin{cases}活血行气\begin{cases}寒凝气滞血瘀,月经不调、经闭、痛经、癥瘕腹痛\\肝郁气滞血瘀,胁肋疼痛\\瘀血痹阻心脉,胸痹作痛\\痈疽肿痛\\跌打损伤,瘀血肿痛\end{cases}\\祛风止痛\begin{cases}头痛(适当配伍可用于风寒、风热、风湿、瘀血、血虚等多种头痛)\\风湿痹痛\end{cases}\end{cases}$$

【配伍应用】

1. 用于寒凝气滞,血行不畅的月经不调、经闭、癥瘕,常与当归、地黄、芍药同用,如《和剂局方》四物汤,有活血行气,调经止痛的作用。用于肝郁气滞血瘀,胁肋疼痛,常与柴胡、白芍、香附等同用,如《景岳全书》柴胡疏肝散。用于瘀血痹阻心脉所致的胸痹绞痛,又常配红花、丹参、赤芍同用,如冠心Ⅱ号。用于火毒壅盛,气滞血瘀的痈疽肿痛,本品又常配当归、穿山甲、皂角刺同用,有活血排脓之效,如《外科正宗》透脓散。用于跌打损伤,瘀血肿痛,本品又常配归尾、桃仁、没药等同用,以活血消肿止痛。

2. 用于外感风寒头痛,常配白芷、细辛、防风等同用,如《和剂局方》川芎茶调散。用于风热头痛,可与菊花、石膏、僵蚕同用,如《卫生宝鉴》川芎散。用于风温头痛,可与羌活、防风、独活等同用,如《内外伤辨惑论》羌活胜湿汤。用于瘀血头痛,可与桃仁、红花、赤芍等同用,如《医林改错》通窍活血汤。用于血虚头痛,当配伍生地、当归、白芍养血之品,及蔓荆子、菊花等散风药同用,如《金匮翼》加味四物汤。用于风寒湿痹,本品又有活血行气,散风通痹之功,常与防风、细辛、独活、秦艽、杜仲、续断等同用,如《妇人良方》三痹汤、《千金方》独活寄生汤。

【用量用法】内服:3～9克。

【使用注意】本品辛温升散,用之太过有走泄真气之弊,故阴虚气弱,劳热多汗之人,以及气逆呕吐、肝阳头痛、妇女月经过多等症,均当慎用。

【本草摘要】

《神农本草经》:"主中风入脑头痛,寒痹,筋挛缓急,金创,妇人血闭无子。"

《名医别录》:"除脑中冷动,面上游风去来,目泪出,多涕唾,忽忽如醉,诸寒冷气,心腹坚痛,中恶,卒恶肿痛,胁风痛,温中内寒。"

《药性本草》:"治腰脚软弱,半身不遂,主胞衣不出,治腹内冷痛。"

张元素:"芎藭上行头目,下行血海。"

《本草纲目》:"行气开郁","血中气药也。"

【现代研究】

成分:含藁本内酯、川芎内酯、川芎嗪、阿魏酸等。

药理:有强心、降血压、抗血栓、镇静、镇痛、利尿、抗肿瘤等作用;小剂量对子宫有收缩作用,大剂量使子宫麻痹。

丹 参 《本经》

【来源】为唇形科多年生草本植物丹参 Salvia miltiorrhiza Bge. 的根。主产于河北、安徽、江苏、四川等地。秋季采挖,除去茎叶,洗净泥土,切片晒干。生用或酒炒用。

【处方用名】丹参　紫丹参

【性能概要】味苦,性微寒。归心、肝经。本品苦能泄降,微寒清热,归心、肝二经血分,功能活血通经,凉血消肿,清心除烦。《妇人明理论》云:"一味丹参散,功同四物汤",后世也誉之为妇科要药。然本品究属凉血活血通经之品,以血热瘀滞所致的月经不调、经闭痛经、癥瘕积聚、产后瘀阻,用之为宜,兼可用治瘀血阻滞,心腹刺痛、肝郁胁痛。此外还可用治痈肿疮毒、热痹疼痛,可收凉血消肿,通络止痛之效。若用治热入营血,心烦不寐,又可奏清心除烦,安神定志之功。至于补血之义,实为祛瘀生新之理,不能徒取"参"名,妄作补药使用。

丹参、川芎均为常用活血调经之品,同可用治瘀血诸痛、痈肿疮毒、关节痹痛。然川芎辛温,活血行气,散寒止痛,以寒凝气滞血瘀用之为好;丹参苦寒,凉血活血,通经止痛,以血热瘀滞用之为佳。且川芎能祛风止痛,善治头痛;丹参清心安神,还可用治烦热神昏。

【功效主治简表】

```
        ┌活血通经┌血热瘀滞,月经不调、痛经、经闭、癥瘕积聚、产后瘀血
        │        ┤瘀血阻滞,心腹刺痛
丹参 ───┤        └肝郁气滞血瘀胁痛
        │凉血消肿┌痈肿疮毒
        │        └风湿热痹,关节肌肉红肿热痛
        └清心除烦──热入营血,心烦不寐
```

【配伍应用】

1. 用于血热瘀滞,月经不调、痛经、经闭、癥瘕积聚、产后瘀血、恶露不尽等症,可单用本品研末白酒调服,如《妇人良方》丹参散,也可配当归、益母草、泽兰、赤芍、香附等同用。近代用本品配乳香、没药、当归、桃仁、三棱、莪术等同用,治疗宫外孕,如宫外孕方(《山西医学院第一附院经验方》),也取本品能活血通经,消癥散结作用。用于瘀血阻滞,心腹刺痛,常用本品配檀香、砂仁同用,如《医宗金鉴》丹参饮。近代用于心脉瘀阻所致的冠心病、心绞痛的冠心Ⅱ号,也

440

取本品活血化瘀之力。又本品配降香所制成的复方丹参注射液,用治冠心病,也取得良好效果。用于肝瘀气滞血瘀胁痛,常与当归、郁金、香附等同用。近代还用本品治疗肝脾肿大,常与柴胡、当归、丹皮、赤芍、桃仁、红花、鳖甲、牡蛎、昆布、鸡内金、三棱、莪术等药同用。本品又有缩小、软化肝脾,改善肝功的作用。

2. 用于痈肿疮毒,如《衷中参西录》消乳汤,用本品配伍金银花、连翘、蒲公英、瓜蒌、乳香、穿山甲等,用治乳痈肿痛。用于风湿热痹,关节肌肉红肿热痛,常配苍术、黄柏、牛膝、丹皮、赤芍、金银花等同用。

3. 用于热病伤营,心烦不寐,多与犀角、生地、玄参等同用,如《温病条辨》清营汤。又单用本品制成酊剂,也有很好的镇静安神作用。

【用量用法】内服:3~15克。

【使用注意】反藜芦。

【本草摘要】

《神农本草经》:"主心腹邪气……破癥除瘕,止烦满。"

《名医别录》:"养血,去心腹痼疾结气,腰脊强,脚痹,除风邪留热,久服利人。"

《日华子本草》:"养神定志,通利关脉,治冷热劳,关节疼痛,四肢不遂,排脓止痛,生肌长肉,破宿血,补新生血……止血崩带下,调妇人经脉不匀,血邪心烦,恶疮疥癣,瘿赘肿痛,丹毒,头痛,赤眼,热温狂恶。"

《滇南本草》:"补心定志,安神宁心,治健忘怔忡,惊悸不寐。"

【现代研究】

成分:含丹参酮、异丹参酮、隐丹参酮、羟基丹参酮、丹参新酮、丹参酚等。

药理:有降血脂、抗血栓、抗过敏、保肝、抗炎、镇静、镇痛、调整细胞免疫和体液免疫等作用。

临床报道:①治疗急性病毒性肝炎,用丹参静脉滴注,治疗104例急性病毒性肝炎,痊愈率为81.7%,总有效率97%。②治疗缺血性中风,用丹参注射液8毫升(相当于生药12克)静滴。治疗43例,有效率83.72%,优于传统西药对照组。③治疗脑血栓形成,用丹参注射液静滴,治疗46例,有效率93.5%,优于低分子右旋糖酐对照组。

益 母 草 《本经》

附药:茺蔚子

【来源】为唇形科一年生或二年生草本植物益母草 Leonurus japonicus Houtt. 的地上部分。我国各地均有分布。通常在夏季花期采收。割下地上部分,晒干。生用或熬膏用。

茺蔚子为益母草的果实,又名小胡麻、三角胡麻。

【处方用名】益母草 茺蔚草 坤草 茺蔚子

【性能概要】味辛、苦,性微寒。归肝、心包经。本品辛散苦泄,微寒清热,主入心、肝二经血分,有活血祛瘀之功,妇科经产最为适用,故有益母之名,兼能利水退肿,消肿解毒。主要用于妇女经行不畅、经行腹痛,以及产后瘀阻等症;还可用治跌打损伤,瘀血肿痛,也属祛瘀之功。此外兼可用治浮肿小便不利、痈肿疮毒等症,多作辅药使用。

茺蔚子,性味、功效与益母草相似,唯兼有凉肝明目,益精养血之功,所以朱丹溪说它"行中有补"。可用于肝热头痛、目赤肿痛或生翳膜,常配清肝明目的青葙子、决明子、龙胆草等同用。若配伍生地、枸杞子、石决明等滋补肝肾之品同用,还可用治肝肾不足,目暗不明。用量:6～15克。瞳仁散大者慎用。

【功效主治简表】

益母草 $\begin{cases} 活血祛瘀 \begin{cases} 经行不畅、痛经、闭经、产后瘀阻 \\ 跌打损伤,瘀血肿痛 \end{cases} \\ 利水退肿—浮肿小便不利 \\ 消肿解毒—痈肿疮毒 \end{cases}$

【配伍应用】

1. 用于妇女血热有瘀,经行不畅、痛经、经闭、产后瘀阻等症,可单用益母草加赤砂糖(10∶4)熬膏冲服,即《古今医统大全》益母膏;或用本品配当归、赤芍、木香同用,如《医学入门》益母丸。若难产胞衣不下,可配麝香、当归、川芎、乳香、没药、黑荆芥同用,如《傅青主女科》送胞汤。用于跌打损伤,瘀血肿痛,可单用本品,可服可敷,或配伍其他化瘀止痛药同用。

2. 用于浮肿小便不利,常配白茅根、车前子、桑白皮以及白术、茯苓等同用。目前使用本品治疗肾炎水肿,取得一定疗效。

3. 用于痈肿疮毒,常单用鲜品捣汁内服,渣敷患处。

【用量用法】内服:10～30克。外用:适量。

【使用注意】凡血虚无瘀者不宜服。

【本草摘要】

《神农本草经》:"主瘾疹痒,可用浴汤。"

《新修本草》:"捣茺蔚茎敷疗肿,服汁使疗肿毒内消;又下子死腹中,主产后血胀闷;诸杂毒肿,丹游等肿;取汁如豆滴耳中,主聤耳;中虺蛇毒,敷之良。"

《本草纲目》:"活血破血,调经解毒。治胎漏难产,胎衣不下,血晕,血风,血痛,崩中漏下,尿血,泻血,疳痢痔疾,打扑内损瘀血,大便小便不通。"又谓:"若治手足厥血分热,明目益精,女人经脉,则用茺蔚子良;若治肿毒疮疡,消水行血,妇人胎产诸病,则并用为良。"

【现代研究】

成分:含益母草碱、水苏碱、益母草二萜、苯甲酸、月桂酸等。

药理:有兴奋子宫、利尿、抑菌等作用。

临床报道:治肾炎浮肿,用益母草90～120克(鲜品更佳,量加倍),小儿酌减,用水700毫升,用文火煎至300毫升,每日服3次,利水消肿作用显著,对急性肾炎的近期疗效较佳。

泽 兰 《本经》

【来源】为唇形科多年生草本植物毛叶地瓜儿苗 *Lycopus lucidus* Turcz. var. *hirtus* Regel 的地上部分。我国各地多有分布。夏季枝叶茂盛时割取地上部分,晒干,切碎。生用。

【处方用名】泽兰 泽兰叶

【性能概要】味苦、辛,性微温。归肝、脾经。本品辛散肝郁,疏肝和营,活血通经,祛瘀散结而不伤正气。故为妇科常用活血调经之要药,凡妇女行经不畅、经闭、癥瘕、产后瘀阻均可应用;用治跌打损伤、疮疡肿痛,也可收祛瘀消肿止痛之效。《本经》虽云治"大腹水肿,身面四肢浮肿,骨节中水。"而现代临床,因其药力薄弱,常须配其他利尿药同用,始能见功。

泽兰、益母草均能行血祛瘀,利尿退肿,同可用治月经不调、经闭、痛经、产后瘀阻、浮肿小便不利等症。然益母草以血热有瘀用之为佳,且利尿之功较泽兰为胜;泽兰则疏肝和营,活血通经而和缓不峻,凡瘀血阻滞,无论寒热均可选用。

【功效主治简表】

$$泽兰 \begin{cases} 活血祛瘀 \begin{cases} 经闭、痛经、产后瘀阻 \\ 跌打损伤 \\ 疮疡肿痛 \end{cases} \\ 利水退肿——浮肿尿少 \end{cases}$$

443

【配伍应用】

1. 用于血滞经闭、痛经,常与当归、白芍、甘草同用,如《济阴纲目》泽兰汤。用于产后瘀阻,腹痛拒按,常配赤芍、当归、生地、桂心等同用,如《医学心悟》泽兰汤。用于跌打损伤,又配归尾、乳香、没药、三七等同用,以疗伤止痛。用于疮疡肿痛,可配当归、银花、甘草同用,可散痈消肿。

2. 用于浮肿尿少,常配防己同用,如《随身备急方》治产后小便淋沥,身面浮肿,即以本品与防己等份为末服。

【用量用法】内服:6~10 克。外用:适量。

【使用注意】本品虽"行而不峻",但只能活血而无补益之功,故无瘀血者不宜服。

【本草摘要】

《神农本草经》:"主乳妇内衄,中风余疾,大腹水肿、身面四肢浮肿,骨节中水,金疮,痈肿疮脓。"

《雷公炮制论》:"能破血,通久积。"

《药性本草》:"主产后腹痛,频产血气衰冷成劳,瘦羸,又治通身面目大肿,主妇人血沥腰痛。"

《医林纂要》:"补肝泻脾,和气血,利筋脉。主治妇人血分,调经祛瘀。"

【现代研究】

成分:含苯甲醛、己醛、芳香醇、紫苏油烯等。

药理:有抗血栓、降低血黏度、强心作用。

桃　　仁《本经》

【来源】为蔷薇科落叶小乔木桃 *Prunus persica*（L.）Batsch. 或山桃 *P. davidiana*（Carr.）Franch. 的种仁。全国大部分地区均产。秋季果实成熟后采摘,除去果肉,击破果核,取出种子,晒干,除去中皮。生用或捣碎用。

【处方用名】桃仁　光桃仁

【性能概要】味苦、甘,性平。归心、肝、大肠经。本品入心、肝二经血分,苦能泄降导下以破瘀,甘能和畅气血以生新,然破瘀之功胜于生新,故为行瘀通经常用之药。主治瘀血不行、经闭癥瘕、蓄血发狂、跌打损伤,及肺痈、肠痈等。本品富含油脂,还可润燥滑肠,可治大肠血燥,大便秘结。此外,本品有类似杏仁的止咳平喘作用,也可用治气逆喘咳。

桃仁、杏仁均能止咳平喘,润肠通便,然杏仁偏于气分,长于降气消痰;桃仁偏行血分,以破瘀生新。

【功效主治简表】

$$
桃仁\begin{cases}
破血行瘀\begin{cases}
经闭、癥瘕、瘀血腹痛\\
蓄血发狂\\
跌打损伤\\
肺痈、肠痈
\end{cases}\\
滑肠通便——肠燥便秘\\
止咳平喘——气逆喘咳
\end{cases}
$$

【配伍应用】

1. 用于经闭、痛经、瘀血腹痛,常与红花、当归、赤芍等同用,如《医宗金鉴》桃红四物汤。用于产后瘀阻,又可与当归、川芎、炮姜等同用,如《傅青主女科》生化汤。用于蓄血发狂,少腹硬满,常与水蛭、虻虫、大黄同用,如《伤寒论》抵当汤。用于跌打损伤,瘀血肿痛,常与红花、当归、穿山甲等同用,如《医学发明》复元活血汤。由于本品能破血祛瘀,消痈散结,还可用治火毒壅盛,气滞血凝的肺痈、肠痈,如治肺痈《备急千金要方》苇茎汤,治肠痈《金匮要略》大黄牡丹皮汤,均是本品代表配伍方剂。

2. 用于阴虚血燥,津亏便秘,常与杏仁、柏子仁、郁李仁、松子仁同用,如《世医得效方》五仁丸。

此外,本品还可用于气逆喘咳、胸膈痞满,如《食医心镜》单用本品合粳米煮粥食;临床也常与杏仁配伍,可以增强疗效,如《圣济总录》双仁丸;亦可酌情寒热虚实不同,适当配伍其他止咳平喘的药同用。

【用量用法】内服:6~10克。

【使用注意】本品走而不守,泻多补少,过用及用之不当,能使血流不止,损伤真阴,故无瘀血之证及便溏者不宜用。咯血及孕妇忌服。

【本草摘要】

《神农本草经》:"主瘀血,血闭瘕痕,邪气,杀小虫。"

《名医别录》:"止咳逆上气,消心下坚,除卒暴出血,破癥痕,通月水,止痛。"

《珍珠囊》:"治血结血秘血燥,通润大便,破蓄血。"

【现代研究】

成分:含苦杏仁苷、三酯酰基甘油醇等。

药理:有抗凝血、抗血栓、镇咳、镇静、利排便、收缩子宫等作用。

红　　花《本草图经》

附药:藏红花

【来源】为菊科一年生草本植物红花 Carthamus tinctorius L. 的干燥管状花。主产于河南、河北、四川、浙江等省。夏季开花,当花色由黄转鲜红时,采收,阴干。生用或微炒用。

藏红花又名番红花,为鸢尾科多年生草本植物番红花(藏红花)Crocus sativus L. 的干燥柱头。原产于欧洲及中亚地区,现我国有少量栽培。于冬季花期的晴天早晨采收花朵,摘下花柱头,微火烘干为干红花。如再加工,始成油润光亮,为湿红花。

【处方用名】红花　杜红花　红蓝花　草红花　藏红花　番红花

【性能概要】味辛,性温。归心、肝经。本品辛散温通,主入心、肝二经血分,为活血通经之品,又可消肿止痛。《本草衍义补遗》云:"多用则破血,少用则养血"。大量使用,辛温走散,破血通经;少量使用,可疏肝郁,助血海,和血养血,能补能泻,各有妙义。适用于妇人经闭、癥痕、难产、死胎、产后恶露不行,以及跌打损伤,瘀血肿痛。《本草经疏》谓:"过用能使血行不止而毙",故剂量不宜过大。

番红花,性味甘寒,活血化瘀通经,与红花相似,而力量雄峻过之,且兼能凉血解毒,解郁安神,还可用治热入营血、温毒发斑及忧郁气闷、惊悸发狂等症。

【功效主治简表】

红花 { 活血通经——经闭、癥痕、瘀血腹痛、难产、死胎
消肿止痛——跌打损伤,瘀血肿痛

【配伍应用】

1. 用于妇人腹中血气刺痛,可单用本品加酒煎服,如《金匮要略》红兰花酒。

445

用于血滞经闭腹痛,常与当归、苏木、莪术、肉桂等同用,如《卫生宝鉴》活血通经汤。用于产后瘀阻上逆之血晕,常与当归、丹皮、蒲黄、荷叶同用,如《保命集》红花汤。用于癥瘕痞块,本品又可配三棱、莪术、桃仁、没药、乳香等同用。用于难产、死胎,本品又常与川芎、当归、肉桂、牛膝、车前子同用,如《景岳全书》脱花煎。

2. 用于跌打损伤,瘀血肿痛,常与苏木、血竭、麝香等同用,如《医宗金鉴》八厘散。也可用于痈疽肿痛,可与蒲公英、连翘、赤芍等清热解毒、消肿止痛之品同用。

若麻疹发斑,透发不畅,色不红活,也可配紫草、牛蒡子、葛根及大青叶、连翘、黄连等透疹凉血解毒之品同用,如《麻科活人全书》当归红花饮。近代还用本品治冠心病、心绞痛,如冠心Ⅱ号。

【用量用法】内服:3~10克。

【使用注意】孕妇及月经过多忌用。

【本草摘要】

《唐本草》:"治口噤不语,血结,产后诸疾。"

《开宝本草》:"主产后血运口噤,腹内恶血不尽,绞痛,胎死腹中,并煮酒服。亦主蛊毒下血。"

《本草纲目》:"活血,润燥,止痛,散肿,通经。"

【现代研究】

成分:含红花黄色素、红花苷、红花醌苷、新红花苷、绿原酸、儿茶酚等。

药理:能兴奋子宫作用;有抗凝血、抗血栓、降血脂、镇痛作用。

临床报道:治疗脑血栓,以50%红花液15毫升(含生药75克),加入10%葡萄糖液500毫升中静脉滴注为主,每日1次,15天为1个疗程。共治137例,总有效率94.7%。

苏 木 《新修本草》

【来源】为豆科灌木或小乔木苏木 *Caesalpinia sappan* L. 的心材。主产于广东、广西、云南、台湾等省区。四季可采,伐下树干,除去树皮及边材,留取中心部分。干燥后保存。用时砍为小块,或经蒸软后切制饮片。

【处方用名】苏木 苏方木

【性能概要】味甘、咸、辛,性凉。归心、肝、脾经。本品咸能入血,辛可走散,为活血祛瘀之品,且有消肿止痛之功,多用于妇、伤科疾病。凡妇女血气心腹刺痛、经闭、痛经、产后瘀阻,及跌打损伤,瘀血作痛均可应用。张元素说:"苏木发散表里风气"。古有用治中风、破伤风,近人用治风疹瘙痒,均取其祛风和血的作用。李时珍则谓:"少用和血,多用则破血"。临床可据此酌情使用。

苏木、红花功用类似,均能活血通经,消瘀止痛,同为妇科调经、伤科止痛的常用之品,且少用均能和血,多用则能破血。然红花性温,又能催生,堕胎;苏木偏凉,又能祛风,和血,为其不同。

【功效主治简表】

苏木 $\begin{cases} \text{活血通经——血滞经闭、痛经} \\ \text{消肿止痛——跌打损伤,瘀血肿痛} \end{cases}$

【配伍应用】

1. 用于血滞经闭、痛经,常配当归、川芎、红花、牛膝等同用,如《类证治裁》通经丸。用于产后血晕,胀闷欲死,《海药本草》以本品配乳香同用酒服,而《圣济总录》苏枋饮,则用本品配荷叶、芍药、肉桂、鳖甲等同用,效果更佳。

2. 用于跌打损伤,瘀血肿痛,常与乳香、红花、血竭等同用,如《医宗金鉴》八厘散。

【用量用法】内服:3～10克。

【使用注意】孕妇忌用。

【本草摘要】

《新修本草》:"主破血、产后血胀欲死者。"

《日华子本草》:"治妇人血气心腹痛、月候不调及蓐劳。排脓止痛,消痈肿,扑损瘀血、女人失音、血噤、赤白痢并后分急痛。"

《本草纲目》:"苏方木乃三阴经血分药,少用则和血,多用则破血。"

【现代研究】

成分:含巴西苏木素、色原烷类化合物、黄酮类、苏木苦素、β－谷甾醇、鞣质等。

药理:有催眠、麻醉、抗菌、降低血液黏度等作用。

447

凌　霄　花《本经》

【来源】为紫葳科落叶木质藤本植物凌霄 *Campsis grandiflora* (Thunb.) K. Schum. 或美洲凌霄 *C. radicans* (L.) Seem. 的花。我国南北各地均有分布。7～9月择晴天摘下刚开放的花朵,晒干。

【处方用名】凌霄花　紫葳

【性能概要】味辛,性微寒。归肝、心包经。本品味辛行散,微寒清热,既能活血破瘀,又可凉血祛风。故可用治瘀血阻滞,经闭、癥瘕,还可用治血热风盛的周身瘙痒,以及皮肤湿癣等症。由于本品能破瘀消癥,近人又用本品治疗癌肿。

【功效主治简表】

凌霄花 $\begin{cases} \text{活血破瘀——经闭、癥瘕} \\ \text{凉血祛风——风疹瘙痒、皮肤湿癣} \end{cases}$

【配伍应用】

1. 用于瘀血阻滞,月经闭止、发热腹胀等症,以血热血瘀月经不调为宜,常与赤芍、丹皮、红花等同用,如《沈氏尊生书》紫葳散。用于久疟疟母、肝脾肿大,本品也可配䗪虫、鳖甲、大黄等同用,如《金匮要略》鳖甲煎丸。

2. 用于血热风盛的周身痒症,可单用本品煎服,或用散剂酒调服。又本品配生地、赤芍、归尾及白鲜皮、荆芥、防风等凉血活血散风之品同用,还可治风疹瘙痒,疹块发红,遇热痒甚者。此外,本品配雄黄、白矾、黄连、羊蹄根、天南星等外擦,又可用治皮肤湿癣,如《证治准绳》凌霄花散。

【用量用法】内服:3~10克。

【使用注意】孕妇忌用。

【本草摘要】

《神农本草经》:"主妇人产乳余疾,崩中,癥瘕,血闭,寒热羸瘦。"

《滇南本草》:"祛皮肤瘙痒,消风解热。"

《本草纲目》:"凌霄花及根……手足厥阴药也,能去血中伏火,故主产乳崩漏诸疾,及血热生风之证也。"

【现代研究】

成分:含芹菜素、β-谷甾醇。

药理:有抗血栓、解痉、抗菌、镇痛作用。

月 季 花 《本草纲目》

【来源】为蔷薇科矮小直立灌木月季 *Rosa chinensis* Jacq. 的花蕾或初开放的花。我国各地普遍栽培。6~7月择晴天采收花朵,晾干,或用微火烘干。

【处方用名】月季花 月月红

【性能概要】味甘,性温。归肝经。本品甘温通利,入肝经血分,有良好的活血调经作用。适用于肝郁不舒、经脉阻滞、月经不调、胸腹胀痛等症。此外,本品外敷还可消肿解毒,又可用治瘰疬、痈肿。但本品内服或久服,能引起便溏腹泻,用当注意。

【功效主治简表】

月季花 { 活血调经——肝郁不疏、经脉阻滞、月经不调、胸腹胀痛
消肿解毒——痈肿疮毒、瘰疬肿痛

【配伍应用】

1. 用于肝郁不舒、经脉阻滞、月经不调、胸腹胀痛等症,多与丹参、茺蔚子、当归、香附等活血行滞、调经止痛的药物同用。

2. 用于痈肿疮毒,单用鲜品捣烂外敷,有消肿止痛之效。用于瘰疬肿痛,又本品配夏枯草、大贝母、牡蛎等清肝散结软坚的药物,可以活血散滞消肿。

【用量用法】内服:3~6克。外用:适量,捣敷。

【使用注意】脾胃虚弱者及孕妇慎用。

【本草摘要】

《本草纲目》:"活血消肿,敷毒。"

【现代研究】

成分:含没食子酸、槲皮素、鞣质等。

药理:抗真菌。

牛　　膝 《本经》

附药:土牛膝

【来源】为苋科多年生草本植物牛膝 <i>Achyranthes bidentata</i> Blume 或川牛膝 <i>Cyathula officinalis</i> Kuan 的根。牛膝主要栽培于河南,川牛膝主产于四川、云南、贵州等省。冬季地上部分枯萎后采挖,除去泥土、茎干、须根,晒干,或经硫黄烟熏过。切片。生用,或酒炒、盐水炒用。

土牛膝为怀牛膝野生品种。又柳叶牛膝、粗毛牛膝也作土牛膝用。

【处方用名】牛膝　怀牛膝　川牛膝　土牛膝

【性能概要】味苦、酸,性平。归肝、肾经。本品性善下行,直达肝、肾二经。生用逐瘀血,通经脉,可治妇女瘀血不行、经闭、癥瘕、难产或胞衣不下;又治风湿痹痛、关节拘挛、扭伤闪挫、瘀血作痛。本品又能引血下行,以降上炎之虚火,有导热下泄之功,还可用治血热妄行的吐血、衄血;阴虚火旺的喉痹、齿痛、口疮;阴虚阳亢的眩晕、头痛。又本品除活血祛瘀外,兼能利尿通淋,还可用治血淋尿血、尿道涩痛。本品酒制能补肝肾,强筋骨,又能用治肝肾不足,腰膝酸痛、筋骨无力。朱丹溪谓"能引诸药下行",故临床用药欲其下行者,也常习惯用本品作引经药。

本品有川、怀之分,逐瘀通经,通利关节,消肿止痛,宜用川牛膝;补益肝肾,强壮筋骨,宜用怀牛膝。

土牛膝,性味功效与牛膝相似,但长于泻火解毒,破血通淋。常可用治白喉、咽喉肿痛、口舌生疮、痈肿、丹毒及淋病、尿血、尿道涩痛。用量:10~15 克,鲜者30~60 克。

【功效主治简表】

```
                    ┌ 经闭、癥瘕、难产、胞衣不下
            逐瘀通经┤ 风湿痹痛,关节拘挛
        ┌           └ 扭伤闪挫、瘀血作痛
    生用┤ 利尿通淋——血淋、尿血、尿涩作痛
牛膝┤   │                    ┌ 血热吐血、衄血
    │   └ 引血引火引药下行┤ 喉痹、齿痛、口疮
    │                        └ 阴虚阳亢,眩晕头痛
    └ 制用——补肝肾,强筋骨——肝肾不足,筋骨无力、腰膝酸痛
```

【配伍应用】

1. 用于妇女瘀血不行,经闭、癥瘕,常用本品配干漆、生地同用,如《拔萃方》

449

万病丸。用于难产、胞衣不下,本品与川芎、当归、红花、车前子等同用,如《景岳全书》脱花煎。用于风湿痹痛、关节拘挛,偏于湿热下注者,常与苍术、黄柏同用,如《医学正传》三妙丸;属于风寒湿痹,腰膝酸痛者,又常与桑寄生、杜仲、独活等同用,如《千金方》独活寄生汤,总以下半身关节痹痛为宜。用于扭伤闪挫、瘀血肿痛,常与当归、桃仁、红花、延胡索等同用,以祛瘀疗伤。用于湿热下注,血淋、尿血、尿道涩痛,常与瞿麦、滑石、冬葵子等同用,如《千金方》牛膝汤,能化瘀通淋而止痛。用于血热吐血、衄血,常配侧柏叶、白茅根、小蓟等凉血止血药同用。用于阴虚火旺,喉痹、口舌糜烂、牙龈肿痛,常配石膏、熟地、麦冬等同用,如《景岳全书》玉女煎,共收滋阴降火之效。用于肝阳上亢,气血并走于上,眩晕头痛,常与代赭石、龙骨、牡蛎、玄参等同用,如《衷中参西录》镇肝熄风汤,均取本品引血下行,导热下泄之功。

2. 用于肝肾不足,腰膝酸痛、筋骨无力,常与熟地、龟甲、虎骨等同用,如《丹溪心法》虎潜丸。

【用量用法】内服:6～15克。逐瘀血及引火下行宜生用,补肝肾宜制用。

【使用注意】本品以宣导下行为主,又能堕胎,故脾虚泄泻、梦遗滑精、妇女月经过多及孕妇均当忌用。

【本草摘要】

《神农本草经》:"主寒湿痿痹,四肢拘挛,膝痛不可屈伸,逐血气,伤热火烂,堕胎。"

《日华子本草》:"治腰膝软怯冷弱,破癥结,排脓,止痛,产后心腹痛并血晕,落死胎,壮阳。"

《本草纲目》:"治久疟寒热,五淋尿血,茎中痛,下痢,喉痹,口疮,齿痛,痈肿恶疮、伤折。"又谓"牛膝乃足厥阴、少阴之药,所主之病,大抵得酒则能补肝肾,生用则能去恶血。"

《本草经疏》:"走而能补,性善下行。"

【现代研究】

成分:含 β-蜕皮甾酮等。

药理:有降压、利尿、降血糖、降胆固醇、兴奋子宫、改善肝功能等作用。

临床报道:①用消毒好的牛膝圆形小棒插入阴道达子宫内口,能扩张子宫颈管,用于早孕人工流产、过期流产、葡萄胎等,具有效果好、患者不感痛苦及无合并症的优点。②治疗功能失调性子宫出血,用川牛膝30～45克,水煎顿服或分2次服,日1剂。治疗18例,全部痊愈。一般连服2～4日后血止;病程较长者,血止后可减量续服5～10日。

刘　寄　奴 《别录》

【来源】为菊科多年生草本植物奇蒿 Artemisia anomala S. Moore 的全草。分布于长江以南各省。于8月开花时连根拔起,除去根和泥土,晒干,切段入药。尚有玄参科一年生草本植物阴行草 Siphonostegia chinensis Benth. 的地上部分,习称北刘寄奴。分布于华北、东北及中南地区。7～9月采割地上部分,晒干入药。

【处方用名】刘寄奴

【性能概要】味苦,性温。归心、脾经。本品苦能泄降,温能通行,功能破血通经,行瘀止痛。适用于瘀血阻滞,经闭不通、产后瘀阻、跌打损伤、瘀滞作痛,以及创伤出血等症。

市售刘寄奴,主要品种有两种,一是阴行草,主销华北、东北、西北地区,系北刘寄奴;一是奇蒿,主销江苏、浙江、江西及上海地区,又称南刘寄奴。南刘寄奴又有消食作用,还可用治食积不消,故又有"化食丹"之称。

【功效主治简表】

刘寄奴:破血通经,行瘀止痛
- 瘀血经闭
- 产后瘀阻
- 跌打损伤
- 创伤出血(外敷)

【配伍应用】

用于瘀血阻滞,经闭不通,常与凌霄花、当归尾、红花、牛膝等同用,如《沈氏尊生书》紫葳散,有行血通经之功。《千金方》治折伤瘀血肿痛,以之配骨碎补、延胡索同用,煎汤加酒及童便服。又《本事方》刘寄奴散,以本品研末外敷,治创伤出血疼痛。

南寄奴有消食化积作用,用于食积不化,脘腹胀痛,可单用煎服,也可与消食导滞药同用。

【用量用法】内服:3～10克。外用:适量。

【使用注意】为破血之品,多服令人吐利,故血气虚弱,无瘀滞者忌用。

【本草摘要】

《名医别录》:"下血止痛,治产后余疾,止金疮血。"

《新修本草》:"破血,下胀,多服令人下痢。"

《日华子本草》:"治心腹痛,下气水胀、血气,通妇人经脉癥结。"

【现代研究】

成分:含奇蒿黄酮、香豆精、异泽兰素、脱肠草素、刘寄奴内酯、西米杜鹃醇等。

临床报道:治疗菌痢,将刘寄奴水煎2次混合浓缩,加入淀粉制成片剂,每片含生药1克,成人每次6片,每日4次,5天为1个疗程。治疗34例,平均服药4天,均痊愈。

姜　　黄 《新修本草》

【来源】为姜科多年生草本植物姜黄 *Curcuma longa* L. 的根茎。主产于四川、福建、台湾、江西、云南等地亦产。秋、冬两季采挖,洗净泥土,用水煮或蒸熟至透心为度,晒干,除去须根及外皮。润透切片。生用。

【处方用名】姜黄　片姜黄

【性能概要】味苦、辛,性温。归脾、肝经。本品苦泄、辛散、温通,内行气血,外散风寒,有破血行气,通经止痛,祛风疗痹的功效。故可用治血瘀气滞所致的胸胁刺痛、经闭腹痛、产后瘀阻、跌打损伤、瘀血肿痛以及风痹臂痛。然本品究属破血行散之品,痹痛非邪实血瘀者不可轻投。

【功效主治简表】

$$姜黄\begin{cases}破血行气,通经止痛\begin{cases}血瘀气滞,胸胁刺痛\\经闭或产后瘀阻腹痛\\跌打损伤、瘀血肿痛\end{cases}\\散风寒,行气血——风痹臂痛\end{cases}$$

【配伍应用】

1. 用于血瘀气滞所致的胸胁刺痛,常与柴胡、白芍、香附、延胡、郁金、川楝子等同用。用于寒凝气滞血瘀,心腹疼痛难忍者,常配当归、乌药、木香、吴茱萸同用,如《圣济总录》姜黄散。用于血滞经闭,月经不调,脐腹疼痛,常与莪术、川芎、当归等同用,如《证治准绳》姜黄丸。用于跌打损伤,常配桃仁、苏木、乳香等同用,水、酒、童便煎服,如《伤科方书》姜黄汤。

2. 用于风湿肩臂疼痛,以寒凝血滞,经络不通为宜,常与羌活、防风、当归等同用,如《百一选方》蠲痹汤。又本品配僵蚕、蝉衣、大黄同用,即《寒温条辨》升降散,用治风疹瘙痒,也取本品有活血散风之效。

【用量用法】内服:3～9 克。

【使用注意】孕妇慎用。

【本草摘要】

《新修本草》:"主心腹结积,疰忤,下气破血,除风热,消痈肿,功力强于郁金。"

《日华子本草》:"治癥瘕血块,痈肿,通月经,治跌扑瘀血,消肿毒,治暴风痛冷气,下食。"

《本草纲目》:"治风痹臂痛。"

《医林纂要》:"治四肢之风寒湿痹。"

【现代研究】

药理:有降血脂、抗血栓、兴奋子宫、利胆、镇痛、抗炎、抗溃疡、抗病原微生物作用。

郁　　金《新修本草》

【来源】为姜科多年生草本植物温郁金 *Curcuma wenyujin* Y. H. Chen et C. Ling、姜黄 *C. longa* L.、广西莪术 *Curcuma kwangsiensis* S. G. Lee et C. F. Liang 或蓬莪术 *Curcuma phaeocaulis* Val. 的块根。秋、冬两季植株枯萎时采挖,摘取块根,除去须根,洗净泥土,入沸水中煮透,取出,晒干,切片。生用或醋制用。

【处方用名】郁金　川郁金　川玉金　广郁金　广玉金

【性能概要】味辛、苦,性寒。归肝、心、肺经。本品辛散苦降,寒能清热,归心、肝二经,兼入肺经,故能入血分而行血中之气,既能清心凉血,破瘀止痛,又能疏肝解郁,利胆退黄。故可用治肝郁气滞血瘀,胸胁疼痛、经行腹痛,有行气解郁,破瘀止痛之效;用治肝郁化火,血热妄行,吐血衄血、妇女倒经,又有破瘀凉血,止血之效。此外用治热病神昏,癫痫发狂,能凉血清心,行气解郁;用治湿热黄疸,又可宣散郁结,疏肝利胆退黄。

本品分川、广两种。广郁金行气之力胜于行血,长于行气解郁;川郁金行血之力胜于行气,长于活血化瘀,可以随症选用。

郁金、姜黄均能活血破瘀,行气止痛。然姜黄辛温行散,以寒凝气滞血瘀为好;郁金苦寒泄降,以血热瘀滞用之为宜。且姜黄可以祛风疗痹,郁金又能清心凉血,为其不同。

【功效主治简表】

郁金 ┬ 行气破瘀 ┬ 气血瘀滞,胸胁疼痛
　　　│　　　　　└ 肝郁气滞血瘀,经行腹痛、乳房胀痛
　　　├ 清心解郁 ┬ 热病神昏
　　　│　　　　　└ 癫痫、发狂
　　　├ 凉血止血—肝郁化火,血热有瘀 ┬ 吐血、衄血
　　　│　　　　　　　　　　　　　　 └ 妇女倒经
　　　└ 利胆退黄—黄疸

【配伍应用】

1. 用于气血瘀滞,胸胁疼痛,常与桂心、枳壳、陈皮等同用,如《医学心悟》推气散。用于肝郁不解,气血郁滞所致的经行腹痛、乳房胀痛,常与柴胡、白芍、当归、丹皮等同用,如《傅青主女科》宣郁通经汤。又本品与木香同用,即颠倒木金散,适用于气血郁滞的胸胁胀痛、瘀血痹阻心脉的胸痹疼痛。近年来,常用本品配瓜蒌、薤白、红花、丹参等同用,以治疗冠心病、胸闷心绞痛获效。若用于瘀血所致的胁下癥块、胀满疼痛,可与丹参、鳖甲、莪术、牡蛎等同用。

2. 用于湿温病,浊邪蒙蔽清窍,胸脘痞闷、神志不清,常用本品配开窍豁痰的菖蒲、竹沥、姜汁等同用,如《温病全书》菖蒲郁金汤。若温热病,高热神昏谵语,又常配牛黄、黄连、栀子等同用,如《痘疹世医心法》牛黄清心丸。本品配白矾同用,即《本事方》白金丸,还可用治痰热内闭,烦躁郁闷、癫痫发狂;若加入息风止痉的蜈蚣等同用,如《验方》癫痫散,对止癫痫抽搐更为有效。

3. 用于肝郁化火,血热有瘀的吐血、衄血、尿血及妇女倒经(代偿性月经),常用本品配生地、牛膝、牡丹皮等同用,如《医学心悟》生地黄汤。

4. 用于肝胆湿热蕴蒸,黄疸尿赤,常用本品配茵陈、栀子、黄柏、金钱草等同用。目前用治肝炎、胆结石均有一定效果。

【用量用法】内服:3~10克。

【使用注意】《十九畏歌诀》云:"丁香莫与郁金见",用当注意。

【本草摘要】

《新修本草》:"主血积,下气,生肌,止血,破恶血,血淋尿血,金疮。"

《本草纲目》：“止血气心腹痛，产后败血冲心欲死，失心癫狂。”

《本草备要》：“行气解郁，泄血破瘀，凉心热，散肝郁，治妇人静脉逆行。”

【现代研究】

成分：含莰烯、倍半萜烯、倍半萜烯醇、姜黄素等。

药理：有降血脂、促进胆汁分泌、保护心肌减轻冠状内膜斑块形成作用。

五 灵 脂 《开宝本草》

【来源】为鼯鼠科动物复齿鼯鼠 *Trogopterus xanthipes* Milne-Edwards 或其他近缘动物的干燥粪便。主产于河北、山西、陕西、甘肃等省。全年均可采收。采得后除去杂质，晒干。根据外形的不同，常分为“灵脂块”及“灵脂米”。用时捣碎。生用、酒炒或醋炒用。

【处方用名】五灵脂

【性能概要】味甘，性温。归肝经。本品甘缓不峻，性温能通，主入肝经血分，故能通利血脉，散瘀止痛，为治疗血滞诸痛的要药。凡心腹胁肋血滞诸痛、妇女经闭痛经、产后瘀阻、瘀血疼痛均可应用。又本品炒用，行中有止，既化瘀又止血，还可用治妇女血崩、月经过多。此外，生用外敷，还可用治蛇蝎咬伤。

【功效主治简表】

五灵脂 { 生用利血脉，散瘀止痛 { 心胸脘腹胁肋诸痛 / 妇女经闭、痛经、产后瘀阻、瘀血疼痛 ; 炒用化瘀止血—妇女崩漏经多、紫黑多块、少腹刺痛

【配伍应用】

1. 生用治气滞血瘀，胃脘胁肋刺痛，常配延胡索、香附、没药同用，如《奇效良方》手拈散。用于瘀血阻滞的经闭、痛经、产后瘀阻、血晕腹痛，常与蒲黄同用，如《和剂局方》失笑散。以本品配合瓜蒌、薤白、半夏及桃仁、红花、蒲黄等同用，还可用治冠心病、心绞痛，如冠心Ⅱ号。

2. 炒用治妇女崩漏经多、紫黑多块、少腹刺痛，可单用本品研末，当归煎汤送服；也可配生熟地、阿胶等凉血止崩药同用。

又外用本品研末涂之，可治蜈蚣、蛇、蝎等毒虫伤。

【用量用法】内服：5～10克。行血宜生，止血宜炒。

【使用注意】血虚无瘀及孕妇忌用。《十九畏歌诀》云：“人参最怕五灵脂”。《纲目》云“恶人参，损人”。故不宜与人参同用。

【本草摘要】

《开宝本草》：“疗心腹冷气，小儿五疳，辟疫，治肠风，通利血脉，女子血闭。”

《本草衍义补遗》：“凡血崩过多者，半炒半生酒服，能行血止血，治心腹冷痛，妇人心痛，血气刺痛。”

《本草纲目》：“止妇人经水过多，赤带不绝，胎前产后，血气诸痛，男女一切心腹、胁、少腹

诸痛,血痢,肠风腹痛,身体血痹刺痛。"

【现代研究】

药理:抑制血小板聚集、促进纤维蛋白溶解;有降血压、抗炎、抑菌、缓解平滑肌痉挛等作用。

血　　竭《新修本草》

【来源】为棕榈科常绿藤本植物麒麟竭 *Daemonorops draco* Bl. 的干燥树脂。分布于东南亚、非洲、南美等热带地区。我国广东、台湾有栽培。采集果实鳞片间分泌出的树脂,充分晒干,加贝壳同入笼中强摇振,使树脂块脱落,筛去果实鳞片及杂质,布包入热水中软化成团,取出解冷,或煮果实取汁浓缩,或将茎干切口使树脂渗出,以器接取,待干凝后即为成品。捣碎研末入药。

【处方用名】血竭　麒麟竭　麒麟血

【性能概要】味甘、咸,性平。归肝、心包经。本品味咸,专入血分,内服可活血散瘀止痛,外用能治血敛疮生肌。用治跌仆损伤、瘀血肿痛、金疮出血、疮口不敛等症,均有良效,故为外、伤科之良药。本品内服,还可用治妇女经闭、痛经、产后瘀阻,及一切瘀血作痛。

【功效主治简表】

血竭
{
内服活血散瘀止痛
{
跌打损伤、瘀血肿痛
妇女经闭、痛经、产后瘀阻腹痛
瘀血阻滞、心腹刺痛
}
外用金疮出血、溃疡不敛
}

【配伍应用】

1. 用于跌打损伤、瘀血肿痛,常与乳香没药、儿茶等同用,如《良方集腋》七厘散,内服外敷,均可使用。也可与没药、当归、白芷、赤芍、桂心等同用,如《圣惠方》麒麟血散,对伤损筋骨,痛不可忍,也有良好止痛效果。本品还可用于妇女瘀血经闭、痛经、产后瘀阻腹痛及一切瘀血阻滞、心腹刺痛,常配当归、三棱、莪术等同用,即《卫生宝鉴》和血通经汤。

2. 用于恶疮痈疽久不收口、金疮出血创口不合,常用本品配乳香、没药、儿茶等同用,等份为末,外敷即可,如《医宗金鉴》生肌散。

【用量用法】内服:1~1.5克;或入丸、散。外用:研末撒敷,或制成膏药贴敷。

【使用注意】凡无瘀血者不宜服。

【本草摘要】

《新修本草》:"治心腹卒痛,金疮出血,破积血,止痛生肌。"

《海药本草》:"主伤折打损,血气撹刺,内伤血聚……并宜酒服。"

455

《日华子本草》:"敷一切恶疮疥癣久不合。"

《本草纲目》:"散滞血诸痛。"又谓:"乳香没药虽主血病,而兼入气分,此则专入血分。"

【现代研究】

成分:含血竭红素、血竭素、去甲基血竭红素、去甲基血竭素等。

药理:有抗炎、抑菌、抗血栓等作用。

临床报道:治疗上消化道出血,每次口服血竭粉 1 克,日 4 次,温开水送下,至大便潜血试验转阴后改为每次 1 克,日 2 次,再继续观察大便潜血试验 2 日,均为阴性者停服。共治 270 例,249 例获效,有效率占 95.8%。

自 然 铜 《开宝本草》

【来源】为含 FeS_2 矿石的黄铁矿。产于四川、湖南、云南、及辽宁等地。采挖后除去杂石,保存于干燥处。用时多经火煅红,然后醋淬,反复两三次,置地下退火毒,研末水飞。

【处方用名】自然铜　煅自然铜

【性能概要】味辛,性平。归肝经。本品味辛性平,入血行血,有散瘀止痛的功效,并能促进骨折愈合,为伤科接筋续骨的要药,凡跌仆骨折、瘀滞疼痛均可应用。

自然铜、血竭均能活血散瘀止痛,同为外伤科要药。然血竭兼能活血生肌敛疮,为金疮出血、疮疡不敛的必用之品;而自然铜长于接筋续骨,为筋骨折伤常用之药。

【功效主治简表】

自然铜:散瘀止痛,接骨续筋—跌仆骨折、瘀滞疼痛。

【配伍应用】

用于跌打损伤、瘀血肿痛,《本草衍义》以本品配当归、没药等份为散剂,以酒调服。民间常用本品配土鳖虫等份为末,开水送服,还可用治闪腰岔气腰痛,也取散瘀止痛之效。用于跌仆骨折,常用本品煅后,与乳香、没药、当归、羌活同用,等份为散,醇酒调服,如《张氏医通》自然铜散。

【用量用法】内服:3~10 克;或煅研细末入丸散吞服 0.3~0.5 克。

【使用注意】阴虚火旺、血虚无瘀者忌服。

【本草摘要】

《开宝本草》:"疗折伤,散血止痛,破积聚。"

《日华子本草》:"排脓,消瘀血,续筋骨。"

《本草纲目》:"自然铜接骨之功与铜屑同,不可诬也。但接骨之后,不可常服,即便理气活血可尔。"

【现代研究】

药理:促进骨折愈合、抗真菌。

乳　　香 《别录》

【来源】为橄榄科小乔木卡氏乳香树 *Boswellia carterii* Birdw. 及同属其他数种植物皮部切伤后渗出的油胶树脂。主产于红海沿岸的索马里、埃塞俄比亚等地。春、秋两季采收，以春季为主。用刀切伤树皮，使树脂渗出，数天后凝成硬块，即可收集。多炒用。

【处方用名】乳香　制乳香　熏乳香

【性能概要】味苦、辛，性温。归心、肝、脾经。本品辛散苦降温通，且气味芳香走窜，内能宣通脏腑，外能透达经络，功善活血消瘀。瘀消血和则疼痛止、筋挛伸、肌肉长，故又有止痛，伸筋，消肿，生肌之功。凡瘀血阻滞心腹诸痛、痹证拘挛、痈疽疮肿、跌打损伤以及疮疡久溃不敛，均可应用，而以外、伤科疾患应用尤多，不论内服外用，均有良好效果。

【功效主治简表】

乳香 ┳ 活血止痛 ┳ 瘀血阻滞，心腹诸痛
　　　┃　　　　　┣ 经闭、痛经、癥瘕腹痛
　　　┃　　　　　┣ 痹痛拘挛
　　　┃　　　　　┗ 痈疽或外伤肿痛
　　　┗ 消肿生肌（外用）┳ 痈疽肿痛或外伤肿痛
　　　　　　　　　　　　　┗ 疮疡久溃不敛

【配伍应用】

1. 用于瘀血阻滞，心腹诸痛，如《证治准绳》胃痛方，以本品配没药、五灵脂、草乌同用，用治瘀血胃痛。用于经闭、痛经、癥瘕腹痛，常配没药、当归、丹参等同用，如《衷中参西录》活络效灵丹。用于痹痛拘挛，又常与没药、血竭、儿茶等同用，如《良方集腋》七厘散。

2. 用于痈疽肿疼，若初起者多与没药、金银花、天花粉、皂角刺等同用，如《外科发挥》仙方活命饮；若痈疽、瘰疬、痰核坚硬不消，也可配没药、麝香、雄黄等同用，如《普济本事方》醒消丸；若疮疡溃破，久不收口，如《外科摘要》海浮散，乳香与没药研末，外敷溃疡疮面，有止痛，消肿，去腐生肌的功效，也可配合其他收敛生肌药同用。

【用量用法】内服：3～10克。外用：适量，研末敷患处。

【使用注意】无瘀滞者、痈疽已溃及孕妇忌用。

【本草摘要】

《名医别录》："疗风水毒肿，去恶气"，"疗风瘾疹痒毒。"

《本草拾遗》："治妇人血气……疗诸疮，令内消。"

《日华子本草》："治心腹痛……煎膏，止痛长肉。"

457

《珍珠囊》:"定诸经之痛。"

《本草纲目》:"消痈疽诸毒,托里护心,活血,定痛,伸筋,治妇人难产,折伤。"

【现代研究】

药理:有镇痛、抗炎、抗胃及十二指肠溃疡作用。

临床报道:治疗急性腰腿扭伤,用乳香、没药各 6 ~ 10 克,研细末,30% 乙醇调为糊状,涂布于双层纱布上,受伤当日冷敷,次日可在其上置热水袋以增强疗效。每日上、下午各 1 次,每次 30 分钟,连用 3 ~ 5 天。治疗 100 例,1 ~ 3 天症状减轻,5 ~ 7 天肿消,7 ~ 10 天活动自如为有效,占 22% 。

没　药 《海药本草》

【来源】为橄榄科小乔木没药树 *Commiphora myrrha* Engl. 或爱伦堡没药树 *Balsamodendron ehrenbergianum* Berg. 皮部渗出的油胶树脂。主产于非洲索马里、埃塞俄比亚、也门以及印度等地。11 月至次年 2 月采收,除去杂质。多炒用。

【处方用名】没药　制没药

【性能概要】味苦、辛,性平。归肝经。本品功效与乳香相近,均能活血止痛、消肿生肌,用治瘀血心腹诸痛、跌打伤痛、痹痛拘挛、疮疡不敛,二药常相须为用,有协同作用。然李时珍云:"乳香活血,没药破血。"杨青臾又云:"凡人筋不伸者,敷药宜加乳香,其性能伸筋。"故一般认为活血伸筋,乳香为优;破血散瘀,没药为雄。且两药都是味苦气浊,多量服用易致恶心呕吐,用当注意。

【功效主治简表】

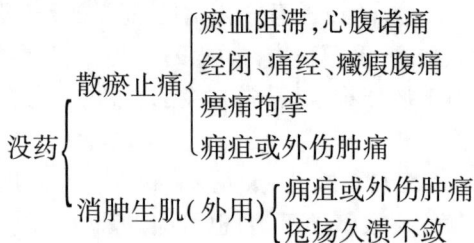

没药 {
　散瘀止痛 {
　　瘀血阻滞,心腹诸痛
　　经闭、痛经、癥瘕腹痛
　　痹痛拘挛
　　痈疽或外伤肿痛
　}
　消肿生肌(外用) {
　　痈疽或外伤肿痛
　　疮疡久溃不敛
　}
}

【配伍应用】

用于瘀血胃痛、经闭痛经、癥瘕腹痛、痹痛拘挛、跌仆伤痛、痈疽肿痛或久溃不敛,常与乳香配伍。如胃痛方、活络效灵丹、小活络丹、仙方活命饮、醒消丸,都是两药合用的配伍方剂。

【用量用法】内服:3 ~ 9 克。外用:适量,研敷患处。

【使用注意】无瘀滞及孕妇忌服。

【本草摘要】

《开宝本草》:"破血止痛。疗金疮、杖、诸恶疮、痔漏。"

《海药本草》:"壅胎,及产后心腹血气痛,并入丸散服。"

《本草纲目》:"散血消肿,定痛生肌。"又谓:"乳香活血,没药散血,皆能止痛、消肿、生肌,故二药每每相兼而用。"

【现代研究】

药理:有抗炎、抗真菌、降血脂作用。

延 胡 索《开宝本草》

【来源】为罂粟科多年生草本植物延胡索 *Corydalis yanhusuo* W. T. Wang 的块茎。主产于浙江。立夏后采挖,除去苗叶和须根,洗净,分开大小,入沸水中烫煮约 3 分钟,见内外变黄时捞起晒干。用时捣碎。生用,或经醋炒或酒炒。

【处方用名】延胡索 玄胡索 元胡索 炒延胡

【性能概要】味辛、苦,性温。归心包、肝、脾、肺经。本品辛散苦泄温通,既能入肝、心包经走血分,又能入脾、肺经走气分,功能活血行气,气行血活,通则不痛,故为止痛佳品,凡一身上下诸痛且属于气滞血瘀者,均可用之。又治妇女经行不畅、经闭、癥瘕、产后瘀阻、仆损瘀血、疝气作痛等症。应用颇广,疗效甚捷。

延胡索、乳香、没药、五灵脂均为常用活血止痛药。然而止痛作用延胡索最为显著,应用部位十分广泛,止痛持久而不具毒性,故为活血止痛佳品。

【功效主治简表】

延胡索:活血行气止痛—气滞血瘀诸痛
- 胸胁胃脘作痛
- 心绞痛
- 跌仆损伤,瘀血作痛
- 疝气作痛
- 妇女经闭、癥瘕、产后瘀阻腹痛

【配伍应用】

用于气滞血瘀诸痛,常单用本品即有良好止痛作用,也可配伍使用。如本品与川楝子同用,即《圣惠方》金铃子散,主要用治肝郁气滞血瘀所致胸胁胃脘疼痛;配高良姜、檀香、荜茇同用,组成宽胸丸,可用治寒凝气滞血瘀,胸痹疼痛,目前临床用治冠心病、心绞痛有效;用治瘀血胃脘刺痛泛酸,常配乌贼骨、枯矾同用,临床用治消化道溃疡有效;用治寒滞肝脉,疝气疼痛,又常与吴茱萸、小茴香、乌药等同用;若用治经闭、癥瘕、产后瘀阻,又常配当归、赤芍、蒲黄,及肉桂、姜黄、乳香等同用,如《济生方》玄胡散;配当归尾、血竭、乳香等化瘀疗伤止痛药同用,还可用治跌打损伤,遍体疼痛。

【用量用法】内服:3～10 克;研末吞服每次 1.5～3 克,用温水或淡酒送下。

【使用注意】血虚无瘀滞及孕妇忌用。

【本草摘要】

《开宝本草》:"主破血,产后诸病因血所为者,妇人月经不调,腹中结块,崩中淋露,产后血晕,暴血冲上,因损下血,或酒摩及醋煮。"

《日华子本草》:"除风治气,暖腰膝,破癥癖扑损瘀血,落胎及暴腰痛。"

《本草纲目》:"活血利气,止痛,通小便。"

【现代研究】

成分:含右旋紫堇碱、消旋四氢掌叶防己碱、原阿片碱、左旋四氢黄连碱等。

药理:有镇痛、镇静、催眠、安定作用;有抗溃疡作用;可增强冠脉流量、能促进肾上腺皮质分泌。

临床报道:用治房性早搏、阵发性房颤有效。

穿 山 甲《别录》

【来源】为鲮鲤科动物穿山甲 *Manis pentadactyla* L. 的鳞甲。主产于广西、贵州、广东、湖南、云南、福建、台湾等省区。全年均可捕捉。捕捉后割下整张的甲壳,置沸水中烫过,取下鳞甲片,洗净晒干。用时与砂同炒至松泡而呈黄色。

【处方用名】穿山甲　炙甲片　炮甲珠

【性能概要】味咸,性微寒。归肝、胃经。本品性善走窜,功专行散,内通脏腑,外透经络,直达病所,故有消肿排脓,通经下乳,通络搜风之功。常可用治痈疽肿毒,脓未成可消,已成可溃,尤以脓成将溃之际最为适用,有托毒排脓之功,为外科之良药;用治瘀血经闭、癥瘕、痞块、乳汁不通,且通经下乳功效甚捷;用治风寒湿痹,肢体拘挛或强直疼痛、不得屈伸,也为通络搜风、通痹解结的佳品。

【功效主治简表】

穿山甲 ┏ 消肿排脓 ┏ 痈疽初起或脓成未溃
　　　　┃　　　　　┗ 瘰疬、痰核肿痛
　　　　┣ 通经下乳 ┏ 妇女瘀血经闭、癥瘕、痞块
　　　　┃　　　　　┗ 乳汁不下
　　　　┗ 通络搜风—风湿痹痛,肢体拘挛或强直疼痛、不得屈伸

【配伍应用】

1. 用于痈疽初起,常与金银花、天花粉、乳香等同用,如《外科发挥》仙方活命饮。用于痈疽脓成未溃时,可与黄芪、当归、皂角刺等同用,如《外科正宗》透脓散。又本品配夏枯草、贝母、牡蛎、玄参等同用,还可用治瘰疬、痰核肿痛,也取消肿通络散结之效。

2. 用于妇女瘀血经闭、癥瘕、痞块,常与鳖甲、赤芍、大黄及干漆、川芎、桂心等同用,如《妇科大全》穿甲散。用于产后乳脉不通,乳汁不下之证,可以单用本品为末,温酒送服,如《单骧方》涌泉散,也可配伍王不留行、当归、通草同用。

3. 用治风湿痹痛,肢体拘挛或强直疼痛,不得伸屈,常与羌活、防风、苏木等同用,如《类证治裁》透痉解挛汤。还常与地龙、蜈蚣、白花蛇、乌梢蛇等同用,治风湿顽痹,关节变形。

【用量用法】内服:3~9克;研末吞服每次1~1.5克。

【使用注意】痈疽已溃及孕妇忌用。

【本草摘要】

《名医别录》:"主五邪惊啼悲伤,烧之作灰,以酒或水和方寸匕,疗蚁瘘。"

《滇南本草》:"治疥癫痫毒,破气行血,胸膈膨胀逆气,治膀胱疝气疼痛。"

《本草纲目》:"除痰疟寒热,风痹强直疼痛,通经脉,下乳汁,消痈肿,排脓血,通窍杀虫。"

《本草再新》:"搜风去湿,解热败毒。"

【现代研究】

药理:有升高白细胞作用。

王 不 留 行 《本经》

【来源】为石竹科一年生或越年生草本植物麦蓝菜 *Vaccaria segetalis*（Neck.）Garcke 的成熟种子。我国各地多有分布。夏、秋季种子成熟时割取全草,晒干,收集种子。生用或炒用。

【处方用名】王不留行　留行子

【性能概要】味苦,性平。归肝、胃经。本品苦泄宣通,入血分,善能通利血脉,行而不止,走而不守,故有活血通经的功效,上能通乳汁,下可通经闭。兼可利尿通淋,还可用治淋病涩痛、小便不利,亦属泄降之功。

王不留行、穿山甲均能活血通经下乳,同可用治经闭、乳少。俗语谓:"穿山甲、王不留,妇人服之乳常流",故均为通经下乳要药。但是,穿山甲性善走窜,泄降力猛,还可通络搜风,消肿溃痈,托毒排脓;而王不留行兼可利尿通淋,同中有异,当知区别。

【功效主治简表】

$$
王不留行\begin{cases}
通经下乳\begin{cases}经闭、痛经\\乳汁不下\end{cases}\\
利尿通淋——小便不利、尿道涩痛
\end{cases}
$$

【配伍应用】

1. 用于血滞经闭、经行腹痛,常与川芎、桃仁、红花等同用。用于乳汁不下,常与穿山甲、通草同用,等份为散,温酒或猪蹄煎汤送下,若气血衰少者,当配合黄芪、党参、当归、白芍、地黄等补气补血药同用。

此外,本品配蒲公英、夏枯草、瓜蒌等同用,还可用于乳痈肿痛,也取活血通经,消肿止痛之效。

2. 用于诸淋,小便不利、尿道涩痛,常与石韦、滑石、瞿麦、冬葵子同用(《外台秘要》方)。

【用量用法】内服:3~10克。

【使用注意】孕妇忌用。

【本草摘要】

《神农本草经》:"主金疮,止血逐痛,除风痹内寒。"

《名医别录》:"止心烦鼻衄、痛疽恶疮,瘘乳、妇人难产。"

《药性本草》:"治风毒,通血脉。"

《本草纲目》:"利小便。"

【现代研究】

成分:含 A、B、C、D 四种皂苷、黄酮苷、异肥皂草苷等。

药理:有明显兴奋子宫、抗肿瘤作用。

临床报道:①治疗带状疱疹,炒王不留行 30 克研末,疱疹未溃,可将药末用香油调敷患处;如已溃,则将药末直接撒布患处,每日换药 1 次。治疗 19 例,治疗时间最短 2 天,最长 5 天,全部治愈。②治泌尿系结石,用二子化瘀排石汤(王不留行、急性子、川牛膝、枳壳、生鸡内金、石韦、萹蓄),治疗 95 例,既能排石,且能溶石。

马 鞭 草《别录》

【来源】为马鞭草科多年生草本植物马鞭草 Verbena officinalis L. 的地上部分。各地均有分布。秋季花期割去地上部分,晒干,切段。生用。

【处方用名】马鞭草

【性能概要】味苦,性微寒。归肝、脾经。本品味苦,性微寒,主入肝、脾二经血分,为活血散瘀,凉血通经之品,兼有利水,截疟,解毒之功。故可用治癥瘕积聚、经闭痛经、跌仆损伤、瘀血肿痛,以血热有瘀最为相宜;还可用治水肿、脚气、疟疾,以及湿热泄痢、咽喉肿痛等症。

【功效主治简表】

```
          ┌ 凉血散瘀 ┬ 经闭、痛经
          │          ├ 癥瘕积聚
          │          └ 跌仆损伤、瘀血肿痛
马鞭草 ───┤ 利水——水肿、脚气
          │ 截疟——疟疾
          │          ┌ 湿热泻痢
          └ 解毒 ────┴ 咽喉肿痛
```

【配伍应用】

1. 用于妇女血滞经闭、痛经,常配丹参、泽兰、益母草等同用。用于癥瘕积聚,可配三棱、莪术、鳖甲等同用。用于跌仆损伤、瘀血肿痛,可配红花、桃仁、归尾等同用。

2. 用于水肿,单用本品 30～60 克水煎服,对肝硬化及肾炎水肿有效;近来有用本品配刘寄奴、半边莲等药同用,对晚期血吸虫病腹水,也有一定消水退肿

作用。用于脚气,可配牛膝、木瓜、车前草等同用。用于疟疾,单用本品制成煎剂(新鲜马鞭草60~150克,干品减半)、丸剂(研末水丸,日服1次,每次9克)、针剂(3毫升相当于生药24克)均有良好截疟效果。由于本品尚有良好清热解毒作用,还可治疗泄泻、痢疾;鲜品捣烂外敷治乳痈肿痛。

【用量用法】内服:9~30克。外用:适量。

【使用注意】孕妇慎用。

【本草摘要】

《名医别录》:"主下部䘌疮。"

《本草拾遗》:"主癥癖血瘕,久疟,破血。作煎加糖、酒服。"

《日华子本草》:"通月经,治妇人血气肚胀,月候不匀。"

《本草衍义补遗》:"治金疮、行血、活血。"

《本草纲目》:"捣涂痈肿及蠼螋尿疮,男子阴肿。"

《分类草药性》:"去小便血淋肿痛。"

【现代研究】

成分:含马鞭草苷、戟叶马鞭草苷、β-谷甾醇等。

药理:有抑杀疟原虫、抑菌、杀灭钩端螺旋体、抗白喉病毒素及抗炎、镇痛等作用。

临床报道:治霉菌性阴道炎,马鞭草30克,煎煮去渣,温液坐浴,浸泡阴道10分钟,清洗阴道皱褶。每天1次,5天为1个疗程。共治100余例,经1~3个疗程,均获痊愈。

水 红 花 子 《滇南本草》

【来源】为蓼科一年生草本植物红蓼 *Polygonum orientale* L. 的果实。主产于江苏、辽宁、四川、山东、吉林等地亦产。8~10月间割取果穗,晒干,打落果实,除去杂质。

【处方用名】水红花子

【性能概要】味咸,性微寒。归肝、胃经。本品能软坚散瘀破癥,消积止痛,故可用治胁腹癥积痞块、胃痛食积胀满等症。

本品近年来在临床上有应用于各种肿瘤,也取本品散瘀破癥之效。

【功效主治简表】

水红花子 { 散瘀破癥——癥瘕、痞块、瘿瘤、癌症
消积止痛——食积胀痛

【配伍应用】

1. 用于瘀血凝滞所致胁腹癥积痞块等症,可单用本品熬膏,贴敷患处,亦可用黄酒或开水送服,或者配合其他活血化瘀消癥之品同用。近年来,用本品配夏枯草、海藻、昆布等同用,治疗甲状腺瘤;配八月札、玫瑰花等同用,治消化道肿瘤。

又本品配大腹皮、黑白丑等利水消肿药同用,还可治肝硬化腹水。

2. 用于食积不消,胃脘胀痛,可单用本品煎服,也可配其他健胃消食药同用。

【用量用法】内服:3～10克,大剂量可用30克。

【本草摘要】

《名医别录》:"主消渴,去热,明目,益气。"

《滇南本草》:"破血,治小儿痞块积聚,消年深坚积,疗妇人石瘕癥。"

《新疆中草药手册》:"治慢性肝炎,肝硬化腹水,颈淋巴结核,脾肿大,消化不良,腹胀胃痛,小儿食积,结膜炎。"

【现代研究】

药理:抗肿瘤。

干　　漆《本经》

【来源】为漆树科落叶乔木漆树 *Toxicodendron vernicifluum* (Stokes) F. A. Barkl. 的树脂,经加工后的干燥品(漆渣)。主产于湖北、四川、云南、广东、安徽等省,日本、缅甸等国亦产。商品一般取自漆桶内用剩的漆脚,晒干。用时捣碎,炒至烟尽或烧至烟尽存性用。

【处方用名】干漆

【性能概要】味辛、苦,性温,有毒。归肝、胃经。本品辛温散结,入肝经血分,能活血通经,祛瘀破癥;入胃肠可消积导滞杀虫。故可用治瘀血阻滞,经闭癥瘕,以及虫积腹痛等症。本品有较强的破血消癥导滞的作用,故张元素云:干漆可"削年深坚积之积滞,破日久凝结之瘀血",但能伤营血,损脾胃,用当注意。

【功效主治简表】

干漆 { 活血通经,祛瘀破癥——经闭、癥瘕　消积杀虫——虫积腹痛

【配伍应用】

1. 用于瘀血阻滞的经闭、癥瘕等症。如《拔萃方》万病丸,用本品配牛膝共末,生地黄汁合丸,治女人经闭,月经不来及癥结等症;《千金方》治妇人血瘕,月经不通,脐下坚如杯,发热羸瘦,用本品与地黄汁煎煮和丸酒服。临床也可配当归、红花、桃仁、三棱、莪术等同用,以增强活血化瘀,祛瘀破癥的作用。

2. 用于虫积腹痛,常与其他杀虫健胃药同用。如《普济本事方》用本品与槟榔、龙胆草配伍,杀虫解热;《直指方》治虫积蛊毒,又用生漆合平胃散同用。目前临床用本品配雷丸、穿山甲、雄精同用,等份为丸,每服4.5克,用治脑囊虫病;配伍雄黄,名漆雄丸,治血吸虫病均有效。

【用量用法】内服:2.5～4.5克,入丸、散。

【使用注意】孕妇及体虚无瘀者慎服。

【本草摘要】

《神农本草经》:"主绝伤,补中,续筋骨,填髓脑,安五脏,五缓六急,风寒湿痹。"

《名医别录》:"消瘀血痞结腰痛,妇人疝瘕,利小肠,去蛔虫。"

《药性本草》:"解杀三虫,主妇人经脉不通。"

【现代研究】

药理:有解痉、促凝血作用。

临床报道:治血吸虫病,用中药漆雄(干漆、雄黄)治血吸虫病10例,每例服用漆雄丸总剂量50克,大便检查虫卵阴性率为80%。

三　　棱 《本草纲目拾遗》

【来源】为黑三棱科多年生草本植物黑三棱 *Sparganium stoloniferum* Buch. -Ham. 的块状根茎。主产于江苏、河南、山东、安徽、江西等省。冬、春两季采挖,除去茎苗及须根,洗净泥土,削去外皮,晒干。润透切片,醋炒或麸炒用。

【处方用名】三棱　京三棱　荆三棱　山棱

【性能概要】味苦,性平。归肝、脾经。本品苦平泄降,入肝脾二经,既可走血分,以破血中之结;又走气分,以行气消积而止痛。善消血瘀气结,癥瘕积聚,有"坚者削之"之力;还可用治经闭痛经、产后瘀阻、仆损瘀血作痛,皆属破瘀通经之功;用治食积停留,脘腹胀痛,又能行气开胃,消食止痛。本品究属攻坚破积之品,易伤正气,对体虚患者,必佐以扶正之品,以达到祛邪而不伤正的目的。

【功效主治简表】

三棱 { 破血行气 { 癥瘕积聚 / 经闭、痛经、产后瘀阻 / 仆损瘀血作痛 } 消积止痛——食积停留,脘腹胀痛 }

【配伍应用】

1. 用于血瘀气结,癥瘕积聚、经闭腹痛,常与莪术、牛膝、延胡索、地龙等同用,如《妇科准绳》三棱丸。现代用于宫外孕,常配莪术、丹参、乳香、没药等同用,如宫外孕二方;用于肝脾肿大,又当与郁金、鳖甲、莪术、丹参等配伍,均取本品有破血消癥之功。

2. 用于食积停留,脘腹胀痛,常与青皮、麦芽、莪术等同用,如《奇选方》三棱煎。

【用量用法】内服:3～10克。

【使用注意】月经过多及孕妇忌服。

【本草摘要】

《日华子本草》:"治妇人血脉不调,心腹痛,落胎,消恶血,补劳,通月经,治气胀,消扑损瘀血,产后腹痛,血运并宿血不下。"

465

《开宝本草》:"主老癖瘕痃结块。"

《医学启源》:"主心膈痛,饮食不消,破气。"

王好古:"通肝经积血,治疮肿坚硬。"

【现代研究】

成分:含苯乙酸、对苯二酚十六酸等。

药理:有抗肿瘤、抗凝、抗血栓、增加心肌血流量等作用。

临床报道:用于宫外孕及多种恶性肿瘤有效。

莪　　术《药性本草》

【来源】为姜科多年生草本植物蓬莪术 *Curcuma phaeocaulis* Val.、广西莪术 *Curcuma kwangsiensis* S. G. Lee et C. F. Liang 或温郁金 *Curcuma wenyujin* Y. H. Chen et C. Ling 的根茎。主产于广西、四川、浙江等省区。秋、冬两季均可采挖。去净泥土,蒸熟,晒干,除去须根,润透切片。生用或醋炒用。

【处方用名】蓬莪术　莪术　述药

【性能概要】味苦、辛,性温。归肝经。本品辛散苦泄温通,入肝经血分,与三棱功效相近,同为行气破血,消积止痛之品。然行气之力,莪术为优,偏于气分;破血之功,三棱较胜,偏于血分。二药常同用于血瘀气结、癥瘕积聚、经闭瘀阻、跌仆伤痛、宿食不消、脘腹胀痛等症。唯药力较峻,有伤正气,若与参、术同用,攻补兼施,最为相宜。由于本品长于破血消癥,近人经动物实验及临床实践,发现有抗癌作用,常单用本品或与三棱同用,制成注射剂,对子宫颈癌、外阴癌、皮肤癌、唇癌等有一定疗效。

【功效主治简表】

$$
莪术\begin{cases} 破血行气\begin{cases} 癥瘕积聚 \\ 经闭、痛经、产后瘀阻 \\ 仆损瘀血作痛 \end{cases} \\ 消积止痛——食积停留,脘腹胀痛 \end{cases}
$$

【配伍应用】

1. 用于气滞血瘀所致癥瘕积聚、血滞经闭、产后瘀阻,常与三棱相须为用,如《妇科准绳》三棱丸。现代用治宫外孕、肝脾肿大,二药也为破血消坚之主药。

2. 用于食积气滞,脘腹胀痛,莪术较三棱作用为好,常与青皮、槟榔、黑白丑等同用,如《证治准绳》莪术丸。

【用量用法】内服:3～9克。外用:适量。

【使用注意】孕妇忌用。

【本草摘要】

《药性本草》:"治女子血气心痛,破痃癖冷气,以酒醋摩服。"

《日华子本草》:"治一切气,开胃消食,通月经,消瘀血,止扑损痛,下血及内损恶血等。"

《医学启源》:"主心膈痛。"

《本草通玄》:"专走肝家,破积聚恶血,疏疾食作痛。"

【现代研究】

成分:含莪术呋喃酮、烯醇、姜黄烯、姜黄素等。

药理:有抗肿瘤、抗早孕、抗血栓抑制血小板积聚、抗炎、保肝降血清谷丙转氨酶等作用。

临床报道:治疗冠心病、有瘀血现象的支气管哮喘、慢性气管炎、胃癌、肺癌、肝癌、淋巴肉瘤、食管癌、结肠癌、宫颈癌等多种恶性肿瘤均有效。治疗神经性皮炎,银屑病,精神病瘀血患者也有效。

水　　蛭 《本经》

【来源】为环节动物水蛭科蚂蟥 *Whitmania pigra* Whitman、柳叶蚂蟥 *Whitmania acranulata* Whitman 或水蛭 *Hirudo nipponica* Whitman 的干燥全体。我国大部分地区有产。夏、秋两季捕捉后,加入石灰或酒闷死,拌以草木灰晒干或微火烘干。

【处方用名】水蛭

【性能概要】味咸、苦,性平。归肝经。本品咸能走血,苦能泄结,入肝经血分,为破血逐瘀消癥的良药。用治蓄血发狂、少腹满痛、瘀血停滞、经闭、癥瘕、跌打损伤、瘀血作痛等症,均有良效。

【功效主治简表】

水蛭:破血逐瘀消癥 {
蓄血发狂、小腹满痛
瘀血停滞,经闭、癥瘕
跌打损伤、瘀血作痛
}

【配伍应用】

用于伤寒蓄血发狂、少腹满痛,常配虻虫、桃仁、大黄同用,如《伤寒论》抵当汤。用于五劳虚极,羸瘦腹满不能食,内有干血,肌肤甲错,面目黯黑,月经闭止,干血成劳者又当与大黄、虻虫、蟅虫及桃仁、干漆、蛴螬等同用,如《金匮要略》大黄蟅虫丸。用于瘀血凝积癥瘕痞块,常与桃仁、三棱、莪术、当归等同用。用于跌打损伤、瘀血肿痛,可配黑丑、大黄同用,如《济生方》夺命散。

此外,用活水蛭外用可吸血,可消痈肿、丹毒。国外也有报道,用活水蛭,在耳后乳突部位吸血,治疗高血压和脑血循环障碍有效。

【用量用法】内服:3～6克;或焙干研粉吞服,每次用0.3～0.6克。

【使用注意】血虚无瘀滞及孕妇忌用。

【本草摘要】

《神农本草经》:"主逐恶血,瘀血,月闭,破血瘕积聚,无子,利水道。"

《名医别录》:"堕胎。"

《本草拾遗》:"人患赤白游疹及痈肿毒肿,取十余枚令唼病处,取皮皱肉白。"

《本草衍义》:"治折伤。"

【现代研究】

药理:有抗凝血、抗血栓、抑制血小板聚集、降血脂、降血黏度、抗肿瘤等作用。

临床报道:治疗肺心病、血栓性静脉炎、高脂血症,以及急性期脑出血、脑出血颅内血肿、脑梗死、脑卒中后遗症、不稳定型心绞痛等有效。

虻 虫 《本经》

【来源】为昆虫类虻科复带虻 *Tabanus bivittatus* Mats. 的雌虫体。各地均有,而以畜牧区最多。5～6月捕捉,沸水烫或稍蒸,晒干。生用或炒用。

【处方用名】虻虫　蜚虻

【性能概要】味苦,性微寒,有毒。归肝经。本品苦能泄结,寒能清热,入肝经血分,能行经络,通利血脉,其破血逐瘀消癥作用与水蛭相近,而药力猛烈,二药常同用以治蓄血发狂、经闭癥瘕、跌仆瘀血等症。近代试治癌肿,取本品有破血消癥之效。

【功效主治简表】

虻虫:破血逐瘀 {癥瘕积聚　经闭　跌打损伤

【配伍应用】

用于蓄血发狂,少腹硬满,常与水蛭、桃仁、大黄等同用,如《伤寒论》抵当汤。用于血滞经闭或产后腹痛,常配水蛭、桃仁、熟地同用,如《妇人良方》地黄通经丸;与水蛭、䗪虫、桃仁等同用,治干血成劳,经闭腹满,如《金匮要略》大黄䗪虫丸。用于仆损瘀血,《备急方》以本品与丹皮为末酒服取效。

【用量用法】内服:1.5～4.5克。去翅足,生用或炒熟用。

【使用注意】体虚无瘀及孕妇均禁用。

【本草摘要】

《神农本草经》:"逐血瘀,破下血积,坚痞,癥瘕寒热,通利血脉及九窍。"

《名医别录》:"女子月水不通,积聚,除贼血在胸腹五脏者,及喉痹结塞。"

《日华子本草》:"堕胎。"

《本草从新》:"攻血遍行经络,堕胎只在须臾,非气足之人及无宿血者勿轻与。"

【现代研究】

成分:主含蛋白质及肝素、抗血栓素入组胺样物质。

药理:有抗凝血、抗血小板聚集、抗炎、镇痛、兴奋子宫等作用。

临床报道:治疗心绞痛有较好效果。

䗪 虫 《本经》

【来源】为鳖蠊科昆虫地鳖 *Eupolyphaga sinensis* Walker 或冀地鳖 *Steleophaga plancyi*(Boleny)的雌虫全体。主产于河南。夏季捕捉,入沸水烫死或盐水略煮过,晒干入药。

【处方用名】䗪虫、地鳖虫、土元、土鳖虫

【性能概要】味咸,性寒,有寒。归肝经。本品入血软肾,功能逐瘀血、消癥痕、通经闭、续筋骨。可治瘀血经闭、癥瘕积聚、产后瘀阻及筋骨折伤、瘀血肿痛等症。故为妇科逐瘀通经、内科散结消癥、外科接骨续伤的要药。文献所载,治木舌肿强、乳汁不通,亦取本品有活血消肿及通经下乳之效,但临床应用不多。

䗪虫、水蛭、虻虫均为动物药,同为作用强烈的破血逐瘀消癥药。然虻虫苦寒泄降,通行经络,通利血脉,破血消癥攻逐最猛,故也可用治癌肿;水蛭较虻虫作用和缓且持久,徐灵胎谓其"迟缓、善入,迟缓则生血不伤,善入则坚积易破",故为破血消癥之佳品,活者外用又能吸血消肿;䗪虫作用更为平稳,为妇科通经、内科消癥、伤科接骨所习用,是一味破坚逐瘀,疗伤止痛的良药。

【功效主治简表】

$$\text{䗪虫}\begin{cases}\text{破血逐瘀}\begin{cases}\text{经闭、产后瘀阻}\\\text{癥瘕痞块}\end{cases}\\\text{续筋接骨——筋骨折伤,瘀血肿痛}\end{cases}$$

【配伍应用】用于妇女干血成劳,经闭腹满,常与水蛭、虻虫、干漆、大黄等同用,如《金匮要略》大黄䗪虫丸。用于产后瘀阻,又常与大黄、桃仁等同用,如《金匮要略》下瘀血汤。用于久疟不愈,血瘀气滞结下胁下,扪之有块或胀或痛的疟母证,本品又配柴胡、丹皮、桃仁、蜣螂等同用,如《金匮要略》鳖甲煎丸;近年也用本品配伍郁金、姜黄、鸡内金、丹参等同用,治肝脾肿大有效;又用本品配炮山甲、桃仁、海藻、当归及延胡索、没药、牡蛎同用,还可用治宫外孕、急性腹痛、腹部包块不消者,取本品有良好的逐瘀血,消癥瘕,通经闭的作用。

用于筋骨折伤,瘀血肿痛。本品配当归、川芎、桃仁等同用,治跌仆损伤,以疗止痛;配乳香、没药、龙骨及自然铜、麝香同用,治骨折损伤,以续筋接骨,如《董炳集验方》接骨方。

【用量用法】内服:6~10克;入散剂每次1~1.5克。

【使用注意】孕妇忌服。

【本草摘要】

《神农本草经》:"主心腹寒热洗洗,血积癥瘕,破坚,下血闭。"

《药性本草》:"治月水不调,破留血积聚。"

《本草衍义》:"乳脉不行,研一枚,水半合,滤清服。"

《本草纲目》:"行产后血积,折伤瘀血,重舌,木舌,口疮,小儿腹痛夜啼。"

469

【现代研究】

成分:主含棕榈酸、亚油酸等脂肪酸,及 17 种氨基酸等。

药理:有抗凝血、抗血栓作用;对白血病细胞有抑制作用。

临床报道:治疗胎盘残留、闭经、流产,用䗪虫 30~45 克,均有效,并从未发生过毒性反应。其中用治胎盘残留固着难下,佐以桃仁、红花、益母草、炮姜等;用治早期妊娠流产经服用活血药无效,加入䗪虫则完全流产,且流血 3~4 天内自止。

毛 冬 青 《广西中草药》

【来源】为冬青科常绿灌木毛冬青 *Ilex pubescens* Hook. et Arn. 的带有老茎的根。主产于广东、广西、福建、湖南等省区。全年均可采挖,洗净,切片,晒干。

【处方用名】毛冬青　乌尾丁

【性能概要】味辛、苦,性寒。归心、肺经。本品辛以散结,苦能泄降,寒能清热,故长于活血通脉,清热解毒,祛痰止咳。近年临床广泛用治血栓闭塞性脉管炎、冠心病心绞痛、脑血栓形成、中心性视网膜炎,有良好的活血通脉,消炎解毒之力。还可用治烫伤、痈肿及肺热喘咳,也取本品有清热解毒,祛痰止咳的功效。

【功效主治简表】

$$
毛冬青 \begin{cases} 活血通脉 \begin{cases} 脱疽证(血栓闭塞性脉管炎) \\ 胸痹 \\ 脑血栓形成 \end{cases} \\ 清热解毒,祛痰止咳 \begin{cases} 水火烫伤、痈肿疮毒 \\ 肺热喘咳 \end{cases} \end{cases}
$$

【配伍应用】

1. 用于血栓闭塞性脉管炎,即脱疽证。常单用本品制成煎剂、片剂、糖浆剂等服用,或注射针剂,有促进血液循环,抗菌消炎之效;外用煎液泡患肢,又有止痛去腐生肌之能,也可配银花、当归、玄参、甘草等解毒和营之品同用,以增强疗效。用于冠心病心绞痛,即胸痹,单用煎剂、注射剂均效,也可配丹参、郁金、延胡、川芎等同用,能扩张冠状动脉、增加血流量,从而起到减轻症状、改善心功能的作用。由于本品有疏导散瘀,活血通脉之功还可用于脑血栓形成,常与丹参、红花、桃仁、川芎等同用,有改善脑组织供血作用,对脑血管意外后遗症,也有一定疗效。用于中心性视网膜炎,对急性水肿型疗效较好,可以改善循环,促进水肿吸收,提高视力,用煎剂、片剂、注射剂均效,亦可配地黄、枸杞、菟丝子、沙苑子、车前子等养肝明目药同用,效果更好。

2. 用于水火烫伤、痈肿疮毒及化脓性伤口感染,单用研末油调外涂或用浓煎剂温服有效。用于肺热喘咳,可单用,也可配黄芩、桑白皮、枇杷叶等同用。

【用量用法】内服:10~30 克;单用 60 克。外用:适量。

【使用注意】孕妇慎用。

【现代研究】

成分:含多种黄酮苷、三萜苷、甾醇、鞣质、氨基酸等。

药理:有扩张血管、增加冠脉血流量、降压作用;有镇咳、祛痰、平喘、抗菌作用。

临床报道:①治疗冠心病,用其煎剂(每日3~5两)或针剂,对心绞痛有较好疗效,有效率68%~96%不等。②治疗脑血栓形成,每日2~3两煎服,并酌情配合其针剂,病情发展阶段适当应用西药血管扩张剂,观察6例,显效最短者4天,最长者16天,基本治愈最短13天,最长52天。③治疗血栓闭塞性脉管炎,用煎剂每日3~6两或针剂每次2~4毫升,每日1次,治疗319例,有效率80.2%。④治疗中心性视网膜炎,用其针剂肌肉注射,每次2毫升,每天1~2次,据100余例观察,有效率90%以上。

471

第十九章

止 血 药

凡以制止人体内外出血为主要作用的药物,统称止血药。

本类药物虽然分别具有收涩止血、化瘀止血、凉血止血、温经止血等不同作用,然而均可加速血凝,或消除导致血不循经的原因,从而达到迅速止血,以免血液耗损,以及失血过多引起机体衰竭的共同目的。

本类药物主要用于血热妄行、阴虚阳亢、瘀血阻滞、血不归经及气不摄血等引起的咯血、吐血、衄血、便血、尿血、崩漏下血以及创伤出血等多种出血证。

前人经验认为,止血药经炮制成炭剂后,能增强止血效果。因此有"烧灰诸黑药,皆能止血",及"红见黑则止"的说法。实际上这里强调了经煅炭后可以增强吸附、收敛止血的作用。然而实践证明有些药物如侧柏叶、小蓟、地榆、蒲黄等制成炭剂后,反而降低了止血效果。前人也有强调止血药要生用的说法,如《妇人良方》治疗血热吐衄的四生丸,就认为鲜用为好。因此止血药是否需要煅炭,不拘泥于一说,应根据药性不同来选择,以提高疗效为标准。

在应用止血药时,应根据出血的不同原因和不同症状,准确选药,适当配伍,才能收到较好的效果。如血热妄行的,当选用凉血止血药,或配合清热凉血药同用;如阴虚阳亢,虚火上炎者,还应当配合滋阴潜阳降火药同用;如因瘀血阻滞者,当首选化瘀止血药,并可配合行气活血药同用;如因气不摄血或脾不统血引起的出血证,又当配合益气健脾药同用;若属虚寒性出血证,还应配伍温经止血药同用。

在使用止血药时,除一时大量出血应急救止血外,一般还须注意有无瘀血的证候。若有瘀血未尽,应当加活血去瘀药,不能单纯止血,以免有留瘀之弊;又出血证初期,也不应过早投入收敛性较强的止血药,也是防止瘀血阻滞;寒凉性止血药也易致血瘀气滞,故热证出血而有明显瘀滞者,不宜单用大剂量寒凉止血药,也可酌配活血行气药。总之,止血而不留瘀,是我们使用止血药必须始终要注意的。再如出血过多,或暴溢而出,虚极欲脱时,单用止血药往往缓不济急,须用补益药以补气固脱,所谓"有形之血,不能速生,无形之气,所当急固。"

白 及 《本经》

【来源】为兰科多年生草本植物白及 *Bletilla striata*(Thunb.)Reichb. f. 的地下块茎。主产于贵州、四川、湖南、浙江等省。夏、秋季苗枯前采挖,除去残茎及须根,洗净入沸水煮至内无白心,除去粗皮晒干。生用。

【处方用名】白芨　白及　白及粉

【性能概要】味苦、甘、涩,性微寒。归肺、胃、肝经。本品质黏而涩,入肺胃经,善止肺胃出血,为一味收敛止血的要药,兼能补益肺胃,故常用治肺胃损伤所引起的咯血、呕血、衄血等多种出血证,均有良效;且味苦微寒,入血泄热而具消肿生肌之功,痈疽疮疡不论已溃或未溃均可应用。内服本品用治疮疡初起,有散结消肿的作用;若疮疡已溃久不收口或皮肤破裂,外用本品又能生肌敛疮。故《本草求真》谓其"涩中有散,补中有破",概括了本药的特点。

【功效主治简表】

$$白及\begin{cases}收敛止血\begin{cases}咯血、呕血、衄血\\外伤出血\end{cases}\\消肿生肌\begin{cases}痈疮已溃或未溃\\肛裂、手足皲裂\end{cases}\end{cases}$$

【配伍应用】

1. 用于肺胃损伤引起的咯血、呕血、衄血等,常单用本品研末,糯米汤调服即可,如《验方新编》独圣散;若与三七同用(2∶1)作散剂服,效果更好。本品配枇杷叶、藕节、蛤粉、阿胶等同用,即《证治准绳》白及枇杷丸,治劳嗽咯血。还常与乌贼骨同用,即乌及散(《山东中草药手册》),对胃痛泛酸呕血有效。现代临床常用本品治疗肺结核空洞咳血、支气管扩张咯血,以及胃、十二指肠溃疡出血有效。与煅石膏同用,为末外敷,还可用于外伤出血;加油调成软膏,又能用于肛裂,对手足皲裂也有效。

2. 用于痈肿疮毒初起未溃时,常与银花、皂角刺、天花粉等同用,如《外科正宗》内消散。若痈疮已溃,久不收口,可单用本品研粉外敷,有吸湿生肌敛疮,加速疮口愈合的作用。

【用量用法】内服:10~15克;或研末服每次2~5克。外用:适量,研末外敷或调涂。

【使用注意】反乌头,忌同用。

【本草摘要】

《神农本草经》:"主痈肿恶疮败疽,伤阴死肌,胃中邪气,贼风痱缓不败。"

《新修本草》:"手足皲拆,嚼以涂之。"

《滇南本草》:"治痨伤肺气,补肺虚,止咳嗽,消肺痨咳血,收敛肺气。"

《本草纲目》:"白及性涩而收,得秋金之令,故能入肺止血,生肌治疮。"

【现代研究】

成分:含淀粉、葡萄糖、挥发油、黏液质。

药理:有良好的局部止血作用、对胃、十二指肠穿孔也有较好的堵塞作用;有抗菌、抗肿瘤等作用、并能促进伤面肉芽生长与创面愈合。

临床报道:治疗肺结核,白及研粉内服,成人每日一般用 12～18 克,3 次分服。观察 60 例久治不愈者,用药 3 个月后,42 例治愈,13 例显著进步,2 例无改变。此外,13 例肺结核咯血患者,每日用 9 克白及粉分 3 次服,大多于 1～3 日内收到止血效果。

仙　鹤　草　《滇南本草》

【来源】为蔷薇科多年生草本植物龙芽草 *Agrimonia pilosa* Ledeb. 的全草。我国南北各地均产。夏、秋采收,洗净晒干,切段。生用或炒炭用。

【处方用名】仙鹤草　龙牙草　脱力草

【性能概要】味苦、涩,性平。归心、肝经。本品苦涩性平,归心、肝二经血分,功能收敛止血,广泛用治吐血、咯血、衄血、便血、尿血、崩漏下血等多种出血证,不论寒热虚实,适当配伍均可应用,且疗效颇著。又江南民间称本品为"脱力草",认为又有补虚强壮,缓解疲劳的作用,又可用治脱力劳伤及贫血衰弱、精神委顿等症。又据本草文献记载,本品还有截疟,止痢,解毒等作用,还可用治疟疾、血痢及痈肿疮毒等症,但临床目前仍以止血,补虚用之为多。

【功效主治简表】

仙鹤草 $\begin{cases} 收敛止血——各种出血证 \\ 补虚强壮——脱力劳伤,神疲乏力 \end{cases}$

【配伍应用】

1. 广泛用于周身各部多种出血证,单用浓煎服有效,也可配合其他止血药同用,如血热吐衄,常配生地、丹皮、侧柏叶、藕节等同用;崩漏下血又多与莲蓬炭、血余炭、棕榈炭等同用;便血属热的常配槐花、地榆、黄芩炭等同用;属虚寒的,又多与黄芪、党参、当归及附子、炮姜、阿胶等益气养血、温经止血药同用。从本品提炼出仙鹤草素制成针剂、片剂,临床用治各种出血证。近年又将仙鹤草制成止血粉,用于外伤出血、内脏手术时出血渗血,也均有较好的止血效果。

2. 用于脱力劳伤,神疲乏力,常用本品 30 克、红枣 10 个,浓煎一日分服,有效。

此外,用治疟疾,大剂量水煎服即效;用治血痢不止,单用或与铁苋、凤尾草等同用;用治痈肿疮毒、痔疮、乳痈肿痛,可用本品浸膏蜜调外涂有效;又用本品嫩茎叶浓煎汁冲洗阴道,可治湿热阴痒(滴虫性阴道炎),也取杀虫解毒之效。

【用量用法】内服:10～15 克,大剂量 30～60 克。外用:适量。

【本草摘要】

《滇南本草》:"治妇人月经或前或后,赤白带下,面寒腹痛,日久赤白血痢。"

《生草药性备要》:"理跌打伤,止血,散疮毒。"

《本草纲目拾遗》:引葛祖方"消宿食,散中满,下气,疗吐血各病,翻胃噎膈,疟疾,喉痹,闪挫,肠风下血,崩痢,食积,黄疸,疔肿痈疽,肺痈,乳痈,痔肿。"

【现代研究】

成分:含仙鹤草素、仙鹤草内酯、鞣质、甾醇、有机酸、皂苷等。

药理:有止血、强心、镇痛、降血糖、降低基础代谢等作用;有抗菌作用,对枯草杆菌、金黄色葡萄球菌、人型结核杆菌有抑制作用。

临床报道:将仙鹤草制成止血粉,用于外伤出血、内伤手术时出血和渗血。据40例观察,均在1~2分钟内止血。另对治疗上消化道出血、崩漏、癌症疼痛及滴虫性阴道炎等也有效。

紫　　珠《本草拾遗》

【来源】为马鞭草科大叶紫珠 *Callicarpa macrophylla* Vahl. 或紫珠(杜虹花) *Callicarpa formosana* Rolfe 的根或叶。长江以南各省区均有分布。根全年可采,洗净,切片,晒干入药;叶夏、秋采集,鲜用或晒干后研粉备用。

【处方用名】紫珠　紫珠草

【性能概要】味苦、涩,性凉。归肝、脾经。本品苦涩,入肝、脾二经血分,为良好的收敛止血药。临床广泛用治咯血、呕血、衄血、尿血、便血、崩漏下血及创伤出血等各种内外出血证,尤对肺胃引起的出血疗效更佳。且药性苦凉,又能解毒疗疮,还可用治痈肿疮毒、毒蛇咬伤及水火烫伤。

【功效主治简表】

紫珠 ┫ 收敛止血 ┫ 咯血、吐血、衄血、尿血、便血、崩漏 / 外伤出血
　　　　 解毒疗疮 ┫ 痈肿疮毒 / 毒蛇咬伤 / 水火烫伤

【配伍应用】

1. 用于各种病因所引起的咯血、呕血、衄血、尿血、便血、崩漏下血以及外伤出血、各种手术创面渗血,均有较好止血效果,尤以呼吸道、消化道出血的疗效更佳。用于内出血,可单用大剂量浓煎或制成散剂吞服;现已制成片剂、针剂均有较好的止血效果;也可配伍仙鹤草、旱莲草、藕节等其他止血药同用。用于外伤出血、手术渗血,可以研末撒布、鲜叶捣敷,或用紫珠液制成止血纱布,局部压迫出血部位,均能迅速止血。由本品配茜草、白及制成的止血粉,也有一定止血效果。

2. 用于痈肿疮毒、毒蛇咬伤,可单用本品适量煎汤外洗,有解毒消肿之功。用1:1紫珠草液,调三黄散(黄芩、大黄、黄柏等份)外涂,治轻度烧伤,有防止感染、减少渗出,促进愈合作用。

【用量用法】内服:15~30克;或研末服每次2~3克。外用:适量。

475

【本草摘要】

《本草拾遗》："解诸毒物,痈肿,喉痹,毒肿,下瘘,蛇虺虫螫,狂犬毒,并煮汁服;亦煮汁洗疮肿,除血长肤。"

《福建民间草药》："活瘀,止血,消炎,解郁。"

《中国药植图鉴》："对食道静脉出血,肠胃溃疡出血,鼻出血,创伤出血,肺出血以及拔牙出血均有良效。"

【现代研究】

成分:含黄酮类、缩合鞣质等。

药理:有止血、抗菌作用;并能保护烧伤创面,促进伤口愈合。

临床报道:①止血,采用不同剂型内服、注射及局部外用,治疗各种疾病引起的咯血、呕血、衄血、牙龈出血、尿血、便血、功能性子宫出血、外伤出血以及各种手术创面渗血等,均有止血效果。据 469 例拔牙后出血,绝大多数用药后立即止血;用于 164 例各种手术止血,除 12 例于 4 分钟止血外,其余均为 1~3 分钟止血。②治疗痔疮,枯痔液(100 毫升含紫珠草 25 克、明矾 3 克)以注射痔核部分,每核注射 0.3~1 毫升。治疗内痔、混合痔及环状痔 576 例,治愈 561 例,好转 15 例。

棕　　榈 《嘉祐本草》

【来源】为棕榈科常绿植物棕榈 *Trachycarpus fortunei* (Hook. f.) H. Wendl. 的叶鞘纤维。主产于广东、福建、浙江等省。冬至前后采收棕皮,切成小片。煅炭用。

【处方用名】棕榈炭　棕榈　陈棕榈

【性能概要】味苦、涩,性平。归肝、脾经。本品涩可收敛固脱,为作用较强的收敛止血药。可用治吐血、衄血、尿血、便血、崩漏下血等一切血证,然以去血过多,瘀血已尽者,用之为宜,若暴病出血而有瘀滞者不宜应用。入药以陈久者良,故李时珍有"年久败棕入药尤妙"的说法。

【功效主治简表】

棕榈:收敛止血——各种出血证

【配伍应用】

适用于一切出血证,单用有效,常与血余炭相须为用,有协同作用,如《直指方》黑散子,即以本品配血余炭、莲蓬炭同用,等份为散服,治衄血、崩漏。又本品配白茅根、侧柏叶、大蓟、小蓟、丹皮等凉血止血药同用,可治疗血热妄行的多种出血证,如《十药神书》十灰散;与黄芪、白术、海螵蛸、茜草等益气止血药同用,还可用治冲任不固,崩漏经多,如《衷中参西录》固冲汤。

【用量用法】内服:4.5~15 克;或研末服每次 1~2 克。外用:适量。

【本草摘要】

《本草拾遗》："主破血止血。"

《日华子本草》:"止鼻洪、吐血,破癥,止崩中、带下、肠风、赤白痢。入药烧灰用,不可绝过。"

《本草纲目》:"棕灰性涩,若失血去多,瘀滞已尽者,用之切当,所谓涩可去脱也。与乱发同用更良。年久败棕入药尤妙。"

【现代研究】

成分:含鞣质。

乌　贼　骨《本经》

【来源】为乌鲗科动物曼氏无针乌鲗 *Sepiella maindroni* de Rochebrune 或金乌鲗 *Sepia esculenta* Hoyle 的贝壳。产于我国沿海一带,主产于辽宁、江苏、浙江、山东等省。4～8月捕捞(肉供食用),取其内壳洗净,日晒夜露,去其腥味。研末,生用。

【处方用名】乌贼骨　海螵蛸

【性能概要】味咸、涩,性微温。归肝、肾经。本品咸能走血,涩能收敛,微温和血,为收敛止血药,用治崩漏下血、肺胃出血、外伤出血等症,有良好止血作用。因长于收敛,又能固精止带,还可用治遗精滑精、赤白带下。近人用治溃疡病、胃痛吐酸,甚则呕血便血,既能制酸止痛,又能收敛止血。外用又有燥湿止血,生肌敛疮之功,还可用治疮多脓水、阴囊湿痒、下肢溃疡等症。唯久服多服易致便秘。

【功效主治简表】

$$乌贼骨\begin{cases}收敛止血\begin{cases}肺胃出血、崩漏\\外伤出血\end{cases}\\固精止带——遗精、带下\\制酸止痛——胃痛吐酸\\收湿敛疮——疮多脓水、阴囊湿痒、溃疡\end{cases}$$

【配伍应用】

1. 用于肺胃出血,常与白及等份为末服,即乌及散(《山东中草药手册》)。用于妇女崩漏下血,常与棕榈炭、茜草、黄芪等同用,如《衷中参西录》固冲汤。单用焙黄研粉服,可用治便血、痔血。单用研粉外敷,又治外伤出血;若配地骨粉、蒲黄炭等份,研极细制成止血粉,加压外敷,对多种外伤出血,均有良好止血之效。

2. 用于男子遗精、滑精,常与山萸肉、沙苑子、菟丝子等同用。用于女子赤白带下,常配白芷、血余炭同用,如《妇人良方》白芷散。

3. 用于胃脘疼痛,泛吐酸水,或溃疡病出血,常用本品配大贝母、瓦楞子、甘草同用(5:2:3:2)为散剂调服;若疼痛较重,也可配延胡索、枯矾同用(8:1:4),研末蜜丸服,均效。

477

4. 用于疮多脓水,可单用外敷,也可配煅石膏、煅龙骨、枯矾及白芷、红升、冰片同用,共研细末,撒敷患处,即《经验方》祛湿排脓散。用于湿疮湿疹,可与黄连、黄柏、青黛等研末外敷。用于阴囊湿痒,可配蒲黄研粉扑之(《医宗三法》)。用于下肢溃疡,用本品配制炉甘石、赤石脂、煅石膏同用(6∶1∶2∶3)研末外用有效。

【用量用法】内服:6~12 克;入散剂酌减。外用:适量。

【本草摘要】

《神农本草经》:"主女子漏下赤白经汁,血闭,阴蚀肿痛,寒热癥瘕。"

《药性本草》:"止妇人漏血,主耳聋。"

《本草纲目》:"主女子血枯病,伤肝,唾血,下血,治疟,消瘿。研末敷小儿疳疮,痘疮臭烂,丈夫阴疮,汤火伤,跌伤出血。"

【现代研究】

成分:主含碳酸钙,尚含壳角质、磷酸钙等。

药理:有促进骨折愈合作用;有抗溃疡,中和胃酸作用;并有抗癌作用。

临床报道:①用乌贝散治疗胃、十二肠溃疡及用乌及散加氢氧化铝凝胶治疗胃、十二指肠溃疡穿孔均取较好疗效。②治疗浅度溃烂期褥疮,以乌贼骨为极细末,高压消毒备用。创面常规消毒后,将药粉满撒在创面,每隔 2~3 天换一次。共治 100 例,治愈 83 例,好转 11 例,总有效率 94%。

藕　　节 《药性本草》

【来源】为睡莲科多年生水生草本植物莲 Nelumbo nucifera Gaertn. 地下茎的节。秋、冬季采挖藕时,切下节部,洗净晒干。

【处方用名】藕节　生藕节　藕节炭

【性能概要】味甘、涩,性平。归肝、肺、胃经。本品既能收涩止血,兼能化瘀,故止血而无留瘀之弊。临床可用治衄血、吐血、咳血、尿血、便血及崩漏下血等多种出血证,但药力薄弱,常作辅助用药。一般用治血热出血,常捣汁鲜用;一般出血,宜炒炭用。

【功效主治简表】

藕节:收敛止血——吐血、咯血、便血、尿血等

【配伍应用】

用于吐血、咯血,常配白及、旱莲草、生侧柏等同用;又《圣惠方》双荷散,治急暴吐血,用本品同荷蒂蒸服。《全幼心鉴》治大便下血,用藕节研末,人参煎汤加白蜜调服。李时珍治血淋胀痛欲死,用藕节捣汁,调血余炭服;也可配生地、蒲黄炭、小蓟、栀子、木通等凉血止血、利尿通淋之品同用,效果更好,如《济生方》小蓟饮子。

【用量用法】内服:10~30 克,鲜用捣汁可用 60 克左右取汁冲服。

【本草摘要】

《药性本草》:"捣汁,主吐血不止,口鼻并皆治之。"

《日华子本草》:"解热毒,消瘀血,产后血闷。"

《本草纲目》:"能止咳血,唾血,血淋,溺血,下血,血痢,血崩。"

【现代研究】

成分:含鞣质、天门冬酰胺等。

药理:能缩短出血时间,制炭后,止血作用加强。

檵　　木 《植物名实图考》

【来源】为金缕梅科落叶灌木或小乔木檵木 *Loropetalum chinense* (R. Br.) Oliv. 的根、茎、叶或花。主产于华东、中南、西南等地,也有种植。根、茎四时可采,叶生长季节均可采取,花5月采。鲜用或晒干入药。

【处方用名】檵木　檵木叶　檵木花　檵木根

【性能概要】味苦、涩,性平。归肝、胃、大肠经。本品味涩,其茎、叶、花、根均有较好的收敛止血的作用,常可用治咯血、呕血、崩漏下血、产后出血及外伤出血证;并能清热解毒,涩肠止泻,还可用治水火烫伤、久泄久痢等症。

【功效主治简表】

$$檵木\begin{cases}收敛止血\begin{cases}咯血、吐血、崩漏、产后出血\\外伤出血\end{cases}\\清热解毒止泻\begin{cases}水火烫伤\\痢疾、泄泻\end{cases}\end{cases}$$

479

【配伍应用】

1. 用于咯血、呕血,常用檵木叶配大蓟根、白及同用,如血见宁(《上海市药品标准》1980版)。也可用檵木叶配藕节、侧柏叶、花蕊石、血余炭等份为散服,既可用治呕血,又可用治崩漏下血;又檵木根单用或配大血藤同用,对崩漏下血也有效。用本品制成注射剂,对产后出血及剖宫产宫缩不良出血,均有较好的增强宫缩、加速止血的作用。用檵木花、叶鲜品捣烂,或干品外敷,还可用治创伤出血,又有止血生肌作用;以檵木花配杨梅树皮、紫荆皮、紫珠叶等研末,加适量冰片,制成的德兴三号止血粉,用治外伤出血,效果更佳。

2. 用于水火烫伤,常用本品流浸膏涂患处,或用檵木花烧存性,用麻油调涂,均有保护创面,防止感染,促进愈合的作用。用于痢疾、腹泻,单用檵木茎叶浓煎加糖调服,可治痢疾;用檵木片(每片含没食子酸200毫克),又可治小儿中毒性腹泻,均取本品有清热解毒,涩肠止泻的作用。水煎液有抗菌解毒作用,还可用于皮肤消毒。

【用量用法】内服:花6~10克,根6~15克,茎叶15~30克。外用:适量。

【本草摘要】

《植物名实图考》："其叶捣烂敷刀刺伤,能止血。"

《江西民间草药》："止鼻衄。"

《闽东本草》："治燥嗽,咳血,烦渴,血痢,泄泻。"

【现代研究】

成分:花含槲皮素和异槲皮苷;叶含没食子酸、鞣质、黄酮类(主要是槲皮素)等。

药理:有止血作用;煎剂和注射液对子宫有收缩作用;有强心、扩张外周血管及抗广谱菌作用等;

临床报道:对治疗产后宫缩不良与出血、上消化道出血、肺结核咯血、烧伤、中毒性消化不良等有效。

百 草 霜 《本草图经》

【来源】为燃烧柴草后附于灶突或烟囱内的烟灰。轻轻刮下,用细筛筛去杂质,即可入药。

【处方用名】百草霜

【性能概要】味辛,性温。入肺、胃、大肠经。本品为收敛止血之品,可内服或外用于吐血、衄血、崩漏及外伤出血等症;又能消积导滞,还可用于积滞泻痢。

百草霜、白及、仙鹤草、紫珠草、棕榈炭、乌贼骨、榔木均为收敛止血药,均可用治体内、外多种出血证。然白及善止肺胃出血,又能消肿生肌;仙鹤草善止各种出血,疗效确切,且可补虚强壮,截疟,止痢,疗疮;紫珠草为止血良药,肺胃出血疗效尤佳,兼能解毒疗疮,还可用治痈肿疮毒、水火烫伤;棕榈炭为一味作用较强的收敛止血专用药;乌贼骨既能收敛止血,又能止带固精,为止血、固涩并重的药物;榔木长于主治产后出血、宫缩不良,兼能清热解毒,涩肠止泻;百草霜除收敛止血外,还能消积导滞,也为积滞泻痢者常用之品。

【功效主治简表】

$$百草霜\begin{cases}收敛止血\begin{cases}吐血、衄血、崩漏\\外伤出血\end{cases}\\消积止泻——食积、泻痢\end{cases}$$

【配伍应用】

1. 用于吐血,常与阿胶珠、藕节、侧柏叶、当归、茅根研末蜜丸服,如《医宗金鉴》疏血丸。《本草纲目》附方治衄血,《集简方》治齿缝出血,均单用本品吹之或掺之。用于崩漏下血,偏于血热者,《外台秘要》以本品配地榆、黄连同用,《妇人良方》则用本品配槐花同用,以凉血收涩止血;若妇人血崩大脱者,《本草汇言》方,用本品配炮姜、人参煎汤饮,共奏温经止血,益气固脱之效。

2. 用于积滞泻痢。如用本品配巴豆霜同用,可治疗小儿食积疳膨;《千金方》用米饮调服本品,用治肠鸣泄泻;而《圣惠方》用本品配黄连、木香为末,以粥饮调下,治疗血痢。

【用量用法】内服:3～10克;入丸、散减半。外用:适量。

【本草摘要】

《本草图经》:"主消化积滞,令人下食药中多用之。"

《本草纲目》:"止上下诸血,妇人崩中带下,胎前产后诸病,伤寒阳毒发狂,黄疸,疟痢,噎膈,咽喉口舌一切诸疮。"

《本草经疏》:"用涂金疮,止血生肌。"

三　七《本草纲目》

【来源】为五加科多年生草本植物三七 *Panax notoginseng*(Burk.) F. H. Chen 的根。主产于云南、广西等省区。选栽培 3 年以上的植株,于秋季结籽前采挖的为"春三七";在冬季,种子成熟后采挖的为"冬三七"。以"春三七"质量佳。洗净泥土,剪下支根、须根及茎基,大小个分开,先曝晒至半干,边晒边搓,使其表面光滑,体形圆整坚实,晒干。切片或研末入药。生用。

【处方用名】三七　参三七　田七　山漆　三七粉

【性能概要】味甘、微苦,性温。归肝、胃经。本品甘缓温通,苦降下泄,功擅散瘀和血,瘀散则血自归经,血和则肿消痛止,故有散瘀止血,消肿定痛之效。用治吐血、衄血、便血、血痢、血崩等一切血证,功效甚捷;外用并止金疮出血,且止血无留瘀之弊,故为止血要药。还可用治跌仆瘀痛、痈疽肿痛、血滞诸痛,也为疗伤止痛之佳品。

【功效主治简表】

$$
三七\begin{cases} 散瘀止血\begin{cases} 吐血、咯血、衄血、尿血、便血、崩漏等 \\ 外伤出血 \end{cases} \\ 消肿定痛——瘀血肿痛、血滞诸痛 \end{cases}
$$

【配伍应用】

1. 用于吐血、咯血、衄血、尿血、便血、崩漏及产后出血过多,古方如《濒湖集简方》常单用本品研末,米汤送服。目前临床也单用本品粉剂,每次 3 克,日 2～3 服,用治多种出血证。本品也可配伍其他止血药同用,如三七配花蕊石、血余炭(3∶2∶1)同用为散服,可用治吐血、衄血、二便下血,即《衷中参西录》化血丹;若血热吐血,又可配生地、丹参、丹皮、栀子等清热凉血止血药同用,如《医学心悟》生地黄汤;配阿胶、白及同用,还可治痨嗽咯血。用于外伤出血,本品研末外敷,亦可配地鳖虫、象皮、血竭及乳香、没药、降香同用,等份为末,即《本草纲目拾遗》七宝散,用治刀伤,能止血收口,内服外敷均可。近年用本品配白茅根、生地、藕节同用,对血小板减少性紫癜有效。

2. 用于跌打损伤,瘀血肿痛,单用即效,也可配地鳖虫、海风藤、砂糖同用为

481

散,黄酒送服。疗伤止血著名的"云南白药",三七也为其中主要成分。

近年来单用本品,或与琥珀、人参同用等份为散服,用治冠心病心绞痛获效,也是本品化瘀止痛临床应用的发展。

【用量用法】内服:3~10克;或研末冲服每次1~3克。

【使用注意】血虚无瘀者忌服。

【本草摘要】

《本草纲目》:"止血,散血,定痛。金刃箭伤,跌扑杖疮,血出不止者嚼烂涂,或为末掺之,其血即止。亦主吐血,衄血,下血,血痢,崩中,经水不止,产后恶血不下,血晕,血痛,赤目,痈肿,虎咬,蛇伤诸病。"

《本草求真》:"世人仅知功能止血住痛,殊不知痛因血瘀则痛作,血因敷散则血止,三七气味苦温,能于血分化其血瘀。"

【现代研究】

成分:主含皂苷,主要有各种人参皂苷、三七皂苷各种,以及七叶胆皂苷。

药理:有止血、抗血栓作用;能明显增加冠脉血流量;有降压、强心、保肝、利尿、抗炎作用。

临床报道:①治疗心绞痛,每次口服0.45克,日服3次,重症加倍。观察16例,除1例因合并急性心肌梗死无效外,15例止痛疗效均满意。②治疗咯血,每次三七粉2~3分,日服2~3次。共治疗支气管扩张症、肺结核及肺脓肿等病咯血者10例,均收到止血效果。

菊 叶 三 七 《滇南本草》

【来源】为菊科多年生宿根草本植物菊叶三七 *Gynura segetum*(Lour.)Merr. 的根及叶。主产于我国长江以南至西南各省,原为野生,现多引为家栽。夏、秋采叶,秋末采块根,除去残茎,洗净晒干。切片或打粉。

【处方用名】菊三七　土三七

【性能概要】味甘、微苦,性温。归肝、胃经。本品功能散瘀止痛,解毒消肿。适用于衄血、吐血、外伤出血及跌打损伤,瘀血肿痛,有散瘀止血,消肿定痛之功;用治痈疽疮毒、乳痈肿痛、蛇虫咬伤,又有解毒消肿疗疮之效。

【功效主治简表】

菊叶三七 ┫ 散瘀止血 ┫ 咳血、吐血、衄血 / 跌打损伤,瘀血肿痛；解毒消肿 ┫ 乳痈肿痛、喉痹咽痛、痈疽疮毒 / 蛇虫咬伤

【配伍应用】

1. 用于咳血、吐血、衄血,可单用本品大剂量浓煎服,也可研末吞服,或配其他止血药同用。用于跌打损伤,瘀血肿痛,可单用本品浓煎,黄酒调服,或配其他疗伤止痛药同用。

2. 用于乳痈肿痛、喉痹咽痛,可用鲜品捣汁一小杯,酒、水各半杯送服。也

可用鲜叶捣烂外敷,治蛇虫咬伤、痈疽疮毒,均有效。

【用量用法】内服:15～30克,鲜品可用30～60克绞汁服。外用:适量。

【本草摘要】

《滇南本草》:"治跌打损伤。生用破血,炙用补血。"

《本草纲目》:"治金疮折伤出血及上下血病。"

《本草纲目拾遗》:"治乳痈肿痛。"

《植物名实图考》:"根、叶敷金疮折伤之要药。"

【现代研究】

成分:含生物碱、有机酸、鞣质。

药理:有止血、镇痛、局部麻醉作用。

临床报道:用于治疗跌打损伤、创伤出血、风湿痛、大骨节病、乳腺炎、疮疡等有效。

景天三七 《植物名实图考》

【来源】为景天科多年生肉质草本植物景天三七 *Sedum aizoon* L. 的带根全草。西北、东北至长江流域都有分布,并有栽培。全草四季可采,春、秋采挖根部,鲜用或晒干入药。

【处方用名】景天三七　费菜　养心菜

【性能概要】味甘、微酸,性平。归心、肝经。本品功能散瘀止血,消肿止痛,养心安神。故可用治咳血、吐血、衄血、齿龈出血、血液病出血及外伤出血等症,是一味疗效较高,药源丰富的止血药;用治跌打损伤、瘀血肿痛,能散瘀消肿,疗伤止痛;还可用治心神不安、惊悸烦躁、失眠等症,又能养心安神,故有养心菜之名。

【功效主治简表】

景天三七 ┤ 散瘀止血 ┤ 咳血、吐血、衄血、齿龈出血、血液病出血 / 外伤出血 ┃ 消肿止痛——跌打损伤、瘀血肿痛 ┃ 养心安神——心神不安、惊悸烦躁、失眠

【配伍应用】

1. 用于咳血、吐血、衄血、齿龈出血及血液病出血,可单用本品浓煎有效,也可用本品制成糖浆剂服用,尤其对溃疡病合并上消化道出血及血小板减少引起的出血疗效较好。本品制成的注射剂,也可用治上述出血证,小量出血时可用肌肉注射,大量出血时可用静脉注射。注射剂对手术出血也有一定止血作用。本品外敷还可用治外伤出血。

2. 用于跌打损伤、瘀血肿痛,可单用根部加酒,红糖煎服。

3. 用于心神不安、惊悸烦躁、失眠等症,可用鲜品炖猪心服,连服10～30天;也可配丹参、合欢花、柏子仁煎服。

【用量用法】内服:15~30克,鲜品可用30~60克绞汁服。外用:适量。

【本草摘要】

《植物名实图考》:"治吐血。"

《浙江民间常用草药》:"安神补血,止血化瘀。"

【现代研究】

成分:含生物碱、齐墩果酸、黄酮类、谷甾醇、各种糖类等。

药理:有止血、镇静、降压作用;对金黄色葡萄球菌有抑制作用。

临床报道:应用景天三七糖浆(每毫升相当于生药2克,每日3次,每次15~20毫升)或注射液(每毫升相当于生药3克,肌注2~4毫升,每日2次;静注10~20毫升,每日1~2次,以静注效果好),治疗各种出血证共346例,总有效率为90.8%,显效率为76.9%。临床证明,对内部各种出血有较好的止血效果,尤以对溃疡病合并上消化道出血者疗效最为满意。

血　　余 《别录》

【来源】为人发洗净后的加工品。收集人发,除去杂质,碱水洗净,晒干。放瓷钵内,盖严,用泥封固,盖上放米少许,煅烧至米成黄色为度,待冷取出,退去火气。碾成小块入药。

【处方用名】血余炭

【性能概要】味苦,性平。归肝、肾经。本品入药用炭,有止血消瘀之功,故可用治诸种血证。古方用治小便不利,谓有利尿作用。研末熬膏外敷,又能止血生肌,可治创伤出血或溃疡不敛。

【功效主治简表】

血余 { 止血消瘀 { 各种出血证 / 外伤出血 } ; 生肌敛疮 { 疮疡溃后久不收口 / 烫伤 } }

【配伍应用】

1. 用于咳血、吐血、衄血、尿血、便血、崩漏下血等各种出血证。如本品配参三七、煅花蕊石同用,即《衷中参西录》化血丹,可治吐血、衄血、崩漏下血;《圣惠方》用本品配败棕炭、陈莲蓬炭等份为末,木香煎汤下,治诸窍出血;用治鼻衄、齿衄及外伤出血,可将本品研细粉,直接撒敷患处或调成软膏外涂。近代用本品配侧柏叶或鲜藕汁口服,对溃疡病、上消化道出血有效。

2. 用于疮疡溃后久不收口,如《苏沈良方》用乱发、露蜂房、蛇蜕皮各烧灰存性,等量为散,用酒调服;也可用本品研细撒敷或调膏外涂。用本品研细,加适量凡士林调膏对烫伤有效。

本品兼能利尿,《金匮要略》滑石白鱼散,即用本品配滑石、白鱼等份为散服,用治小便不利。

【用量用法】内服:6~10克;或研末冲服1.5~3克。

【本草摘要】

《名医别录》:"止血,鼻衄烧灰吹之立止。"

《新修本草》:"烧灰疗转胞,小便不通,赤白痢。"

【现代研究】

成分:主要为优角蛋白,尚含灰分、脂肪、黑色素等。

药理:有止血、利尿作用;并有抑菌、抗炎作用。

临床报道:治疗各类出血,取血余炭2.5两,干藕片5两,水煎浓缩为100毫升,一般每次10毫升,日服2次,重症加倍。共治疗咯血、尿血、阴道出血、口鼻牙龈出血及紫癜等100余例,均收到比较显著的效果。

蒲 黄《本经》

【来源】为香蒲科水生草本植物水烛香蒲 *Typha angustifolia* L.、东方香蒲 *Typha orientalis* Presl 或同属其他植物的干燥花粉。主产于浙江、江苏、山东、安徽等省。当花刚开放时,采收花序上的雄花,晒干碾压,筛取粉末。生用或炒用。

【处方用名】蒲黄 生蒲黄 蒲黄炭 炒蒲黄

【性能概要】味甘,性平。归肝、心包经。本品甘缓不峻,性平无寒热偏胜,入肝、心包二经血分,功能止血散瘀,兼利小便。用治吐血、衄血、崩漏下血、外伤出血,有良好止血之效;又治经闭痛经、产后瘀阻、瘀血阻滞、心腹刺痛,而为活血散瘀之佳品。又因本品既能止血化瘀,又能利尿通淋,还善治血淋涩痛。

蒲黄在《本经》上说它"利小便,止血,散瘀血",认为蒲黄既有止血的作用,又有活血功效,但没有明确指出它生用行血、炒用止血。至宋代《日华子本草》始有"破血消肿生用,补血止血炒用"的记载。明《本草纲目》也有同样叙述。因此流传下来一般认为蒲黄生用性滑,行血消肿;炒黑性涩,功专止血。然而根据临床实践及近人报道认为生蒲黄也具有一定止血作用,不必拘泥炒炭使用。至于炒炭后是增强还是降低止血作用有待研究。

【功效主治简表】

蒲黄 { 止血 { 吐血、衄血、崩漏等 / 外伤出血 } 散瘀 { 痛经、产后瘀痛 / 跌打损伤,瘀血肿痛 } }

【配伍应用】

1. 用于肺热衄血,《简便单方》用本品配青黛为散服或血余炭为散、地黄汁送服。一般血热吐衄,又常配生地、白茅根、栀子、黄芩同用。用于妇女崩漏下血,以之配山栀、血竭、京墨等份为末,合莲蓬炭、血余炭、黄绢炭、棕榈炭,共为散剂,如《沈氏尊生书》五灰散;又本品配莲房炭为散服,体虚的加党参、黄芪同用,治崩漏下血,效果亦佳。由于本品有收缩子宫作用,近代临床用治子宫功能出血效果良好。用于外伤出血,可单用外掺伤口,又可与蒲黄炭、乌贼骨等份,共研细粉,加压包扎。

2. 用于瘀血经闭痛经、产后瘀阻腹痛,常用生蒲黄配五灵脂同用,如《和剂局方》失笑散。又本品生用配干荷叶、牡丹皮、延胡索、生地黄同用,加蜜煎服,还可用治产后血晕,如《和剂局方》蒲黄散。用于跌打损伤,瘀血肿痛,可用蒲黄末空心温酒服;也可配桃仁、当归、川芎、红花同用,水煎服。又本品单用研末(或加乌贼骨同研)搽敷,或配露蜂房、白鱼为散,用酒调敷(《圣惠方》蒲黄散)均可用治重舌、口疮、舌衄等症,也取散瘀消肿止血之效。

本品既能散瘀止血,又可利尿通淋,还可用治血淋涩痛,常用生蒲黄配冬葵子、生地同用,如《证治准绳》蒲黄散。

【用量用法】内服:5~10克,包煎;研末冲服每次3克。外用:适量。

【使用注意】本品能收缩子宫,孕妇忌服。

【本草摘要】

《神农本草经》:"主心腹膀胱寒热,利小便,止血,消瘀血。"

《日华子本草》:"妊孕人下血坠胎。"

《本草纲目》:"凉血,活血,止心腹诸痛。生则能行,熟则能止。与五脂同用,能治一切心腹诸痛。"

【现代研究】

成分:含黄酮类,如香蒲新苷、异鼠李素、槲皮素等。

药理:有止血、降压、降血脂、解痉、镇痛作用;能使子宫兴奋,并加强产后子宫收缩力。

茜　草《本经》

【来源】为茜草科多年生蔓生草本植物茜草 *Rubia cordifolia* L. 的根。南北各地均产。春、秋两季采挖,去掉茎苗,洗净,晒干。生用或炒用。

【处方用名】茜草炭　生茜草　茜草根　茜草

【性能概要】味苦、性寒。归肝、心包经。本品苦能泄降,寒能清热,入肝、心包二经血分。炒炭可止血化瘀,用治吐血、衄血、便血、尿血、妇女崩漏下血,及外伤出血;生用能凉血行瘀,还可用治妇女经闭不通、瘀阻腹痛。但习惯上本品多作止血药使用,尤以血热有瘀的出血证,最为相宜。

【功效主治简表】

$$茜草\begin{cases}止血化瘀\begin{cases}吐血、衄血、尿血、便血、崩漏\\外伤出血\end{cases}\\凉血行瘀——血滞经闭、产后恶露不下\end{cases}$$

【配伍应用】

1. 本品炒炭用于血热有瘀的吐血、衄血、便血、血痢及崩漏等症。如本品配大蓟、小蓟、丹皮、栀子等凉血止血药同用,即《十药神书》十灰散,可用治吐血、咯血、衄血等多种血热妄行的出血证;用于血痢,配清热泻火、凉血解毒的黄芩、黄连、栀子及生地、当归、地榆等同用,如《证治准绳》茜根散。如本品配黄芪、白术、山茱萸及乌贼骨、棕榈炭、五倍子等益气统血、收敛止血药同用,还可治虚寒性崩漏带下,如《衷中参西录》固冲汤。又茜草根配紫珠草、白及同用,等份研末,加压包扎,可用治外伤出血证,内服对上消化道出血也有效。

近来,用茜草根配丹参、紫草、鸡血藤、大枣同用,可治疗过敏性紫癜。

2. 本品生用可清血热,行血瘀,适用于妇女瘀血经闭及产后瘀阻、恶露不下,可大剂量单用本品加酒煎服,有活血通经之效,也常配桃仁、红花、当归及赤芍、益母草等同用。

【用量用法】内服:10～15克。外用:适量。止血则炒炭,行血则生用。

【本草摘要】

《神农本草经》:"主寒湿风痹,黄疸,补中。"

《名医别录》:"止血,内崩下血。"

《本草纲目》:"通经脉,治骨节风痛,活血行血。"

【现代研究】

成分:含蒽醌衍生物,如羟基茜草素、异茜草素、茜草素等。

药理:有止血、抗血小板聚集、升高白细胞作用;有止咳、祛痰、解痉、抗菌、抗肿瘤作用;有兴奋子宫作用。

临床报道:用于治疗过敏性紫癜、肾炎性血尿、拔牙后急性渗血、慢性气管炎、龋齿牙痛、鹅口疮等有效。

花 蕊 石 《嘉祐本草》

【来源】为矿石类,含蛇纹石大理岩 Ophicalcite 的石块。主产于陕西、河南、浙江、湖南等省。火煅,研细、水飞用。

【处方用名】花蕊石 花乳石 煅花蕊石

【性能概要】味酸、辛,性平。归肝经。本品酸涩收敛,辛能行散,入肝经血分,长于化瘀血,瘀血去,则血自归经,故为化瘀止血之专药。临床主要用治吐血、咯血、衄血兼有瘀滞者,还可用治外伤出血、瘀血肿痛。

三七、菊叶三七、景天三七、血余炭、蒲黄、茜草根、花蕊石均为化瘀止血药,同可用治瘀血阻滞,血不归经的多种出血证,止血而不留瘀是本类药的特点。三七为强有力的化瘀止血药,且能消肿定痛、为止血疗伤要药;菊叶三七功同三七而药力薄弱;景天三七也类似三七,化瘀止血,疗效确切,并可养心安神;血余炭化瘀止血,生肌敛疮;蒲黄化瘀止血,利尿通淋;茜草既能化瘀止血,又能凉血通经,以血热血瘀血溢用之为宜;而花蕊石是一味化瘀止血专用药。

【功效主治简表】

花蕊石:化瘀止血 { 吐血、咯血、衄血
外伤出血
跌打损伤,瘀血肿痛

【配伍应用】

用于吐血、咯血、衄血、外伤出血而有瘀滞者,如《十药神书》花蕊石散,即以之合童便,用醋或酒调服,治疗上述症候;也可配三七、血余炭同用,如《衷中参西录》化血丹。近年用本品配白及、乌贼骨、煅牡蛎同用,治疗外伤出血。用于跌打损伤,瘀血肿痛,又当配乳香、没药、白芷、血竭等疗伤止痛药同用。

【用量用法】内服:10~15克;研末吞服每次1~3克。外用:适量。

【本草摘要】

《嘉祐本草》:"疗金疮出血,刮末敷之即合,仍不作脓。又疗妇人血晕,恶血。"

《本草纲目》:"治一切失血伤损,内漏,目翳。"

《本草从新》:"专入肝经血分,能化瘀血为水,止金疮出血,下死胎胞衣,大损阴血。"

【现代研究】

成分:含大量钙、镁的碳酸盐。

药理:有抗惊厥、促凝血作用。

488

大　蓟 《别录》

【来源】为菊科多年生草本植物蓟 Cirsium japonicum Fisch. ex DC.. 的地上部分。我国各地均产。夏季花期采集全草,晒干,切段。生用或炒用。

【处方用名】大蓟　大蓟草　大蓟炭

【性能概要】味甘、苦,性凉。归心、肝经。本品性凉能清热凉血止血,苦泄能破血消肿疗疮,因兼有甘味,《本草备要》说"行而带补",但实为祛瘀生新之药,而无补益之力。临床主要用治血热夹瘀的吐衄下血、尿血崩漏等症,有凉血止血之效;用治痈肿疮毒,内服外敷均有散瘀消肿之功。

【功效主治简表】

大蓟 { 凉血止血 { 吐血、咯血、衄血、尿血、崩漏
外伤出血
散瘀消肿——疮痈肿毒、肠痈

【配伍应用】

1. 用于血热有瘀的吐血、咯血、衄血、尿血、崩漏下血等症,可单用本品浓煎服或鲜品捣汁服均效;也可配伍其他药同用,如《济生方》大蓟饮,配入生地黄汁及少许姜汁、白蜜,治吐血、呕血。临床也常与小蓟、侧柏叶、白茅根、丹皮等凉血止血药配伍,如《十药神书》十灰散,治血热妄行的各种出血证。由棕木、白及的

提取物制成的止血药,对食道静脉破裂、胃十二指肠溃疡出血、肺结核咯血及其他内出血有效。用于尿血可用鲜大蓟或配鲜小蓟捣汁内服。又配蒲黄炭、莲房炭、红枣同用煎服,还可用于崩漏下血。捣烂外敷,可止外伤出血。

2. 用于痈疽疮毒,可用鲜大蓟捣汁内服或捣烂外敷均可。又《本草汇言》方,用大蓟叶生捣汁,入地榆、牛膝、银花浓煎汁中,可治肠痈。

近代常大小蓟同用治肝炎及高血压,有利胆退黄及降压作用。成药有大蓟片。

【用量用法】内服:10～15克,鲜品可至60克。外用:适量。

【本草摘要】

《名医别录》:"主女子赤白沃,安胎,止吐血鼻衄。"

《日华子本草》:"大蓟叶凉,治肠痈,腹脏瘀血,血晕扑损,可生研,酒并小便任服。恶疮疥癣,盐研窨敷。"

《滇南本草》:"消瘀血,生新血,止吐血、鼻血。治小儿尿血,妇人红崩下血,生补诸经之血,消疮毒,散瘰疬结核,疮痈久不收口者,生肌排脓。"

【现代研究】

成分:含生物碱、挥发油。

药理:有止血、降压、抗菌作用。

临床:治疗泌尿系出血、上消化道出血、肺结核咯血等有效。对治疗高血压也有效。

小　　蓟 《别录》

【来源】为菊科多年生草本植物刺儿菜 Cirsium setosum(Willd.)MB. 的地上部分。各地均产。夏季花期采集,洗净晒干。切段,生用,尤以鲜品为佳。

【处方用名】小蓟　小蓟草　小蓟炭

【性能概要】味甘、性凉。归心、肝经。本品性味归经,功能主治均同大蓟。用治血热夹瘀的吐、衄、尿血及崩漏下血等症,凉血止血作用大蓟为优;用治痈肿疮毒,解毒消肿之功也以大蓟为胜。然小蓟兼可利尿,故善止血淋、尿血,且长于用治黄疸水肿、小便不利等症。二蓟首载《别录》,以大小蓟混称,直至《证类本草》、《救荒本草》、《本草纲目》才逐渐从植物来源、功效应用等方面有了明确区分。

【功效主治简表】

小蓟 { 凉血止血 { 吐血、咯血、衄血、尿血、崩漏 / 外伤出血 ; 散瘀消肿——疮痈肿毒 }

【配伍应用】

1. 用于血热夹瘀的吐血、咯血、衄血、尿血、崩漏下血等症,可单用捣汁加白糖调服,或配大蓟等组成复方使用,如《十药神方》十灰散。本品长于用治尿血、

489

血淋,多与蒲黄、滑石、木香等同用,如《济生方》小蓟饮子。《千金方》用鲜小蓟、地黄共捣汁,与白术煎液合服,也可用治崩漏下血。

2. 用于痈肿疮毒,单用内服外敷均可。《普济方》治疗疮恶肿,用本品同乳香、明矾为末,酒冲服。现代临床用小蓟药膏,治疮疖和外伤感染确有良效。

近年来本品常与大蓟同用,治黄疸型肝炎、肾炎及高血压,均有较好疗效。而利胆退黄、降转氨酶、利尿消肿、降压降脂等作用小蓟较大蓟为优。

【用量用法】内服:10～15克,鲜品可用至60克。不宜久煎。外用:适量。

【本草摘要】

《食疗本草》:"根,主崩中,又女子月候伤过,捣汁半升服之。金疮血不止,挼叶封之。"

《本草拾遗》:"破宿血,止新血,暴下血,血痢('痢'一作崩),金疮出血,呕吐等,绞取汁温服;并煎和糖,合金疮及蜘蛛蛇蝎毒,服之亦佳。"

《分类草药性》:"治血淋胀痛,跌打损伤,红崩,白带。"

【现代研究】

成分:含生物碱、芦丁、皂苷等。

药理:有止血、升压、强心、降胆固醇、利胆、镇静、抗菌、抗炎、抗肿瘤等作用。

临床报道:治疗产后子宫收缩不全及血崩,取小蓟浸膏(1:10)每次1～3毫升,日服3次。观察45例,证明确有收缩子宫,制止出血的作用。治疗崩漏30例,大部分2天后血止或显著减少。

侧 柏 叶 《别录》

【来源】为柏科常绿乔木植物侧柏 *Platycladus orientalis* (L.) Franco 的嫩枝及叶。各地均有栽培。全年均可采收,剪下小枝,除去粗梗,阴干,切断。生用或炒炭用。

【处方用名】侧柏叶 侧柏炭

【性能概要】味苦、涩,性微寒。归肺、肝、脾经。本品苦能燥湿,涩能收敛,微寒清热,故为凉血收敛止血药,且能生发乌发,燥湿止带。主要用治血热妄行的吐血、咯血、衄血、尿血、便血、崩漏以及血热脱发、肝肾不足的须发早白和湿热带下等症。

【功效主治简表】

侧柏叶 { 凉血止血—吐血、咯血、衄血、尿血、便血、崩漏
生发乌发—血热脱发、须发早白
燥湿止带—妇女湿热带下

【配伍应用】

1. 用于血热妄行的各种出血证。如《普济方》以之同槐花研末吹鼻,治衄血不止;若为蜜丸服,可治酒毒便血。《济急方》以之同黄连等份为末服,治尿血。《妇人良方》四生丸,配鲜生地、鲜荷叶、鲜艾叶同用,治血热吐血、衄血。适当配

伍,如与干姜、艾叶、马通同用,还可用治虚寒性出血,症见吐血不止、面色萎黄、舌淡脉虚者,如《金匮要略》柏叶汤。

本品研末,煮沸菜油调膏,涂敷小面积轻度烧伤,有凉血收敛,消炎止痛之效。

2. 用于血热脱发,单用本品酊剂涂擦患处,对青年、中年血热脱发(斑秃)有效。若病后体虚,肝肾不足,须发早白,又常与何首乌、女贞子、生地同用,如乌发丸。

3. 用于妇女湿热带下,常与樗根皮、白芷、黄柏等同用,如《医学入门》侧柏樗皮丸。

近年发现本品有止咳祛痰作用,用治肺热喘咳较好,常研末与红枣浓煎代茶,或用提取物压片,每日 7 片(相当于生药 90 克)均效。本品浓煎液加蜜调服,对小儿百日咳有效。

【用量用法】内服:10~15 克。外用:适量。

【本草摘要】

《名医别录》:"主吐血,衄血,痢血,崩中赤白……去湿痹,生肌。"

《药性本草》:"止尿血,能治冷风历节疼痛。"

《本草从新》:"唯血分有湿热者,以此清之为宜。"

【现代研究】

成分:含小茴香酮、侧柏烯、石竹烯及香橙素、槲皮素、杨梅树皮素等。

药理:有止血、镇咳、祛痰、镇静、抗菌等作用。

临床报道:治疗胃及十二指肠溃疡出血、痔疮出血、烧伤、肺结核、百日咳、秃发、腮腺炎、口腔溃疡,以及皮肤感染性疾病,包括带状疱疹、缠腰火丹等均有效果。

491

旱 莲 草 《新修本草》

【来源】为菊科一年生草本植物鳢肠 Eclipta prostrata L. 的全草。我国各省均有野生,一般生长在潮湿低洼处。初秋割取全草,鲜用或晒干,切段入药。

【处方用名】旱莲草 墨旱莲

【性能概要】味甘、酸,性寒。归肝、肾经。本品酸寒凉血止血,甘寒益肾阴,乌须发。故可用治肝肾阴虚、血热妄行的吐血、尿血、便血、崩漏,以及肾虚腰痛、须发早白等症。

【功效主治简表】

旱莲草 { 凉血止血 { 吐血、衄血、咯血、尿血、便血、崩漏 / 外伤出血 } 滋阴益肾——肝肾阴虚、头晕目眩、腰痛、须发早白 }

【配伍应用】

1. 用于阴虚血热所致吐血、衄血,常配生地、藕节、白茅根等同用。又用本品浓煎液(每次 30~60 克)送服紫珠草粉(3~6 克)对劳嗽咯血有效。本品尤善治血尿,如《医学正传》用鲜旱莲草、车前子捣汁服,也可配车前子、滑石、小蓟、白茅根等同用煎服。还可用于阴虚血热崩漏,常配生地、白芍、阿胶及槐米、蒲黄、茜草等养阴凉血止血药同用。鲜品捣敷或干品研敷,能止外伤出血。

2. 用于肝肾阴虚,头晕、目眩、腰痛、须发早白等症,常与女贞子同用,如《杨氏家藏方》二至丸。

【用量用法】内服:15～30克。外用:适量。

【本草摘要】

《新修本草》:"主血痢。针灸疮发,洪血不可止者敷之立已。汁涂发眉,生速而繁。"

《本草纲目》:"乌须发,益肾阴。"

《本草从新》:"甘酸而寒,汁黑补肾,黑发乌须,赤痢变粪,止血,固齿,功善益血。纯阴之质,不益脾胃。"

【现代研究】

成分:含多种皂苷、噻吩化合物、香豆醚类化合物、黄酮类化合物及烟碱、鞣质、鳢肠素等。

药理:有止血、生毛发、升白细胞、增加冠脉流量、保肝、镇静、抗炎、抗菌等作用。

临床报道:治疗大出血症、冠心病、痢疾、稻田性皮炎、斑秃、霉菌性阴道炎、扁平疣及抗链霉素毒性反应有效。

羊　　蹄 《本经》

【来源】为蓼科多年生草本植物羊蹄 *Rumex japonicus* Houtt. 的根。全国大部地区均产,生于山野、路旁或湿地。于8～9月挖取根部,洗净晒干。切片入药。

【处方用名】羊蹄根　土大黄　牛西西

【性能概要】味苦、酸,性寒。本品酸寒清热凉血止血,苦寒解毒杀虫通便。故可用治血热妄行的咯血、呕血、衄血、尿血、痔血、崩漏下血等症,疗效颇捷;还可用治水火烫伤、无名肿毒、疥疮顽癣、热结便秘等症,又有良好清热解毒,杀虫疗癣,泄热通便的功效。

【功效主治简表】

羊蹄
- 清热凉血止血
  - 咯血、呕血、衄血、尿血、痔血、崩漏
  - 紫癜
  - 外伤出血
- 解毒杀虫通便
  - 水火烫伤
  - 疥疮、顽癣
  - 热结便秘

【配伍应用】

1. 用于咯血、呕血、衄血、尿血、痔血、崩漏等血热出血证,还可用于紫癜和外伤出血。可单用本品,每日15克,浓煎分服,连服15～60天。目前已制成针剂、片剂,有良好止血作用。本品也可配伍其他药物同用,如《本草汇言》以之同麦门冬煎汤饮,或取浓汁加炼蜜,收膏服,治热郁吐血;与红枣同煎,用治血小板减少性紫癜,有一定疗效。又本品配乌贼骨等份为末外敷,可止外伤出血。

2. 用于水火烫伤、无名肿毒,可用鲜根捣烂外敷。用于疥疮、顽癣,可单用煎汤外洗或醋磨汁外涂。又《卫生宝鉴》羊蹄根散,以之配枯白矾同用,研烂加醋擦患处,治顽癣久不瘥。用于热结便秘,可单用本品15克浓煎服,或用煎液冲元明粉10克内服,均效。

【用量用法】内服:10~15克。外用:适量。

【现代研究】

成分:含大黄根酸、大黄素、大黄酚、呢坡定等。

药理:有止血、降压、利胆、抗病毒、抑制致病真菌作用;对急性淋巴细胞型、单核细胞型、粒细胞型白血病患者血细胞脱氢酶都有抑制作用;并与大黄相似,小剂量有收敛,大剂量有轻泻作用。

临床报道:治疗功能性子宫出血,取羊蹄干品30克,水煎分3次服;或干粉3克,开水冲服,每日3~4次。治疗42例,平均4天止血。重症33例,显效13例,有效17例,无效3例;轻症9例,显效4例,有效4例,无效1例。

苎 麻 根 《别录》

【来源】为荨麻科多年生草本半灌木植物苎麻 *Boehmeria nivea*（L.）Gaud. 的根,茎、叶也入药。各地均产,野生于山坡、山沟、路旁等处。我国中部、南部、西南及山东、江苏、安徽、浙江、陕西、河南等地均有栽培。夏、秋季采收根或茎、叶,晒干。切片入药。

【处方用名】苎麻根

【性能概要】味甘,性凉。归心、肝、肾、膀胱经。本品甘寒,凉血止血,清热安胎,清热利尿,解毒。故可用治咳血、吐血、尿血、崩漏、紫癜属于热证出血者,亦治外伤出血,有清热凉血止血之功;又可用治胎热不安、胎漏下血,可收清热凉血,止血安胎之效;用治热淋小便不畅,又能凉血通淋,是一味能止能行的佳品;用治热毒疮痈、蛇虫咬伤,可解毒疗疮。

【功效主治简表】

苎麻根
- 凉血止血
  - 咳血、吐血、尿血、崩漏
  - 紫癜
  - 外伤出血
- 清热安胎——胎动不安、胎漏下血
- 清热利尿——热淋小便不畅
- 清热解毒
  - 热毒疮痈
  - 蛇虫咬伤

【配伍应用】

1. 用于咳血、吐血、尿血、崩漏及紫癜等属于血热出血,可单用30克浓煎服即效;亦可配伍其他药物同用,如《圣济总录》苎根散,以之配人参、白垩、蛤粉等份为散,糯米汤调服,治吐血、衄血。近年制成苎麻片(每片相当于生药10克)治疗原因不明的消化道出血、溃疡病出血、肺咯血等,均能缩短出血时间,减少出血量。

2. 用于怀胎蕴热所致的胎动不安及胎漏下血等症,属胎热者,可与黄芩、竹茹、香附等同用;属胎漏者,可与地黄、当归、阿胶等同用,如《小品》苎根汤。

3. 用于湿热下注,淋证尿血,可与滑石、瞿麦、车前子及白茅根、小蓟、蒲黄等利尿通淋之品同用。

4. 用于痈肿疮毒、痔疮肿痛、蛇虫咬伤,可单用鲜根捣汁内服,渣敷患处;也可配金银花、野菊花、蒲公英等同用,以增强清热解毒的效果。

【用量用法】内服:10～30克。外用:适量。

【本草摘要】

《名医别录》:"主小儿赤丹。渍苎汁疗渴,安胎。"

《日华子本草》:"治心膈热,漏胎下血,产前后心烦,天行热疾,大渴大狂。"

【现代研究】

成分:含酚类、三萜、绿原酸。

药理:有止血作用;对金黄色葡萄球菌有抑制作用。

临床报道:治疗上消化道出血、肺咯血、经漏、糖尿病、白细胞低下症及衄症等有效。

槐　　花《日华子本草》

附药:槐角

【来源】为豆科落叶乔木槐树 Sophora japonica L. 的花蕾。大部分地区均有栽培。夏、秋季采收花蕾,晒干。生用或炒用。

槐角为乔木槐的果实。冬季后,果实成熟时采摘,晒干。

【处方用名】槐花　生槐花　槐花炭　槐米　生槐米　槐米炭　槐角

【性能概要】味苦,性微寒。归肝、大肠经。本品善清肝与大肠之火,有凉血之效。适用于大肠火盛或湿热郁结所引起的大便下血、痔疮出血以及血热妄行引起的吐血、衄血、崩漏、血痢等多种出血证;还可用治肝火上升引起的目赤头痛、烦热胸闷、眩晕等症。近年还用治高血压,有良好的降压作用。

槐角,味苦,性寒,归肝、胆、大肠经。本品功似槐花,虽止血作用较槐花为逊,但清热降火之力较强,且药性阴寒沉降,善止痔血、便血,常与地榆、黄芩、当归等同用,如《和剂局方》槐角丸;又能清肝泻火,兼降血压,还可用治肝火上炎,头痛眩晕目赤以及高血压,常与黄芩、赤芍、决明子等同用。一般用量5～10克。

【功效主治简表】

槐花 { 凉血止血—便血、痔血、吐血、衄血、尿血、崩漏、血痢
       清肝降火—肝热目赤、烦热胸闷、头痛眩晕

【配伍应用】

1. 用于大肠火盛或湿热郁结引起的便血、痔血。偏于火盛者,以之与栀子同用,如《经验良方》槐花散,或配黄连同用;偏于湿热者,以之与侧柏叶、荆芥穗、枳壳配伍,如《普济方》槐花散;偏于风盛者,《经验方》以之配荆芥同用;偏于气滞者,《袖珍方》与枳壳合用。本品除用治便血、痔血外,还广泛用于多种血热出血证,如《圣济总录》槐香散,以槐花炒炭存性研细,入少许麝香米汤送服,治吐血不止;《证治准绳》以之配蒲黄,治衄血;《箧中秘宝方》以槐花、郁金共末,淡豉汤送下,治尿血;《良朋汇集》槐花散,配百草霜为末服,治血崩;《洁古家珍》槐花散,与青皮、荆芥穗同用,治血痢;《本草汇言》治赤白痢疾,配芍药、枳壳、甘草同用。

2. 用于肝热目赤、烦热胸闷、头痛眩晕,可单用水煎代茶或配伍黄芩、菊花、夏枯草等同用。

【用量用法】内服:10~15 克;研末吞服酌减。

【本草摘要】

《日华子本草》:"治五痔,心痛,眼赤,杀腹脏虫及热,治皮肤风,并肠风泻血,赤白痢。"

《本草纲目》:"又疗吐血,衄,崩中漏下。"

《医林纂要》:"泄肺逆,泻心火,清肝火,坚肾水。"

【现代研究】

成分:含芸香苷(又名芦丁)、槐花甲、乙、丙素及鞣质等,又含 9 种黄酮和异黄酮化合物。

药理:有止血作用,炒炭后作用加强;有降压、降血脂、解痉、抗溃疡、抗炎、抗菌、抗病毒、缓泻等作用。槐角有抗葡萄球菌、大肠杆菌作用。

临床报道:治疗银屑病,用槐花炒黄研末,每次 1 钱,饭后服 2 次。观察 53 例,痊愈 6 例,显效 22 例,进步 19 例。

地　榆 《本经》

【来源】为蔷薇科多年生草本植物地榆 *Sanguisorba officinalis* L. 或长叶地榆 *Sanguisorba officinalis* L. var. *longifolia*(Bert.)Yü et Li 的根。我国南北各地均有分布。夏、秋间采挖,洗净泥土,除去茎叶及须根,晒干切片。生用或炒用。

【处方用名】地榆　生地榆　地榆炭

【性能概要】味苦、酸,性微寒。归肝、大肠经。本品味苦沉降,酸涩收敛,微寒清热,"且清不虑其过泄,涩亦不虑其或滞",为清热凉血、收涩止血之佳品。前人云:"其性沉降入下焦","古方断下多用之",故本品虽能治一切血热出血证,而尤以下焦火盛,血热妄行的便血、痔血、血痢、崩漏下血等症尤为适宜。本

品还可用治痈肿疮毒、水火烫伤,又有消肿止痛,生肌敛疮之功,而为治烫伤要药。

　　大蓟、小蓟、侧柏叶、旱莲草、羊蹄根、苎麻根、槐花、槐角、地榆均为凉血止血药。大蓟、小蓟功同,大蓟长于止血解毒,小蓟兼能利尿,善治血淋尿血;侧柏叶兼能生发乌发,用治血热脱发为好;旱莲草养阴乌发,以治肝肾不足,须发早白为宜;槐花、槐角、地榆均为治肠风下血、血痢、崩漏的要药,槐花、槐角又能清肝降火,地榆又能消肿止痛,生肌敛疮,各有所长,不可不辨。

【功效主治简表】

$$地榆\begin{cases}凉血止血——便血、痔血、血痢、尿血、崩漏\\消肿敛疮\begin{cases}痈肿疮毒\\水火烫伤\end{cases}\end{cases}$$

【配伍应用】

　　1. 用于下焦热盛所致便血、痔血、血痢、尿血、崩漏下血等症,常单用或与醋煎服即可;亦可配伍其他药物同用,如治便血、痔血,又常配槐角、生地、防风等同用,如地榆槐角丸(《北京市中成药》);用治湿热血痢,又当配当归、黄连、木香等同用,如《证治准绳》地榆丸;用治血热崩漏,又可配生地、黄芩、丹皮等同用,如《傅青主女科》凉血止崩汤。

　　2. 用于痈肿疮毒,单用研末涂敷患处或煎汤频洗,也可配银花、公英、连翘等清热解毒药同用,有消肿止痛之功。用于水火烫伤,常与生地研极细末,麻油调敷;也可用地榆炭配黄柏、大黄、寒水石、生石膏(8:4:2:2:4)同用,共研极细末,植物油调敷患处,即烫火散(《湖南省药品标准》1982年)。本品可使疮面分泌物减少,疼痛减轻,愈合加速,为治烫伤要药。

【用量用法】内服:10~15克。外用:适量。

【本草摘要】

《神农本草经》:"主妇人乳痓痛,七伤,带下病,止痛,除恶肉,止汗,疗金疮。"

《名医别录》:"止脓血,诸瘘,恶疮。"

《日华子本草》:"排脓,止吐血,鼻洪、肠风,月经不止,血崩,产前后诸血疾,赤白痢并水泻,浓煎止肠风。"

《本草衍义》:"性沉寒,入下焦,热血痢则可用。"

【现代研究】

成分:含鞣质,三萜皂苷(地榆糖苷Ⅰ、Ⅱ及地榆皂苷B),还含槲皮素、山柰素等。

药理:有止血、降压、镇吐、抗炎、抗菌、止泻、抗溃疡作用;能使烫伤部位渗出减少,组织水肿减轻,感染率下降,尤对Ⅱ~Ⅲ度烧伤有较好的疗效。

临床报道:治疗上消化道出血、溃疡病大出血、细菌性痢疾、皮肤病及小儿肠伤寒有效。

伏 龙 肝 《别录》

【来源】为久经柴草熏烧的灶底中心的焦黄土。

【处方用名】伏龙肝　灶心土

【性能概要】味辛、性温。归脾、胃经。本品功善温中而有摄血止血之效,故可用于虚寒性气不摄血所导致的便血、崩漏、吐血、衄血等症,尤对胃肠出血如吐血、便血,疗效尤佳。药性辛温,又能温中散寒,和胃止呕,还可用治胃寒气逆所引起的呕吐、反胃,对妊娠呕吐疗效亦佳。

【功效主治简表】

伏龙肝 $\begin{cases} \text{温中止血——吐血、衄血、便血、崩漏} \\ \text{和胃止呕,止泻} \begin{cases} \text{中焦虚寒之呕吐、妊娠恶阻} \\ \text{脾虚久泻} \end{cases} \end{cases}$

【配伍应用】

1. 用于中焦虚寒,脾不统血所致的大便下血,及吐血、衄血、妇女崩漏等四肢不温、面色萎黄、舌淡苔白、脉沉细无力者,常配附子、阿胶、干地黄等同用,如《金匮要略》黄土汤。

2. 用于脾胃虚寒,气逆呕吐、反胃等症,常配半夏、干姜、陈皮等同用。用于妊娠呕吐,可与苏梗、藿香、砂仁等同用。

本品兼有温中涩肠止泻之效,还可配附子、干姜、白术、肉豆蔻等同用,治脾虚久泻不止。

【用量用法】内服:15~30克,布袋包,先煎;或用60~120克,煎汤代水。

497

【本草摘要】

《名医别录》:"治妇人崩中,吐血,止咳逆,止血,消痈肿毒气。"

《日华子本草》:"止鼻洪,肠风,带下血崩,泄精尿血。催生下胞。"

《本草纲目》:"妊娠护胎……反胃。"

【现代研究】

成分:主要由硅酸、氧化铝、氧化铁所组成。

药理:有止血、止呕作用。

临床报道:治疗出血性疾病、消化道出血及小儿菌痢有效。

第二十章
外 用 药

外用药是指常以外用为主的一部分药物。

外用药一般具有杀虫,解毒,消肿,止痛,化腐生肌,收敛止血等功效。主要用于痈疽疮疖、疥癣、外伤、蛇伤及耳、目、鼻、喉等疾患。由于上述疾病发生的部位及表现不同,所以用药的形式和方法是多种多样的。如膏贴、涂搽、吹喉、滴鼻、点眼、熏洗、熨等等。其中有些药也可以内服。

本类药大多具有不同程度的毒性,使用时应慎重。如可内服的药物,每宜制成丸、散剂服用。即使是外用,亦大都经过配制后用,且须严格控制用量,防止中毒。

硫　黄 《本经》

【来源】为天然硫黄 Sulphur 的提炼加工品。主产于山西、山东、河南等省。供内服的硫黄须将硫黄与豆腐同煮,至豆腐呈黑绿色为度,然后除去豆腐,阴干。入丸、散剂。

【处方用名】硫黄

【性能概要】味酸,性温,有毒。归肾、心包经。本品外用有杀虫,止痒功效,常用于疥、癣、皮肤湿痒等症;内服有助阳益火,通便作用,可治下焦虚冷、腰膝冷痛、阳痿,肾不纳气的气逆喘息,以及虚冷便秘等症。本品有毒性,不可久服。

【功效主治简表】

硫黄 ┤
　杀虫止痒—疥癣、阴蚀瘙痒
　助阳益火,通便 ┤虚喘／阳痿、腰膝冷痛／虚冷便秘

【配伍应用】

1. 用于顽癣瘙痒,可配枯矾、冰片等药同用。用于疥疮,可单用,如《急救良方》以硫黄为末,香油调涂;亦可配伍大风子、轻粉、黄丹之类解毒、杀虫、收湿、止痒药同用。用于阴蚀瘙痒,可与蛇床子、明矾同用。

2. 用于肾虚火衰微,下元虚冷诸证。如治寒喘,常与附子、肉桂、黑锡等配伍,如《和剂局方》黑锡丹;治火衰阳痿、小便频数、腰膝冷痛等症,可配伍鹿茸、补骨脂等药;治虚冷便秘,可配伍半夏,如《和剂局方》半硫丸。

【用量用法】外用:适量。内服:1～3克,入丸、散。

【本草摘要】

《神农本草经》:"主妇人阴蚀,疽痔恶血,坚筋骨,除头秃。"

《药性本草》:"能下气,治脚弱腰肾久冷,除冷风顽痹。生用治疥癣及疗寒热咳逆,炼服主虚损泄精。"

【现代研究】

成分:主含硫,并含少量砷、铁、硒、碲等有机质。

药理:有杀虫、灭菌、致缓泻作用;并有一定的镇咳、祛痰作用。

临床报道:治疗疥疮,以10%硫黄软膏及灭滴灵软膏外涂。共治202例,有效率约98%。

雄　　黄 《本经》

【来源】为含砷物质的结晶矿石雄黄 Realgar(硫化砷)。主产于湖南、贵州、云南、四川、甘肃等地。采挖后去杂质,研细或水飞。雄黄煅后便置换为三氧化二砷(As_2O_3)即砒霜,有剧毒。切忌火煅。

【处方用名】雄黄　黄石　腰黄　雄精

【性能概要】味苦、辛,性温,有毒。归肝、胃经。本品为解毒,杀虫之品,并可燥湿祛痰。多外用治痈肿疔疮、疥癣、虫毒蛇伤;内服可治虫积腹痛、疟疾、痢疾、痰壅喉痹等症。

雄黄、硫黄皆为以毒攻毒的解毒杀虫药,常外用于疥癣恶疮等症。二者相比较,以雄黄解毒疗疮功效最强,主治痈疽恶疮;硫黄则止痒杀虫效佳,多用治疥癣及皮肤瘙痒。此外,雄黄内服可疗虫积腹痛、疟疾、痢疾及痰涎壅盛之证;硫黄内服治肾阳衰微,下元虚冷之虚喘、阳痿、腰膝冷痛、虚冷便秘等症。二者均有毒、内服宜慎。

【功效主治简表】

$$
雄黄\begin{cases} 解毒疗疮 \begin{cases} 疮痈、疥癣 \\ 虫蛇毒伤 \end{cases} \\ 杀虫,截疟 \begin{cases} 虫积腹痛 \\ 疟疾 \end{cases} \end{cases}
$$

【配伍应用】

1. 用于疮痈疔毒、疥癣、虫毒蛇伤等症,《医宗金鉴》二味拔毒散,即以之配伍白矾外用,可治上述诸证;治疗毒恶疮,亦可与蟾酥配伍使用。

2. 用于蛔虫等肠道虫积,可配伍槟榔、牵牛子、大黄同用,如《沈氏尊生书》牵牛丸。用于疟疾,常同山慈菇、红芽大戟等配伍,如《百一选方》紫金锭。

【用量用法】内服:0.05～0.1克,入丸、散。外用:适量。以外用为主,内服忌火煅。

【使用注意】孕妇忌服。

【本草摘要】

《神农本草经》:"主寒热,鼠瘘恶疮,疽痔死肌,杀百虫毒。"

《名医别录》:"疗疥虫蜃疮,目痛,鼻中息肉。"

《本草纲目》:"治疟疾寒热,伏暑泄痢。"

【现代研究】

成分:主要为硫化砷,并含少量其他重金属盐。

药理:有抗菌、抗血吸虫作用。

临床报道:治疗流行性腮腺炎,用雄黄45克、明矾50克、冰片3~5克,共研末每次3~5克酌加酒精调成糊状,涂于局部,日涂2~3次。治疗16例,1~2天后即明显消肿,体温恢复正常,第3天症状完全消失。

砒　　石 《开宝本草》

【来源】为氧化物类矿物砷华 Arsenolite 的矿石。主产于湖南、江西、广东、四川等地。目前多为毒砂、雄黄等含砷矿石的加工制成品。商品分红砒与白砒两种。白者为较纯的氧化砷(As_2O_3),红砒尚含少量硫化砷(As_2S_3)等物,用以红砒为主。研细或与绿豆同煮以减其毒性后入药。内服不可经火,不能做酒剂,以免增强毒性。

【处方用名】砒石　砒霜　信石

【性能概要】味辛、大热,有大毒。入肺经。本品外用有强烈的蚀疮去腐功效,可治痈疽恶疮、瘰疬、痔疮,以及走马牙疳等;内服有祛痰平喘,截疟,止痢的作用,可治寒痰哮喘、疟疾、痢疾等症。

砒石、雄黄都是砷化物,其性味、功效相似,主治证候相同。然而砒石毒性更强,为大热大毒之品,有强烈的解毒杀虫,蚀疮去腐作用,如用之确当,效如桴鼓,过量、误服,命在旦夕。

【功效主治简表】

$$
砒石\begin{cases} 蚀疮去腐\begin{cases} 痈疽、恶疮、痔疮 \\ 瘰疬 \end{cases} \\ 截疟—疟疾 \\ 祛痰平喘—寒饮哮喘 \end{cases}
$$

【配伍应用】

1. 本品腐蚀作用很强,外用痈疽、瘰疬、痔疮,能蚀死肌去腐烂。如《灵苑方》治瘰疬,以本品为末,合浓墨汁为丸如赤小豆大,用针破瘰,将药半丸,贴之自落,蚀尽为度;《验方》枯痔散,以红砒、枯矾、朱砂、乌梅肉共研末,治痔疮突出;《验方》金枣散,以砒石、枣去核仁包裹煅炭研末,外敷治走马牙疳。

2. 用于疟疾疗效可靠,但只能暂用,不可持续和大量服用,如《卫生宝鉴》一剪金,用本品同醋煮硫黄、绿豆等份为末作丸,空心服,治疗疟疾。

3. 用于寒饮哮喘,如《本事方》紫金丹,用本品配伍淡豆豉,治寒饮哮喘,不能平卧之证。

【用量用法】内服:一次量0.001～0.004克,入丸、散。外用:适量。

【使用注意】不能持续服用,以防中毒。孕妇忌服。

【本草摘要】

《开宝本草》:"疗诸疟,风痰在胸膈,可作吐药;不可久服,伤人。"

《本草纲目》:"除齁喘积痢,烂肉,蚀瘀腐瘰疬,蚀痈疽败肉,枯痔,杀虫。"

《本草图解》:"主老痰诸疟,齁喘癖积,蚀瘀腐瘰疬……炼成霜其毒尤烈,人服至七八分即死,得酒倾刻杀人,虽绿豆冷水亦难解矣。入丸药中,劫齁喘痰疟,诚有奇功,须冷水吞之,不可饮食……惟宜生用,不可经火。"

【现代研究】

成分:主要为三氧化二砷,其纯品白色称白砒霜,红砒尚含少量硫化砷等。

药理:有强烈腐蚀作用;对疟原虫、阿米巴原虫及其他微生物有杀灭作用。口服量5～50毫克即可中毒,致死量为60～200毫克。

水　　银《本经》

【来源】为汞矿石 Mercury 提炼而成,亦可从辰砂 Cinnabar 矿（硫化汞 HgS）中制取。产于山西、陕西、湖南、贵州、四川等地。通常同其他药物混合或制成汞化物使用。

【处方用名】水银

【性能概要】味辛,性寒,有大毒。归肺、胃经。本品外用有攻毒,杀虫的作用,主要用于疥癣、恶疮肿毒、梅毒等症。内服,古时用以镇逆潜阳,降痰,止呕,下死胎等,因其性毒烈,近代已不作内服之用。

水银、砒石均具剧毒,为以毒攻毒之猛药,用治疥癣、恶疮肿毒,解毒杀虫功效显著。但二者属配伍禁忌,不可同用。所不同者,砒石兼有蚀疮去腐作用,为治恶疮死肌坚硬,腐肉不去的要药;水银则无此功效。近人研究,疗梅毒恶疮,水银功效逊于砒石。

此外,水银近代已基本不用于内服,而砒石尚可内服,以治疗疟疾、痰喘等症。

【功效主治简表】

水银:攻毒杀虫 $\begin{cases} 疥癣、恶疮肿毒 \\ 梅毒 \end{cases}$

【配伍应用】

用于疥癣,可与大风子、硫黄等配成软膏。用于恶疮肿毒,可与油脂调成水银软膏,或同铅粉研敷患处。用治梅毒,可单用,或用其制剂,如《疡医大全》小升丹。

【用量用法】外用:适量。

【使用注意】孕妇忌服。头疮不宜用,以免吸收中毒。

【本草摘要】

《神农本草经》:"主疥、瘘、痂、疡、白秃,杀皮肤中虱,堕胎。"

《日华子本草》:"治天行热疾,催生,下死胎。治恶疮,除风,安神,镇心。"

《本草纲目》:"镇坠痰逆、呕吐、反胃。"

【现代研究】

成分:为汞元素。

药理:有消毒、泻下、利尿作用,但内服已不用;水银外用有直接杀灭细菌作用,并能使渗出物吸收。

<h2 style="text-align:center">轻　　　粉《本草拾遗》</h2>

【来源】由水银、明矾、食盐等用升华法制成的汞化物轻粉 Calomelas。主产于山西、陕西、湖南、四川、贵州等地。研细用。

【处方用名】轻粉　汞粉　水银粉

【性能概要】味辛,性寒,燥烈有毒。归肺、大肠经。本品外用能杀虫攻毒,可治疥癣、痈疽、恶疮、梅疮;内服则有泻下和利尿作用,用治水肿臌胀、二便不利之证,能通利二便,逐水消肿。

轻粉为水银的化合物,其性味、功效与水银相类似,所不同者,轻粉内服有缓泻和利尿作用。

【功效主治简表】

$$轻粉\begin{cases}攻毒杀虫\begin{cases}疥癣、恶疮、痈疽\\梅毒\end{cases}\\逐水通便——水肿、二便不利\end{cases}$$

【配伍应用】

1. 用于梅疮及疥癣等症,多作外用。可单用,或配伍青黛、珍珠研细末外掺,治下疳腐烂作痛,如《外科正宗》月白珍珠散;亦可内服,如《岭南卫生方》用轻粉、大风子肉等份为末,治杨梅疮。

2. 用于水肿臌胀,二便不利者,可配伍大黄、牵牛、甘遂、大戟、芫花等,如《丹溪心法》舟车丸,治水肿便闭。

【用量用法】内服:90~150毫克,入丸、散。外用:适量,研末敷患处。

【使用注意】本品内服毒性强烈,不能过量或持续服用,以防中毒;服后要及时漱口,以防口腔糜烂。孕妇忌服。

【本草摘要】

《本草拾遗》:"通大肠,转小儿疳并瘰疬,杀疮疥癣虫及鼻上酒齇,风疮瘙痒。"

《本草纲目》:"治痰涎积滞,水肿鼓胀,毒疮。"

《本草图解》:"其气燥烈,其性走窜,善劫涎,消积滞,故水肿风痰湿热梅毒疮服之,则涎从齿龈而出,邪郁渐开而愈;若服之过剂及用之失宜,则毒气被逼入经络筋骨莫之能出,变为筋挛骨痛,发为痈肿疳漏,经年累月,遂成废疾。因而夭枉,用者慎之。"

【现代研究】

成分:主要含氯化亚汞。

药理:外用,有杀菌作用、对各种皮肤真菌有抑制作用、对受损皮肤产生坏死;内服能泻下、利尿;大量服用可致中毒。

临床报道:治疗狐臭,将轻粉 5 克研极细,加滑石粉 5 克混匀,开始每晚涂擦腋窝 1 次,数日后隔日 1 次。共治 100 余例,疗效满意。

铅　丹《本经》

【来源】为用铅 Minium 加工制成的铅氧化物。又名黄丹。主产于广东、河南、福建等地。原药用或炒用。

【处方用名】铅丹　黄丹　广丹　东丹

【性能概要】味辛、性微寒,有毒。归心、肝经。本品外用有良好的解毒,止痒,收敛,生肌功效,多用作外贴膏药的主要原料,常用于疮痈肿毒、溃疡久不收口及黄水湿疮等;内服能截疟,坠痰,镇惊,可用治疟疾、癫狂等症。

【功效主治简表】

铅丹 { 解毒敛疮生肌 { 痈疽疮疡溃烂久不收口 / 黄水湿疮 ; 截疟—疟疾

【配伍应用】

1. 用于痈疖溃烂久不收口、黄水湿疮,多以本品与煅石膏研末外用,如《疮疡外用本草》桃花散。

2. 用于疟疾寒热,可单用本品内服,如《鬼遗方》治疟疾方;也可配伍使用,如《存仁堂方》用本品与青蒿同研为末,内服。

此外,古时本品尚作镇惊,坠痰之用,因易积蓄中毒,故近代极少作内服药用。

【用量用法】内服:一次不超过 1.5 克,入丸、散。外用:适量。

【使用注意】不宜过量或持续服用。

【本草摘要】

《神农本草经》:"主吐逆胃反,惊痫癫疾。"

《药性本草》:"治惊悸狂走……煎膏用,止痛生肌。"

《本草衍义》:"治疟及久积。"

《本草纲目》:"坠痰杀虫。"

【现代研究】

成分:主要成分为四氧化铅。

药理:能直接杀灭细菌、寄生虫。

硼　砂 《日华子本草》

【来源】为矿石硼砂 Borax 提炼出的结晶体。主产于西藏、青海等地,四川、甘肃、云南亦产。须置密闭容器中,防止风化。生用或火煅。

【处方用名】硼砂　月石　西月石

【性能概要】味甘、咸,性凉。归肺、胃经。本品甘凉清热,咸可软坚,外用有清热,解毒,防腐功效,而且局部刺激性小,故为五官科外治口舌生疮、咽喉肿痛、目赤翳膜之良药;内服能清肺化痰,适用于肺热壅滞,痰黄黏稠,久咳声嘶喉痛之证。

【功效主治简表】

$$
硼砂\begin{cases} 清热解毒防腐\begin{cases} 口舌生疮、咽喉肿痛 \\ 目赤障翳 \end{cases} \\ 清肺化痰——痰黄黏稠、咳吐不利 \end{cases}
$$

【配伍应用】

1. 如《外科正宗》冰硼散,即以本品配伍冰片、玄明粉、甘草而成,用治肺胃郁火,口舌糜烂、咽喉肿痛或痰火久嗽声嘶喉痛。《疡医大全》四宝丹,以之配伍冰片、甘草、雄黄为末,蜜水调涂,治鹅口疮。对于目赤肿痛或生翳膜者,可用本品水溶液洗眼,亦可与炉甘石、冰片、玄明粉等配制成点眼剂,如《证治准绳》白龙丹。

2. 用于痰火壅滞,痰黄黏稠、咳吐不利,可与天花粉、贝母、青黛、竹沥等同用,以增强其清肺化痰作用。

【用量用法】外用:适量。内服:1.5～3 克,入丸、散。

【本草摘要】

《日华子本草》:"消痰止嗽,破癥结喉痹。"

《本草纲目》:"治上焦痰热,生津液,去口气,消障翳……恶疮及口齿诸病。"

【现代研究】

成分:为四硼酸钠。

药理:有抗广谱菌作用、对皮肤癣菌中的羊毛样小孢子菌有很强的抑制作用;并能防止尿路感染。

炉　甘　石 《外丹本草》

【来源】为天然产菱锌矿 Smithsonite(碳酸锌)。常存在于铅锌矿的氧化带中。主产于广西、四川、湖南等地。采挖后除去杂质。通常"制甘石",有火煅、醋淬、作三黄汤(黄连、黄柏、大黄)淬等制法。晒干研末或水飞入药。

【处方用名】炉甘石　飞炉甘石

【性能概要】味甘,性平。归胃经。本品专供外用,既有解毒,明目退翳之功,又有收湿,止痒,防腐生肌之效。眼科多用于眼缘赤烂、多泪怕光及眼生翳膜、胬肉等症;外科常用于湿疮作痒,及溃疡不敛等症。然而本品药力和缓,如目疾、疮疡热毒重者,当与清热解毒药配合使用。

炉甘石、硼砂两药均有解毒防腐、少刺激性的特点,为治疗眼病所常用。二者相比,硼砂性凉,清热解毒作用较强,又可清肺化痰,外用主治口舌生疮、咽喉肿痛、目赤翳膜等症,内服可疗肺热痰滞之证;炉甘石性平力缓,解毒力小,专供外用,以收湿敛疮为主,凡疮疡多脓水而不收口者,用之相宜。

【功效主治简表】

炉甘石 $\begin{cases} \text{明目退翳——眼缘赤烂、翳膜胬肉} \\ \text{收湿敛疮——疮疡多脓水、久不收口} \end{cases}$

【配伍应用】

1. 用于眼缘赤烂、翳膜胬肉,多与冰片、硼砂、玄明粉共研极细粉,点眼,如《证治准绳》白龙丹。

2. 用于疮疡溃疡、脓水淋漓、久不收口,可与黄柏、煅石膏、青黛等配合外敷,能增强收湿敛疮,解毒防腐生肌的功效。

【用量用法】外用:适量。

【本草摘要】

《本草纲目》:"止血,消肿毒,生肌,明目,去翳退赤,收湿除烂。同龙脑点,治目中一切诸病。"

【现代研究】

成分:主要为碳酸锌,并含有少量氧化物等。

药理:为中度的防腐、收敛、保护剂,用于治疗皮肤炎症或表面创伤。

硇　　砂 《新修本草》

【来源】为非金属盐类氯化铵矿石。产于广东、青海、新疆、四川等地。挖得后,除去杂质生用,或水飞后醋煮蒸干成霜用。

【处方用名】硇砂　白硇砂　紫硇砂

【性能概要】味咸、苦、辛,性温,有毒。归胃、肺经。本品外用有攻毒蚀疮,化瘀消坚功效,可用于恶疮疔毒,目翳胬肉,鼻中息肉等症;内服能化痰利咽,可用于痰黄黏稠,咳吐不爽,及咽痛喉痹。近年临床试用于胃肠癌肿。

505

【功效主治简表】

$$硇砂\begin{cases}攻毒蚀疮,化瘀消坚\begin{cases}痈疽肿毒\\胬肉、息肉\end{cases}\\化痰利咽\begin{cases}痰黄黏稠、咳吐不利\\喉痹\end{cases}\end{cases}$$

【配伍应用】

1. 用于痈疽、瘰疬,以之配合雄黄、月石、麝香等研末外用。用于目生胬肉,《普济方》以本品研末,杏仁蒸熟,研滤取汁,两药共煮化,点眼。用于鼻中息肉,《本草纲目》方,以硇砂点之即落。

2. 用于顽痰老痰,咳吐不利者,可用本品为末,以天冬、黄芩、百部煎取浓汁,共为丸,含化服。用于喉痹《圣济总录》以之配伍芒硝,研匀点之。

【用量用法】外用:适量。内服:0.3~0.6克,入丸、散。

【本草摘要】

《新修本草》:"主积聚,破结血,烂胎,止痛下气,疗咳嗽,宿冷,去恶肉,生好肌。"

《本草衍义》:"去目翳胬肉。"

《本草纲目》:"治噎膈、癥瘕、积痢、骨哽,除痣黡疣赘。"

【现代研究】

成分:主含氯化铵及氯化钠。

临床报道:治疗食道癌,用紫硇砂入瓷器研细末加水煮沸,过滤取汁,加醋(按1斤汁加醋1斤)再煎,先武火后文火,直至煎干得结晶粉末。每次2~5分,最大每次不超过8分,日服3次。经治22例,近期痊愈3例,明显好转8例,好转7例。其中1例3个月后钡餐检查食道正常。

<h2 style="text-align:center">明　　矾《本经》</h2>

【来源】为明矾 Alunite 的加工提炼品。亦名白矾;煅后称枯矾。产于湖北、安徽、浙江、福建等地。生用或煅用,研末。

【处方用名】明矾　枯矾

【性能概要】味酸、涩,性寒。归肺、大肠、肝经。枯矾外用有解毒杀虫,收湿止痒作用,适用于痈肿疮毒、湿疹、疥疮、口舌生疮、耳中流脓等症;内服能收敛止血,涩肠止泻,适用于外伤出血、便血、崩漏及久泻不止。生白矾内服善祛风痰,适用于风痰壅盛而发为癫痫或精神失常之证。

【功效主治简表】

明矾
├ 解毒杀虫，收湿止痒 ┬ 痈肿、湿疹、疥癣
│   └ 耳中流脓、口舌生疮
├ 止血止泻 ┬ 外伤出血
│   ├ 便血、崩漏
│   └ 久泻
└ 祛风消痰 ┬ 风痰壅盛
           └ 癫痫

【配伍应用】

1. 用于痈肿，可配雄黄研末，浓茶调敷，如《医宗金鉴》二味拔毒散。用于湿疹、疥癣瘙痒，常与硫黄、冰片同用。用于耳中流脓，可同铅丹研末，吹敷患处。用于口疮，流涎气臭，可同黄柏、青黛、冰片等研细粉，外搽。

2. 用于各种出血证，可与五倍子、血余炭等配伍同服，有收敛止血作用。用于久泻，宜配伍五倍子、诃子、五味子，如《新方八阵》玉关丸，有涩肠止泻功效。

3. 用于风痰壅盛，喉中痰声如曳锯，可与牙皂、半夏、甘草、姜汁配伍使用，如《医宗金鉴》稀涎千缗汤。用于癫痫痰盛的《和剂局方》稀涎散，以明矾与牙皂同研，温水调灌。

【用量用法】外用：适量。内服：1.5~3克，多入丸、散。

【本草摘要】

《神农本草经》："主寒热泄利，白沃，阴蚀恶疮，目痛，坚齿骨。"

《本草纲目》："吐下痰涎饮癖，燥湿解毒，追涎，止血定痛，蚀恶肉，生好肉，治痈疽疔肿，恶疮、癫痫、疸疾，通大小便，口齿眼目诸病。"

【现代研究】

成分：为碱性硫酸铝钾。

药理：有抗广谱抗菌作用；外用有消炎、收敛、防腐、止血作用；内服有抗癫痫、利胆、降血脂、止泻作用。

临床报道：①治疗内痔，用明矾制成15%或18%注射液注入痔核，对各期内痔及混合痔合并黏膜脱垂，均有效果。②治疗脱肛，用明矾制成10%注射液，于肛门四周作点状注射，治疗18例，经3个月随访，均获痊愈。③治疗中耳炎，用10%明矾液滴耳，每日1次，治疗50例，用药2~15天，痊愈32例，显著进步14例。

木 槿 皮《本草纲目》

【来源】为锦葵科落叶灌木木槿 *Hibiscus syriacus* L. 的根皮或茎皮。全国各地均有栽培。四川产者名川槿皮。夏秋剥取根皮，切片，晒干。

【处方用名】木槿皮

【性能概要】味甘，性平。归大肠、小肠经。本品功能清热解毒，杀虫止痒，

为治皮肤疥癣的常用药,多作外用。亦可内服,用治带下,泻痢等症。

【功效主治简表】

木槿皮:清热解毒,杀虫止痒——疥癣湿痒

【配伍应用】

用于癣疮,《简便方》即以木槿皮浸液磨雄黄,外涂;亦可配伍苦参、明矾、大风子、蛇床子、白鲜皮等煎汤洗疥癣。

【用量用法】外用:适量。内服:3~10克。

【本草摘要】

《本草拾遗》:"止肠风泻血,痢后热渴。"

《本草纲目》:"治赤白带下,肿痛疥癣。"

【现代研究】

成分:含鞣质、黏液质。

药理:有抗菌作用,对金黄色葡萄球菌、枯草杆菌、痢疾杆菌、变形杆菌有抑制作用。

孩 儿 茶 《饮膳正要》

【来源】为豆科落叶乔木植物儿茶 Acacia catechu(L. f.)Willd. 的枝干及心材煎汁浓缩而成,称儿茶膏、黑儿茶。产于云南西双版纳傣族自治州,广西等地有栽培。另一种为茜草科常绿植物藤本儿茶钩藤 Uncaria gambier Roxb. 的带叶嫩枝煎汁浓缩而成,称方儿茶、棕儿茶。盛产印尼及马来西亚等国。用时研细。

【处方用名】孩儿茶 儿茶 铁儿茶 珠儿茶

【性能概要】味苦、涩,性平。归肺经。本品外用有收湿,敛疮,止血功效,适用于湿疮流水、溃疡不敛、牙疳口疳、下疳阴疮及外伤出血等症;内服有清肺化痰,生津及止血,止泻功效,可用于肺热痰嗽、暑热伤津烦渴、泻痢不止及内伤出血等症,但近代临床用作内服者较少。

儿茶味苦涩,收湿,敛疮,止血功效优于血竭;血竭长于化瘀止血,活血定痛,两药配伍,用于湿疮溃疡、外伤出血创口不合者,可收显著的敛疮,止血,止痛作用。

【功效主治简表】

孩儿茶:收湿敛疮 { 湿疮流水、溃疡不敛 / 牙疳、口疳、下疳 }

【配伍应用】

用于湿疮流黄水,常配合煅龙骨、冰片、血竭等外用,如《医宗金鉴》腐尽生肌散。《纂奇方》用儿茶配伍珍珠粉、冰片研细粉,外敷下疳阴疮。《外科正宗》治口疳、牙疳,以本品配伍青黛、黄柏、冰片、薄荷等解毒清热生肌止痛药。

【用量用法】外用:适量。

【本草摘要】

《本草纲目》:"清膈上热,化痰生津,涂金疮,一切诸疮,生肌定痛,止血,收湿。"

《本草求真》:"功专清上膈热,化痰生津,收湿敛疮,生肌,凡一切口疮喉痹,时行瘟瘴,烦躁口渴,并一切吐血、衄血、便血、尿血、血痢及妇人崩淋经血不止、阴疳痔肿者,服之立能见效。"

【现代研究】

成分:含儿茶精、表儿茶精、儿茶鞣质、儿茶红等。

药理:有降压、抗血栓、镇痛、止泻作用;有抗菌、抗病毒、抑制真菌作用;并有保肝、利胆、促进乙肝抗原的清除作用。

临床报道:对外用治疗烧烫伤、疮疡溃烂有效。内服对治疗小儿腹泻、小儿中毒性或单纯性消化不良也有效。

番 木 鳖 《本草纲目》

【来源】为马钱科常绿乔木植物马钱 *Strychnos mux-vomica* L. 的成熟种子。分布印度、越南、缅甸、泰国、斯里兰卡等地。我国云南、西藏产常绿乔木植物马钱藤 *S. pierriana* A. W. Hill 的成熟种子也做番木鳖用。均于秋季果熟时采收,除去果肉,取种子洗净晒干。必须经过砂烫或油炸等炮制处理后方可研末入丸、散剂。

【处方用名】番木鳖　马钱子

【性能概要】味苦,性寒,有大毒。归肝、脾经。本品功能通络散结,消肿定痛,可用于风湿痹痛、拘挛麻木、跌仆损伤及痈疽肿毒。今有试用于小儿麻痹症及癌症者。

另有木鳖子,又名土木鳖,为葫芦科多年生草质藤本植物木鳖的种子,与马钱子不同,其味甘,性温,毒性不及马钱子大,功能解毒,消肿,止痛,适用于恶疮肿毒、乳痈、瘰疬、痔漏、跌打损伤、瘀肿作痛等症。一般多以适量外用。

【功效主治简表】

番木鳖 { 通络散结——风湿痹痛、拘挛麻木　消肿定痛 { 跌仆损伤,瘀滞肿痛　痈疽肿痛 }

【配伍应用】

1. 用于风湿顽痹,麻木拘挛者,可与羌活、川乌、乳香、没药等祛风湿,活络止痛药配伍。

2. 用于跌仆损伤,骨折等瘀滞肿痛,可配伍自然铜、骨碎补、䗪虫、乳香等同用。用于痈疽肿痛,可与炮山甲、制僵蚕配合使用。

【用量用法】内服:0.3~0.6 克,炮制后入丸、散。

【使用注意】本品有兴奋脊髓、延髓等作用,服用过量可引起肢体颤动、惊

509

厥、血压升高、呼吸困难,甚至昏迷等中毒症状。故须严格控制用量。孕妇忌服。

【本草摘要】

《本草纲目》:"治伤寒热病,咽喉痹痛,消痞块,并含之咽汁,或磨嚕咽。"

《衷中参西录》:"开通经络,透达关节之力,实远胜于他药也。"

【现代研究】

成分:含番木鳖碱(士的宁)、马钱子碱及木鳖次碱等。

药理:有较强的镇咳、祛痰、止喘作用;对某些细菌和真菌也有抑制作用;有兴奋中枢神经系统作用,大剂量引起惊厥,并对感觉神经末梢有麻痹作用。

临床报道:治疗面神经麻痹,将马钱子浸润后切薄片,排列于橡皮膏上(1.2钱约可切18~24片),贴敷于患侧面部(向左歪贴右,向右歪贴左),约7~10天换1张,直至恢复正常,一般轻症贴2次即可。治疗15000人次,约80%有效。另对治疗重症肌无力、呼吸肌麻痹、进行性肌营养不良症及风寒湿痹也有效。

大 风 子 《本草衍义补遗》

【来源】为大风子科常绿乔木植物泰国大风子树 *Hydnocarpus anthelmintica* Pier. 的成熟种子。产于台湾、云南等省。国外印度、印尼、越南、泰国等出产较多。夏季果实成熟时采摘,取出种子,晒干。研末,或炒炭,或熬油用。

【处方用名】大风子 大枫子

【性能概要】味辛,性热,有毒。归肝、脾、肾经。本品功能祛风燥湿,解毒杀虫,主要用于治疗麻风、疥癣、杨梅疮等症,为治麻风病之常用药。

【功效主治简表】

大风子:祛风燥湿,解毒杀虫 { 麻风病 / 杨梅疮 / 疥癣

【配伍应用】

用于麻风及梅毒恶疮,如《岭南卫生方》用本品煅后,同轻粉共研末,麻油调涂;《普济方》治"大风诸癞",用本品同苦参为末,酒糊作丸服。用于疥疮,常与硫黄、轻粉、樟脑配制软膏,局部涂搽;治癣,多配伍斑蝥、土槿皮、轻粉等作酒浸涂搽液,如《外科正宗》治顽癣方。

【用量用法】外用:适量。内服:0.3~1克,入丸剂服。

【使用注意】本品毒性强烈,内服对胃肠有强烈刺激作用,易致呕吐、恶心及胸腹疼痛等反应,甚则出现肝肾损害,故勿过量或持续服用。

【本草摘要】

《本草纲目》:"主风癣疥癞,杨梅诸疮,攻毒杀虫","大风子油治疮有杀虫祛毒之功,盖不可多服;用之外涂,其功不可没也。"

【现代研究】

成分:含大风子油,油的脂肪酸有大风子油酸、次大风子油酸。

药理:抗菌,对结核杆菌及其他抗酸杆菌有抑制作用,但对其他细菌则不敏感;对多种皮肤癣菌也有抑制作用。

临床报道:治疗荨麻疹。大风子1两,大蒜5钱,捣烂,加水100毫升,煮沸约5分钟,涂搽患部。治疗50例,多数外搽1次即见效。

斑　　蝥 《本经》

【来源】为芫青科昆虫南方大斑蝥 *Mylabris phalerata* Pall. 或黄黑小斑蝥 *M. cichorii* L. 的干燥虫体。主产于辽宁、河南、山东、江苏、湖南、贵州等地。夏、秋季在晨露未干时捕捉,置器中闷死,晒干防蛀。用时去头、足、翅,生用或与糯米同炒至米呈黄黑色,去米,将斑蝥研末用。

【处方用名】斑蝥　斑猫

【性能概要】味辛,性寒,有毒。本品外用有攻毒蚀疮功效,用于瘰疬、顽癣、疮疽死肌,能腐蚀恶肉死肌;内服有破癥散结作用,可用于癥瘕积聚。

斑蝥、硇砂均有攻毒蚀疮作用,用于腐蚀恶肉死肌功效显著。但斑蝥毒性强,腐蚀性大,多外用于顽癣、瘰疬、疮疽死肌,内服治癥瘕积块(今有试用于肝、胃癌者),因毒副作用强,内服时应严格观察;硇砂毒性和腐蚀性均较斑蝥为小,内服比较安全,除外用于恶疮、胬肉、息肉之外,尚可化痰利咽。

【功效主治简表】

$$
斑蝥
\begin{cases}
攻毒蚀疮
\begin{cases}
痈疽疮肿、顽癣 \\
瘰疬
\end{cases} \\
破癥散结—癥瘕积聚
\end{cases}
$$

【配伍应用】

1. 多作外用,如《外台秘要》以之研末涂恶疮;《证治准绳》生肌干脓散,用之同白矾、青黛、麝香等研末掺入疮口,治瘰疬瘘疮;《外科全生集》癣酒,以斑蝥配合樟脑、木槿皮浸酒,外用,治诸顽癣。

2. 用于癥瘕积块,如《沈氏尊生书》以本品与元明粉同用,内服治癥瘕。

【用量用法】内服:0.03~0.06克,入丸、散。外用:适量。

【使用注意】本品毒性剧烈,内服剂量稍大即可出现泌尿系统、胃肠系统刺激症状,个别有出现阵发性心动过速者,对皮肤黏膜有强烈刺激性,能引起发赤起泡。孕妇忌服。

【本草摘要】

《神农本草经》:"主寒热,鼠瘘,恶疮,疽,蚀死肌,破石癃。"

《名医别录》:"主疥癣,血积,堕胎。"

《本草纲目》:"治疝痕,解疔毒、猘犬毒、沙虱毒、轻粉毒。"

511

【现代研究】

成分:主要含斑蝥素。

药理:有抗肿瘤作用,临床治疗肝癌有效;对堇色毛癣菌等皮肤真菌有抑制作用。

临床报道:治疗肝癌,斑蝥毒素对原发性肝癌有一定疗效,表现为癌块缩小,自觉症状改善,生存时间延长,但对黄疸、腹水型肝癌的疗效较差。用法:内服斑蝥素片或胶囊(每片或每囊含斑蝥素1毫克),每次1片,开始每日1次,以后增至2~3次,同时多饮绿茶解毒。

蟾　　酥《别录》

【来源】为蟾蜍科动物中华大蟾蜍 *Bufo bufo gargarizans* Cantor 和黑眶蟾蜍 *Bufo melanostictus* Schneider 的耳后腺所分泌的白色浆液,经收集干燥而成。蟾蜍为野生动物,主产于河北、山东、江苏、浙江、四川等省。多于夏季捕捉,用角制刀具挤压采取其腺体中的白色分泌物,涂于玻璃板上或拌以适量面粉然后晒干贮存。用时以碎块置酒或牛奶中溶化,然后风干或晒干研细。入丸、散剂。

【处方用名】蟾酥

【性能概要】味甘、辛,性温,有毒。归胃、心经。本品有解毒消肿,止痛开窍作用,用治痈疽疔疮、咽喉肿痛等症,不论内服外敷,均有功效;又治吐泻腹痛、神志昏迷等症,则有解毒止痛,开窍醒神作用。

【功效主治简表】

$$
蟾酥\begin{cases} 解毒消肿\begin{cases} 痈疽、疔疮 \\ 咽喉肿痛 \end{cases} \\ 止痛开窍——吐泻腹痛、神志昏迷 \end{cases}
$$

【配伍应用】

1. 用于痈疽疔疮、咽喉肿痛等症。如《外科正宗》蟾酥丸,治疗各种疔毒恶疮;《喉科心法》六神丸,治咽喉肿痛,均有本品。

2. 用于吐泻腹痛、神志昏迷,如《集验简易良方》蟾酥丸,即以本品配伍苍术、雄黄、丁香、麝香、朱砂等为丸服。

【用量用法】内服:0.015~0.03克,入丸、散。外用:适量,研末涂患处。

【使用注意】孕妇禁用。外用时不可入目。

【本草摘要】

《本草衍义》:"齿缝中血出,以纸纴子蘸干蟾酥少许,于出血处按之。"

《本草纲目》:"治发背疔疮,一切恶肿。"

《本草正》:"治风,虫牙痛,以纸拈蘸少许点齿缝中。"

【现代研究】

成分:主要为甾族化合物,总名叫蟾蜍二烯内酯,其中包括蟾蜍它灵、华蟾蜍精、蟾蜍灵等多种。中国蟾蜍蟾酥中分出的华蟾蜍素,酸解后产生华蟾蜍精、辛二酸和氨基酸。

药理:有强心作用,其作用同洋地黄相似,但无蓄积作用;有升压作用,与肾上腺素相似,并能对抗吗啡和巴比妥类的呼吸抑制作用;有镇痛、麻醉、镇咳、祛痰、利尿、抗炎、抗菌、抗肿瘤、抗白血病等作用。

  临床报道:①治疗心力衰竭,以蟾酥4~8毫克装胶囊,饭后冷开水送服,日服2~3次。治疗2~3级心力衰竭病人13例,其中12例均于药后2~48小时内症状、体征有所改善。②治疗恶性肿瘤,使用20%的蟾酥软膏外敷,治疗皮肤癌22例,有13例临床痊愈。

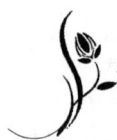

药名索引

515

517

七画

519

521

十一画

523

525